U0188548

# 早期胃癌内镜形态学

主　编　殷　泙　方盛泉
主　审　徐富星　周　嘉　吴云林

上海科学技术出版社

**图书在版编目（CIP）数据**

早期胃癌内镜形态学 / 殷泙，方盛泉主编. -- 上海：
上海科学技术出版社，2023.8
ISBN 978-7-5478-6196-7

Ⅰ．①早… Ⅱ．①殷… ②方… Ⅲ．①胃癌－内窥镜
检－诊断 Ⅳ．①R735.204

中国国家版本馆CIP数据核字(2023)第090284号

_____

**早期胃癌内镜形态学**

主编　殷　泙　方盛泉
主审　徐富星　周　嘉　吴云林


上海世纪出版（集团）有限公司
上海 科 学 技 术 出 版 社 出版、发行
（上海市闵行区号景路159弄A座9F-10F）
邮政编码201101　www.sstp.cn
山东韵杰文化科技有限公司印刷
开本 787×1092　1/16　印张 24.75
字数 500千字
2023年8月第1版　2023年8月第1次印刷
ISBN 978-7-5478-6196-7／R·2773
定价：288.00元

_____

本书如有缺页、错装或坏损等严重质量问题，请向印刷厂联系调换

# 内容提要

　　本书围绕早期胃癌内镜形态学展开，内容涵盖内镜成像技术的发展，解剖、术前准备和操作技巧，早期胃癌形态特征和基础，早期胃癌内镜存在诊断，早期胃癌内镜质的诊断和早期胃癌内镜量的诊断。另外，本书还引入了中医药学相关研究成果及探索，诸如针药复合麻醉在内镜诊疗中实施、中医药生物信息与人工智能（AI）技术应用于早癌筛查、活血化瘀药物停药时间、内镜诊疗中医药干预和中西医结合治疗淋巴转移的早期胃癌等。

　　本书既是一本研究早期胃癌内镜形态学的专著，也是学习内镜诊疗的教程和检索查阅的工具参考书，适合从事消化内镜诊疗的各级内镜专业医师、西医、中西医结合与中医临床医师，以及从事消化内镜形态学研究的学者阅读和参考。

# 编委会名单

**主 编**

殷 泙 方盛泉

**主 审**

徐富星 周 嘉 吴云林

**副主编**

彭海霞 孙 波 季大年 熊文坚 邓玉海

**主编助理**

孙 吉 褚以忞

**编写人员**（按姓氏笔画排序）

方盛泉·上海中医药大学附属岳阳中西医结合医院

邓玉海·上海中医药大学附属岳阳中西医结合医院

田 君·上海中医药大学附属龙华医院天山分院

史 琲·上海中医药大学附属龙华医院

朱静怡·上海中医药大学附属岳阳中西医结合医院

闫秀丽·上海中医药大学附属岳阳中西医结合医院

1

汤　瑾　上海中医药大学附属岳阳中西医结合医院

许丽亚　上海市虹口区江湾医院

孙　吉　上海中医药大学附属岳阳中西医结合医院

孙　波　上海中医药大学附属龙华医院

孙永顺　上海中医药大学附属市中医医院

李　凤　复旦大学附属华东医院

李　璟　上海中医药大学附属岳阳中西医结合医院

李富龙　上海中医药大学附属岳阳中西医结合医院

杨振华　上海中医药大学附属龙华医院

肖子理　复旦大学附属华东医院

肖定洪　上海市嘉定区中医医院

余　琪　上海中医药大学附属岳阳中西医结合医院

季大年　复旦大学附属华东医院

周　鋆　复旦大学附属华东医院

周　赟　上海中医药大学附属岳阳中西医结合医院

周秉舵　上海中医药大学附属岳阳中西医结合医院

郑沁薇　上海中医药大学附属岳阳中西医结合医院

胡　静　上海中医药大学附属岳阳中西医结合医院

胡月梅　上海交通大学医学院附属同仁医院

柳　涛　上海中医药大学附属龙华医院

秦艺文　上海中医药大学附属岳阳中西医结合医院

秦春晖　上海中医药大学附属岳阳中西医结合医院

徐　佳　上海中医药大学附属岳阳中西医结合医院

殷　泙　上海中医药大学附属岳阳中西医结合医院

黄　冰　上海中医药大学附属岳阳中西医结合医院义乌医院

黄傲霜　上海中医药大学附属龙华医院

彭海霞　上海交通大学医学院附属同仁医院

褚以忞　上海交通大学医学院附属同仁医院

熊文坚　上海市市北医院

潘亚敏　上海中医药大学附属曙光医院

# 序 一

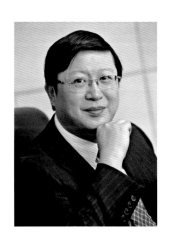

　　《早期胃癌内镜形态学》由上海中医药大学附属岳阳中西医结合医院殷泙和方盛泉二位主任共同主编。该书不仅系统地介绍了早期胃癌内镜形态诊断基础、基本概念，更丰富了理论知识、前沿动态和最新进展，是一部关于早期胃癌内镜形态学的专著。

　　殷泙主任师从我国著名胃癌专家郭孝达教授。1986年其与老师一起出版了我国首部《早期胃癌的内窥镜诊断》专著，详尽地介绍了与早期胃癌形态有关的诸多问题。近年来，随着内镜诊疗技术的发展，早期胃癌内镜形态诊断手段日新月异，许多在教科书中未曾提及的早期胃癌内镜形态诊断理念，如早期胃癌存在诊断、质的诊断和量的诊断方法等，已在临床应用中发展成熟，并助力内镜形态规范诊断，精准制订治疗方案。另外，本书还将内镜形态学与中医传统理论体系紧密联系起来，是中西医深度结合的产物，为中医与西医的整合和发展提供了良好契机。本书新增了中西医结合部分内容，诸如针药复合麻醉在内镜诊疗中的实施、中医药生物信息与人工智能（AI）应用于消化道早癌筛查、活血化瘀药物停药时间、内镜诊疗中医药干预，以及中西医结合治疗淋巴转移的早期胃癌等。

本书在撰写过程中邀请了国内知名内镜专家——徐富星教授和吴云林教授担任主审，为本书质量把关。作者从早期胃癌内镜形态观察出发，结合目前的理论动态和研究热点，突出该领域新进展，阐述内镜形态新观点。全书共6章约50万字，是目前有关早期胃癌内镜形态诊断方面较为全面和新颖的专著。

我相信本书能够为从事消化内镜工作的西医、中西医结合和中医医师提供很好的借鉴，也可以给从事消化内镜形态研究学者予以启迪和帮助。本人乐意将本书推荐给广大读者。

上海市中西医结合学会副会长

上海中医药大学附属岳阳中西医结合医院院长

周 嘉

2022 年 12 月

# 序　二

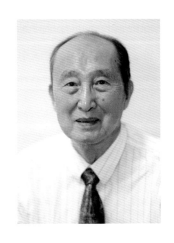

　　我国是胃癌高发国家。近年来随着消化科医生对于早期胃癌关注度的提高以及内镜诊断、治疗技术的进步，内镜已经成为发现和治疗早期胃癌的"利器"，早期胃癌的发现率有了显著的提高。然而，我国早期胃癌发现率仍然远低于日本和韩国，其中很重要的原因在于我们对早期胃癌内镜形态学认识不足。

　　1986年郭孝达与殷泙教授出版了我国首部《早期胃癌的内窥镜诊断》专著，详尽地介绍了与早期胃癌形态有关的诸多问题，成为我国消化病临床医生的必读书籍之一。在此基础上，殷泙教授总结30余年内镜诊疗临床经验，结合近年内镜技术之发展，编著《早期胃癌内镜形态学》，我作为主审之一有幸先睹为快。此书涵盖了早期胃癌形态诊断的各个环节，兼具理论及实践性，内容翔实新颖且深入浅出，是一本非常实用的有关早期胃癌内镜诊断与治疗的参考书。从事消化内镜的医师认真阅读和学习本书，可以提高对于早期胃癌的认识水平，规范内镜操作，开阔临床视野，提高诊治能力。希望本书的出版，有助于提高我国早期胃癌诊断及治疗水平，推动消化道早癌内镜技术的普及与发展。故乐为之作序，真诚地向从事消化内镜工作的同道推荐，相信读者必能从中获益。

上海市医学会消化内镜学会第二届主任委员

复旦大学附属华东医院教授

徐富星

2022 年 12 月

# 序 三

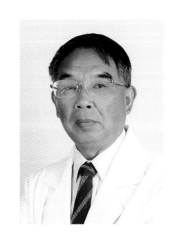

胃癌是中国最为常见的恶性肿瘤之一，严重危害人民群众的身心健康。自 20 世纪 60 年代起，江绍基、林言箴、萧树东、吴裕炘、江石湖、朱正纲、徐光炜和王瑞年等教授就从事胃癌的基础与临床研究工作，其中郭孝达和殷泙两位专家所做的开拓性贡献我们不能忘记。

20 世纪 70 年代末，中国开始改革开放，从事胃癌外科的郭孝达主任多次前往日本交流学习，其被日本成熟的早期胃癌内镜诊断技术、钡餐双对比造影技术，以及日本活跃的学术氛围深深地感染。他曾多次前往日本各地著名医院，如饥似渴地学习早期胃癌内镜诊断技术，拜访众多国际著名专家，汲取经验。此前我在日本昭和大学研修时，国际著名胃癌专家——栗原稔（Kurihara. M）教授还特意提及"灵气十足又特别认真"的郭孝达。

彼时国内大部分临床医生对早期胃癌知之甚少，内镜筛查早期胃癌亟需指导性、规范性及图示性书籍，郭孝达和殷泙两位专家在积累内镜检查经验的基础上，查阅大量文献资料，编写成中国首部《早期胃癌的内窥镜诊断》专著，并于 1986 年出版。我的博士生导师江绍基院士特意为此书撰写了热情洋溢的序言。在江院士的提议下，此书成为了我国消化病临床医生的必读书籍之一，影响久远。同时在郭孝达主任主持下，在全国各地举办了上百期早期胃癌及微小胃癌专题学习班，培养出一批专业技术人员，为提高我国胃癌的诊断与治疗水平发挥了重要作用。郭孝达主任曾经对我说："在早期胃癌研究方面，我国起步晚，落后原因是多方面的，应该与先进的日本多交流、多学习！"在栗原稔、萧树东、包幼甫先生的提议下，2000 年我与日本早期胃癌检诊协会理事长丸山雅一教授签署了为期 10 年的中日合作协议，通过两年一次的演示、交流、讨论、切磋和争辩，有效地提高了我国临床工作者对早期胃癌的认知和识别能力。

难能可贵的是，殷泙主任在出版专著后仍继续从事胃癌研究，在充实了大量现代知识和实例内容后终于完成了新著《早期胃癌内镜形态学》，以飨读者。本人先睹为快，更乐于向临床工作者推荐。我相信《早期胃癌内镜形态学》的出版，有利于青年医生特别是消化内镜操作者的培养和成长，必将进一步提高我国胃癌研究尤其是早期胃癌的诊断与治疗水平，为保障人民群众的身体健康作出贡献。

上海市医学会消化内镜学会第五届主任委员

上海交通大学医学院瑞金医院内科学教授

吴云林

2022 年 11 月

# 前　言

恶性肿瘤已经成为严重威胁中国人民健康的主要公共卫生问题之一。根据世界卫生组织（WHO）的最新数据，韩国、日本和中国胃癌发病率分别是 41.8/10万、29.9/10 万和 22.7/10 万；死亡率分别是 13.0/10 万、12.4/10 万和 17.9/10 万；早期胃癌检出率分别是 50%～80%、80% 以上和 5%～10%。

20 世纪 60 年代，日本为了降低胃癌死亡率，使用钡剂造影术在全国范围内推广胃癌筛查。之后随着高分辨率电子内镜的引入，又以相似的方式对内镜形态特征和组织病理表现之间进行了更详细的研究，不断积累知识和技术，并在内镜实践中有机结合。然而基于人口筛查发现的胃癌，仅占全日本胃癌患者的 4%；80% 以上患者是通过住院、门诊等常规内镜检查发现早期胃癌。我国早期胃癌检出率远低于日本和韩国，除组织病理学诊断标准的差异外，内镜形态学上认识不足亦是一个重要原因。

回顾纤维内镜年代，1973 年 4 月上海市长宁区中心医院在郭孝达教授带领下，成为国内率先开展纤维胃镜检查单位之一。1986 年郭孝达教授等主编出版我国首部《早期胃癌的内窥镜诊断》专著。进入电子内镜年代，1993 年在吴云林教授主编的《消化内镜操作技巧》专著中，首次提出"内镜下早期胃癌的征象及诊断"基本概念。

我们特别邀请徐富星教授、周嘉教授和吴云林教授共同担任本书主审，并邀请拥有丰富内镜诊疗经验和深厚学术造诣的西医专家、中西医结合专家共同完成本书的撰写工作。全书内容涵盖了早期胃癌形态特征和基础、早期胃癌内镜存在诊断、早期胃癌内镜质的诊断和早期胃癌内镜量的诊断等。本书还重点介绍了内镜诊疗针药复合麻醉研究现状、中医辨证与内镜形态研究进展、中医药生物信息与 AI 技术探索，并对值得临床重视的中西医结合治疗研究进行了相关探讨。

本书在编写过程中，承蒙上海中医药大学附属岳阳中西医结合医院领导的高度关注和大力支持，承孙吉和褚以忞二位医师的协助，才使本书得以顺利完成和出版；书中部分内镜形态方面的资料承上海交通大学医学院附属同仁医院彭海霞医师、上海中医药大学附属龙华医院孙波医师、复旦大学附属华东医院季大年医师和上海市市北医院熊文坚医师提供；书中部分组织病理方面的资料承上海交通大学医学院附属同仁医院胡月梅医师提供。在此，一并致以衷心的感谢。

本书编写历时 3 年，收集了国内外大量相关文献资料。但鉴于我们经验不足，专业水平有限，难免存在疏漏，希望广大读者批评指正。

编 者

2022 年 3 月

# 目　录

# 第二章
## 解剖、术前准备和操作技巧 52

# 第三章
# 早期胃癌形态特征和基础 114

## 第四章
## 早期胃癌内镜存在诊断

## 第五章
## 早期胃癌内镜质的诊断      241

# 第六章

# 早期胃癌内镜量的诊断

# 第一章

# 内镜成像技术的发展

　　早在 19 世纪初，科学家就开始尝试借助器具来窥视人体腔道。1957 年美国 Basil Hirschowitz 等研制成功光导纤维内镜，为纤维内镜的发展拉开了帷幕。1963 年日本引进纤维内镜技术后，首次在纤维内镜操作部增设特殊照相机装置，1964 年在纤维内镜内增设活检管道，1965 年研发成功细径内镜观察胃底贲门部，1966 年操作部安置角钮控制内镜先端部向上、向下、向左和向右角度，1967 年采用导光束外接冷光源技术，1968 年实行内镜送气自动化。1983 年美国 Welch Allyn 公司首次研发成功电荷耦合器件（charge coupled device, CCD）图像传感器安置在内镜先端部，替代光导纤维成像内镜，宣告电子内镜的诞生。电子内镜的白光照射在人体消化道内所获得的图像信息，通过提取、加工和分析所创建的图像得到迅速发展。

　　2008 年根据时代需求，丹羽和田尻提出内镜观察法分类，其将内镜成像技术分类为：白光内镜（white light endoscopy, WLE）、图像强调内镜（image-enhanced endoscopy, IEE）、放大内镜（magnifying endoscopy, ME）、显微内镜（endomicroscopy, ECS）、断层扫描内镜（tomographic endoscopy）和分子内镜（molecular endoscopy）等（图 1-0-1）。

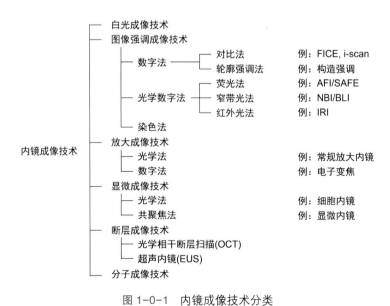

图 1-0-1　内镜成像技术分类

注：FICE，智能电子分光比色技术；i-scan，智能染色成像技术；AFI，自发荧光成像技术；SAFE，实时自体荧光成像技术；NBI，窄带成像技术；BLI，蓝光成像技术；IRI，红外成像技术。

# 第一节 内镜的历史与发展

## 一、硬管内镜

内镜的起源可追溯到古希腊及古罗马时代。古希腊医学之父——Hippocrates 发明了一种直肠硬管观察器，与现代硬管内镜十分相似，可利用自然光观察阴道、子宫颈、直肠、耳和鼻。

### （一）开放式硬管内镜

1804 年，师从德国著名的解剖学家、医生、人类学家、古生物学家以及发明家 Samuel Thomas von Sömmerring 的 Philip Bozzini 在德国法兰克福首先提出设计内镜的想法。1806 年他研制成以蜡烛为光源（花瓶状光源）及系列镜片组成的观察膀胱与直肠的器械，称为"LICHTLEITER"。设计原理是利用两根简单的管子，借助蜡烛为光源，通过一根管子反射烛光至人体膀胱，另一根管子供医生观察膀胱内部结构，Philip Bozzini 也因此被誉为内镜第一发明人。1853 年法国外科医生 Désormeaux 利用折射原理，以煤油灯作为光源，第一次将"LICHTLEITER"插入人体观察膀胱，因此被誉为"内镜之父"。但该器械因温度较高会引发灼伤并发症。1868 年 Désormeaux 和 Segelar 发表的论文中首次引用内镜一词。1868 年德国医生 Kussmaul 受江湖艺人表演吞剑的启发，按剑的样子，制成长度 50 cm、管径 1 cm 的金属管硬管内镜（图 1-1-1）。

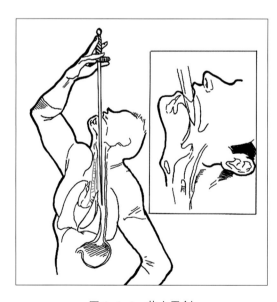

图 1-1-1 艺人吞剑

1870年在江湖艺人配合下，硬管内镜被经口插入胃里。由于照明不足和硬管内镜易并发食管穿孔，这一器械不久便被废弃，但Kussmaul也因此被誉为硬管内镜鼻祖。

### （二）含光学系统硬管内镜

1879年柏林泌尿外科医生Maximillian Nitze与维也纳发明设备制造商Josef Leiter合作，在硬管先端部配置棱镜，利用电流使铂丝环过热发光作为光源，将LICHTLEITERL原理引入Nitze-Leiter膀胱镜，膀胱内循环冰水可避免局部组织热灼伤并发症，并能获得较清晰的图片。1880年著名科学家爱迪生发明了白炽灯，解决了内镜的照明问题，为内镜学科的发展树立了一座里程碑。1881年Johann von Mikulicz和Josef Leiter根据Maximillian Nitze光学系统成功研制出适合临床检查的硬管内镜，其长度650 mm，管径14 mm，先端部屈曲30°，相当于进入贲门部的角度。Mikulicz在维也纳Billroth外科门诊部对许多患者进行内镜检查。1886年Mikulicz采用白炽灯光源直视观察食管黏膜改变，以及胃毕式术后内镜检查，并取得诊断性结果（图1-1-2）。

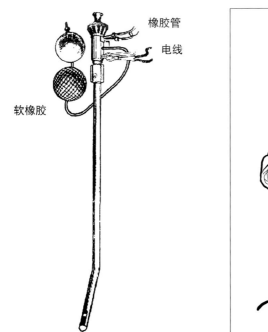
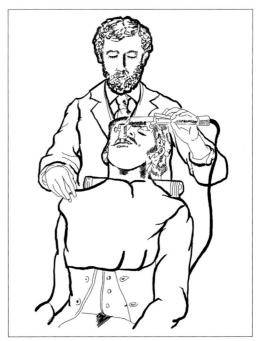

图1-1-2　Mikulicz进行硬管胃镜检查

1895年Theodore Rosenheim研制的硬管胃镜，设计为3根管子呈同心圆状，中心管是光学结构，第二层管腔内置铂丝线圈灯泡和水冷结构，外层壁上有镜深刻度。1911年Elsner对Rosenheim硬管内镜做了改进，在先端部添加橡皮头作为引导，但缺点是透镜一旦被污染就无法清洗和观察（图1-1-3）。

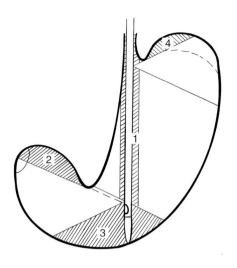

图 1-1-3　硬管胃镜检查盲区

## （三）半可屈式硬管内镜

1928 年 Schindler 与 Wolf 根据上消化道的生理弯曲度，研制成功具有临床意义的半可屈式内镜（又称 Wolf-Schindler 半可屈式内镜），长度 77 cm，管径 12 mm，由 48 个光学透镜组成。该硬管内镜前半部分可以弯曲，后半部分不可弯曲，先端部置光滑的金属球体便于插管，灯泡光亮度较强，操作者通过光学透镜的传导，调焦接目镜，管道内注气，加压充分暴露胃腔，能清晰地观察胃黏膜改变，为胃镜检查术开辟了新纪元。但 Wolf-Schindler 半可屈式胃镜应用于临床后存在被检者感觉痛苦、观察盲区多、诊断不理想等缺点（图 1-1-4）。

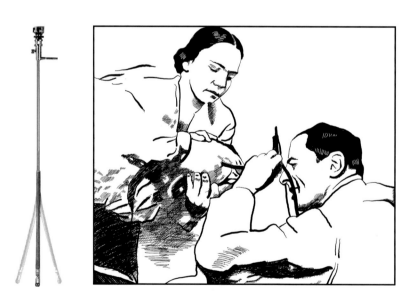

图 1-1-4　Wolf-Schindler 半可屈式胃镜检查

## 二、光导纤维内镜

### （一）纤维光学内镜诞生

1952 年 Olympus 研制出世界首台医用胃内照相机（GT-1）。

1957 年 Basil Hirschowitz 等将摄影机与纤维光学内镜观察部连接，对胃内病变进行拍照和摄影，并拉开纤维内镜时代的帷幕。纤维束已成为纤维内镜的核心部分，纤维集成束时，每根纤维的两端所处在相同位置称导像束；每根纤维的两端不处在相同位置称导光束。纤维束传递光和图像，由一端传递至另一端。如果断裂一根或多根导像纤维，成像时见一个或多个黑点；如果多根导光纤维断裂，亮度随之降低。1962 年日本引进美国该项技术。1963 年日本 Machid 公司在纤维内镜中增加了活组织病理取材管道，实现纤维内镜进行活组织病理学和细胞学检查。1966 年日本 Olympus 公司在纤维内镜先端部增置弯曲结构，大大减少了胃内观察盲区。1967 年日本 Machid 公司将导光束接入冷光源装置，在提高光亮度和图像清晰度的基础上，有效避免了光热传导引发胃黏膜灼伤等并发症，使纤维内镜进入较为成熟和完善的阶段。

### （二）国产纤维光学内镜研制成功

我国的纤维内镜研制较晚，1968 年用正方形排列、层叠法工艺研制成功国内第一根光学纤维束。1972 年我国首次引进日本 Olympus 公司纤维内镜，同年郭孝达教授与上海 40 多家生产厂家协作攻关，研制成功我国第一台纤维胃镜（XW-J），实现了纤维内镜国产化，并应用于临床。

### （三）国产晶体管彩色电视纤维内镜

1976 年郭孝达教授与上海广播器材厂、上海第二光学仪器厂和上海医用光学仪器厂共同研制成功我国自行设计和制造的彩色电视纤维内镜，其通过目镜与摄像机（晶体管）连接，光亮度强，图像清晰，并能放大 10 倍。该技术对提高早期胃癌和微小胃癌诊断与鉴别诊断有较大帮助（图 1-1-5），并经专家鉴定达到国际水平，填补了国内的空白。

该技术在临床上除了用于纤维胃镜外，还可以用于纤维支气管镜、纤维十二指肠镜、纤维食管镜、腹腔镜、纤维结肠镜和纤维膀胱镜等。晶体管彩色电视纤维内镜成像原理为：① 光像通过分光棱镜分解成红（R）、绿（G）、蓝（B）光谱，分别照射到病变表面，再将 RGB 光像转换成图像信号，通过同轴电缆传输到控制中心进行电平校正、轮廓校正、彩色校正和 Y 校正等一系列电视信号处理，再由控制中心输出 RGB 彩色电视图像信号。② 同步机是摄像机和电视系统的驱动和定时设备，输出复合同步、复合消隐、场推动和行推动等 4 种脉冲信号，驱动摄像机的正常工作。③ 编码器将摄像机的 RGB 信号经编码后，形成彩色电视信号；将 3 个信号合成为单信号；测试信号发生

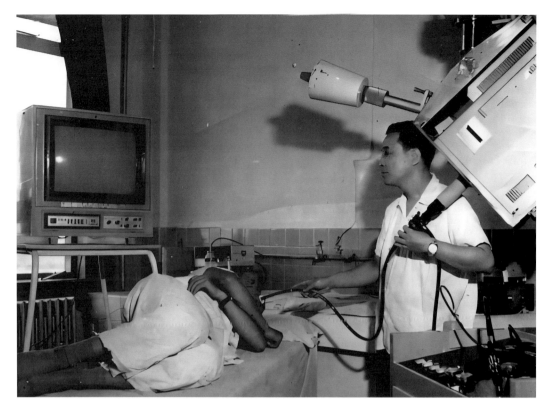

图 1-1-5　郭孝达教授操作晶体管彩色电视纤维胃镜检查患者

器用于测试各种信号，以便查明设备是否能正常工作。④ 彩色监视器是电视显示设备，摄像机的 RGB 信号经编码器传入彩色电视的混合信号，或者由测试信号发生器形成的测试信号均可在监视器上显示彩色图像。⑤ 具有高发光效率的 500～800 W 氙气灯，将聚合后的光线投射到纤维内镜的导光纤维，具有冷却功能装置，可有效地降低导光束端部温度，避免燃毁。自动的光栏控制，使亮度能自动减光或增光。内镜导光端插入光源装置，将光通过导光纤维传至胃内，光强度为 3 000～10 000 lx，弥补光传递后损失。缺点：重量太重（100 kg）、灵敏度低等。

### （四）彩色电视纤维内镜

1969 年 Willard Boyle 和 George Smith 发明数字成像技术即电荷耦合器件（CCD），在美国新泽西州贝尔实验室设计成一种图像传感器，将光在短时间内转化为像素，高效存储、编辑和传输图像。随着电子技术的飞跃发展，电视摄像机的体积、重量和灵敏度得到极大改进。20 世纪 80 年代末，晶体管彩色电视纤维内镜被 CCD 固态图像传感器替代，在纤维内镜目镜处与固态图像传感器连接在一起，图像通过导像束传递到目镜，经固态图像传感器将图像信号传输到图像处理器，处理后的图像经电缆线传送至彩色监视屏上显示。CCD 固态图像传感器具有体积小（约 100 g）和灵敏度高等优点。该彩色电视系统主要由纤维胃镜、氙气冷光源、固态图像传感器、图像处理器和彩色监视器组成。

## 三、电子内镜

1983 年美国 Welch Allyn 公司首次研发成功将 CCD 固态图像传感器安置在内镜先端部，替代光导纤维导像术的内镜。电子内镜主要由内镜、电信号系统和监视器三部分组成，优点是图像清晰，色彩逼真，分辨率高，可同时供多人观看，实时完成图像的储存、提取、再现和管理。

自 2002 年首台高清晰内镜系统问世，内镜概念发生了极大改变，其凝集最尖端的成像技术，实现高精度观察微小病变。电子内镜的问世，为百余年来内镜诊断与治疗开创了新篇章，开辟了现代医学内镜的新纪元，使内镜诊断时代进入诊断与治疗为一体的新时代，在临床、教学和科研中发挥出巨大作用。电子内镜原理：物体由物镜成像至图像传感器的光敏表面，图像传感器将光信号转换成电信号，电信号经电缆传输至图像处理系统，然后利用图像处理器对电信号进行重建、增强、存储和处理，显示高清晰度和逼真的图像。图像质量的好坏直接影响对微小病变捕捉和观察，光导纤维内镜分辨率约 2 万像素，而电子内镜分辨率是光导纤维内镜的 20 倍，大大提高了电子内镜成像质量，图像清晰度获得提高，图像明亮、生动，具有更高的信噪比。医生通过电子内镜可以发现光导纤维内镜难以发现的病变，提高了早期肿瘤检出率。由于电子内镜材质和操作系统等的不断改进，大大减轻了患者的痛苦，使得电子内镜在临床应用的范围越来越广泛。

临床上，消化内镜的诊断与治疗离不开清晰的视野和图像，尤其是在早期胃癌（early gastric cancer, EGC）的诊疗方面，具有举足轻重的作用。CCD 和互补金属氧化物半导体（complementary metal oxide semiconductor, CMOS）等固态图像传感器，在实际应用过程中能对各种波长和图像进行分析，这是半导体器件的进步，也是图解、分析器的进步。当今电子内镜已经实现了高清成像，其分别与超声成像、放大成像和共焦显微镜成像等技术相结合，发展成超声内镜（endoscopic ultrasonography, EUS）、放大内镜-窄带成像（magnifying endoscopy with narrow band imaging, ME-NBI）和共聚焦激光显微内镜（confocal laser endomicroscopy, CLE）等，并成为领域内的研究热点。特别是 CMOS 图像传感器弥补了 CCD 的缺陷：① 不需要特殊生产工艺，制造成本很低。② 感光单元的电路结构简单，耗电量低。③ 先进的集成工艺。④ 高速读取图像。2011 年日本富士胶片研制成功同时方式 CMOS 图像传感器，2020 年日本 Olympus 研制成功面次方式和同时方式 CMOS 图像传感器，该图像传感器具有高感光度、超高分辨率和降噪功能的图像，不仅可以提供清晰流畅的动态视频，还可保障高清的静态图像，从此开创了 CMOS 图像传感器的高清内镜新时代。

# 第二节 白光成像技术

## 一、色温与色泽

### （一）光源色温

常规内镜（conventional endoscopy, CE），又称白光内镜（WLE），其以电子内镜为主流，光源来自氙气灯或蓝激光等。随着光源改变，黏膜色泽不同，光透过组织反射也不同。刚开始的胃内照相，先端部安置钨丝超小灯泡进行拍摄，由于色温过低，需在较强的红色状态下进行拍摄。随着纤维内镜的应用，临床采用色温 3 000～3 400 K 卤素灯作为光源对病变进行观察。电子内镜采用色温约 6 000 K 氙气灯作为光源，其色温明显高于卤素灯。随着色温的变化，肉眼能观察不同颜色，如：① 放射条件是黑色，色温为 0 K。② 几乎接近单色，色温为 1 000 K。③ 橙色的蜡烛火焰，色温为 1 900 K。④ 物体几乎接近纯白色，色温为 5 000 K。⑤ 白天在阳光照射下，色温为 5 500 K。⑥ 蓝天带白云，色温为 10 000 K。⑦ 蓝天不带白云，色温为 13 000 K。

### （二）黏膜色泽

消化道黏膜的色泽，常被误解为诊疗时的颜色，但其所感受的颜色根据照明光源种类的变化而变化。光波长的改变会引起黏膜色泽变化，黏膜色泽变化随着光波长透过组织程度不同，其反射状况也不同，往往会出现差异。在特定光波长的条件下，所观察到不同的光波长特征，如窄带成像技术（narrow band imaging, NBI）是获取可视光中的窄带光，经处理后达到特殊效果。过去胃内相机、纤维内镜和电子内镜采用不同的色温光源，所获取的图像色泽差别非常大，如胃内相机与纤维内镜（色温为 3 400 K）拍摄的胃黏膜是红橙色，电子内镜（色温为 6 000 K）拍摄获取的胃黏膜是白色，胃黏膜表面可以观察到来自集合细静脉的红斑点，故在电子内镜的白光范围内容易捕捉病变，并能鉴别 $H_2$ 浅小溃疡与 $S_2$ 溃疡瘢痕病变。

## 二、图像传感器原理

随着电子内镜的普及应用，CCD 或 CMOS 被安置在内镜先端部，图像转换成电信号被提取。图像传感器表面形似昆虫复眼，由无数排列规则的像素组成，各区域根据光照量按电荷积存，电荷脉冲有序地提取，输出图像信号。内镜图像传感器由面次方式和同时方式组成，面次方式图像强调处理的质量明显高于同时方式，如果要获得高清晰图像，面次方式图像传感器是最佳的选择。当光照射到胃肠道黏膜后，光以电荷形式被蓄积在面次方式图像传感器内，电荷以电脉冲方式将红（R）、绿（G）、蓝（B）电信号（简称 RGB）按序输出在监视器上。所谓面次方式，即光源透过 RGB 光学滤镜按序照射在被检测物体上，每个像素按 RGB 顺序感光被捕捉，色信号以电荷形式被储存，RGB 电信号再被提取在监视器上显示。同时方式，即光源直接照射在被检测的物体上，拜尔排列的 CCD/CMOS 以 4 个像素为一组的 RGB 按序感光被捕捉，每个像素信号进行运算处理，将标准电视信号改为 NTSC 电视广播制式，演算回路后在监视器上显示（图 1-2-1）。

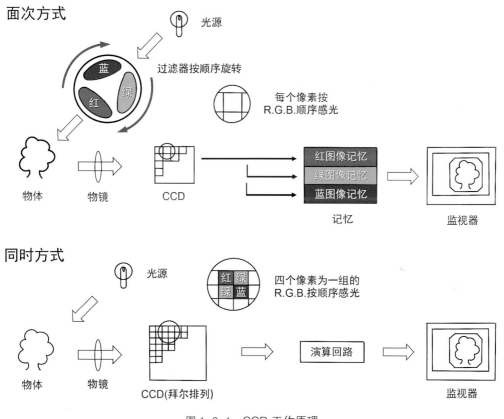

图 1-2-1　CCD 工作原理

## （一）面次方式

　　彩色电视称为加色混合，通过 RGB 混合电信号在监视器上显示色彩，如 R 与 G 混合为黄色，G 与 B 混合为青色，B 与 R 混合为品红色，全部加色混合为白色，按一定比率混合表示微细色调。但彩色印刷称为减色混合，通过品红色、青色和黄色三原色混合，黄色与品红色混合为红色，品红色与青色混合为蓝色，黄色与青色混合为绿色，全部减色混合为黑色。最初的面次方式电子内镜存在的图像较暗、不同距离产生明暗差异、色彩偏移和高频电流干扰图像等诸多问题，与纤维内镜的图像比较存在较大的差距。由于图像分辨率较低，放大后图像会出现模糊，快速移动时会出现色偏差，而内镜送水时会产生水泡着色和色偏差。现已通过计算机消除了色偏差并被临床广泛应用，同时还提高了同轴电缆的屏蔽效果，有效防止了高频电流对图像的干扰。在面次方式中，每个 RGB 投射不同图像，信号一次被记忆在存储器内，提取存储器内的信号经处理后在监视器上成像。NTSC 系统的图像信号由亮度和色信号组成，获得 RGB 信号转换成亮度和色信号后，通过 NTSC 信号传送监视器上显示。闭路电子内镜传送优质的 RGB 信号不同于广播用途，亮度和色信号不是复合信号，故 VTR 录像就无法实现，但现有设备已改进并提供 2 种信号（如 RGB 信号和复合信号）选择。每隔 1/60 s 扫描一条粗略的扫描线后得到图像，然后扫描间的扫描线得到另一个场景图像，2 个场景图像制作成 1 个场景的图像被称为隔行扫描，其会导致一些色彩闪烁现象。总体而言，面次方式应用高画质、图像处理、解析和红外线等技术，更能发挥出电子内镜的特色。

### （二）同时方式

初期同时方式的电子内镜，图像画面的明暗差非常明显，莫尔条纹寄生在高频信号中，相互干扰后会出现黄色，部分出现青色互补色。由于在亮度信号上装载着色信号，超过一定范围的光亮度时，伪色信号将限制原有的色谱，常出现明显的绿伪色。之后在图像传感器前放置一个合适的晶体滤波片，大大减少了彩色莫尔条纹的干扰。以后编入监视光亮度的程序，当超过光亮度范围时，适当补充所丢失的颜色，这样能有效防止伪彩色的发生。

# 第三节　图像强调成像技术

## 一、图像强调原理

可视光谱（visible spectrum）指人的视觉可以感受的光谱。如白光经棱镜或光栅色散后形成红、橙、黄、绿、蓝、靛、紫彩带，即为可视连续光谱。光波长范围 380～780 nm，波长最长是红光，最短是紫光（图 1-3-1）。图像强调内镜（IEE）原理：① 用计算机来代替单调而长时间的图像处理。② 客观地探求人类对图像处理缺乏再现性的能力。③ 可能看到人类未曾见到的图像。图像强调方式：一是图像的改进，包括图像鲜明度（病变的边缘强调、数学处理、图像间处理和平坦化），图像再现和图像放大。二是图像的测量，包括形态测量（病变的测量和形态的分析）和功能信息（血容量分布，黏膜下血流和有关成分分析）。三是图像构筑（三维图像和全息照相）等。

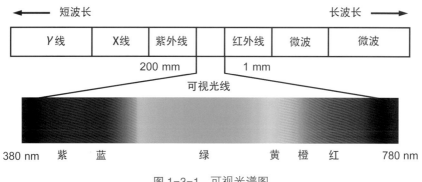

图 1-3-1  可视光谱图

### （一）空间频率分析

空间频率分析是对内镜下胃黏膜图像作定量分析的一种普遍方法，主要通过空间频率计算胃黏膜结构的不规则性，对早期胃癌诊断非常重要。空间频率分析的特点：① 由微处理机和图像数字转换器所组成装置和图像存储器，内镜 RGB 单原色视频信号与图像数字转换器连接，胃黏膜在空间频率分析结果显示功率谱。② 高速图像处理计算机所组成的装置和图像存储器，提供功率频率和功率方向的矩形图。

### （二）细网图形分析

放大内镜和计算机对胃黏膜进行细网图形的分析，经过数字图像处理（如失真校正、色调校正和快速傅里叶变换等），采用线条可变细的处理方法，解析胃息肉、胃溃疡瘢痕、早期胃癌、毛细血管扩张症和病变周围正常黏膜的放大图像，判断病变与病变周围正常黏膜之间细网图形的差异。细网图形分析的特点：① 线条长度的分布：取线条长度组成每个图形，对准与鉴别诊断有用的线条进行分析，如早期胃癌、胃溃疡（瘢痕期）和胃息肉等病变区域由短线条到长线条或各种长线条的构成，病变周围正常黏膜由短线条构成，对照病变与周围正常黏膜之间的差异。② 线条密度的分布：客观地用数字表示细网图形的密度来判断线条密度，如结果病变中的线条密度范围为 1.5%～4.7%，周围正常黏膜的线条密度范围为 0.7%～1.7%，可见前者的线条密度明显高于后者。此外，根据整个图像区域的线条密度做三维图像处理，使病变区域的图像自动被提取出来。

### （三）图像微分处理

取放大胃黏膜的特征性图像，经过图像处理系统对胃息肉表面黏膜进行 RGB 单原色和微分法处理，在 RGB 中发现 G 成分图像的条件最适宜，二次微分图像处理矩阵延长，取质量好的图像做定量分析，把各图形面积和分歧算出，用矩形图和伪彩色图的方式表示，处理结果与组织病理学改变对照具有一定的联系。

### （四）色泽定量分析和二进制图像提取

将病变表面的黏膜色泽分白色、红色和正常色泽，然后把每个图像分离出 RGB 三原色成分进行定量分析和提取。分析与提取涉及：① 定量分析：用橡胶制成并带有黑白刻度值的标尺，插至胃黏膜表面，得出胃黏膜的标准值（即黑白浓度标准值），然后测量病变与非病变黏膜之间 RGB 三原色成分的相对值，白色、红色病变与非病变黏膜在 G 和 B 原色的相对值方面具有临床意义的改变。② 二进制图像提取：经 G 成分图像处理的白色和红色病变，在二进制图像提取过程中，前者能清晰地被提取；后者虽不能清晰地被提取，但用色调校正法处理后也能清晰地被二进制图像提取。

### （五）实时 RGB 图像处理

1. 实时 RGB 减法图像处理　取图像中的色泽变化部分，特别是病变与周围正常黏膜交界区域 RGB 成分图像差，通过实时 RGB 减法图像处理系统，进行 R-G、R-B、G-R、G-B、B-R 和 B-G 6 种图像处理。各图像之间的基线参数调整后形成减率，减法后的最大与最小信号高低差进行调整形成增益数。亚甲蓝染色前后使用 RGB 减法图像处理，并对 6 种图像处理的平均值 ± 标准差进行比较，发现亚甲蓝染色后的增益数范围的图像最合适。另外，RGB 减法处理的癌边界与组织学上的癌边界基本一致，这对指导内镜治疗和外科切除范围很有帮助。

2. 实时 RGB 增强图像处理　该处理方法是由图像处理、色校正处理和图像增强处理装置所组成。人类能识别的颜色有 750 万～1 000 万种。黄色和蓝绿色是人类识别最敏感的颜色。一般消化道黏膜的颜色在红-黄色的范围内，在狭小范围内的色泽进行夸张处理，对提高诊断水平很有帮助。诸如胃黏膜色泽变化比较单纯，先取红的部分为基础，再将淡黄的部分转换为绿色，这样能使胃黏膜的色差变大。胃溃疡（活动期）四周肿胀黏膜与病变周围黏膜之间，以及慢性萎缩性胃炎血管像，经过色差的夸张处理，能衬托出病变的本来面目；用 RGB 灰度值来观察胃溃疡（瘢痕期）的改变，白苔消失后，红色瘢痕的 R 值增加，G 和 B 值减少，表面呈明显的发红再生黏膜。3 个月时，不明显的发红再生黏膜呈栅状或敷石状改变，较病变周围的胃小窝粗大；6 个月时，白色瘢痕的 R 值相对减少，G 和 B 值增加，成熟再生黏膜的大小与病变周围的胃小窝基本相似；糜烂性胃炎和 EGC 的发红区与病变周围黏膜之间，经放大较多 G 成分输出信号，能清晰地描绘出微细结构的改变；同样，静脉曲张图像经放大 B 成分输出信号，缩小 R 和 G 成分输出信号，使蓝色部分相对增强，这样可清晰勾画出蓝色的静脉。0-IIa+IIc 型早期胃癌的隆起和凹陷部分，在灰度交换处理时，不应将光落在隆起周围的暗区，应落在图像中的明亮区，这样能获得质量较好的对照图像。

3. 实时 RGB 减色增强图像处理　由 RGB 减法图像处理装置与 RGB 增强图像处理

装置组合而成，输入波与输出波水平不是增幅就是衰减，尔后进行实时处理。取发红明显的 0-Ⅱa 型早期胃癌图像，经处理后，发红区域被蓝色描绘，周围组织区域被黄色描绘；0-Ⅱb 型早期胃癌发红区域实时 RGB 减色增强图像与原来图像之间比较基本相同。发红明显区域可见清楚边界，发红不明显区域被黄色中的蓝色清楚地描绘出来，褪色区域被蓝色中的黄色清楚地描绘出边界。

### （六）模拟图像处理

使用数字化图像处理能描绘出胃黏膜的微细结构，又称模拟图像处理。前处理应使用链霉蛋白酶 20 000 U、碳酸氢钠 1 g 和硅油 8 mL，溶解在 150 mL 水中口服，进行黏液清除。亚甲蓝或靛胭脂喷洒后，可衬托出黏膜表面微细结构的本来面目；经视频信息处理机处理，能使边界更清楚。RGB 三原色成分的调节，强调发红部分，降低 R 成分；强调亚甲蓝染色后的着色部分肠上皮化生（intestinal metaplasia, IM）黏膜，降低 B 成分。新鲜切除标本，用链霉蛋白酶处理和亚甲蓝染色后，0-Ⅱc 型早期胃癌（印戒细胞癌）周围黏膜能观察到胃小窝构筑；在非染色的情况下，可以观察到 0-Ⅱc 型早期胃癌（管状腺癌）的小沟状构筑。

### （七）信息传递图像处理

将内镜和模拟记录仪的信号，直接用计算机进行数字化处理，并贮存在计算机中央处理机的固定磁盘存储器内，输出的数据经高速调制解调器的线路输送。数据经压缩处理后，转化为语言信号，通过电话线路传送到信息处理实验室，并输入到另一台调制解调器内，使信号回复到数字，提供经计算机处理的各种类型图像。在数字化图像处理的问题上，用方程式计算出刺激 RGB 三原色形成的刺激值和消化道黏膜色泽改变程度被加以量化。

### （八）血液动力学图像处理

利用内镜和分光光度测定法直接评估人类的组织血液动力学。内镜 RGB 三原色各波长带域光按顺序照射，取各自反射光的图像，通过处理发现胃黏膜血红蛋白的光吸收峰值多半在 G 波长范围内，少数在 R 波长范围内。R 与 G 之间的图像，经演算处理后的胃黏膜 Hb 指数与氢清除式法求出的胃黏膜下血流量相比具有良好的相关性。胃溃疡边缘的周围黏膜 Hb 分布不匀，Hb 浓度的平均数与正常受检者相比较，溃疡 $A_2$、$H_1$、$H_2$ 及 $S_1$ 期具有统计学意义上的增加。该指数与崎田和三轮的溃疡分期均提示良好的相关性。该指数有可能使溃疡诊断实现自动化。由此可见，黏膜血液动力学的改变对预测溃疡的愈合很有帮助。

## 二、数字对比法

### （一）FICE 成像技术

日本富士胶片研制的 FICE 光谱推定技术，以观察为目的提取波长选择点。内镜观察每位患者时提取不同的波长模式，选择波长大小、筛选保持远景像的亮度模式和近景像的对比强调模式。FICE 波长组合是无限的，预设 10 个观察模式的 FICE 波长如恒定模式和切换模式，根据具体情况随意切换 10 个预设的观察模式，还可单独追加其他波长模式（表 1-3-1）。

表 1-3-1 FICE 波长设定（nm）

| 模式 | R | G | B |
| --- | --- | --- | --- |
| 模式 1 | 500 | 470 | 420 |
| 模式 2 | 550 | 500 | 470 |
| 模式 3 | 540 | 490 | 420 |
| 模式 4 | 540 | 500 | 405 |
| 模式 5 | 500 | 480 | 420 |
| 模式 6 | 580 | 520 | 460 |
| 模式 7 | 520 | 450 | 400 |
| 模式 8 | 540 | 415 | 415 |
| 模式 9 | 550 | 500 | 400 |
| 模式 X | 525 | 495 | 495 |

注：模式 1 到模式 9 的产品预设模式版本，额外模式追加登录为模式 X。

### （二）i-scan 成像技术

i-scan 成像技术由日本宾得所研制其由表面增强（surface enhancement, SE）、对比增强（contrast enhancement, CE）和色泽增强（tone enhancement, TE）模式组成（图 1-3-2）。图像强调观察：① 轮廓强调法：SE 强调局部明暗程度和黏膜表面结构；CE 对低亮度部分进行蓝着色，强调黏膜表面微细凹凸。② 对比法：TE 根据血红蛋白吸收特性，改变 RGB 三原色成分对比，强调黏膜和血管色差。

## 三、数字轮廓强调法

### （一）血红蛋白指数成像技术

内镜根据血流量改变的色信息进行强调处理。血红蛋白指数（index of hemoglobin, IHb）含量增多时，黏膜表面发红明显；如果 IHb 含量减少时，黏膜表面发红下降（图

1-3-2）。消化道黏膜发红差异比较时，色泽边缘不清楚（病变存在诊断、微小癌与糜烂的鉴别）和边界癌浸润范围诊断的消化道早癌，常忽视病变与周围正常黏膜之间的差异。根据图像传感器的特长进行各种图像处理研究，RGB 三原色强调病变轮廓通过适应性结构强调进行处理。带宽强调处理的适应性结构强调和黏膜微表面构筑，抑制高频带域的有效色信息成分，增强 IHb 的色信息，根据器官反射光谱原理，强调分布不均匀的血流量和轻微发红黏膜会被显示得更清楚（图 1-3-3）。

面顺次式内镜系统的先端部置入图像传感器，光源装置的 RGB 三原色按顺序进行照射，依次读取 RGB 三原色的图像信息暂存在存储器中，然后在监视器显示 RGB 电信号。在消化道黏膜中，500～600 nm 生物染料 90% 以上被吸收，吸收多少与血管内 IHb 含量有关。IHb 是消化道黏膜血红蛋白含量检测的指标，强调黏膜色泽，计算黏膜下 IHb 的平均值，值高为红色部分，值低为白色部分。如果病变表面和周围黏膜出现

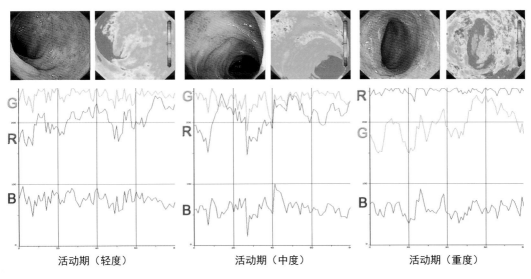

图 1-3-2 IHb 检测溃结炎症程度

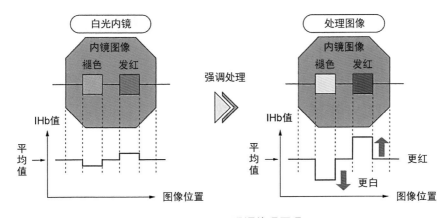

图 1-3-3 IHb 强调处理原理

相同红色，可以通过增强或减弱方式进行区别，定量分析黏膜内血红蛋白的含量。黏膜红色为主体，与黏膜层血红蛋白含量、微小血管构筑和血管密度有直接关系。适应性强调处理微血管和胃小区构筑，IHb 强调处理病变与周围黏膜之间的差异，可使凹陷边界显示得更清楚。染色后的病变边界仍不清楚，可以改用图像处理方法提高病变边缘的清晰度。在病变诊断时需注意：① 对幽门螺杆菌（*H. pylori*）感染的胃底腺黏膜糜烂性发红诊断，可实时通过伪彩色图像显示。② 除菌前后观察，客观地评价胃黏膜的炎症状态。③ 进行胃癌浸润范围诊断时需注意背景胃黏膜有无萎缩或有无炎症变化的轻度病例，特别是胃体部褪色区域内发现未分化癌，背景黏膜伴萎缩时。实时适应性强调处理的频率分 1～7 级，根据临床需要可以随意切换级别，图像处理装置分适应性结构强调（Eh）和色彩强调（CE），Eh 和 CE 可进行 0（弱）～6（强）的 7 级调整，指数越高发红区域和边界就越清楚。

### （二）LCI 成像技术

激光内镜图像发光强度被设定小于 450 nm 波长，短波长的发光强度高于图像明亮度，可使黏膜表面清晰地被描绘。蓝激光成像技术（blue laser imaging, BLI）由 G 成分和蓝 B 成分构成，联动成像模式（linked color imaging, LCI）含 R 成分。明亮的 LCI 可以清楚观察远景像，达到与白光相同的观察效果。LCI 以 BLI-bright 成像为基础进行图像处理，在波长 410 nm 时，光强度大于白光内镜（WLE）有利于观察消化道黏膜表面。

## 四、光学数字法

### （一）荧光法

在生物体内某些物质不需外源性荧光染料，但受激励光照射后所发出的荧光现象称自发荧光成像（auto fluorescence imaging, AFI）。在人体组织细胞内富含多种荧光基团，如胶原蛋白、弹力蛋白、还原型烟酰胺腺嘌呤二核苷酸（NADH）、黄素腺嘌呤二核苷酸（FAD）等主要聚集在胃肠道黏膜下层。影响自发荧光透过率的主要原因，与组织厚度和组织内生化成分不同有关。

AFI 原理：① 氙气光透过蓝绿色旋转的光学滤片，形成的激发蓝光（波长 390～470 nm）和绿光（波长 540～560 nm）直接照射于胃肠道黏膜。② 除反射蓝光被吸收的光学滤片（波长 500～630 nm）阻挡外，反射绿光和自发荧光透过吸收滤片被 CCD/CMOS 捕捉，经处理后转换成电信号在监视器上显示。③ 荧光观察的小型高敏感度的图像传感器置入在内镜先端部，外观与常规电子内镜相同。④ 区别肿瘤荧光与血液荧光的减退，自发荧光图像（激励波长 395～475 nm，检查波长 490～625 nm），血红蛋白强吸收被绿色光（550 nm）面顺次式合成的反射光图像。⑤ 光通过旋转的光学滤片，照射的激励光和绿色光，获取伪彩色和合成的 AFI 图像（图 1-3-4）。

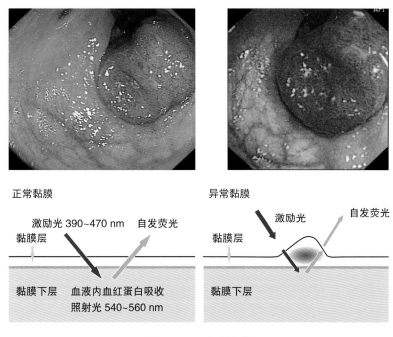

图 1-3-4 AFI 原理

肿瘤等病变特征是黏膜增厚，荧光减弱呈红紫色，血液内荧光和绿色光减弱呈深绿色。激发蓝光照射至正常胃肠道黏膜下层后，反射出较强的自发荧光呈绿色或绿紫色；照射发育异常病变（如黏膜伸展受限、肿瘤、炎症、肥厚黏膜和血红蛋白含量增加等）后，反射出较弱的自发荧光，呈紫绿色或紫色改变，根据色泽差异可直接对疾病进行诊断。

### （二）窄带光法

NBI 特征：① 奥林巴斯的图像传感器采用面次方式 CCD/CMOS，每个像素按 RGB 三原色由光学滤片感光捕捉，照射光不含白光成分，色信号被处理后形成窄带成像（NBI）。② 富士胶片的图像传感器采用同时方式 CCD/CMOS，照射光采用白光激光和 BLI 激光，将混合信号通过数字处理出 RGB 信号，GB 信号处理后形成 BLI，照射光内含有白光成分。③ 宾得的图像传感器采用同时方式 CCD，以 4 个像素为一组的 RGB 按序感光被捕捉，光透过光学增强（OE）过滤器后，将混合信号通过数字处理出 RGB 信号，GB 信号处理后形成 i-scan OE，照射光内含有白光成分。由于 BLI 和 i-scan OE 混合信号经数字处理和计算机转换成 RGB 信号，然后再处理形成窄带光，其图像清晰度明显低于奥林巴斯。为了提高存在诊断和质的诊断，需要充分理解各图像强调内镜的特征，在对不同消化道病变进行诊断时才能真正地发挥出图像强调内镜的有用性。

1. 窄带成像（奥林巴斯） NBI 成像原理：细胞和血管组成生物体组织，光与生物体组织之间相互作用，主要由血红蛋白吸收特性和生物体模式散射特性所组成。① 光照射生物体组织表面后部分反射，非反射光进入组织后被血管内的血红蛋白吸收，转换成热能在活体内扩散，可视光波长范围 400～700 nm，吸收最强的光波长峰值为 415 nm 和 540 nm，血红蛋白存在能清楚地表达血管轮廓和对比度。② 由蓝色短波长到红色长波长，散射光曲线逐渐减弱，在生物体组织深部扩散为较弱红色的散射光。③ 放大内镜-窄带成像（ME-NBI）观察变换的分光特性，强调黏膜表面微血管或微表面构筑改变。④ 415 nm 光波长射入血管内，血红蛋白吸收强烈，活体组织显示非常浓密的血管，浅层血管呈茶褐色。⑤ 540 nm 光波长射入血管内，血红蛋白吸收弱于 415 nm，部分透过血管在细胞核内散射范围比 415 nm 广泛，黏膜下血管呈蓝绿色（图 1-3-5）。新一代 NBI 的 RGB 三原色旋转过滤器，过滤器每旋转一次 B′ → G′ → B 时，B′ 曝光时间增加 2 倍；同时对氙气灯设计进行重新评估，提高氙气灯射出的光亮度，增加了露光时间和发射亮度。特别是 415 nm 的 B′ 窄带光的明亮度得到显著改善，但不改变 NBI 观察光波长特性，与第一代 NBI 比较有相同的 NBI 观察效果。图像强调内镜可对黏膜微表面和微血管构筑进行有效处理，其在结构强调模式或强调水平设定方面起到非常重要的作用。

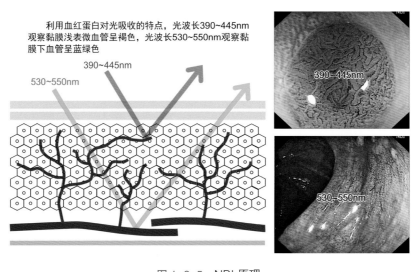

利用血红蛋白对光吸收的特点，光波长390~445nm观察黏膜浅表微血管呈褐色，光波长530~550nm观察黏膜下血管呈蓝绿色

390~445nm

530~550nm

图 1-3-5　NBI 原理

2. BLI 成像（富士胶片）　BLI 有 2 种激光，一是白光激光（波长 450 nm ± 10 nm，发光带宽 2 nm），荧光体获得广范围白光内镜（WLE）照射下的常规观察光谱宽度；二是 NBI 激光（波长 410 nm ± 10 nm，发光带宽 2 nm）。① BLI 模式：提高黏膜表面的微血管对比和 BLI 激光光比率，适用于近景观察。② BLI 亮度模式：均衡分配 BLI 激光和 WLE 激光，提高血管对比度，适用于中景-近景观察。③ 对 NBI 所得到短波长信号和白光所得到可视光信号进行图像处理，可以改善黏膜构筑和血管构筑的图像质量。

3. i-scan OE 成像（宾得）　i-scan OE 限制照射光的带宽，捕捉血管和黏膜的光学特征，通过数字处理，强调黏膜表面的微血管和微表面构筑构变化。根据血红蛋白的吸收波长，使用吸收大波长间隔距离为 415 nm 和 540 nm 两个峰值波长。

### （三）红外光法

780～1 004 nm 红外光波长接近可视光，称为近红外光。红外成像技术（infra-red imaging, IRI）观察时，红外光透过 805 nm 波长通过过滤器为高吸收呈黄色，940 nm 为低吸收呈蓝色。量化蓝图像的每个位置，蓝部分变得更蓝，弱蓝部分变得更白（图 1-3-6），从而可清晰显示组织结构。

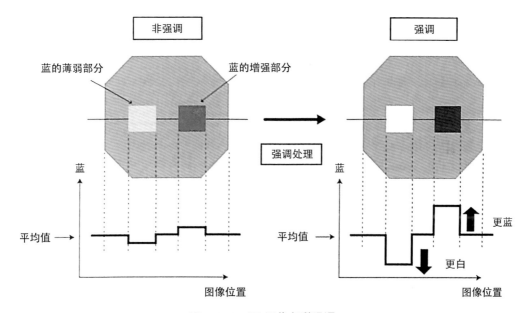

图 1-3-6　IRI 图像色彩强调

IRI 不能观察黏膜表面微血管，而血红蛋白多储存在黏膜下层粗大静脉内，血管内注入吲哚菁绿后则可观察黏膜深部血管构筑变化。在病变局部注射吲哚菁绿后，可见观察血液流动方向和范围。IRI 的临床应用有：① 胃癌术前判断癌浸润深度，明确适合内镜治疗或外科手术治疗。由于癌浸润深度与血管构筑异常有密切联系，IRI 有望捕捉深层异常血管。② 白光内镜（WLE）观察后，切换过滤交换器进行红外观察，1 mg/kg 的吲哚菁绿缓慢静脉注射，5 min 后显示病变周围深部血管。这可用于鉴别腺瘤是否癌变，清楚观察黏膜下较大静脉，有助于术前判断癌浸润深度，预防内镜黏膜下剥离术（endoscopic submucosal dissection, ESD）出血。③ 内镜黏膜切除术（endoscopic mucosal resection, EMR）/ESD 术后，IRI 观察可用于是否有血管暴露。如果确认血管暴露，应及时进行预防性止血。④ 局部注射吲哚菁绿，可寻找前哨淋巴结，从而缩小手术范围。

### （四）纹理与色彩增强成像

纹理与色彩增强成像（texture and color enhancement imaging, TXI）基于正常光信息

对亮度校正、纹理增强和色调增强进行优化图像处理，输入 RGB 三原色图像，解析合并成基础图像（亮度分量）和纹理图像。① 纹理图像：纹理增强后更容易辨别黏膜表面变化。② 基础图像：检测暗部后进行亮度校正，提高暗部的可视性称保持对比度的亮度调整成像（brightness adjustment imaging with maintenance of contrast, BAI-MAC），其对远景暗区增亮而不引起虚影，容易观察结构和色泽的细微变化。切换模式 2 是强调纹理和亮度的组合图像，接近正常光的色泽；切换模式 1 可进一步增强色泽，提高黏膜表面色泽变化的可视性，有助于早期发现癌变。

### （五）红色双色成像

红色双色成像（red dichromatic imaging, RDI）是使用红色（red）、琥珀色（amber）、绿色（green）窄带光形成深部组织的对比度，使用光学数字技术的独特新型图像增强成像技术。① 红光（620～640 nm）：可延伸至 1～1.5 mm 黏膜深层，不论深部血管和黏膜如何，均以显示恒定的亮度。② 琥珀光（595～610 nm）：延伸至 1～1.5 mm 黏膜深层，可显示深部血管。③ 绿光（520～550 nm）：未进入黏膜深层，显示表层血管（微血管）。红和琥珀光进入黏膜深层，根据血红蛋白对光吸收与组织对光散射特性的不同，两者形成对比，深部血管呈橙或黄改变。RDI 容易识别深部的出血部位，有助于减轻内镜操作者的心理压力，帮助其在短时间内处理出血血管，同时提高深部血管的观察能力，可以有效防止出血，帮助内镜操作者进行更有效和更安全的内镜治疗。

### （六）扩展景深成像

扩展景深（extended depth of field, EDOF）成像可通过连续的广角聚焦和无缝放大倍率，实现精准的内镜观察，建立双重聚焦功能，提高放大倍率，持续提供清晰图像以提高可视性。新开发的 EDOF 设备，内镜先端部将进入光分为远点聚焦图像和近点聚焦图像，图像同时投射到图像传感器上创建各自图像，在图像处理单元中合成 2 幅图像，将远点和近点聚焦成 1 幅图像。从普通观察到放大观察，EDOF 设备可轻松聚焦内镜各部位，并获得清晰的观察图像。该设备集成双焦点功能，只需轻触按钮即可以进行两步焦点切换。

## 五、染色法

色素内镜（chromoendoscopy, CE）是消化道内镜检查时使用染色检查方法的总称。色素内镜早期采用口服染料及血管内用药等方法，现在改为常规内镜观察时，对黏膜表面直视喷洒染料，观察病变表面与周围黏膜变化。色素内镜在白光内镜观察病变有困难时，根据病变表面特征选择不同类型染色方法进行检查，衬托出病变的本来面貌，有利于内镜存在诊断、质的诊断和量的诊断。

（一）色素内镜原理

根据胃黏膜对各种染料吸收差异的特点，可对不同类型病变选择不同种类染料进行观察。染色方法并非有规律性，其往往受各种因素的干扰，直接影响诊断效果。临床上将色素内镜分类为：① 对比法：根据染液积存原理，强调胃黏膜表面的凹凸，以形态观察为目的的染色方法，如靛胭脂（indigo carmine）、埃文斯蓝（Evans blue dye）和亮蓝（brilliant blue）等方法，可有效观察癌变的凹凸形态。② 染色法：利用渗透和吸收原理，观察生物组织变化，如亚甲蓝（methylene blue）、甲苯胺蓝（toluidine blue）和天蓝 A（azure A）等，可用于观察癌浸润范围（图 1-3-7）。③ 反应法：根据特异反应染色原理，如刚果红（congo red）、结晶紫（crystal violet）、卢戈液（Lugol's solution）和酚红（phenol red）等，可用于鉴别正常黏膜与异常黏膜之间的酸分泌情况。④ 荧光法：口服或静脉途径给药后观察荧光表达方法，如荧光素（fluorescein）和吖啶橙（acridine orange, AO）等。⑤ 血管内给药：通过血管内给药，观察脏器和血管系统被显色或着色现象的方法，如吲哚菁绿。⑥ 组合法：上述 2 种以上方法的组合应用。

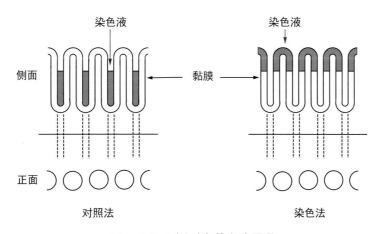

图 1-3-7　对比法与染色法原理

（二）色素内镜方法

1. 对比法　利用简易设施进行图像强调检查，现已被广泛应用于临床。在早期胃癌的诊疗中，表面黏膜喷洒靛胭脂（对比法），黏膜表面不吸收靛胭脂染液，染液存积在胃小窝（腺窝）内，由此形成鲜明对比，有助于凹凸或色泽等诊断和鉴别；评估腺窝或胃小区改变程度，有助于慢性胃炎诊断、腺边界鉴别、微小病变检出和癌浸润范围和深度判断等。

2. 染色法　染色原理与对照法恰恰相反，从理论上说，亚甲蓝对正常胃黏膜不染色，但对肠上皮化生、胃癌和异型上皮等黏膜有不同程度染色。有些病变表面受白苔覆盖、未完全清除黏液和癌变表面覆非癌上皮的影响，会给诊断和鉴别带来一定的困难。

3. 反应法　胃底腺黏膜具有酸分泌功能，刚果红是一种对胃酸分泌极其灵敏的化学指示剂，当腺体分泌盐酸 0.000 1 mL 时，胃黏膜即刻变成黑点，多见黑色岛状斑改变。当胃内 pH 大于 5 时，胃黏膜不变色（又称不变带），表示酸分泌功能减退或消失；胃内 pH 小于 3 时，胃黏膜呈黑蓝色（又称变色带），表示酸分泌功能良好。一般正常胃黏膜和良性病变（如胃溃疡和胃息肉等）都变色，有时胃息肉表面变色，为线体囊性扩张所致；慢性萎缩性胃炎和肠上皮化生和癌变浸润区域内不变色。刚果红喷洒后，正常胃黏膜对刚果红吸收功能完全，异常黏膜对刚果红不吸收或吸收不完全，并形成明显的界线。如果癌浅表浸润，范围较小，褪色斑集中，红色区域与白斑或淡黄褪色斑之间形成鲜明的对照；如果癌浸润较深，范围较广，褪色斑分散，红色区域与褪色斑之间鲜明对照差于前者。除了癌浸润褪色外，部分褪色与慢性萎缩性胃炎和肠上皮化生等病变有关。良恶性病变的鉴别：① 恶性病变区域褪色黏膜不吸收刚果红，褪色区域呈斑点状，褪色斑与非褪色区域界限清楚。② 部分慢性萎缩性胃炎和肠上皮化生区域黏膜对刚果红吸收不完全，褪色区较广泛和对称，呈块状、地图状和规则褪色区，褪色区与非褪色区界限不清楚。

亚甲蓝-刚果红双重染色可指导内镜医师对病变进行活组织病理取材和检查，活检目标应选择在刚果红的褪色区域内，或亚甲蓝非蓝色区与染色区的交界处，或胃酸分泌缺陷处，或染色对照异常的凹凸区域内，这样才能收到满意的活组织病理取样效果。

# 第四节　放大成像技术

随着光学技术的进步，放大内镜（ME）可用于观察胃黏膜表面和血管在解剖学上的微观结构，放大内镜-窄带成像（ME-NBI）可用于观察胃黏膜微表面和微血管构筑。应用 ME-NBI 内镜形态观察时，应理解光投射到生物组织如何发生物理现象［称生物光学（bio-optics）］，如光反射、散射、传播、扩散和吸收等现象。

## （一）反射

光投射到黏膜表面所发生的首次现象是反射，光透过空气到达空气与黏膜之间的交界处，部分光在交界处被反射。反射的程度取决于空气和黏液的折射率差，空气折射率为 1.0，黏液为 1.3。如果光被强烈反射，剩余光几乎在透明的黏液中传播，当光传播到黏液层和黏膜表面的边界处，黏液折射率约 1.3，黏膜折射率约 1.35，两者之间差距较小，这样小部分光被微弱地反射，大部分光在黏膜内传播。如果 ME-NBI 采用浸水观察方法，将内镜先端部浸泡在黏膜表面的水中，水与黏膜折射率几乎为 0，消除了传播光在黏膜表面的强烈反射现象，似乎光不被反射而向黏膜内传播。换言之，光投射不会被反射成光晕，使投射光不被丢失在黏膜内传播，这样的投射光能更有效地观察胃黏膜微表面和微血管构筑。

### （二）散射与吸收

光传播到黏膜内时，由上皮细胞内小器官和细胞核引起散射，并在黏膜上皮内扩散。另外黏膜中的部分光被血管内天然色素血红蛋白吸收转化为热能。胃黏膜由腺上皮（单层圆柱上皮）所组成，单层圆柱上皮呈垂直排列；在腺上皮中，隐窝边缘上皮（marginal crypt epithelium, MCE）垂直排列，垂直方向投射光至隐窝边缘上皮，在细胞内引起散射。① 一层左右腺上皮细胞所产生的散射光难以被观察，如果细胞垂直排列时，投射光向后发生散射（多重散射），光通过透镜至 CCD/COMS 和视频处理器，在监视器上显示，白色半透明隆起至凹陷连接部分称隐窝边缘上皮/白环（white zone, WZ）。② 光波长 415 nm 和 540 nm 时，窄带光的波长较短，光散射浅而狭窄，容易被肌红蛋白吸收，黏膜表层微血管呈棕褐色改变。③ 较深的腺窝边缘上皮内散射光，光强度较弱，不能清楚地观察上皮下微血管。④ 圆形上皮内血管构筑（vessels within epithelial circle pattern, VECP）垂直排列，腺窝边缘上皮散射光呈白色半透明带状改变，窝间部上皮下微血管呈浅褐色改变。

# 第五节　显微成像技术

超放大观察和虚拟活组织学（virtual histology）可以获取腺开口和微血管诊断等形态信息，有助于癌的早期发现和早期治疗，在生物体内观察细胞形态变化已受到关注。显微内镜（microscopic endoscopy）分光学法（optical method）［即细胞内镜（endocytoscopy, ECS）］和共聚法（confocal method）［即共聚焦激光显微内镜（confocal laser endomicroscopy, CLE）］两大类，共聚焦激光显微内镜又分探头型和内镜型。

## 一、光学法

放大内镜分放大内镜-窄带成像（ME-NBI）（放大倍率 85 倍）和细胞内镜（ECS）（放大倍率 400～1 000 倍）。细胞内镜直视观察胃肠黏膜细胞形态，实现基于细胞级图像信息的光学活检（optical biopsy）；先端部与胃肠黏膜接触后，常规内镜（CE）、ME-NBI 和细胞内镜相结合观察胃肠黏膜。细胞内镜观察方法：① 光照射黏膜表面，部分光照射至黏膜内，在细胞核和细胞膜等产生折射率差，边界重复反射和散射传播，部分散射光折射至黏膜表面。② 远离光导物镜呈香蕉状传播的弥漫反射光射入，图像被检测，但黏膜表面细胞在光学上几乎呈透明改变，需要对细胞核进行染色。③ 染色后，生物体内传播的弥散反射光与物镜面相接后，被染色黏膜上皮细胞吸收，可以观察被强调吸收部位的形态改变。

### （一）实现光活检

活组织病理取材对组织病理学诊断至关重要，也是诊断病变的金标准。活组织病理取材过程存在的问题：① 由于患者和病变因素，制约活组织病理取材。② 活组织病理取材原因，导致采样错误。③ 活组织病理取材给内镜质量带来不良影响。光学活检可回避活组织病理学诊断，以光学活检信息为基础，实现与活组织病理学诊断相媲美的诊断。ME-NBI 观察上皮黏膜获取微表面和微血管构筑信息，如黏膜微表面和微血管构筑排列不规则，以及组织的异型；细胞内镜观察黏膜上皮黏膜获取细胞改变、组织异型和细胞异型，在实现光活检的精确度方面明显高于前者。

### （二）胃黏膜观察

1. 胃黏膜活体染色 观察前必须对胃黏膜进行活体染色（vital staining）。由于胃黏膜缺乏吸收上皮，黏液和炎症等分泌物多，不容易进行活体染色。对细胞核和细胞质染色，需要采用结晶紫和亚甲蓝（crystal violet and methylene blue, CM）进行双重染色。特别是重度炎症胃黏膜要想获得良好的染色效果，需用含链霉蛋白酶和去泡剂水，反复多次清除胃黏膜表面的黏液，同时进行反复多次染色操作，局部喷洒 0.05% 结晶紫和 0.1% 亚甲蓝染液进行双重染色，目的是分离细胞质和细胞核，可获得类似 HE 染色的良好效果。

2. 胃黏膜非癌组织结构 非炎症性胃黏膜进行生物染色效果较差，但慢性胃炎伴肠上皮化生进行生物染色效果较理想。理想的生物染色效果病变如胃窦部白色扁平隆起和肠上皮化生，腺腔清楚，腺窝边缘上皮细胞排列规则，多见缺乏染色的圆形结构，与杯状细胞保持一致，活组织病理学诊断为伴杯状细胞的肠上皮化生黏膜。

### （三）胃黏膜异型组织结构

观察异型增生，包括腺管结构异型（不规则腺管结构，腺管结构消失，腺腔消失、缩短和行走异常）；细胞异型（核肿大和不规则，细胞极性紊乱）。异型增生分类为非异型增生、轻度异型增生和高度异型增生。① 非异型增生：腺管排列规则，腺管间见宽幅线状腺腔。② 轻度异型增生：腺腔不断变短和变窄，部分腺腔融合和消失。③ 高度异型增生：病变内腺腔消失或融合，腺管结构消失和核异型。

### （四）早期胃癌组织结构

白光内镜观察胃窦部小于 1 cm 的凹陷，无苔，表面发红；结晶紫和亚甲蓝双重染色后，观察边缘呈排列规则腺管，腺管间宽幅线状腺腔，非异型增生；观察凹陷表面见腺管结构，但腺腔消失和行走异常，细胞排列混乱等异常结构（如细胞核变大，极性紊乱），可诊断为管状腺癌。内镜黏膜下剥离术（ESD）标本的组织病理学诊断为癌边缘伴杯状细胞的肠上皮化生黏膜，0-Ⅱc 型早期胃癌表面为高分化型腺癌。

## 二、共聚焦法

### （一）探头型

1. **探头型原理** 共聚焦激光显微内镜（CLE）探头经内镜活检孔道（如胃镜、十二指肠镜、小肠镜和大肠镜等）对食管、胃、十二指肠、胆胰管、小肠和结直肠等部位进行检查，获得消化道黏膜表面光学横断面图像，又称"光学活检"。激光波长 488 nm，折射后光纤束依次进行扫描，并射向被检测的病变组织，被检测的病变组织中的荧光物质在激光的激发下，反射的荧光再经光纤束、棱镜准确聚焦后被探测器接收，形成光电共聚焦图像，转化为数字信号传输至计算机，经计算机数字处理后，在显示屏上集合成共聚焦图像。

2. **探头型与胃良恶性病变**

（1）非癌性病变：① 腺体小凹正常，腺体结构规则，或者腺体排列轻度改变。② 上皮细胞排列规则，上皮轻度分层，细胞极性正常。③ 微血管形态和管径正常。

（2）高级别上皮内瘤变：① 腺体小凹明显扭曲，腺体结构不规则。② 上皮细胞排列不规则，上皮严重分层，细胞极性异常。③ 微血管形态和管径异常。

（3）早期胃癌：① 分化型腺癌：a. 腺体小凹形态混乱，出现幼稚腺体。b. 成团的黑色上皮细胞。c. 不规则微血管，管径增粗。② 未分化型腺癌：a. 腺体小凹结构消失。b. 可见形态不规则的细胞团块。c. 微血管粗细不一，部分微血管消失（图 1-5-1）。

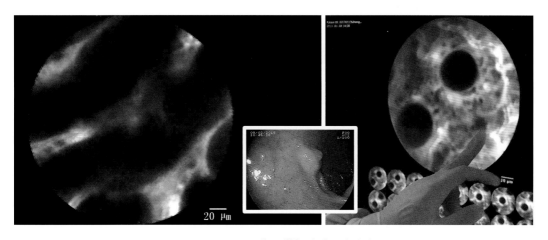

图 1-5-1 共聚焦显微探头（胃息肉）

## （二）内镜型

1. 内镜型原理  共聚焦激光显微内镜是微型共聚焦显微镜融入传统电子内镜的先端部，具有常规内镜检查和共聚焦显微特殊检查功能。先端部外径 12.8 mm，设有送气水装置和 2.8 mm 的活检孔道。单点光源发射的探测光通过透镜聚焦到被观测物体上，如果物体恰在焦点上，反射光通过原透镜汇聚的光源称共聚焦。成像原理：488 nm 氩激光照射在消化道黏膜表面，激发光波长 488 nm，最大输出功率≤ 1 mW，扫描速度 0.8 帧/s（1 024 像素 ×1 024 像素）或 1.6 帧/s（1 024 像素 ×512 像素）。组织中的荧光色素被激励光捕捉，获取扫描图像，移动物镜位置后观察黏膜表面至深部 250 μm 组织，形成共聚焦的光切效果。光切效果以 4 μm 为一层，可获取多层图像进行重建。组织病理是垂直观察黏膜组织结构，共聚焦内镜将黏膜放大 1 000 倍，水平面观察黏膜组织结构，每个细胞通过黑白来区别细胞核和细胞质（图 1-5-2）。共聚焦显微内镜的物镜部分突出于视野左下 3 mm，蓝激光照射，内镜先端部与病变接触后进行共聚焦观察，焦点深度 0～250 μm 范围内调节。对每个细胞进行水平观察，如隐窝结构、上皮细胞、杯状细胞、上皮内炎性细胞、毛细血管和红细胞等。

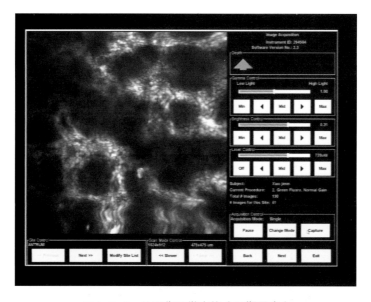

图 1-5-2  共聚焦显微内镜（早期胃癌）

2. 内镜型临床应用  共聚焦激光显微内镜检查时，荧光剂可使成像对比更清楚。目前用于共聚焦内镜诊断的荧光剂，如荧光素钠、盐酸吖啶黄、四环素、甲酚紫、白蛋白和光卟啉等。常用荧光剂是 10% 荧光素钠和 0.05% 盐酸吖啶黄，前者静脉注射，具有价格低廉、无致突变活性、静脉注射后仅少数患者出现恶心呕吐等一过性不良反应；后者为局部给药，有轻微的致突变作用，存在一定临床风险。荧光素钠静脉注射后 20 s

内成像，荧光素钠与盐酸吖啶黄之间比较，前者不穿过消化道上皮细胞的类脂膜，与细胞核的酸性物质结合，上皮细胞核和杯状细胞不染色，无法清楚地显示细胞核，但上皮细胞、血管及固有膜结缔组织基质分辨率较高，可使结缔组织与微循环之间形成强烈对比，有助于辨认柱状上皮细胞、杯状细胞和隐窝结构；后者穿过消化道上皮细胞的类脂膜，与细胞核的酸性物质结合，细胞核和细胞质染色，局部喷洒后数秒内吸收，染料局限于黏膜层，适合检测高级别瘤变及早期肿瘤病变。

# 第六节　断层成像技术

断层扫描内镜（tomographic endoscopy）分超声内镜（EUS）和光学相干断层扫描（OCT）。超声内镜在内镜先端部置入超声探头，通过超声发生器驱动超声探头在消化道内进行扫描，获取黏膜下病变、消化道管壁各层组织特征及周围邻近器官等形态信息。超声内镜可对消化道管壁内病变性质进行鉴别，对消化道肿瘤进行术前分期，判断癌浸润深度和范围，鉴别良恶性溃疡及诊断胰胆系统肿瘤等，特别是对较小肿瘤和慢性胰腺炎等的诊断，超声内镜明显优于其他影像学检查。同时超声引导细针穿刺抽吸活检术可以提高病变的确诊率（图 1-6-1）。探测波用于光学相干断层扫描的红外线低干涉光束，具有非接触性和非侵入性的空间高分辨率断层成像技术（垂直方向分辨率为 $10 \sim 20\ \mu m$），其垂直方向的分辨率非常出色，可观察深浅组织，用于消化道等各领域。

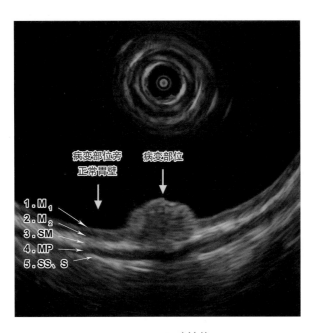

图 1-6-1　肠壁结构

人类能听到的声音频率为 15~20 kHz，但听不到超声波高频率声音。目前临床使用的超声内镜频率为 5~20 MHz。超声波与光一样，具有直线前进和反射特性，当超声波进入生物体内后，通过反射、散射、扩散、透射、吸收和折射等方式衰减，并在生物体内传播。声学性质是在不同的物质表面，随着声阻抗（物质密度与声速乘积）差越大，反射强度就会越强，透射波就越弱。断层法是通过电产生短时间的超声波射到生物体内，在生物体内多个物体表面上接收测量折射和散射等反射现象的折返超声波，再次转换成电信号并形成断层图像。根据脏器和病变的特征及目的有必要选择以下设备。

## 一、超声内镜专用机

超声内镜专用机分旋转式扫描（环扫）（图 1-6-2）、线阵式扫描（图 1-6-3）和凸阵式扫描（图 1-6-4）。① 旋转式扫描：广泛应用于胃肠疾病、胆胰疾病、门脉高压等。② 线阵式扫描和凸阵式扫描：扫描方向与消化道轴保持一致，适用于癌长轴方向浸润诊断以及幽门、贲门和颈部食管等交界部疾病连续扫描诊断。彩色多普勒检查：属线阵式扫描和凸阵式扫描专用机的扩充功能，适用于诊断食管静脉曲张、治疗效果判定、鉴别良恶性肿瘤，以及超声引导下穿刺路径有无血管的判断。

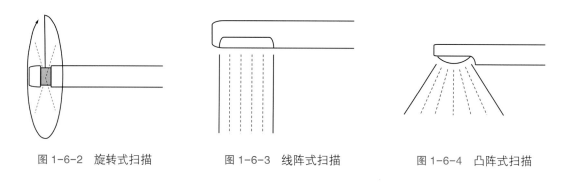

图 1-6-2　旋转式扫描　　　　图 1-6-3　线阵式扫描　　　　图 1-6-4　凸阵式扫描

## 二、细径超声探头

细径超声探头，又称二维超声内镜（two-dimensional endoscopic ultrasonography, 2D-EUS）可通过内镜活检孔道，观察管壁表面（胃肠道和胆胰管等）病变（图 1-6-5）。尽管二维超声内镜在消化道疾病的诊断方面已日趋成熟，但其仅能提供平面图像，难以对病变构筑起立体成像。三维超声内镜（three-dimensional endoscopic ultrasonography, 3D-EUS）属细径超声探头的扩充功能（图 1-6-6），表现方式是旋转式和线阵式同时扫描的双平面重建（dual plane reconstruction, DPR）三维图像。旋转式扫描最小间隔 0.25 mm，最大移动距离 40 mm，可获取 160 幅图片由计算机分析并重建成三维超声成像。二维超声内镜操作时必须仔细地移动超声探头后获取影像资料；三维超声内镜只需 1 次扫描便可获取病变及其周围组织的图像进行实时分析和综合评估。如同 DPR，斜投影像（oblique projection image, OPI）是实时提取消化道内选择观察模式的表面构筑图像（surface rendering image, SRI）（图 1-6-7）。

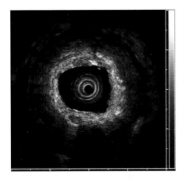 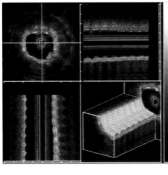 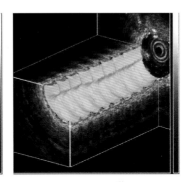

图 1-6-5 溃疡性结肠炎（2D-EUS）　图 1-6-6 溃疡性结肠炎（3D-EUS）　图 1-6-7 溃疡性结肠炎（DPR+OPI）

# 第七节　分子成像技术

　　分子内镜（molecular endoscopy）是活体分子（如蛋白质、脂质和 DNA 等）动态可视化的新的成像技术。通过这门成像新技术，可以揭示生命的基础结构和各种疾病状态，追求精度更高的诊断或更有效的个性化医疗。在基础研究领域里，福尔马林等固定组织的分子成像技术被广泛应用。分子成像技术与活体分子成像技术之间具有相同的含义。当今广泛应用于临床的典型分子成像技术有正电子发射断层扫描（positron emission tomography, PET）或磁共振成像技术（magnetic resonance imaging, MRI）等。PET 用于淀粉样蛋白的 Aβ 蛋白结合到配体，又称淀粉样蛋白成像技术。内镜分子成像属光学分子成像的范畴，如果一旦被实现，可特异性识别目标疾病。有关人体光学分子成像技术在临床中的应用还有许多问题有待解决。

## 一、病理内镜成像技术

　　传统的白光内镜通过观察发红、褪色和凹凸程度等形态变化作为肿瘤（癌）的诊断依据；但色泽或形态变化并不具备特异性，有关疾病的诊断仍主要依赖内镜医生的经验和直觉。放大内镜-窄带成像（ME-NBI）根据胃黏膜微表面和微血管构筑形态变化来判断组织形态异型程度进行诊断。由于 ME-NBI 使胃癌表面色泽或形态变化的特异性得到明显改善，这使得内镜初学者与专家之间的内镜形态诊断差距明显缩小。细胞内镜或共聚焦显微内镜等显微成像技术，对消化道黏膜组织异常和细胞异常的内镜病理学诊断具有重要意义。组织病理学不论在现在还是在将来都是诊断消化道肿瘤的金标准。尽管内镜病理学取代不了组织病理学金标准，但随着光学活检技术的不断成熟，其在提高内镜诊断水平方面起到积极的作用，并能使不必要的活组织病理检查大大减少，从而有望提高医疗质量，降低医疗费用支出。

## 二、功能内镜成像技术

不论是放射治疗，还是化学治疗和手术治疗，低氧状态下肿瘤预后不良已成为众所周知的事实。1992 年 Semenza 和 Wang 首先发现缺氧诱导因子-1，即低氧诱导因子-1（hypoxia inducible factor-1，HIF-1）。HIF-1 是在缺氧状态下可发挥活性的核转录因子，是专一调节氧稳态的关键介质，广泛存在于哺乳动物和人体内。低氧是实体瘤的常见特征，肿瘤由于血管微环境异常造成血液供应不足而导致低氧。低氧最先刺激 HIF-1 的表达，通过其信号转导通路诱导下游基因如血管内皮生长因子（vascular endothelial growth factor, VEGF）的表达，使细胞适应低氧环境，继续增殖，并具有高侵袭与转移能力，以及对放射和化学疗法耐受。低氧成像内镜配置激光光源，通过内镜照射目标病变，经图像传感器转换成像信号，经图像处理器进行处理，合成叠加成像和伪彩色成像。伪彩色显示氧饱和度的成像，描绘低氧区域图像和高氧区域图像。该系统主要实时观察肿瘤功能或代谢状态，观察氧合血红蛋白波长与还原血红蛋白波长之间的吸收系数差异。该研究已在小鼠皮下移植肿瘤细胞，肿瘤浸润范围与成像确认低氧区域保持一致性；在大型动物的动脉闭塞实验，血流非低氧区域也获得同样的结果。

# 第八节　人工智能图像诊断发展

随着新型算法和大数据的发展，被称为"第四次工业革命"的人工智能（artificial intelligence, AI）技术、深度学习（deep learning, DL）技能、高性能图形处理单元（graphics processing unit, GPU），以及大量数据算法组合得到了突破性的进展。

在医疗领域，图像诊断技术通过借助人工智能在图像识别领域的不断突破，已实现快速发展。一般情况下，内镜图像诊断很大程度上取决于医师的经验，有经验的内镜医师能够发现胃癌，但缺乏经验的内镜医师往往会忽略。因此，人工智能辅助内镜技术（AI-assisted endoscopy）成为一种弥补有经验和缺乏经验之间差距的工具。此外，计算机辅助诊断技术（computer aided diagnosis, CADs）也有望帮助内镜医师进行早期癌变的检测和筛查。

近年来，发展卷积神经网络（convolutional neural networks, CNNs）成为深度学习（DL）的代表算法之一。受到大脑神经解剖学的启发，CNNs 的设计灵感来源于神经元之间的连接方式，它能够进行监督学习和无监督学习。在 CNNs 中，每个神经元都是一个计算单元，它们相互连接形成一个网络。信号通常需要通过多个隐层从第 1 层（输入）传输到最后一层（输出）。通过训练数据集，CNNs 可以定义网络结构，找出节点之间的权重，并使用测试集来评估其预测能力。在训练过程中，CNNs 会调整神经元之间的连接权重，从而优化分类体现不同 CNNs 系统的个性。为了获得更高的性能，神经网络结构变得越来越复杂，从而产生了深度学习的概念。在内镜图像处理中，CNNs 可以将复杂信息进行统筹归类分析，从而实现对图像系统化和自动化的鉴别与分析。将深度学习算法应用于临床辅助诊断，可以实现计算机自动标注提取图片中的病灶，进而对疾病进行识别和诊断。

人工智能辅助内镜在病变存在、癌浸润深度、局部解剖部位、*H. pylori* 感染等多领域的诊断上具有广泛的应用前景。尽管有经验的内镜医生在病变质的诊断方面具有优势，但人工智能辅助内镜仍然可以为内镜医生提供有价值的辅助功能。例如，对于缺少经验的内镜医生，人工智能辅助内镜可以帮助他们发现病变，减少病变的漏诊率，降低检查盲区，扩大胃黏膜观察范围，并自动识别胃的局部解剖位置。此外，人工智能辅助内镜还可以自动检测和定性分析病变，提供治疗方向的建议。因此，人工智能辅助内镜可以成为内镜医生有力的辅助手段，助力改善临床诊疗效果，提高患者生存质量。

## 一、基本概念

人工智能是内镜医生的便利工具，但不会剥夺医生的工作。1956 年夏季，John McCarthy 等人首次提出"人工智能"概念——人工智能就是要让机器的行为看起来就像是人所表现出的智能行为一样。

### （一）机器学习与深度学习

众所周知，人工智能在图像识别领域内能力出色。图像识别是指从静态图像和动态图像中抓取对象物的特征，是一种识别对象物的模式识别技术。在我们日常生活中，自动驾驶技术和人脸识别系统等已逐渐成为身边的最新技术，应用人工智能图像识别的核心技术是机器学习。

1. 机器学习　神经网络技术是一种模拟人脑的神经网络以期能够实现类人工智能的机器学习技术。人脑中的神经网络是一个非常复杂的组织，成人的大脑中估计有 1 000

亿个神经元。经典的神经网络，包含 3 个层次的神经网络，即输入层、输出层和中间层（又称隐藏层）。1904 年生物学家已知神经元的组成结构，一个神经元常有多个树突，用来接受传入信息；但轴突只有一条，轴突尾端有许多轴突末梢可以给其他多个神经元传递信息。轴突末梢跟其他神经元的树突产生连接，从而传递信息。连接位置在生物学上称突触。1943 年心理学家 McCulloch 和数学家 Pitts 参考了生物神经元的结构，发表了抽象的神经元模型 MP。1958 年计算科学家 Rosenblatt 提出由两层神经元组成的神经网络称感知器（perceptron），感知器由输入层和输出层组成。输入层内的输入单元负责传输数据，不做计算；输出层内的输出单元则需要对前面一层的输入进行计算。拥有一个计算层的网络称单层神经网络。2006 年 Hinton 首次提出了深度信念网络概念。与传统的训练方式不同，深度信念网络有一个预训练（pre-training）的过程，便于让神经网络中的权值找到一个接近最优解的值，再使用微调（fine-tuning）技术来对整个网络进行优化训练。这两项技术的运用大幅度减少了训练多层神经网络的时间。多层神经网络相关学习方法也被称为深度学习（图 1-8-1）。

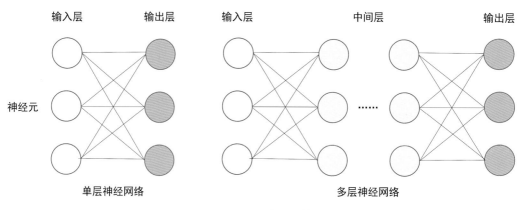

图 1-8-1　神经网络

2. *深度学习*　该技术基于人工智能机器学习，机器从海量信息的大数据中自动找出数据的规律性和判断标准（特征量），并以此为基础，用于自身分析和判断新数据。深度学习是机器学习的一种，模仿人脑的神经细胞网络，将数理模型化的东西组合成神经网络的系统：① 输入的信息由输入层多个神经元对信息进行处理，并将结果传达给输出层的神经元，由输出层进行判断并得出答案。② 处理复杂信息，仅有输入层和输出层是不够的，还要通过被设置的中间层进行复杂分析（图 1-8-2）。

在以往机器学习过程中，人们先是对数据进行统计分析、推导定义和算法，然后教给机器。例如，教计算机学猫的时候，仅对猫的特征进行详细定义并输入计算机内。但通过这种方法，计算机完全不理解猫，在机器学习过程中，不会提高猫的精确程度。而深度学习的出现，基于人工智能图像识别取得了很大的进步，使得计算机能够阶段性更深入地自动学习猫的数据，并且能够在计算机上再现人们学习时的模式。现在，人工智

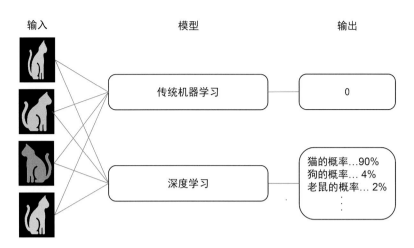

图 1-8-2　神经网络比较

能在大规模图像识别挑战（imagenet large scale visual recognition challenge, ILSVRC）中对图像的识别已超过人类能力。

### （二）大数据与人工智能性能

深度学习是一种能够自动捕获学习特征的机器学习方法，它可以通过大量数据的学习来提高性能。但是，仅仅有大量的数据并不足以保证好的性能，因为数据的质量也非常重要。在人工智能应用中，数据有易于识别的和难以识别的，因此需要具备高质量的数据集。在图像识别领域中，需要优质的静态图像和动态图像，这些数据需要被转换成能够被机器学习有效学习的数据形式。为了实现这一目标，需要对数据的内容进行深入理解，并对每个数据点进行有意义的标注和注释，以便机器学习模型能够正确地理解数据的含义。例如，在开发胃癌检测的人工智能功能时，需要通过人工的注释和标记来绑定细致的临床数据，这需要有经验的专业医生才能完成。虽然这个过程非常费时、费力，但它对人工智能的性能质量具有非常重要的影响，因此进行细致的操作是必要的。

### （三）人工智能与 CAD 数据

CAD 是指以内镜图像为代表的医学图像，利用计算机定量分析的结果作为第二意见加以利用的计算机诊断支持技术。其中，医用影像诊断辅助系统特别有用，该系统在临床实践中为内镜医师使用的各种成像设备提供参考信息，它具有计算机辅助检测 / 诊断（computer-aided detection/diagnosis, CADe/CADx）病变的支持功能。CADe 是安置在计算机上自动检测图像病变是否存在于候选位置上并标记该位置的功能软件，通过计算机来处理医学图像数据或医学图像和检查数据，支持病变异常值的检测。CADx 是指在检测疑似病变的基础上，与候选病变相关的良恶性病变鉴别和疾病进展度等定量数据，作为数值和图表输出功能的单体软件或编入该软件的装置，通过提供诊断结果的候补和风险评价等相关信息进行诊断支持。

## 二、支持向量机学习

支持向量机（support vector machine, SVM）是一种基于统计学习理论的监督式学习算法，用于解决分类、回归和异常检测等问题。SVM 的主要思想是通过寻找最优超平面（最大化分类间隔）来进行二分类或多分类，也可以通过回归来进行预测。SVM 通过将数据映射到高维空间中进行处理，以实现对线性不可分数据的分类。在这个高维空间中，SVM 会寻找一个最优的超平面，将数据分为不同的类别，并使不同类别之间的间隔最大化。支持向量就是离最优超平面最近的一些数据点，它们对分类决策起着重要作用。相比于逻辑回归和决策树等算法，SVM 在处理高维数据时表现更优秀，并且能够处理非线性数据。此外，SVM 对于训练数据量较小的情况下，也能获得较好的预测效果。因此，在许多实际应用中，SVM 是一个非常有用的机器学习算法。以 A 和 B 分类问题为例，数据属 A 或 B 分类。通过这些数据绘制到多维空间中，可以查询 A 分类数据和 B 分类数据的界线（图 1-8-3）。

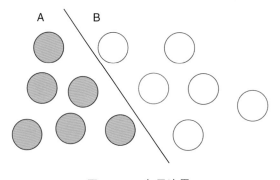

图 1-8-3　向量边界

在医学图像分析中，SVM 可以被用于病变的鉴别和分类。例如，对于肿瘤图像，可以将肿瘤区域和正常组织区域分别作为两个不同的类别，然后利用已知的肿瘤和正常组织图像数据训练 SVM 模型，从而实现对新的肿瘤图像进行自动分类和识别。

## 三、卷积神经网络深度学习

卷积神经网络（CNNs）是一种特殊类型的神经网络，它在图像处理、语音识别、自然语言处理等领域都有广泛应用。CNNs 中的每个神经元都只与输入数据的局部区域相连，而不是像全连接网络那样与全部输入相连。因此，CNNs 可以有效处理高维数据，并且可以自动提取输入数据的特征。CNNs 包含了卷积层、池化层和全连接层等多个层次，其中卷积层和池化层是 CNNs 的核心组成部分。卷积层使用一组卷积核对输入数据进行卷积操作，从而提取出图像的特征。池化层则通过取局部区域的最大值或均值来降低图像的分辨率，并且能够使 CNNs 对图像的位置变化更加敏感。全连接层将池化层的输出进行扁平化，并将其作为输入数据，使用标准的神经元层来进行分类或回归。与普通神经网络相比，CNNs 具有更好的参数共享性和更少的连接权重，因此需要较少的训练数据来训练模型，并且可以处理更大的数据集。此外，CNNs 还能够通过使用卷积核来提取图像的局部信息，并且可以通过池化层来降低模型的复杂度和计算量，从而提高模型的泛化能力（图 1-8-4）。

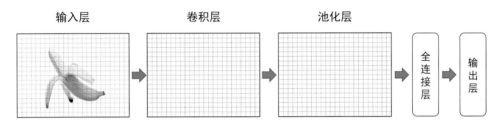

图 1-8-4　卷积神经网络

CNNs 通过卷积层和池化层的组合，可以自动地提取图像中的特征。卷积层通过使用滤波器来限制神经元之间的连接，并在输入图像上提取特征。多个滤波器可以滑动到整个图像上，从不同角度提取图像特征，以便更好地识别不同种类的直线和曲线等组合。相比于使用单个滤波器来识别图像特征，使用多个滤波器可以提高识别能力，从而使 CNNs 在图像分类等任务中表现更加出色（图 1-8-5）。

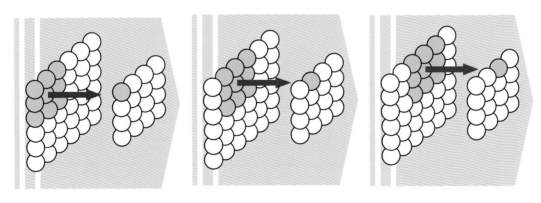

图 1-8-5　卷积层

池化层的作用是提取特征，并增强对平移不变性的稳定性。CNNs 在图像分类方面表现出色，特别是对于一般物体的识别。例如，想对照片中的水果是香蕉还是橘子进行分类时，正确识别香蕉和橘子很重要，但香蕉在左侧还是在右侧并不重要。也就是说，巧妙地删除图像范畴分类是池化层的作用。仅仅提取特征量不能识别图像，识别需要基于特征分类，全连接层起到分类作用，连接提取特征部分的图像数据，并通过激活函数的函数输出特征变量。随着神经元数量的增加，特征量空间的分割数增加，各区域的特征变数量也会增加。在输出层，从全连接层输出的特征变量为基础，softmax 函数输出概率的函数将转换为概率，通过正确分类到各个区域的概率最大化来进行分类。下一步调整卷积层的参数滤波器，使输入苹果图像时苹果的概率增高，输入橘子图像时橘子的概率增高。这种调整称为神经网络学习，预先准备的大量数据被使用。在神经网络中，数据视为正确答案，自动调整参数滤波器，使输出概率的误差最小。仅凭一个数据很难权重调整，因此需要利用大量数据进行神经网络学习，进行参数滤波器调整，以减少误差。决定人工智能性能好坏的调整工作称调优，即使用同样的数据，人工智能性能也会产生差异，需要通过参数过滤器进行部分调整。所生成的 CNNs 输入要判断图像，可以确定图像中出现了什么样的物体，以及该物体出现在图像的何处。在医疗诊断中，CNNs 在病变的检测和鉴别等方面应用广泛。

## 第九节　中医与内镜形态学研究进展

中医形态学是指运用中医理论与方法探索和研究人体形态学的一门学科。中医形态学包括：① 脏腑经络学说：又分中医脏腑学说（或中医藏象学）和中医经络学说，主要是通过对人体生理、病理现象的观察进而研究脏腑经络的生理功能、病理变化及其相互关系等。② 狭义中医形态学：主要是运用中医理念探索人体宏观与微观辨证体系的转化机制等，通过传统中医理论与现代内镜诊疗技术等相结合去探索现代人体形态学。内镜形态学是借助内镜设备通过自然腔道进入器官内，对人体消化道的各部位进行内镜观察，在积累大量内镜形态资料的基础上，逐渐演变成以形态学为主的综合性诊断，诸如存在诊断（凹凸程度与色泽差异）、质的诊断（良恶性病变的鉴别）及量的诊断（浸润深度和范围推测）。

### 一、概述

虽然中医藏象理论建立在直观的解剖基础上，但是其重视脏腑的功能多于结构，进而超脱了人体解剖的本身。早在秦汉时期标志着中医理论体系形成的《黄帝内经》问世到五代《内境图》的绘制，直至清代中医解剖新声《医林改错》刊行，中医学的大体解剖学在许多方面领先于时代。随着显微镜的发明，1543 年比利时医学家 Andreas Vesalius 出版《人体的构造》，开创了人体解剖学新纪元。1931 年 Ernst August Friedrich Ruska 研制电子显微镜，推动了生物学在微观领域研究的进程。"取类比象"和"司外揣内"是中医学最根本的理论方法，在藏象学基础上，中医学借鉴吸收了中国哲学中的阴阳五行学说，运用人体解剖学等相关理论，经过反复不断的人体实证，逐渐建立了以藏象学说、经络学说、病因病机学说、中医诊断学、治疗学、中药学等为主要内容的中医学理论体系。

在新的医学模式和疾病谱的变化中，中医形态学与内镜形态学各自存在优势和不足，这为中西医互补提供了巨大的发展空间和时代机遇。整体论和分析论的互补，以及辨证论治与辨病论治的互补，显示出中医形态学与内镜形态学之间具有强大的生命力和广阔的发展前景，这要求我们需要不断汲取各自优势，弥补各自不足，开创出新的理论和新方法，为人类的医疗和健康发挥更大的作用（图 1-9-1）。

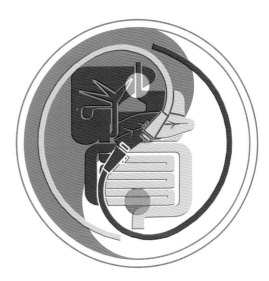

图 1-9-1 中医形态学与内镜形态学

## （一）优势之处

1. 中医形态学 中医学将人体看成是一个完整统一、和谐发展、规律可循的认识整体，人体内部环境与人体外部环境相互影响、协调统一。人体内部结构之间相互联系、不可分割；各功能之间互相协调、互相影响。辨证论治是在中医学基本理论的指导下，根据四诊所收集的资料、症状和体征，通过分析、综合、辨清疾病的原因、性质、部位及邪正之间的关系，概括、判断为某种性质的证，进而根据辨证的结果确定相应的治疗方法。这种方法既是中医学的基本特点之一，又是中医学的精髓和灵魂。中医形态学认为，人体发病都存在一定的内因和外因；人体发病后表现的临床征象不是孤立的，是有内在联系的；每一临床征象不是杂乱无章的，而是发展内在规律的统一体。临床施治及辨证必须在中医学的基本理论指导下进行。

2. 内镜形态学 内镜形态学是通过现代内镜检查手段了解人体内部构造最有效和最实用的方法，其广泛接受和吸收自然科学的最新成就，进而打开了人体内部尤其是消化道的奥妙之门。近年来消化内镜得到了迅速发展。内镜形态学充分利用消化道内镜形态学和局部组织病理学，进而研究消化道病变的发展过程，通过现代内镜成像技术明确疾病性质，制定客观和精准的治疗方案。

## （二）不足之处

1. 中医形态学 中医理论采用了取类比象、司外揣内和阴阳五行方法，这些方法造成了中医理论的模糊性、主观性和具有多重假说的性质，也给创新带来了一定的困难。

取类比象思维方法属于形象思维的范畴，研究人体生理病理等方法显然带有较强的主观性；司外揣内的观察方法是根据事物内部变化必将表现于外的原理，从外在表现推知内部变化的情形，从"象"到"藏"的严密性较差，带有一定的主观性；阴阳五行学说是古代朴素的唯物主义哲学，虽有合理的一面，但仅揭示部分事物的规律性。由于中医学具有封闭性和保守性的特点，缺乏与外界进行信息交换的主动性和积极性，习惯从已有的认识中寻找现成"答案"。此外，中医评价标准体系尚未建立，评价中、西医医学体系时，不能使用统一的标准。

2. 内镜形态学　内镜形态学是在还原论思维模式的指导下，借助内镜通过自然腔道进入消化道内对人体黏膜进行研究，其从白光内镜（WLE）、窄带成像（NBI）、放大内镜（ME）、超声内镜（EUS）发展到细胞内镜（ECS），但其忽视了人是一个统一的整体，最终没有办法解释内镜形态学与人体之间的关系，而还原论对于很多复杂性病变的研究也显示出它的局限性。

## 二、中医与内镜形态学研究内容与发展方向

### （一）中医与内镜形态学的探索性研究

自消化内镜引入国内以来，有学者尝试将其运用、阐释和解构中医，主要表现为以下 5 个方面：① 探索消化内镜作为中医望诊延伸可行性的理论架构。② 不断拓宽中医各证候类型与内镜下形态学特点、病理学特征等的相关性研究。③ 尝试建立包括内镜形态学和组织病理学等变化在内的中医或中西医结合治疗各类病证的疗效评价标准。④ 运用中医药干预消化内镜诊断过程。⑤ 通过造模或干预实验动物推进相关分子生物学研究等。

1. 内镜形态学是中医望诊的延伸　消化内镜形态学引入临床诊疗后，有学者发现胃黏膜变化与中医证候之间存在一定的内在联系；但也有学者认为胃黏膜望诊仅是一种初步的探索，若与舌、脉、证结合起来综合分析可以提高胃病辨治。在探索慢性胃炎舌象与内镜形态和组织病理学特征的关系时，发现非慢性萎缩性胃炎患者的胃黏膜色泽、形态和结构变化与中医望诊理论具有很强的一致性；舌象的变化在某种程度上反映了胃黏膜组织病理学的改变，为此对舌象及内镜黏膜双象诊断模式进行研究和探索。国医大师张镜人教授通过内镜观察胃黏膜血流改变、活组织病理学改变和微量元素检测等系列研究，发现内镜形态、组织病理和实验室检查可以丰富辨证论治的内容；周斌团队按"悉尼系统分类"对检出自身免疫性胃炎（autoimmune gastritis, AIG）采用中西医结合优化方案，可以进一步提高自身免疫性胃炎的治愈率。中医体质分布研究慢性萎缩性胃炎伴上皮内瘤变，年龄范围多见中老年人，男性多于女性，男性以湿热质为主，女性以气郁质、气虚质为主。

2. 内镜与证候互为研究　研究对象有慢性胃炎、胃溃疡、溃疡性结肠炎、胃食管反

流病、胃癌和胃肠息肉等。

（1）以内镜形态研究中医证候：① 内镜形态与中医证候分类：如甘爱萍等通过白光内镜观察胃黏膜特征，判断患者气血盛衰、邪正强弱、寒热虚实以及病情轻重，分阶段辨证治疗多种常见消化道疾病。② 特殊内镜与中医证候分类：如黄傲霜等采用超声内镜观察溃疡性结肠炎增厚组织，评估中医证候与炎症程度的关系，溃疡性结肠炎活动期表现为脾虚湿热证和气滞血瘀证，缓解期表现为脾虚痰湿型和脾肾阳虚型。③ 息肉大小与中医证候分类：通过白光内镜比较性观察息肉大小特征，小于 1 cm 多见脾虚湿蕴证、大肠湿热证和寒湿阻滞证，1～2 cm 多见气滞血瘀证、血虚肠燥证和肝郁气滞证；脾虚湿蕴证、大肠湿热证、寒湿阻滞证和肝郁气滞证多见管状腺瘤，其他证型多见增生性息肉。

（2）用中医证候研究现代疾病：探索证候所对应的内镜形态和组织病理学组特征。① 张桂珍等对照脾虚不同证型与活组织病理学之间的差别，结果显示脾胃气虚者（程度较轻）多见浅表性胃炎；脾虚气滞者（程度较重）多见慢性萎缩性胃炎。② 曹志军等对中医证型与慢性萎缩性胃炎之间的关系进行研究，发现脾胃虚弱型、肝脾不和型、脾胃湿热型、胃阴不足型和胃络瘀血型多见慢性萎缩性胃炎，不同证型间的内镜形态与活组织病理学改变存在一定的差异。③ 徐晴等认为中医证型与慢性萎缩性胃炎伴肠化黏膜腺体开口存在一定的关系，肝胃不和证、湿热内蕴证和瘀血阻络证分别与轻度、重度和重度相对应。

3. 中西医结合疗效评价体系　内镜形态和组织病理特征等疗效评价标准逐渐在现代中医或中西医结合诊疗共识或规范中表达。2017 版《胃食管反流病中西医结合诊疗共识意见》中的内镜疗效评价标准为：食管炎消失者为治愈，改善≥1 个级别为有效，改善不明显者为无效。另外，2017 版《胃食管反流病中医诊疗专家共识意见》参考 1994 年美国洛杉矶（Los Angeles, LA）分类法，将治疗前后内镜观察食管黏膜改善情况作为主要的客观化疗效判定标准。

4. 造模或干预实验动物研究　有关实验动物的研究，目前大多是通过造模或干预实验动物来推演或验证相关机制，如通过造模现代疾病的中医证候实验动物模型探索相关病理形态学变化，研究中药单体或复方治疗溃疡性结肠炎大鼠的作用机制、脑肠轴和血管活性肠肽受体 I 等的影响；探索中药口服或外敷对胃肠黏膜的保护或对胃肠组织相关细胞、形态结构和超微结构的影响。

5. 非归类的中西医结合研究　非归类的中西医结合研究如：① 张伯礼院士团队通过舌象形态观察和舌苔脱落细胞学检测与慢性萎缩性胃炎癌前病变相关性研究。② 赵丽红等探讨肝炎肝硬化患者的舌象形态与门脉高压性胃病之间的关系，以及手掌纹形态与内镜形态观察胃肠道疾病的临床意义。③ 潘怀耿等点按足三里穴松解幽门痉挛。④ 刘福生等通过内镜形态观察、组织病理学、*H. pylori* 感染状况和胃生理功能检测（炎性介质、胃肠激素、代谢、免疫、内分泌和离子通道）等研究，制定慢性胃炎中医证候类型。

## （二）中医与内镜形态学研究方向

中医证候结合内镜形态学的研究内容非常多，有必要进行梳理与规划研究方向，以便为今后更深入的研究奠定基础。研究方向应包括：① 理论研究：基于内镜形态学与中医诊断学、中医病因病机学和中医证候学等建立中医宏-微观辨证体系。② 应用研究：基于内镜形态学与中药学、中医方剂学等，构建中医药干预现代疾病的病-证模型。逐步架构中药药理学、中医护理学与针灸学等相联系的交叉学科，完善中医内镜形态学的研究体系。

1. 中医诊断学结合内镜形态学　2008 年日本丹羽和田尻提出内镜观察法分类，大致分类为白光内镜、窄带成像、放大内镜和超声内镜等，并引入"光活检"新理念。内镜形态观察仅作为中医望诊的延伸已达不到中西医结合发展的需求，获取内镜形态信息涵盖了机体内部或（脏）腑内的表现，直接用传统的"司外揣内"法是不恰当的。可尝试 2 种方法：① 将传统的四诊信息联系内镜形态观察结果，形成"4+1"（传统四诊 +内镜形态双象印证）模式。② 将内镜形态观察结果联系（脏）腑内望诊及切诊，结合中医问诊和闻诊形成新四诊合参模式。

2. 中医病因病机结合内镜形态学　中医病因病机分为：① 病因：分为内因、外因和非内外因等致病因素。② 发病：致病因素作用机体后影响正常生理活动，引起脏腑经络、阴阳气血失调。③ 病机：包括发病机制、病变机制和病程演化机制等。内镜形态观察（脏）腑内的黏膜表面和黏膜下结构，如病变的起源、病变形态演变过程及背景黏膜与肿瘤关系等。这些变化与哪些因素相关？发生发展的机制如何？变化后的状态怎样？在某种程度上符合或可以部分印证中医的哪些病因病机？这些将是值得探索和研究的问题。

3. 中医证候学结合内镜形态学　证候是疾病某一发展阶段的病因、病理、病位和病势的综合表现，也是中医学对疾病的独特认识；辨证是诊断的目标，也是治疗的基础。既往辨证大多是宏观辨证，内镜形态观察则将辨证的对象引入微观层面上。传统证候的证是病因 + 病位，候是病机 + 病变；内镜形态观察是直观的，结合组织病理学检查能获取相关的微观证候特征。内镜微观状态下形态观察是构成证候的重要因素之一，也是证的基本要素（又称证素），这些表现也许与舌象和脉象一样也可以成为辨证的重要依据。但如何辨证内镜形态观察不受具体疾病如息肉、溃疡和肿瘤的干扰，需要用中医辨证理念去重新解构现代医学对于内镜形态和组织病理检查的认知；从经络学说分析胃肠道微血管形态分布，或从气血津液学说去探索胃肠黏膜色泽、腺窝开口形态和炎症改变等。

4. 中医治未病结合内镜形态学　内镜形态学对消化道肿瘤能够起到早期发现、早期诊断和早期治疗的目标，该目标与中医的治未病理念是一致的，相信可以建立以内镜形态为主要证素的候—证—病体系进行客观评估和精准治疗。内镜形态观察和组织病理学诊断，在某种程度上提醒医患如何加强对相关疾病的防治，如慢性萎缩性胃炎伴肠化、异型增生（高或低级别上皮内瘤变）和 *H. pylori* 感染状态等。尽管中医药干预这些癌前病变和癌前状态疾病已获得可喜的成果，但仍缺乏客观和统一的中医防治模型。

## 三、中医与内镜形态学研究现状

### （一）白光成像与中医辨证

白光内镜能直接评估溃疡性结肠炎的结肠黏膜表面形态改变，其已被视为中医望诊的延伸。溃疡性结肠炎是一种以大肠黏膜层和黏膜下层炎症为特征的慢性炎症性疾病，在研究白光内镜形态特征的活动期分类与中医证候之间的关系中发现，大肠湿热证以中度、重度炎症为主，依次轻度和缓解期以脾胃气虚证为主（图 1-9-2～图 1-9-5）。

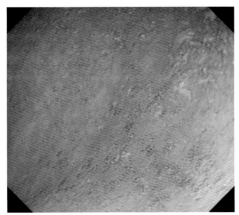
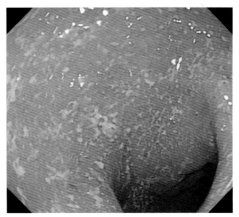

图 1-9-2　活动期-轻度（脾胃气虚证组）　　　图 1-9-3　活动期-中度（大肠湿热证组）

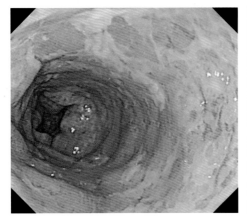
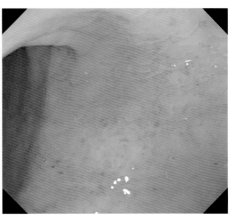

图 1-9-4　活动期-重度（大肠湿热证组）　　　图 1-9-5　缓解期（脾胃气虚证组）

杨振华等通过慢性萎缩性胃炎中医证型的胃镜及病理特征进行分析，进而探讨与中医证型的相关性。结果发现慢性萎缩性胃炎中医证型在单纯萎缩、胆汁反流、平坦糜烂及隆起糜烂等黏膜形态特征差异有统计学意义（$P < 0.05$），但是在出血方面差异无统计学意义（$P > 0.05$）。慢性萎缩性胃炎中医证型在萎缩程度、$H. pylori$ 感染率和异型增生发生率方面差异具有统计学意义（$P < 0.05$），在肠化生发生率方面差异无统计学意义（$P > 0.05$）。研究结果证实慢性萎缩性胃炎中医证型与内镜及病理特征存在一定的相关性。微观辨证可以为中医辨证论治提供有力的客观依据，以此提高慢性萎缩性胃炎的中医辨证论治水平（表 1-9-1、表 1-9-2）。

表 1-9-1　慢性萎缩性胃炎中医证型内镜下黏膜形态比较 [$n$（%）]

| 证型 | 例数 | 黏膜形态特征 | | | | |
| --- | --- | --- | --- | --- | --- | --- |
| | | 单纯萎缩 | 出血 | 胆汁反流 | 平坦糜烂 | 隆起糜烂 |
| 肝胃气滞证 | 91 | 68（74.7） | 7（7.7） | 4（4.4） | 7（7.7） | 5（5.5） |
| 肝胃郁热证 | 47 | 18（38.3） | 4（8.5） | 15（31.9） | 2（4.3） | 8（17.0） |
| 脾胃虚弱证 | 97 | 60（61.9） | 16（16.5） | 5（5.2） | 9（9.2） | 7（7.2） |
| 脾胃湿热证 | 28 | 3（10.7） | 5（17.9） | 8（28.6） | 7（25.0） | 5（7.1） |
| 胃阴不足证 | 47 | 22（46.8） | 11（23.4） | 5（10.6） | 6（12.8） | 3（6.4） |
| 胃络瘀血证 | 37 | 9（24.3） | 4（10.8） | 3（8.1） | 8（21.7） | 13（35.1） |

表 1-9-2　慢性萎缩性胃炎中医证型病理评估结果 [$n$（%）]

| 证型 | 例数 | 萎缩程度 | | | Hp（+） | 癌前病变 | |
| --- | --- | --- | --- | --- | --- | --- | --- |
| | | 轻度 | 中度 | 重度 | | 肠化生 | 异型增生 |
| 肝胃气滞证 | 91 | 57（62.6） | 26（28.6） | 8（8.8） | 37（31.9） | 36（39.6） | 0（0） |
| 肝胃郁热证 | 47 | 29（61.7） | 13（27.7） | 5（10.6） | 21（44.7） | 19（40.4） | 2（4.3） |
| 脾胃虚弱证 | 97 | 43（44.3） | 39（40.2） | 15（15.5） | 28（28.9） | 45（46.4） | 4（4.1） |
| 脾胃湿热证 | 28 | 13（46.5） | 9（32.1） | 6（21.4） | 23（82.1） | 13（46.4） | 2（7.1） |
| 胃阴不足证 | 47 | 20（42.6） | 23（48.9） | 4（8.5） | 13（27.7） | 17（36.2） | 3（6.4） |
| 胃络瘀血证 | 37 | 12（32.5） | 11（29.7） | 14（37.8） | 9（24.3） | 25（67.6） | 4（10.8） |

注：Hp，幽门螺杆菌。

## （二）放大成像与中医辨证

放大 35 倍率的胃微表面构筑分类：A 型，圆点状小凹；B 型，短小棒状小凹；C 型，线状小凹；D 型，斑块状小凹；E 型，绒毛状小凹；F 型，小凹结构模糊不清或消失。研究结果显示：肝胃不和证的腺管开口以 A 型为主；湿热内蕴证的腺管开口以 B

型为主；瘀血阻络证的腺管开口以 D 型为主。肝胃不和证是一个应予以重视的证型，也是慢性萎缩性胃炎发病的早期证型，应早期给予干预，防止进一步恶化；发病中期多属于湿热内蕴证；发病后期则属于瘀血阻络证；表明腺体开口与中医证型存在一定的关系。

### （三）荧光成像与中医辨证

自发荧光成像（AFI）是一种内镜成像技术，结合计算机图像分析软件，获取荧光强度绿 / 红值（G/R 值），评价溃疡性结肠炎的活动程度。该荧光基团在正常组织和病变组织之间表现强弱不等的自发荧光，临床上可利用荧光强弱差异对疾病进行诊断。炎症程度越强，自发荧光减弱越明显，G/R 值越低，呈绿 / 紫色至紫色改变；炎症程度越轻微，自发荧光减弱不明显，G/R 值越高，呈紫 / 绿色至绿色改变。通过中医宏观辨证结合白光内镜和自发荧光成像微观分析，脾胃气虚证以溃疡性结肠炎活动指数缓解期、轻度为主（图 1-9-6～图 1-9-8）；大肠湿热证以溃疡性结肠炎活动期指数（endoscopic index, EI）中、重度为主（图 1-9-9～图 1-9-11）。这一分型对于准确评估药物治疗疗效和指导用药有积极的作用。

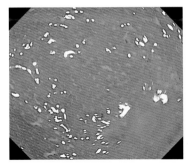 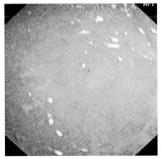 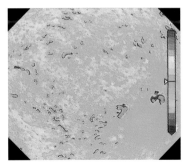

图 1-9-6　脾胃气虚证组（WLE）　　图 1-9-7　脾胃气虚证组　　图 1-9-8　脾胃气虚证组（IHb）
　　　　　　　　　　　　　　　　　　　　　　（AFI）

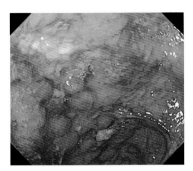 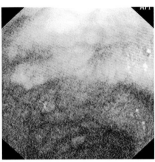 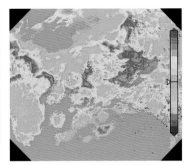

图 1-9-9　大肠湿热证组（WLE）　　图 1-9-10　大肠湿热证组　　图 1-9-11　大肠湿热证组（IHb）
　　　　　　　　　　　　　　　　　　　　　　（AFI）

### （四）幽门螺杆菌胃炎与中医辨证

从慢性胃炎到胃癌的"五部曲"演变，即慢性胃炎→幽门螺杆菌（*H. pylori*）胃炎→萎缩性胃炎→肠化生→异型增生→胃癌，需要及时进行干预。但目前西药治疗幽门螺杆菌感染陷入了瓶颈，由于观察到幽门螺杆菌非感染、现感染幽门螺杆菌和幽门螺杆菌除菌后胃黏膜均可能发生癌变，这个发现给阻断疾病进展的努力罩上了一片阴霾；肠化生的不可逆，也给病患心理带来了沉重负担。幽门螺杆菌感染胃黏膜的内镜形态改变与中医辨证分型之间相关性研究表明：红斑渗出型及胆汁反流型以肝胃气滞证多见，肝胃气滞引起全身气血运行不畅，从而导致胃黏膜出现红斑及水肿，而肝失调达、胆汁疏泄失常，出现胃黏膜胆汁反流；隆起糜烂型以脾胃湿热证多见，湿热互结，气血阻滞不通，从而出现胃黏膜隆起糜烂；皱襞萎缩型以胃阴不足证多见，胃阴亏虚，胃体失养，从而出现胃黏膜皱襞萎缩；出血型以胃络瘀阻证多见，久病入络，使血脉瘀阻，血行不畅，血不循经，引起胃黏膜出血。掌握内镜形态诊断不同胃黏膜征象的规律，在临床诊疗过程中更能准确地作出中医辨证分型，避免误诊和提高疗效。

### （五）胃癌几何理论与中医防治观

日本中村恭一的胃癌"三角理论"指出胃癌发生部位的背景黏膜、肉眼形态与组织类型三者之间存在密切联系，加上幽门螺杆菌感染状态则构成了胃癌的"四角关系"。传统中医强调"天人合一"，认为疾病的发生、发展与转归受多方面因素的影响，如时令气候、地理环境、体质强弱和年龄大小等，在治疗上需要依据疾病与气候、地理和病患三者之间的关系而制定相适宜的治疗方法，才能取得预期疗效，也就所谓"三因制宜"。如果将胃癌发生部位的背景黏膜、幽门螺杆菌感染的状态、肉眼形态与组织类型分别与地域、时令、个性相对应，选择合适的中医治法治则进行针对性处理，则可以看作是微观状态下的三因制宜。但问题的关键在于微观状态下的三因怎样与中医传统的证候相联系，架构起适合的微观辨证体系，为胃癌的早期防治提供理论依据。

### （六）内镜诊疗与针刺复合麻醉

随着消化内镜诊疗的镇静/麻醉技术的开展，消除患者对消化内镜诊疗的恐惧感，提高患者对消化内镜诊疗的接受程度，在满足患者对医疗服务的要求、消化内镜诊疗舒适需求的同时，也为内镜医师创造了更良好的诊疗条件。针刺镇痛作用是针刺作用于机体后，在机体内发生的一个从外周到中枢，从神经到体液的一系列复杂整体性整合活动的结果；针刺麻醉（acupuncture anesthesia, AA）简称针麻，是将针刺入经穴，经过一定的诱导时间，发挥针刺的一系列调整，适应各种手术的麻醉技术。现代针麻出现在 20 世纪 30 年代，兴起于 20 世纪 60 年代，盛行于 20 世纪 70 年代。随着现代麻醉学的不断发展，单用一种麻醉药或一种方法进行麻醉已难以适应各种复杂多变的内镜诊疗或外科手术，采用多种药物配伍的复合麻醉（balanced anesthesia），互相配合，可达到最佳的效果。针刺既具有抗痛作用，又具有药物难以取代的良性调整作用，为此针刺与药物也是一种相互配合的关系。针刺与药物结合用于麻醉的方法称针刺复合麻醉（acupuncture balanced anesthesia, ABA），这既符合现代麻醉学的发展规律，又容易被麻醉科医生所接受。在某些内镜检查和治疗的麻醉中，针刺仅起到辅助作用；而在另一些内镜检查和治疗的麻醉中，针刺则可起到主导作用。针刺麻醉从单纯的镇痛镇静向围术期脏器保护、改善手术预后方面不断发展创新。

### （七）术前准备与中医药干预

1. 术前肠道准备 随着大肠镜诊断技术的进步和发展，由常规肠镜检查发展至放大内镜和超声内镜等综合检查，其中超声内镜检查对肠道准备的要求明显高于放大肠镜和常规肠镜检查（图 1-9-12～图 1-9-15）。临床上常用的泻药分容积性（甲基纤维

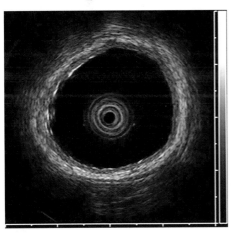

图 1-9-12 肠道准备 A 级

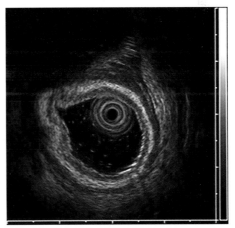

图 1-9-13 肠道准备 B 级

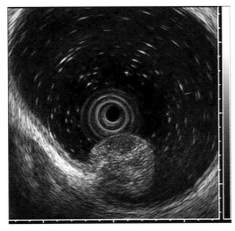

图 1-9-14 肠道准备 C 级

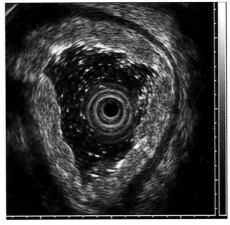

图 1-9-15 肠道准备 D 级

素、果胶等）、渗透性（硫酸镁、甘露醇等）和刺激性泻药（蓖麻油、蒽醌苷等）。近年来，为了追求更好的效果、减少毒副作用，肠道准备用药已被频繁更换，但聚乙二醇电解质散、甘露醇、硫酸镁和中草药（如番泻叶）四类方案仍是目前临床上最为常见的选择。① 大承气汤属刺激性泻药，具有协同保护胃肠屏障功能，促使肠管蠕动，加速炎性粘连吸收的作用。研究显示，大承气汤组见肠道内混浊粪便液体可以通过冲洗和吸引达到清洁肠道的效果。② 硫酸镁属渗透性泻药，能使肠道内渗透压升高，吸收和保留大部分水分而扩张肠道，刺激牵张感受器反射引起肠蠕动增加，释放促胰胆囊收缩素并刺激肠道分泌和运动后腹泻，最终达到清洁肠道的目的。其缺点是易丢失电解质。③ 口服电解质溶液虽能及时补充被丢失的电解质，维持体内环境的平衡，达到清洁肠道的目的，但有报道口服电解质溶液可引起结肠黏膜小溃疡和加重充血性心衰等副作用。④ 番泻叶属刺激性泻药，被小肠吸收后作用全身，再分泌至大肠，经细菌分解成蒽醌，刺激大肠黏膜及肠系膜神经丛而引起肠蠕动和腹泻。缺点是准备和禁食时间长、能量摄入不足、水电解质丢失等，以及强烈刺激肠黏膜。番泻叶对附着在肠壁上的粪便和粪便残渣难以冲洗和吸引，甚至可造成内镜吸引孔道被粪便残渣堵塞。

2. 术中胃肠蠕动处理　薄荷，味辛性凉，属发汗解热药，是常用中药之一。薄荷醇从薄荷叶和茎中所提取。1991年发现肠镜检查中使用薄荷油能有效地抑制肠蠕动，近年来发现薄荷油还能抑制上消化道的蠕动。薄荷油无抗胆碱药的副作用，通过内镜活检孔道局部喷洒，简便、安全且有效。某些早期胃癌病变，在喷洒薄荷油前并未被发现，而喷洒以后则可被发现。由于多数胃癌背景是肠上皮化生，薄荷油被肠上皮化生部位吸收后，黏膜面发生形态变化，胃癌和肠上皮化生的边界可能变得容易辨别。因此，在上消化道内镜检查中，以抑制胃蠕动为目的，在胃窦部区域积极喷洒薄荷脑制剂，可能会发现隐匿的病变。发现早期胃癌或怀疑是胃癌时，可以直接向病变表面喷洒薄荷醇制剂以帮助鉴别。另外，关于应用单味或复方中药内镜下止血的探索很多，得到公认的不多，但中医活血化瘀药对内镜诊疗的影响却是值得深入研究的方向。对于中药或中药提取物直接通过内镜干预局部病灶，或许也是一种精准治疗的方法，通过胃镜组织形态学研究，对慢性胃炎内镜下黏膜固有组织的形态学特征及其周边组织、生态微环境等进行分析探索，构建正常胃各部分的微生态数据模型，解构其向胃癌演变的过程与机制，将有利于尽早干预，及时阻断病变。

3. 中医情志护理　内镜诊疗技术属于侵入性操作。由于患者对此项技术缺乏必要了解，周围人员的个人体验分享常常会假想或夸大此项检查或治疗为其带来的痛苦不适感及危险性。而这种被强化的恐惧心理和抵触情绪在很大程度上影响了患者诊治的配合度及诊疗的预后，对患者造成不必要的损伤及医疗资源过度浪费。中医情志护理是传统中医与护理学相结合的一种特殊护理方法，其将中医情志疗法融入中医特色诊疗过程中，直接运用于现代护理领域，以有效缓解患者的心理负担、情绪压力，并促进患者早日康复的有效护理方法，能够更好地服务于临床。通过诊疗全程的中医特色护理，使病患及家属对内镜诊疗的相关知识、配合技巧等有充分的了解与认识，可以消除其紧张抵触情绪，提高其依从性和配合度。而穴位贴敷及耳穴压丸，在缓解疼痛、转移注意力方面有一定效果，可以适当稳定病患情绪、转移病患关注点，在诊疗全程都可以选择性进行；推拿按摩，在不影响诊疗操作的前提下适当开展，能够有效缓解病患的情绪压力及局部不适感。

### （八）早癌筛查与中医生物信息

内镜形态诊断是中医望诊的延伸，中医望诊方法可以促进早癌筛查创新。借助人工智能与消化内镜交互融合找到与消化道早癌对应的体表特征，创立具有中西医结合特色的消化道早癌筛查模式，根据早期发现、早期检出和早期治疗原则，结合中医药以实现"治未病"的效果。

1. 面部特征　面部望诊是中医诊法的特色之一。中医学历来重视面部望诊，主要包括望颜色和望光泽两部分。早在 2 000 多年前，《灵枢·邪气脏腑病形》就已经指出面部为全身经络血脉的汇聚之处，面部的颜色、光泽、唇色等的特征表现可以直接反映人体内部气血的运行状态。随着消化内镜不断发展，成像质量提高、操作难度降低，消化道内镜成为许多消化道疾病的首选诊断方式，为患者提供了直观、可靠的诊断依据。现代科学研究也发现某些疾病具有面部特征性表现，如 Cowden 综合征（Cowden's syndrome, CS），又称多发性错构瘤综合征，是由 *PTEN* 基因胚系突变引起的一种常染色体显性病变，以多发的错构瘤为特征，可累及所有 3 个胚层的器官，与乳腺癌、子宫癌和非髓性甲状腺癌高度相关。多发性错构瘤综合征表现为胃肠道多发性息肉伴有面部小丘疹、肢端角化病和口腔黏膜乳突样病变。中医通过消化内镜开始探索消化道内部的黏膜象望诊、组织形态学改变与面部特征的相关性，对于消化道早癌的筛查将起到积极推进作用。

2. 舌象特征　通过以中医舌诊为切入点，探索传统中医诊法中的舌象与常见病证临床检测指标，以及现代化舌象图像量化指标与常见病证临床检测指标间的关系后发现，舌象量化指标与西医临床检测指标的关系研究尚不充分，建议运用计算机技术提取、分析舌象量化指标，辅以人工智能技术，从微观角度探讨中医舌诊对临床疾病诊断的意义，将有利于构建舌诊与证候、疾病、客观指标之间的内在联系。因为将舌象图像转为 RGB 等数值后，机器较人眼的判断结果更加精确，同时可减少人为观察时的主观偏差与视觉疲劳，使得结果更为客观。这与胃镜的图像强调成像技术是否能够形成稳定的数据联系？有研究报道舌象在胃癌前病变不同病理分型中有特异性表现，可作为早期诊断该病的客观指标，而胃癌前病变中医辨证分型与该病不同病理分型之间有一定的相关性，但由于缺乏统一性研究和大数据支持，尚未达成专家共识。

3. 特质特征　上消化道早癌人群与中医体质类型的相关研究发现，气虚质人群、血瘀质人群和痰湿质人群是上消化道早癌发病的易感人群；同时还提示在预防上消化道早癌时，应充分考虑高危人群的体质特点，进行日常生活的调养。有学者认为，与癌症高危关系最密切的体质类型分别是：平和质、阴虚质、湿热质、血瘀质，其中平和质是上消化道癌症高危的保护因素；阴虚质是上消化道癌高危的危险因素。

## 四、未来展望

中医内镜形态学是传统的中医理念与现代的内镜形态学相结合，探索和研究人体形态学的交叉学科，是中医打破传统桎梏的重要突破点，也是发展创新中医辨证体系的契机。通过开展相关理论研究和应用研究，逐步建立中医宏-微观辨证体系、架构并完善中医内镜形态学的研究体系，将为中医学的发展提供新的原动力。现代医学通过借鉴中医的系统论和方法论，也能够形成更为精准的诊疗措施，如：① 运用中医整体观思想，结合人工智能在大数据方面的应用，形成以外在特征、内镜下组织形态学特征和理化特征为客观评价指标的消化道疾病在某一具体阶段的三维诊断标准。若能参考疾病发生发展演变的时间轴，建立疾病的四维诊断体系，也将有助于中医对证的本质研究。② 运用中医三因制宜理论，结合胃癌三角理论和四角理论探索早期胃癌发生形成的机制，将慢性胃炎发展为胃癌的五部曲的进程更加明晰化，为胃癌前病变的诊治提供更科学的理论支持，也将有助于中医对胃癌病因病机的进一步了解。③ 运用中医经络脏腑学说，结合现代解剖学知识，探索针灸、推拿干预消化内镜诊疗的机制，对建立消化内镜操作手法及技巧的标准化、术前准备及辅助方式的规范化都将有积极的意义，也将有助于中医非药物疗法适宜技术的推广应用。当然，无论是传统的中医还是现代的中西医结合，要在相关理论创新及突破，还任重道远。

## 参 考 文 献

［1］ 貝瀬満，田尻久雄．内視鏡イメージングの現状と将来展望［J］.消化器内視鏡，2009，21：159-169.

［2］ 丹羽寛文．新しい内視鏡観察法の分類-通常観察（白色光）［J］.臨床消化器内科，2009，24：11-18.

［3］ 福田雅明，田中千城．i-scan OE［J］.消化器内視鏡，2014，26：726-731.

［4］ Usefulness of Adapitive Color Enhancement using Index of Hemoglobin in Gastrointestinal Endoscopy. 消化器内視鏡における適応型 IHb 色彩強調の有用性［M］.東京：オリンパス株式会社，2003.

［5］ Tajiri H, Niwa H. Proposal for a consensus terminology in endoscopy: how should different endoscopic imagmg techniques be grouped and defined?［J］. Endoscopy, 2008, 40: 775-778.

［6］ Kaise M, Kato M, Urashima M, et al. Magnifying endoscopy combined with narrow-band imaging for differential diagnosis of superficial depressed gastric lesions［J］. Endoscopy, 2009, 41: 310-315.

［7］ Kumagai Y, Kawada K, Yamazaki S, et al. Endocytoscopic observation of esophageal squamous cell carcinoma［J］. Dig Endosc, 2010, 22: 10-16.

［8］ 丹羽寛文．電子スコープの発展［J］.Gastroent Endosc, 2008, 50: 323-348.

［9］ 殷泙，周志中，许幼如．电子内镜的图像处理［J］.内镜，1993，10：161-163.

［10］ 吉田行雄，木村健，加藤晴夫，他．画像の微分処理と形態強調［J］.日本臨牀，1987，45：1205-1209.

［11］ 吉田行雄，木村健．画像処理の現状［J］.臨床消化器内科，1989，14：685-692.

［12］ Kobayashi K, Igarashi M, Sada M, et al. Clinical significance of adaptative index of hemoglobin color enhancement for endoscopic diagnosis of superficial type colo-rectal tumors［J］. Dig Endosc, 2002, 14: S51-S53.

［13］Kodashima S, Fujishiro M. Novel image-enhanced endoscopy with i-scan technology［J］. World J Gastroenterol, 2010, 16: 1043-1049.

［14］Yao K, Anagnostopoulos GK, Ragunath K. Magnifying endoscopy for diagnosing and delineating early gastric cancer［J］. Endoscopy, 2009, 41: 462-467.

［15］山縣さゆり，大井田正人，山田至人，他．陥凹型早期胃癌浸潤範囲診断における適応型強調及び IHB 色彩強調併用処理の検討［J］.Gastroenterol Endosc, 1998, 40: 867-877.

［16］Uedo N, Iishi H, Tatsuta M, et al. A novel videoendoscopy system by using autofluorescence and reflectance imaging for diagnosis of esophagogastric cancers［J］. Gastrointest Endosc, 2005, 62: 521-528.

［17］Inomata H, Tamai N, Aihara H. Efficacy of a novel auto-fluorescence imaging system with computer-assisted color analysis for assessment of colorectal lesions［J］. World J Gastroenterol, 2013, 19: 7146-7153.

［18］上堂文也，竹内洋司，石原立．第二世代 AFI：有用性と使用方法のコツ［J］.消化器内視鏡，2014，26：749-756.

［19］Nagahama T, Yao K, Maki S, et al. Usefulness of magnifying endoscopy with narrow-band imaging for determining the horizontal extent of early gastric cancer when there is an unclear margin by chromoendoscopy (with video)［J］. Gastrointestinal Endosc, 2011, 74: 1259-1267.

［20］山本頼正，藤崎順子，大隅寛木，他．第二世代 NBI：有用性と使用方法のコツ［J］.消化器内視鏡，2014，26：673-683.

［21］小松康雄．第二世代 NBI-EVIS LUCERA ELITE による NBI 観察［J］.消化器内視鏡，2014，26：662-664.

［22］Sugano K. Premalignant conditions of gastric cancer［J］. J Gastroenterol Hepatol, 2013, 28: 906-911.

［23］Osawa H, Yamamoto H. Present and future status of flexible spectral imaging color enhancement and blue laser imaging technology［J］. Dig Endosc, 2014, 26(Suppl 1): 105-115.

［24］小田島慎也．I-scan OE：有用性と使用方法のコツ-胃・大腸観察［J］.消化器内視鏡，2014，26：742-748.

［25］Mataki N, Nagao S, Kawaguchi A, et al. Clinical usefulness of a new infrared videoendoscope system for diagnosis of early gastric cancer［J］. Gastrointest Endosc, 2003, 57: 336-342.

［26］Fujii T, Yoshida S. Chromoendoscopy in early gastric cancer［J］. Acta Endoscopica, 2001, 31: 175-178.

［27］岩男泰．色素内視鏡［J］.消化器内視鏡，2006，18：1898-1903.

［28］峯徹哉．色素内視鏡を 30 秒で終わらせるために［J］.消化器内視鏡，2006，18：1804-1808.

［29］神津隆弘，斉藤大三．胃病変：色素内視鏡活用の基本［J］.消化器内視鏡，2006，18：1849-1854.

［30］丸山保彦，島村隆浩，甲田賢治，他．通常・色素内視鏡による早期胃癌深達度診断-大きさ・肉眼型別検討を中心に［J］.胃と腸，2014，49：35-46.

［31］加藤隆弘，井田和德，小島孝雄，他．色素内視鏡［J］.臨牀消化器内科，2009，24：77-91.

［32］Yao K, Oishi T, Matsui T, et al. Novel magnified endoscopic findings of microvascular architecture in intramucosal gastric cancer［J］. Gastrointest Endosc, 2002, 56: 279-284.

［33］Yao K, Iwashita A, Kikuchi Y, et al. Novel zoom endoscopy technique for visualizing the microvascular architecture in gastric mucosa［J］. Clin Gastroenterol Hepatol, 2005, (7 suppl 1): s23-s26.

［34］Gotoda T, Sasako M, Yanagisawa A, et al. Incidence of lymph node metastasis from early gastric cancer-estimation with a large number of cases at two large centers［J］. Gastric Cancer, 2000, 3: 219-225.

［35］Yao K. Gastric microvascular architecture as visualized by magnifying endoscopy: body mucosa and antral mucosa without pathological change demonstrate two different patterns of microvascular architecture［J］. Gastrointest Endosc, 2004, 59: 596-597.

［36］Yagi K, Nakamura A, Sekine A. Characteristic endoscopic and magnified endoscopic findings in the normal stomach without Helicobactor pylori infection［J］. J Gastroenterol Hepatol, 2002, 17:39-45.

［37］Yagi K, Nakamura A, Sekine A. Comparison between magnifying endoscopy and histological, culture and urease test findings from the gastric mucosa of the corpus［J］. Endoscopy, 2002, 34: 376-381.

［38］Pardanaud L, Luton D, Prigent M, et al. Two distinct endothelial lineages in ontogeny, one of them related to hemopoiesis［J］. Development, 1996, 122: 1363-1371.

［39］Folkman J. Tumor angiogenesis: therapeutic implication［J］. New Engl J Med, 1971, 285: 1182-1187.

［40］Konerding MA, Miodonski AJ, Lametschwandtner A. Microvascular corrosion casting in the study of tumour vascularity: a review［J］. Scanning Microsc, 1995, 9: 1233-1243.

［41］Konerding MA, Fait E, Gaumann A. 3D microvascular architecture of pre-cancerous lesions and invasive carcinomas of the colon［J］. British J Cancer, 2001, 84: 1354-1362.

［42］ Sharma RA, Harris AL, Dalgleish AG, et al. Angiogenesis as a biomarker and target in cancer chemoprevention ［J］. Lancet Oncol, 2001, 2: 726-732.

［43］ 有住基彦，岸清一郎.胃癌の微細血管構築に関する研究-血管鋳型の走査電顕による観察-［J］.日消誌，1980，77：1060-1068.

［44］ 坂口邦彦.早期胃癌の微細血管像-粘膜内病巣の内視鏡の色調および組織学的所見との関連［J］.福岡医誌，1981，72：609-632.

［45］ Nakayoshi T, Tajiri H, Matsuda K, et al. Magnifying endoscopy combined with narrow band imaging system for early gastric cancer: correlation of vascular pattern with Histopathology (including video) ［J］. Endoscopy, 2004, 36: 1080-1084.

［46］ 仲吉隆，田尻久雄，斎藤彰一ほか.胃腺腫の拡大内視鏡診断［J］.胃と腸，2003，38：1401-1409.

［47］ Kiesslich R, Burg J, Vieth M, et al. Confocal laser endoscopy for diagnosing intraepithelial neoplasias and colorectal cancer in vivo ［J］. Gastroenterology, 2004, 127: 706-713.

［48］ Kitabatake S, Niwa Y, Miyahara R, et al. Confocal endomicroscopy for the diagnosis of gastric cancer in vivo ［J］. Endoscopy, 2006, 38: 1110-1114.

［49］ Kiesslich R, Goetz M, Burg J, et al. Diagnosing Helicobacter Pylori in vivo by confocal endomicroscopy ［J］. Gastroenterology, 2005, 128: 2119-2123.

［50］ Kiesslich R, Gossner L, Goetz M, et al. In vivo histology of Barrett's esophagus and associated neoplasia by confocal laser endomicroscopy ［J］. Clin Gastroenterol Hepatol, 2006, 4: 979-987.

［51］ Kiesslich R, Hoffman A, Goetz M, et al. In vivo diagnosis of collagenous colitis by confocal endomicroscopy ［J］. Gut, 2006, 55: 591-592.

［52］ Yoshida S, Tanaka S, Hirata M, et al. Optical biopsy of GI lesions by reflectance-type laserscanning confocal microscopy ［J］. Gastrointest Endosc, 2007, 66: 144-149.

［53］ Goetz M, Kiesslich R, Dienes HP, et al. In vivo confocal laser endomicroscopy of the human liver: a novel method for assessing liver microarchitecture in real time ［J］. Endoscopy, 2008, 40: 554-562.

［54］ Takemoto T, Yanai H, Tada M, et al. Application of ultrasonic probes prior to endoscopic resection of early gastric cancer ［J］. Endoscopy, 1992, 24 (Suppl 1): 329-333.

［55］ Yanai H, Matsubara Y, Kawano T, et al. Clinical impact of strip biopsy for early gastric cancer ［J］. Gastrointest Endosc, 2004, 60: 771-777.

［56］ Aibe T, Fuji T, Okita K, et al. A fundamental study of normal layer structure of the gastrointestinal wall visualized by endoscopic ultrasonography ［J］. Scand J Gastroenterol Suppl, 1986, 123: 6-15.

［57］ Yanai H, Fujimura H, Suzumi M, et al. Delineation of the gastric muscularis mucosae and assessment of depth of invasion of early gastric cancer using a 20-megahertz endoscopic ultrasound probe ［J］. Gastrointest Endosc, 1993, 39: 505-512.

［58］ Akahoshi K, Chijiiwa Y, Hamada S, et al. Pretreatment staging of endoscopically early gastric cancer with a 15 MHz ultrasound catheter probe ［J］. Gastrointest Endosc, 1998, 48: 470-476.

［59］ Hanaoka N, Tanabe S, Mikami T, et al. Mixed-histologic-type submucosal invasive gastric cancer as a risk factor for lymph node metastasis: feasibility of endoscopic submucosal dissection ［J］. Endoscopy, 2009, 41: 427-432.

［60］ Akashi K, Yanai H, Nishikawa J, et al. Ulcerous change decreases the accuracy of endoscopic ultrasonography diagnosis for the invasive depth of early gastric cancer ［J］. Int J Gastrointest Cancer, 2006, 37: 133-138.

［61］ Yang JM, Chen L, Fan YL, et al. Endoscopic patterns of gastric mucosa and its clinicopathological significance ［J］. World J Gastroenterol, 2003, 9: 2552-2556.

［62］ 徐晴，李桂贤，王伟，等.慢性萎缩性胃炎肠上皮化生中医证型与腺管开口形态的相关性研究［J］.大众科技，2018，11：35-37.

［63］ 中国中西医结合学会消化病专业委员会.溃疡性结肠炎中西医结合诊治方案（2003，重庆）［J］.现代消化及介入诊疗，2004，4：240.

［64］ 张北平，刘思德，李明松，等.溃疡性结肠炎内镜分型、粘膜组织学分期与中医虚实证候的相关性研究［J］.中国消化内镜，2008，3：5-8.

［65］ 杨振华，殷泙，黄傲霜，等.应用内镜荧光强度分析法研究溃疡性结肠炎中医证型特征［J］.中国中西医结合杂志，2012，10：1319-1321.

［66］ Shen B. Endoscopic imaging and histologic evaluation of Crohn's disease and ulcerative colitis ［J］. Am J Gastroenterol, 2007, 102: S41-S45.

［67］ Fujiya M, Saitoh Y, Watari J, et al. Autofluorescence imaging is useful to assess the activity of ulcerative colitis

［J］. Dig Endosc, 2007, 1: 145-149.

［68］ 宗巍，周文琴，李冰，等.加味大承气汤和硫酸镁联合肠道准备对大肠超声内镜检查的应用价值［J］.中国消化内镜，2007，11：8-11.

［69］ 李福凤，李国正，周睿，等.基于 PLS、LDA 的中医面诊光泽识别研究［J］.世界科学技术-中医药现代化，2011，6：977-981.

［70］ 祝亚平.中国最早的人体解剖图-烟萝子《内境图》［J］.中国科技史料，1992，2：61-67.

［71］ 周嘉.针刺麻醉临床实践 60 年历程回顾［J］.针刺研究，2018，10：607-610.

［72］ 陈素欣，刘凤宜，刘水妹.情志护理联合穴位贴敷特色干预在胃镜检查整体护理中的应用研究［J］.现代消化及介入诊疗，2018，1：93.

［73］ 陈淑梅，邱晓虎.点穴疗法在胃镜检查中的运用［J］.上海针灸杂志，2000，2：50.

［74］ 潘清蓉，高茹，徐援.Cowden 综合征合并进展期胃癌一例并文献复习［J］.中国全科医学，2012，18：2122-2124.

［75］ 郭孝达，王庆华，朱九德，等.上消化道癌肿普查方法的探讨［J］.肿瘤杂志，1984，2：82-83.

［76］ 林彦廷，李军，胡晓娟，等.舌象与常见病证临床检测指标关系的研究进展［J］.上海中医药大学学报，2020，3：94-98.

［77］ 殷泙，史琲.窄带成像技术在消化道疾病诊断中的应用［J］.中华消化杂志，2009，29：64-66.

［78］ 杨振华，殷泙.自发荧光成像在消化道疾病诊断中的应用［J］.中华消化内镜杂志，2011，28：478-480.

［79］ 印会河.中医基础理论［M］.上海：上海科学技术出版社，1984.

［80］ 房静远，杜奕奇，刘文忠，等.中国慢性胃炎共识意见（2017 年，上海）［J］.中华消化杂志，2017，37：721-738.

［81］ Kimura K, Takemoto T. An endoscopic recognition of the atrophic border and its significance in chronic Gastritis［J］. Endoscopy, 1969, 1: 87-97.

［82］ 中国中西医结合学会消化系统疾病专业委员会.慢性萎缩性胃炎中西医结合诊疗共识意见［J］.中国中西医结合消化杂志，2018，26：121-131.

［83］ Masuyama H, Yoshitake N, Sasai T, et al. Relationship between the degree of endoscopic atrophy of the gastric mucosa and carcinogenic risk［J］. Digestion, 2015, 91: 30-36.

［84］ 杨洋，瞿先侯，杨敏，等.慢性萎缩性胃炎患者中医证候分型与癌变风险的相关性［J］.中医杂志，2020，61：319-324.

［85］ 杨振华，孙波，黄傲霜，等.慢性萎缩性胃炎中医证候的胃镜及病理特征分析研究［J］.中国中西医结合消化杂志，2021，29：58-61.

［86］ 赵硕，殷泙，杨振华.溃疡性结肠炎内镜下中医辨证分型新思路［J］.陕西中医学院学报，2013，36：16-17.

［87］ 黄傲霜，史琲，郭圆，等.超声内镜在结肠克罗恩病微观辨证中的应用［J］.中国中西医结合消化杂志，2016，24：367-369+373.

［88］ 殷泙，杨振华，黄傲霜，等.内镜超声在溃疡性结肠炎诊断中的价值初步研究［J］.中华消化内镜杂志，2012：6-10.

［89］ Sugano K, Tack J, Kuipers EJ, et al. Kyoto global consensus report on Helicobacter pylori gastritis［J］. Gut, 2015, 64:1353-1367.

［90］ 加藤元嗣，井上和彦，村上和成，等.京都胃炎分类［M］.沈阳：辽宁科学技术出版社，2018.

［91］ Li C, Wu X, Yang S, et al. Gastric adenocarcinoma of the fundic gland type: clinicopathological features of eight patients treated with endoscopic submucosal dissection［J］. Diagn Pathol, 2020, 15: 131.

# 第二章

# 解剖、术前准备和操作技巧

## 第一节　胃大体解剖

### 一、胃局部解剖

胃与食管和十二指肠相连，呈"J"形囊袋状，是管腔面积最大的消化道器官。在功能上胃能暂时储存咽下的食物，将食物与内含盐酸和胃蛋白酶等混合形成半液态状食物（糜），输送到十二指肠。从食管胃接合部开始，在左侧横膈膜下跨过脊椎向右侧移行，延续到十二指肠，与周围脏器如肝脏、胰腺、胆囊和横结肠等相邻。白光内镜（WLE）观察食管下段栅状血管末端与胃大弯侧纵向皱襞口侧缘末端的边界线，大弯侧纵向皱襞口侧缘末端水平延长形成赫斯角；固有肌层边界是胃的入口处，跨食管左内侧的钩状纤维（clasp fibres）和套索纤维（sling fibers）共同维持食管下段括约肌（lower esophageal sphincter, LES）的关闭状态，在胃食管接合部形成一高压带（15～30 mmHg）。胃的上部位于肋骨弓下，食管胃接合固定在第 11 胸椎左侧，幽门环在第 1 腰椎右侧，该两处部位前后固定在后腹膜；胃的中部未被固定，无横结肠和肝左叶覆盖的胃中部与前腹壁相接。胃长轴方向的长度，小弯侧约 15 cm，大弯侧约 45 cm，最宽管腔直径约 12 cm，胃内容量约 500 mL。胃底部位于肋骨弓下横膈膜，胃体上部大弯毗邻脾脏，小弯至前壁毗邻肝左叶，胃体中下部至胃窦部后壁毗邻胰腺，胃窦部大弯紧贴横结肠，胃窦前壁与肝右叶或胆囊相接。按日本胃癌处理规范，将胃大弯侧和胃小弯侧对应划分 3 等份，即胃上 1/3（upper third, U）、中 1/3（middle third, M）和下 1/3（lower third, L）区域；前壁、后壁、小弯和大弯包围形成胃腔，贲门与食管、幽门与十二指肠相连（图 2-1-1）。

### 二、胃壁组织结构

胃壁是由黏膜层（mucosa, M）、黏膜下层（submucosa, SM）、固有肌层（muscularis propria, MP）和浆膜层（serosa, S）所组成。黏膜肌层（muscularis mucosae, MM）是在黏膜层与黏膜下层之间的较薄肌层，黏膜层由腺窝上皮、固有胃腺和黏膜肌层组成；黏膜肌层富含网状纤维、淋巴细胞和浆细胞等。胃黏膜内固有腺呈巢状或程度

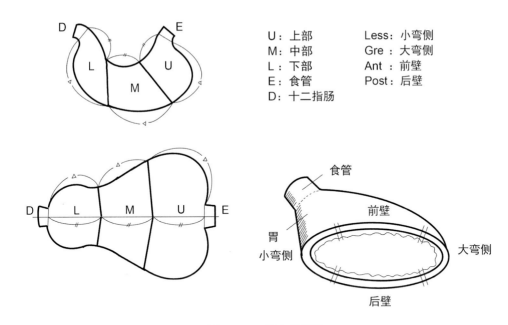

U：上部　　　Less：小弯侧
M：中部　　　Gre：大弯侧
L：下部　　　Ant：前壁
E：食管　　　Post：后壁
D：十二指肠

图 2-1-1　胃大体划分

不同的慢性萎缩性胃炎和肠上皮化生改变；放大内镜-窄带成像（ME-NBI）对胃底腺、幽门腺和肠上皮化生黏膜进行分类，以及识别病变的背景黏膜。胃的黏膜肌层薄于食管，是黏膜固有层的支撑组织，由交错的平滑肌束组成，形成胃体部的前后壁较薄，幽门部较厚。胃由内斜、中环和外纵钩状纤维形成固有肌层组织，并非胃的不同部位都具有相同结构，如内斜肌在胃体部前壁和后壁行走；外纵肌偏向小弯侧和大弯侧之间交叉行走；胃体部与胃窦部交界处的轮状肌群与小弯侧分布的肌群形成中轴肌群（图 2-1-2）。黏膜下层由稀疏结缔组织、较粗血管和发达的淋巴管组成，动脉贯穿固有肌层抵达黏膜下层，形成较粗的动脉网，再由较细动脉进入黏膜肌层。固有肌层的外纵、中环和内斜肌非存在于所有部位。胃固有肌层厚于食管，故内镜黏膜切除术（EMR）和内镜黏膜下剥离术（ESD）的穿孔风险明显小于食管和大肠。内镜治疗时如何控制动脉性出血，是能否安全完成内镜黏膜切除术和内镜黏膜下剥离术操作的关键。

　　皱襞在胃内表面沿长轴方向平行延伸，厚度根据伸展程度而变化。环状肌层分布在幽门部形成较厚的幽门括约肌；纵形肌层分布在胃大弯侧、小弯侧和幽门部；斜形肌分布在前壁和后壁纵层。当胃底部和胃体部固

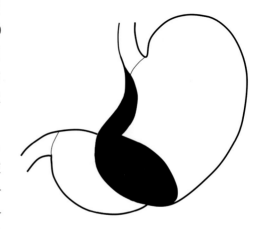

图 2-1-2　胃的中轴肌群

有肌层薄于胃窦部和幽门部时，这种差异改变使角切迹（angular incisure）变细；反之角切迹则变宽。

## 三、胃黏膜组织学

柱状上皮构成的黏膜固有腺分为胃底腺（fundic gland, FG）、幽门腺（pyloric gland）和贲门腺（cardial gland）；其中胃底部和胃体部是胃底腺，胃角、胃窦部和幽门部是幽门腺，贲门部是贲门腺。贲门腺分布在食管与胃结合部 1 cm 左右的区域内（贲门腺区域），胃底腺分布在胃上、中部 2/3 区域（胃底腺区域），幽门腺分布在幽门附近的胃下部 1/3 区域（幽门腺区域）。胃底腺由分泌胃蛋白酶原的主细胞（chief cell）、分泌盐酸的壁细胞（parietal cell）和分泌黏液的颈黏液细胞（mucous neck cell）又称辅佐细胞（accessory cell, AC）组成，表现为腺颈部笔直和腺底部弯曲；幽门腺除黏液细胞外，还有 G 细胞（G cell），称胃泌素分泌细胞，是强弯曲的黏液腺。随着免疫组织化学染色技术的进步，可使用各种标记识别和标识各种上皮细胞。为此，以胃黏膜构成上皮细胞分化为基准，腺瘤和分化型腺癌的细胞系列亚分类（如幽门腺腺瘤和胃底腺型胃癌等）在诊疗过程中被应用，放大内镜-窄带成像可以进一步解释对应关系。

### （一）黏膜固有腺

胃黏膜腺管开口的基本单位是腺窝开口（crypt opening, CO），又称胃小凹（gastric pit）。胃黏膜表面浅沟划分直径 2～6 mm 龟甲样的基本单位称胃小区（area gastricae），胃小区表面见无数腺窝开口。腺窝开口由单层圆柱状上皮组织构成，腺窝内分泌黏液，防止上皮被消化。胃切除后的组织病理学观察，胃底腺黏膜的胃小区被树枝状胃小沟包绕呈规则蜂窝状或网状结构，黏膜中层至深层密集的腺窝内分泌各种不同的化学物质，每个腺窝底部与 3～5 个胃腺相连，周围隆起部分称窝间部（intervening part, IP），隆起至凹陷连接部分称隐窝边缘上皮（marginal crypt epithelium, MCE）/白环（white zone, WZ）。幽门腺黏膜的胃小区为圆形腺窝开口，腺窝开口被隆起周围凹陷包绕呈绒毛状改变；幽门腺黏膜的慢性萎缩性胃炎黏膜管状结构和肠上皮化生乳头状结构为背景黏膜，腺窝开口隐藏在黏膜内。

细条纹样改变多见高分化型腺癌，周围慢性萎缩性胃炎黏膜条纹样形态见中分化癌，无微表面构筑多见未分化癌、印戒细胞癌或低分化癌。① 分化型腺癌微血管特征：a. 规则的黏膜微血管消失，周围非癌黏膜见规则上皮下毛细血管。b. 边界线（DL）存在。c. 不规则的微血管构筑。② 未分化型癌微血管特征：a. 微血管构筑减少或消失，癌周围黏膜见规则上皮下毛细血管。b. 分化型腺癌周围规则上皮下毛细血管消失或不规则增生，癌与非癌之间的边界线清楚。非溃疡性未分化型腺癌周围的边界线见规则上皮毛细血管，但血管密度减少或消失。

## （二）胃上皮细胞

1. **正常胃黏膜**　严格定义正常胃黏膜是非常困难的，目前将非慢性萎缩性胃炎、不伴肠上皮化生、假幽门腺化生（副细胞增生）和幽门螺杆菌未感染状态定义为正常胃黏膜。正常胃黏膜由相对应的腺体实质和黏膜肌层基质组成，黏膜表面和胃小凹覆表层黏液细胞（腺窝上皮），胃小凹底部腺开口为管状和分支状。幽门腺黏膜胃小凹比其他部位深，胃腔收缩时见许多纵行皱襞，胃腔舒张（充盈）时皱襞几乎消失。

2. **黏液细胞**　表层黏液细胞由单层柱状上皮细胞组成，细胞核形似卵圆和短纺锤状，位于胃小凹基部向黏膜表层发展，黏膜层细胞核密度逐渐降低；细胞质内黏液经过碘酸希夫（PAS）染色呈品红色改变。黏液细胞分泌黏液以黏糖蛋白 5AC（MUC5AC）为核心蛋白，不溶于盐酸，幽门螺杆菌容易附着黏液层和细胞表面。

（1）主细胞：又称胃酶细胞（zymogenic cell），量多分布于腺体底部。主细胞具有典型的蛋白质分泌细胞结构特点，柱状细胞核位于基部；胞质基部强嗜碱性，顶部充满酶原颗粒。固定在普通染色标本内，颗粒多见溶失和泡沫状改变，主细胞分泌胃蛋白酶原（pepsinogen）。

（2）壁细胞：又称泌酸细胞（oxyntic cell），多见腺颈部和体部，细胞较大，呈圆锥形；核圆深染、居中、双核改变，胞质为均质和嗜酸性。非分泌时相对分泌小管多不与胃底腺腔相通，小管与细胞顶部表面的微绒毛短而稀疏，微管泡系统却极发达；分泌时相时分泌小管开放，微绒毛增多变长，填充在分泌小管内，使细胞游离面扩大，微管泡系统的管泡数量则剧减。壁细胞有大量线粒体，其他细胞器则少见。壁细胞能分泌盐酸，胃蛋白酶原被激活成为胃蛋白酶，对蛋白质进行初步分解，盐酸还具有杀菌作用。人的壁细胞能分泌内因子（intrinsic factor, IF），糖蛋白在胃腔内与食物中的维生素 $B_{12}$ 结合成复合物，使维生素 $B_{12}$ 在肠管内不被酶分解，达回肠后促进吸收维生素 $B_{12}$ 入血，供红细胞生成。如果缺乏内因子，维生素 $B_{12}$ 吸收障碍会导致恶性贫血。

颈黏液细胞数量减少，位于腺颈部多见楔形夹于其他细胞间，核多呈扁平形，居细胞基底，核上方有很多黏原颗粒；HE 染色浅淡，常不易与主细胞区分，分泌物含酸性黏多糖可溶性黏液。

（3）内分泌细胞（endocrine cell, EC）：分为：① EC 细胞，量多分布广，特别在胃和空肠富集，其分泌 5-羟色胺可刺激平滑肌收缩，与肠运动有关，抑制胃酸分泌，扩张血管。② 肠嗜铬样细胞（enterochromaffin-like cell, ECL-cell），仅分布于胃底腺，释放的组胺主要作用于邻近的壁细胞，刺激盐酸分泌。③ G 细胞，主要分布于幽门腺，分泌胃泌素，对壁细胞泌酸功能有强烈的刺激作用。④ I 细胞，多见十二指肠和空肠，产生的激素兼有促进胰外分泌部的胰酶分泌和胆囊收缩的作用，又称胆囊收缩素-促胰酶素。⑤ S 细胞，分布于十二指肠和空肠，产生促胰液素，刺激胰导管上皮细胞分泌水和碳酸氢盐，导致胰液分泌量剧增，还能与 G 细胞相拮抗，抑制胃泌素的释放和胃酸的分泌。

### （三）胃腺黏膜区

1. 贲门腺黏膜　贲门腺为单纯黏液腺形态，分布范围小于幽门腺黏膜，仅限食管胃边界处约 10 mm 宽度，远端与壁细胞混合存在。

2. 胃底腺黏膜　胃底腺为不明显的单个管状腺体，广泛分布在胃底部至胃体部，偶尔在幽门部和胃窦部黏膜也能观察到。该腺体由颈部黏液细胞（副细胞）、主细胞、壁细胞和内分泌细胞组成。颈部黏液细胞分布在腺颈部至腺体部，呈小圆柱状或楔形状改变，常夹在壁细胞中间，具有充满泡沫状黏液的明亮细胞质，细胞核偏向基底部。除 MUC6 为核心蛋白黏液（PAS 反应阳性）外，产生和分泌胃蛋白酶原。该细胞在腺体部深层成熟，分化成主细胞。主细胞富含粗面内质网；HE 染色的细胞质呈淡紫色为嗜碱性，负责胃蛋白酶原的产生和分泌。壁细胞从腺体部上方至下方分布，基底宽广，细胞质富含大线粒体，HE 染色成充满红色的弱酸性细颗粒，参与盐酸分泌并产生 $H^+/K^+-$ATP 酶（质子泵）。

3. 幽门腺黏膜　幽门腺通常为单个管状腺，分布于幽门部区域，由黏液细胞和产生胃泌素细胞（G 细胞）构成；HE 染色标本中见黏液细胞明显偏向基底部的扁平核和稍明亮的细胞质，形态与十二指肠腺（Brunner 腺）和构成贲门腺的黏液细胞大致相同。该细胞除 MUC6 为核心的蛋白黏液（PAS 反应阳性）外，还产生和分泌胃蛋白酶原和溶菌酶（黏聚酶）。

### （四）标志物表达

（1）黏糖蛋白 5AC（MUC5AC）：正常表达胃型上皮，信号定位胞质。

（2）黏糖蛋白 6（MUC6）：正常表达胃型上皮，信号定位胞质。

（3）人胃黏蛋白（human gastric mucin, HGM）：对 *H. pylori* 增殖、基因表达及与宿主细胞有不同调节作用。

（4）胃蛋白酶原-Ⅰ：源于胃底腺的主细胞和颈黏液细胞。

（5）胃蛋白酶原-Ⅱ：源于全胃腺（贲门腺、胃底腺和幽门腺）。

（6）$H^+/K^+-$ATP 酶：胃壁细胞内 $H^+/K^+-$ATP 酶是胃酸分泌的最终环节。

（7）黏糖蛋白 2（MUC2）：由肠杯状细胞和呼吸道上皮产生，正常表达肠上皮，信号定位胞质（表 2-1-1）。

## 四、血管构筑

从腹腔动脉分支如胃左动脉、胃右动脉、胃左大网膜动脉和胃右大网膜动脉血液流入胃动脉。内镜微血管学（endoscopic microangiology, EMA）不仅能观察病变表面微血管构筑，还能观察局部红细胞的流向。从遗传基因学的观点来看，已对血管的形成进行

表 2-1-1　胃黏膜构成上皮细胞相关标志物表达

| 细胞类别 | 标志物表达 | | | | | | |
|---|---|---|---|---|---|---|---|
| | MUC5AC | MUC6 | HGM | Pepsinogen-I | Pepsinogen-II | H$^+$/K$^+$-ATP 酶 | MUC2 |
| 腺窝上皮（表层黏液细胞） | + | − | + | − | − | − | − |
| 副细胞（颈部黏液细胞） | − | + | − | + | + | − | − |
| 主细胞 | − | + | − | + | + | − | − |
| 壁细胞 | − | − | − | − | − | + | − |
| 贲门腺黏液细胞 | − | + | − | − | + | − | − |
| 幽门腺黏液细胞 | − | + | − | − | + | − | − |

相关性研究，血管新生促进因子阻碍癌症的休眠疗法（dormant therapy）已被应用。

### （一）胃动脉构筑

构成动脉的基本要素是内皮细胞、平滑肌细胞和细胞外基质（胶原纤维和弹性纤维），内弹性层和外弹性层分为内膜、中膜和外膜三层。① 大动脉：直径 1～2 cm 动脉的中膜内富含弹性纤维称弹性动脉，又称肌肉型动脉；中膜以平滑肌细胞为主体，由 40～70 层弹性膜组成，各层弹性膜与弹性纤维之间由环形平滑肌、少量胶原纤维和弹性纤维相连，中膜基质的成分是硫酸软骨素；外膜较薄由结缔组织构成，但无弹性外膜，外膜逐渐移行至周围疏松的结缔组织。② 中动脉：中膜由 10～40 层环形排列的平滑肌组成，平滑肌间有弹性纤维和胶原纤维；外膜厚度与中膜相等，多数中动脉的中膜与外膜交界处有明显弹性外膜。③ 小动脉：1 mm 以下至 100 μm，发育良好的中膜平滑肌细胞小于 6 层，内膜有明显弹性内膜，中膜有几层平滑肌，外膜厚度与中膜相近，但外膜无弹性。④ 细动脉：直径 40～100 μm 的中膜平滑肌细胞为 1～2 层，细动脉分支形成毛细血管网，再由毛细血管网直径逐渐增加并连接于静脉系统。

### （二）胃静脉构筑

静脉与动脉相伴行走，相同直径的静脉壁薄于动脉壁，根据直径分细静脉、小静脉、中静脉和大静脉。细静脉是与毛细血管相连的最细静脉，外径 30 μm，毛细血管移行至静脉称后毛细血管细静脉，后毛细血管细静脉聚集在一起，外径达 30～50 μm 称集合静脉；集合静脉外径 50～100 μm 时可见平滑肌细胞；小静脉外径 0.2～1.0 mm、中静脉外径 1～10 mm、大静脉外径 10 mm 以上。

### （三）胃微血管构筑

胃血供主要来源于腹腔动脉的三大分支，即胃左动脉、肝总动脉和脾动脉。胃外动脉向胃壁发出胃支进入胃浆膜，贯穿固有肌层的动脉支在黏膜下形成动脉丛的小动脉支，一边分支一边形成小动脉（arteriole），通过黏膜肌板，在黏膜肌层移动到上行密集并广泛吻合的毛细血管网（capillary network）。毛细血管围绕着每个腺管存在，注入围绕腺窝毛细血管网。随后在表层被覆盖的上皮下向表层小静脉丛转移，通过毛细血管后小静脉（post-capillary venule）聚集到远处比毛细血管粗的集合细静脉（collecting venule, CV）。集合细静脉在黏膜肌层内垂直或稍倾斜方向下行，穿过黏膜肌板进入黏膜下层静脉层，垂直方向可观察到规则排列的集合细静脉（regular arrangement of collecting venules, RAC）。早在1998年日本新潟县立吉田医院将结构强调内镜调至5级观察胃体部，发现无数带刺胃黏膜，怀疑是贯穿的微血管，用球形的喷洒管先端按压后血管会消失，松开后恢复原状，压力血管试验呈阳性。

消化道有丰富的血管，胃的固有肌层动脉贯穿抵达黏膜下层，形成较粗的动脉血管网。该小动脉变成细动脉，贯穿黏膜肌层至黏膜固有层。多数毛细血管形成毛细血管网有上升趋势，黏膜表面通过毛细血管后静脉流入集合静脉，以后受到毛细血管影响使血液流至基底部。胃黏膜肌层和黏膜下组织富含吻合动静脉，消化吸收时，黏膜血供增强，开启节约吻合供血。

1. 黏膜层微血管构筑　黏膜层毛细血管尤为密集，腺管间毛细血管大量相互吻合。黏膜层血管为真性毛细血管，黏膜下层动脉丛构成黏膜层毛细血管。胃大弯和胃小弯可见黏膜动脉，贲门小弯侧血管至幽门部缓慢增加。穿固有肌层外起源性黏膜动脉受肌肉持续收缩影响变窄，导致灌流血液减少也许是诱发溃疡形成的原因之一。胃黏膜内微动脉分长短两类，终末微动脉存在于黏膜中，形成广泛的吻合支结构；黏膜层深层微动脉有细小分支形成吻合支，黏膜微动脉的分支由黏膜层毛细血管构成，相互形成毛细血管网。腺管间的毛细血管网密度最高，毛细血管在胃腺和胃小凹开口处形成蜂窝状相互吻合的血管环。

2. 黏膜下层微血管构筑　胃左动脉、右动脉、胃网膜左右动脉和胃短动脉的分支构成黏膜下层微血管。在黏膜下层中小动脉与小静脉多数相互伴行，这些小动脉发出分支后构成了黏膜下动脉丛。黏膜下层有收集胃黏膜层血液的功能，小静脉管径较粗且曲折。动静脉丛之间存在吻合支，胃壁不同部位其吻合程度也略有不同。

3. 浆膜下层及固有肌层微血管构筑　血管构筑形式在胃浆膜下层比较简单，胃动脉的分支构成了该层微血管。浆膜下毛细血管由浆膜下层微血管构成，该层毛细血管密度小，分支及吻合支少，毛细血管逐级汇集成浆膜下层微静脉。

胚胎发育过程中，血管建立了血管生成（vasculogenesis, VG）是胚胎期的血管生成发育；血管再生（angiogenesis, AG）是完全分化时期，新的血管从已有的血管产生。血管生成在中胚层细胞，通过成血管母细胞（angioblast）形成血管内皮细胞和原始血管丛。血管再生是指从已有的毛细血管或毛细血管后静脉发展而形成新的血管，主要包括：激活期血管基底膜降解；血管内皮细胞的激活、增殖、迁移；重建形成新的血管和血管网，是一个涉及多种细胞的多种分子的复杂过程。近年在研究中发现，出生后的血管再生是由侧支血管重构动脉形成，在肿瘤血管内皮生长因子（VEGF）持续刺激或促血管生成素 2（angiopoietin 2, Ang2）的良好环境中，缺乏周皮细胞（pericyte）、减少或中断的未成熟血管发生再生。血管再生促进因子抑制治疗方法已被开发。器官外分布节段性动脉分支进入胃壁后，胃黏膜下层形成广范围的吻合支。从血管构筑来看，胃黏膜层微血管的密度呈梯度分布，黏膜下层血管相对较少，固有肌层及黏膜层血管供应相对丰富，从而保证胃蠕动、分泌及消化等功能的正常运行。

## 五、淋巴系统

淋巴系统由胃左动脉淋巴区域、脾动脉淋巴区域和肝动脉淋巴区域构成。胃的淋巴系统起始于黏膜层腺体间的淋巴管，管壁薄，通透性大，管壁压力低于组织液压力，故有利于静脉回收剩余的细胞外液。淋巴管相互连接构成黏膜内毛细淋巴管网，然后形成淋巴集合管进入黏膜，黏膜下淋巴管与黏膜肌层之间淋巴管吻合。固有肌层中淋巴管引流至浆膜下层淋巴管丛，再与浆膜下层淋巴毛细管网的淋巴集合管合并成胃的淋巴集合管，在浆膜下分别向胃大、小弯方向行走，并穿越浆膜离开胃壁至邻近淋巴结。胃壁的各层淋巴毛细血管网中，黏膜下层淋巴毛细血管网的分布最为丰富，并通过黏膜下层淋巴毛细血管网分布到全胃。食管-贲门交界的黏膜下淋巴毛细血管网构成丰富的吻合，是胃底腺癌容易侵犯食管-贲门交界的解剖基础。胃与十二指肠黏膜下淋巴管无交通，故胃窦部癌很少浸润至十二指肠；但胃与十二指肠的淋巴毛细管网有较广泛的吻合，故胃窦部癌可以向十二指肠浸润。

# 第二节　内镜局部解剖

## 一、咽喉部

从门齿到食管入口处的距离约 15 cm。咽部上起颅底，下至第 6 颈椎下缘或环状软骨水平处与食管相连。咽部分鼻咽、咽中部和咽下部。内镜观察与定位：内镜插入口咽部（距门齿 4～6 cm）见悬雍垂、舌根、咽中部和咽下部；9～10 cm 内镜先端部近咽中部或第 2 颈椎下缘水平、会厌软骨上方见咽下部后壁、前壁、会厌和部分舌根；约 13 cm 内镜先端部接近咽下部或第 3～第 4 颈椎水平处见声带、会厌、左右梨状窝、气管开口和小结节；14～15 cm 内镜先端部近第 4 颈椎水平，对准左侧梨状窝观察食管开口。咽壁与消化管黏膜结构基本相似。该处固有肌层是横纹肌，分咽缩肌、咽提肌和软膘肌，上、中、下咽缩肌相互叠状排列；咽卜肌最卜部由横行纤维构成坏咽肌，受刺激后具有强大的收缩能力，在后壁形成一唇状隆起，将食管肌与咽肌分开；环咽肌的上下方各有一层呈三角形的薄弱肌纤维（咽肌上和下三角），若内镜插入时用力过猛，容易在该处发生穿孔。

## 二、食管

食管为全长 20～25 cm 的管状器官。食管有 3 处生理性狭窄，第一狭窄处距门齿 16～17 cm，为食管起始部，在环状软骨和第 6～第 7 颈椎之间水平处，内径约 14 mm；第二狭窄处距门齿 24 cm，相当于第 3～第 4 胸椎水平、左主气管分支和主动脉弓附近，内径 15～17 mm；第三狭窄处距门齿约 40 cm。食管穿越横膈膜处（食管裂孔），利用呼吸移动观察食管胃交界部，下段食管括约肌强力收缩时内镜观察非常困难，深呼吸时能保持良好的视野。食管第一狭窄处与第二狭窄处之间的扩张部分内径约 19 mm，第二狭窄处与第三狭窄处之间的扩张部分内径约 22 mm（图 2-2-1）。食管病变观察与定位方法：内镜先端部接近病变，然后观察（距门齿）镜身的厘米刻度。食管上 1/3 称食管上段，中 1/3 称食管中段，下 1/3 称食管下段。内镜诊疗时患者取左侧卧位，视野的上

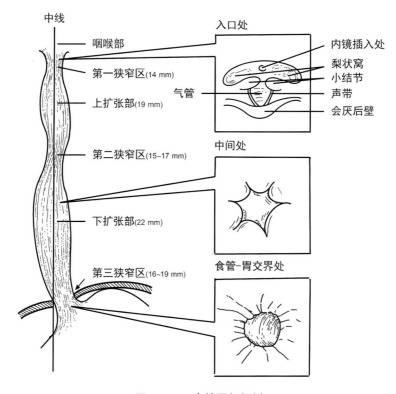

图 2-2-1　食管局部解剖

下左右分别为食管的右侧壁、左侧壁、前壁及后壁的四壁定位。食管属肌性管道，与其他消化器官的管壁一样，由黏膜层、黏膜下层、固有肌层和浆膜层构成。黏膜形成数条纵行皱襞，黏膜表面为复层扁平上皮（鳞状上皮），黏膜下层由疏松结缔组织组成；食管固有肌层由内环、外纵两层组成，上 1/3 为骨骼肌，下 1/3 为平滑肌，中 1/3 为两种混合肌纤维。初学者内镜插管最容易穿孔的部位是食管上 1/3。外膜除腹腔段为浆膜外，其余为纤维膜。食管黏膜下层有血管、淋巴管、黏液性腺体和黏膜下神经丛，黏液性腺体有导管开口于黏膜表面。

## 三、贲门部

贲门部位于食管鳞状上皮和胃柱状上皮的移行区内，在解剖学位置上具有特殊性，熟悉胃内局部解剖，有助于早期胃癌部位的诊断和治疗范围的确定。例如，早期贲门癌划分：癌变中心在食管-胃交界线（齿状线）上、下各 2 cm 内称早期贲门癌；上、下各 1 cm 内称早期交界部癌。癌变中心在齿状线上 2 cm 内称早期腹侧食管癌；2 cm 以上的鳞状上皮被柱状上皮所取代称 Barrett 食管。癌变中心在齿状线下 2 cm 内称早期贲门腺癌，包括齿状线下 1 cm 内称早期食管-胃交界部胃癌，除交界部外称早期贲门腺胃癌，又称早期非食管-胃交界部胃癌（图 2-2-2）。

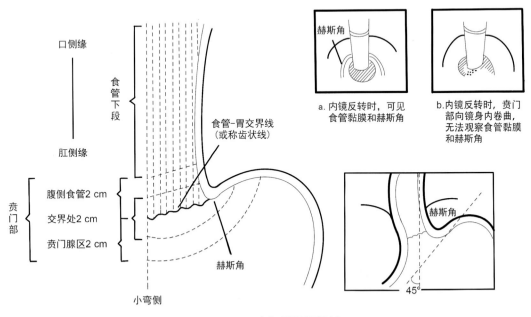

图 2-2-2　贲门部局部解剖

食管下段至贲门部的肌层为非增厚性肌群，可防止胃内容物反流至食管内。当食管内压力增高，腹腔内呈正压、胸腔内呈负压时，该肌群立即产生高压带，即环状肌收缩形似括约肌样功能。交界部肌层较薄弱，易上下移动，四周缺乏形似括约肌样功能，赫斯角（His angle）的形成与交界部的组织结构，以及胃穹隆部薄壁，随内压上升而扩张有密切的关系。贲门区域的食管–胃黏膜交界处（esophago-gastric mucosal junction, EGJ）又称齿状线（zig zag line，Z 或 Z–Z line），齿状线上方为食管下段括约肌（lower esophageal sphincter, LES），具有生理性防止反流的功能。内镜观察食管黏膜呈白色，稍带红色，表面黏膜粗大、缺乏光泽。胃黏膜呈橘红色，表面黏膜光滑、色泽红润，与食管黏膜有鲜明的对照，交界处为齿状线，其形态多见蝶型、锯型、凹型（曲线型）、半岛型及升降型等。距离齿状线的肛侧缘 0.5～1.0 cm 处为赫斯角，当内镜先端部刚进入贲门时，在贲门部大弯侧的赫斯角、与体轴呈 45° 锐角。在齿状线以下的贲门部小弯侧 1/2 处为中点，对侧赫斯角划成连接线，该线为贲门口。此外，在齿状线以下的贲门小弯侧偏后壁处 1/2 为中点，伸出半径 1 cm 向四周划出圆周虚线，线内称贲门区，有 85% 以上的贲门癌好发在该区域。

Barrett 食管根据 Barrett 黏膜长度进行区分：① 全周性大于 3 cm 称长节段 Barrett 食管（long segment Barrett's esophagus, LSBE）。② 非全周性部分小于 3 cm 称短节段 Barrett 食管（short segment Barrett's esophagus, SSBE）。Barrett 食管内镜诊断时，如果食管下段无法确认栅状血管，胃纵行皱襞口侧末端称食管–胃黏膜交界处。根据食管下段栅状血管判断食管–胃黏膜交界处符合解剖学观点，但许多慢性炎症导致栅状血管无法辨认。另外胃纵行皱襞口侧末端判断食管–胃黏膜交界处也符合解剖学观点，但全胃萎缩时皱襞平坦无法确认；如果内镜观察时注入大量空气，胃纵行皱襞口侧末端也容易发生变化。典型 Barrett 食管患者，深吸气时食管腔扩张，胃纵行皱襞口侧末端与食管下段栅状血管大致相符（图 2-2-3）。

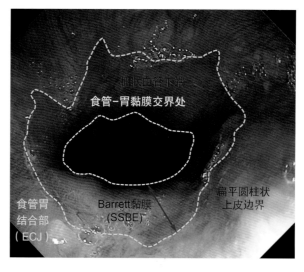

图 2-2-3 贲门部与 Barrett 黏膜

## 四、胃体部

根据内镜形态观察可将胃进行详细划分，如胃底部（fornix）、贲门部（cardia）、胃体部（body；包括胃体上部、胃体中部和胃体下部）、胃角（angle）、胃窦部（antrum）、幽前区（prepylorus）和幽门部（pylorus）。连接贲门部与幽门部最短距离线为小弯侧（lesser curvature, Less），对侧最长距离线为大弯侧（greater curvature, Gre），其与前壁（anterior walla, Ant）和后壁（posterior wall, Post）相连，将胃壁断面分4个区（图2-2-4）。上述的划分，便于对胃病变位置进行正确的描述和记录。胃体部介于胃窦部与胃底部和贲门部之间，占据胃腔的最大面积。胃体部分三等分，即上1/3为体上部，中1/3为体中部，下1/3为体下部。胃腔12点为小弯侧，6点为大弯侧，9点为前壁，3点为后壁；12点至11点描述为小弯侧偏前壁，9点至10点为前壁偏小弯侧，9点至8点为前壁偏大弯侧，6点至7点为大弯侧偏前壁，6点至5点为大弯侧偏后壁，3点至4点为后壁偏大弯侧，3点至2点为后壁偏小弯侧，12点至1点为小弯侧偏后壁。此外，胃的特点是胃底部至胃角以大弯为中心存在黏膜皱襞。黏膜皱襞在组织学上由黏膜肌层和黏膜下层表面黏膜向胃腔内突出构成，黏膜皱襞存在的理由是黏膜层面积宽于固有肌层，固有肌层具有扩张与收缩功能，柔软性大于黏膜层和黏膜肌层。黏膜皱襞的存在使胃变得柔软并具有蠕动功能。胃黏膜轻度萎缩或分泌旺盛时，纵轴方向存在许多细黏膜皱襞，高约7 mm、宽约3 mm。随着胃黏膜萎缩，剩余的黏膜皱襞出现代偿性增厚。

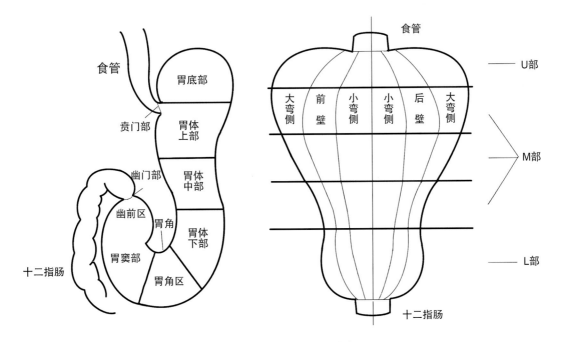

图2-2-4　胃大体详细划分

## 五、胃角

内镜先端部距幽门 2.5～5 cm 时，镜面朝上观察胃小弯侧呈弧形或半月形改变称胃角或胃角切迹。胃角切迹将小弯侧分垂直部（胃体部）和水平部（胃窦部）。胃角切迹的前端起始于胃的前壁，常和胃窦括约肌相连，终止于胃后壁，并横跨胃小弯形成一个抛物线状结构。胃角切迹近胃体部称口侧缘，近胃窦部称肛侧缘。同时胃角切迹沿胃的横轴处划一垂直线至胃大弯侧，线的前方为胃窦部（相当于大体标本划分的 L 部），线后方为胃体部（相当于大体标本划分的 M 部）。

## 六、幽门部

幽门括约肌范围，起始于幽门环状沟外缘的幽前区，至幽管与十二指肠相交处。括约肌的厚度分布不匀，即小弯侧厚于大弯侧；括约肌的外缘包绕着 2 根带状肌环。口侧缘为左带状肌环，肛侧缘为右带状肌环，两者相交于小弯侧形成隆突，具有加强括约肌的收缩功能，防止十二指肠内容物反流至胃内，幽门括约肌附近的溃疡称幽门部溃疡（图 2-2-5）。组织学特征：幽管溃疡好发于胃与十二指肠黏膜移行处附近，近十二指肠球部缘。

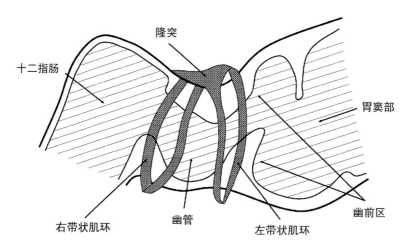

图 2-2-5　幽门部局部解剖

内镜观察胃窦部时，幽门口处见一个环状沟，沟内伸出半径，向四周划圆周虚线，近口侧缘为幽前区（约 2 cm）及胃窦部。幽前区肛侧缘是十二指肠侧与十二指肠球部，两者之间形成了幽门管（注气 200～300 mL 时）。幽门管开放时直径为 2 cm，收缩时直径为 0.5～0.8 cm，由于溃疡、糜烂和癌变等好发在幽前区，使幽门管形成不同形态。

幽门形态分类：① Ⅰ型：幽前区平坦，整个幽前区呈轻度半月状隆起，程度一致。Ⅰ型又可分 A、B 二型：A 型为圆形幽门环，B 型在幽门环小弯侧呈直线半月状隆起。② Ⅱ型：幽前区平坦，幽门环小弯侧向内呈月牙形突出。③ Ⅲ型：在 Ⅱ型的基础上，幽前区小弯侧有局限戒指状隆起，但隆起部未超过幽前区范围。④ Ⅳ型：超越幽前区小弯侧的隆起与接近幽前区小弯侧隆起黏膜融合，两者之间界限清晰。⑤ Ⅴ型：幽前区小弯侧覆隆起黏膜。⑥ Ⅵ型：幽门环完整，接近幽前区小弯侧见隆起黏膜。⑦ Ⅶ型：幽门环为多发性向内侧突出，呈齿轮状改变，幽前区小弯侧隆起。⑧ Ⅷ：在 Ⅶ型的基础上，幽门环的齿轮状小弯侧覆隆起黏膜。⑨ Ⅸ型：幽门环完整，口侧缘小弯侧见横形黏膜皱襞形成，虽然幽前区小弯侧有隆起，但不明显（图 2-2-6）。

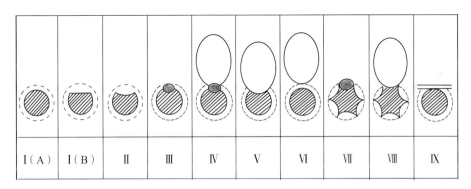

图 2-2-6 幽门形态分类

内镜观察确认贲门、交界处、大弯侧皱襞、胃角、假幽门环和幽门等特征，以及固有肌层构成平坦的小弯侧，必须掌握胃的各区域和图像记录。其中，交界处是从贲门斜向至胃体部后壁延伸的隆起部分，内镜观察时减少注气量；假幽门环被视为胃窦部和幽前区的分界线（图 2-2-7、图 2-2-8）。

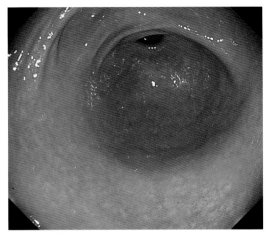

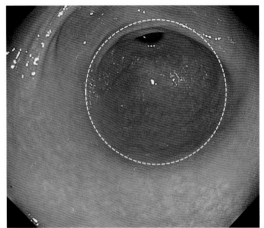

图 2-2-7 假幽门环        图 2-2-8 假幽门环（虚线）

# 第三节　内镜诊疗辅助处理

## 一、胃内黏液和泡沫

胃内黏膜表面附着黏液和泡沫，容易遗漏微小病变。为改善胃黏膜表面的观察条件，术前使用链霉蛋白酶溶解去除胃内黏液，消泡剂（二甲硅油）去除胃内泡沫状黏液。溶解和去除胃内黏液，使其容易被清洗和吸引，这样可有效缩短检查时间，提高内镜观察质量。蛋白分解酶（链霉蛋白酶）和二甲硅油副作用小，既可用于内镜诊疗患者又可用于人群筛查的前处理。术前 10～20 min，口服稀释 10 倍二甲硅油 80～100 mL＋链霉蛋白酶 2 万单位＋碳酸氢钠 1 g（溶于 50 mL 水中），卧位交换体位（背卧位和俯卧位）约 15 min，使药液与胃内黏液和泡沫充分接触。

## 二、胃内蠕动和解痉

内镜诊疗前使用副交感神经阻滞药物，抑制胃肠平滑肌和胃肠动力。丁溴东莨菪碱（又称解痉灵），部分患者使用后会出现口干、心悸、皮肤潮红、视物模糊、眩晕、嗜睡和排尿困难等不良反应；青光眼、前列腺肥大和严重心脏病者禁用。不能使用副交感神经阻滞药时，可以考虑使用胰高血糖素，该药能有效地松弛胃肠道平滑肌，替代阿托品等药物，降低胃紧张和胃蠕动，便于内镜诊疗。胰高血糖素在降低胃蠕动和缓解胃紧张方面比阿托品有效，诊断准确性高且检查后不适感轻于阿托品。缺点：① 价格昂贵。② 褐色细胞瘤是胰高血糖素的禁忌证。③ 对用胰岛素控制困难的糖尿病患者，可能造成血糖值上升的风险。在胃窦部蠕动剧烈时，可局部喷洒副作用小和价格便宜的 *l*-薄荷醇制剂。

## 三、色素内镜与准备

### （一）术前准备

1. 靛胭脂　术前解痉剂注射，口服胃内黏液和泡沫处理剂，交换体位（背卧位和俯卧位）15 min，内镜直视下喷洒靛胭脂。优点是一次检查就能完成染色前观察和染色后观察；缺点是内镜检查时间较长。

2. 亚甲蓝（又称美蓝）　术前解痉剂注射，口服胃内黏液和泡沫处理剂，交换体位（背卧位和俯卧位）15 min，内镜直视下进行远距离与近距离喷洒亚甲蓝。喷洒时应保持镜面视野清洁，清水洗涤后进行内镜观察。

3. 甲苯胺蓝　术前解痉剂注射，口服胃内黏液和泡沫处理剂，交换体位（背卧位和俯卧位）15 min，内镜直视下喷洒甲苯胺蓝，清水洗涤后进行内镜观察。

4. 刚果红 术前解痉剂注射，口服胃内黏液和泡沫处理剂，交换体位（背卧位和俯卧位）15 min，内镜直视下喷洒刚果红＋碳酸氢钠（0.2 mol/L），肌内注射四肽胃泌素或五肽胃泌素（每次5～6 µg/kg），观察胃黏膜变色区和非变色区的改变。胃黏膜腺体分泌盐酸 0.000 1 mL 时，胃黏膜即刻变成黑点和岛屿状黑斑改变；pH＞5时胃黏膜颜色不变，表示胃酸分泌缺乏；pH＜3时胃黏膜颜色变成蓝黑色，表示胃酸分泌功能良好。

5. 亚甲蓝-刚果红 术前解痉剂注射，口服胃内黏液和泡沫处理剂，交换体位（背卧位和俯卧位）15 min，内镜直视下喷洒亚甲蓝，内镜观察胃黏膜改变；随后喷洒刚果红＋碳酸氢钠（0.2 mol/L），肌内注射四肽胃泌素或五肽胃泌素（每次5～6 µg/kg），观察胃黏膜酸分泌情况。

## （二）适应证与染液浓度（表2-3-1）

表2-3-1 色素检查方法与适应证

| | 染色液 | 色泽 | 毒性 | 使用浓度 | 适应病变 |
|---|---|---|---|---|---|
| | | **色 素 浓 度** | | | **适 应 病 变** |
| 对比法 | 靛胭脂 | 蓝～暗蓝 | $LD_{50}=93$ mg/kg（豚鼠） | 0.04%～3.0% | Barrett食管癌诊断；胃癌浸润范围和质的诊断；大肠肿瘤存在和质的诊断等 |
| | 伊文思蓝 | 蓝绿 | — | 0.1%～0.2% | |
| | 亮蓝 | 蓝 | $LD_{50}=4.6$ mg/kg（豚鼠） | 0.5%～1.0% | |
| | 亚甲蓝 | 蓝 | — | 0.05% | 胃癌浸润范围诊断等 |
| 染色法 | 亚甲蓝 | 蓝 | — | 0.2%～1.0% | 肠上皮化生诊断；胃癌浸润范围诊断；十二指肠和小肠病变诊断 |
| | 结晶紫 | 暗绿pH变化 | $LD_{50}=1.0$ mg/kg（豚鼠） | 0.05% | 大肠肿瘤质的诊断等 |
| | 甲苯胺蓝 | 蓝紫 | $LD_{50}=28.93$ mg/kg（豚鼠） | 1.0%～2.0% | 食管浅表癌质的诊断等 |
| 反应法 | 碘 | 红褐 | 过敏症 | 配制1.2%～3.0%碘 | 食管癌存在诊断和癌浸润范围诊断 |
| | 刚果红 | pH 3：蓝紫pH 5：红 | $LD_{50}=190$ mg/kg（豚鼠） | 0.3% | 酸分泌区域诊断等 |
| | 酚红 | pH 6：黄pH 8：红 | — | 0.05%（尿素并用） | 幽门螺杆菌感染黏膜范围诊断等 |

续　表

| | 染色液 | 色泽 | 毒性 | 使用浓度 | 适 应 病 变 |
|---|---|---|---|---|---|
| | | **色 素 浓 度** | | | |
| 荧光法 | 吖啶橙 | 橙色 | — | 0.025%（直接）；500 mg（间接） | 胃癌的存在诊断和癌浸润范围诊断等 |
| | 荧光素 | 黄红 | $LD_{50}$=6.721 mg/kg（豚鼠） | 10%/5 mL 安瓿 | — |
| 血管内给药 | 吲哚菁绿 | 绿 | $LD_{50}$=87.1 mg/kg（豚鼠） | 2 mg/kg | 胃癌浸润范围和浸润深度诊断（红外线内镜）等 |
| | 荧光素 | 黄红 | $LD_{50}$=6.721 mg/kg（豚鼠） | — | 消化道癌组织诊断（共聚焦激光内镜）等 |

## （三）副作用

尽管染色剂不会直接引起副作用，但不能忽视染色剂影响人体的安全问题，检查结束后应吸尽残留在胃内的染色剂（表 2-3-2）。

表 2-3-2　内镜检查应用的色素特性

| | 分子式（分子量） | 常用量 | 副作用 | 毒性（动物实验） |
|---|---|---|---|---|
| 亚甲蓝 | $C_{16}H_{18}N_3ClS \cdot 3H_2O$（373.9） | 1～2 mg/kg 静脉注射 50～300 mg 口服 | 膀胱刺激，恶心，呕吐，腹泻（锌、砷含量多的情况下） | 小鼠最小致死量 200 mg/kg 口服 猴 $LD_{50}$=50 mg/kg 静脉注射 |
| 靛胭脂 | $C_{16}H_8O_2N_2S_2Na$（466.4） | 40～80 mg 成人 | 瘙痒症，皮疹，气管狭窄 | |
| 甲苯胺蓝 | $C_{15}H_{16}ClN_3S$（305.8） | 3～5 mg/kg 静脉注射 200～300 mg 口服 | 心律不齐，嗳气，排尿痛，里急后重，溶血性贫血，粒细胞减少症 | 甲苯胺蓝 10 mg/（kg·1.5 min）静脉注射 →心电图变化 |
| 天蓝 A | $C_{14}H_{14}ClN_3S$（291.8） | | 类似亚甲蓝 | |
| 伊文思蓝 | $C_{34}H_{24}O_{14}N_6S_4Na_4$（960.8） | 25 mg 静脉注射 成人 | 高铁血红蛋白血症，溶血性贫血，黄疸 | 大剂量给药，肺血管栓塞，肺实质性障碍 |
| 刚果红 | $C_{32}H_{22}N_6Na_2O_6S_2$（696.7） | 1.25～3.75 mg/kg 静脉注射 max 270 mg 静脉注射 | 特异体质除外 | 鼠 $LD_{50}$=190 mg/kg 静脉注射 |
| 碘 | I（126.9） | | 碘过敏，消化道炎症，微循环障碍 | 哺乳类 $LD_{50}$=30 mg/kg 口服 |
| 荧光素 | $C_{20}H_{12}O_5$（332.3） | 5.0 mg/kg 静脉注射 | 皮肤黄染，黄视，恶性，呕吐，荨麻疹，呼吸不全 | 小鼠 $LD_{50}$=10.9 mL 10% 荧光素和碳酸氢钠静脉注射 |

1. 靛胭脂　靛胭脂属最常规的检查方法，也是最安全的染色剂。靛胭脂可溶于水的粉剂，配置成 0.1%～0.2% 水溶液，对超过敏患者会引发皮疹、血压升高、心动过缓和恶心呕吐等副作用，严重时可引起休克。

2. 碘（卢戈）液　卢戈溶液（碘化钾液）可能会引发过敏性症状，如呼吸困难、潮红、荨麻疹等，但发生率不足 0.1%，一旦出现即停止使用。喷洒碘液时会损害食管黏膜，引起明显的胸骨后烧灼感和食管痉挛等症状，可予以硫代硫酸钠中和。

3. 亚甲蓝　亚甲蓝在急诊医学中用于治疗高铁血红蛋白血症。在内镜检查中个别患者口服亚甲蓝后会出现暂时性轻度腹痛和恶心；部分患者口服亚甲蓝 12 h 后，可从尿液中检测到亚甲蓝，大部分病例在 24 h 内排泄，余下需要在 2～3 d 排泄，但亚甲蓝不会蓄积引起肾脏障碍。有个别患者口服亚甲蓝 24 h 后会出现短暂性谷丙转氨酶（ALT）和谷草转氨酶（AST）上升。因此检查结束后应吸尽残留在胃内亚甲蓝染色剂。

## 四、肾上腺素试验

正常胃黏膜的毛细血管床含 α-肾上腺素能物质（α 受体），局部喷洒 0.005%～0.01% 肾上腺素后，5 min 内血管像消失，表面黏膜苍白，放大内镜观察毛细血管呈收缩状态。被癌浸润的毛细血管，失去正常的 α-受体功能，肾上腺素喷洒后，血管收缩差，红色斑残存，部分区域的苍白黏膜迟延出现，放大内镜观察毛细血管呈半收缩状态或非收缩状态。

## 五、醋酸内镜检查

胃黏膜与醋酸接触后致细胞变白，核内或细胞质的蛋白质可逆变性，其沉淀物使光散射。变白现象随时间而变化，变化发生在癌区域与非癌区域。喷洒醋酸后，柱状上皮呈白浊样改变，强调黏膜表面结构改变，缺点是无法观察黏膜下微血管。白浊持续时间应组织类型而定，如中分化型腺癌（数秒）＜高分化型腺癌（10～20 s）＜腺瘤（20 s～3 min）＜慢性胃炎（1～3 min）。喷洒醋酸前，用链霉蛋白酶进行预处理，直视下进行冲洗残存黏液，尽可能冲洗干净。醋酸容易产生黏液导致蓝色靛胭脂残存，对识别病变带来一定的困难。操作方法：首先对准病变喷洒腚胭脂观察后，依次喷洒 1.5% 醋酸和靛胭脂，再喷洒 0.6% 醋酸靛胭脂混合剂（acetic acid-indigocarmine mixture, AIM）。AIM 法减少醋酸产生黏液，可获得良好的靛胭脂附着，醋酸浓度从常规 1.5% 减至 0.6%，依次喷洒染色剂，夹心法最适合凹陷及平坦病变的观察。另外，喷洒醋酸观察后，如需再观察，喷洒靛胭脂，癌区域的靛胭脂逐渐消失并恢复红色调，相比之下，非癌区域蓝色靛胭脂残存，描绘出清晰的病变边界（醋酸-靛胭脂法）。1.5% 醋酸浓度相当于食用醋（醋酸浓度 4%～5%）约稀释 3 倍浓度。试剂浓度接近 100% 的醋酸是具有腐蚀性和易燃性的剧毒药。浓度为 16% 的醋酸可引起不可逆的角膜损伤，也会导致皮肤和黏膜损伤和坏死。内镜形态诊断时，醋酸浓度一定要稀释到安全浓度才能使用，以防止人为失误而造成医疗事故。

## 六、薄荷醇边界观察

1999 年在大肠镜检查时发现薄荷油能有效抑制肠蠕动，近年来发现薄荷油还能抑制上消化道的蠕动。薄荷油不会有抗胆碱药的副作用，其通过内镜活检孔道局部喷洒，使用简便且安全有效。在上消化道内镜检查中，将 1.6 mL 薄荷油与 0.2 mL 表面活性剂山梨糖醇单硬脂酸酯溶解在 100 mL 蒸馏水中，配制成 1.6% 薄荷油。某些早期胃癌病变，在喷洒薄荷油前并未被发现，喷洒以后则可被发现。由于多数胃癌背景黏膜是肠上皮化生，喷洒薄荷油容易被肠上皮化生吸收，胃癌黏膜表面发生形态变化，胃癌边界线容易辨别。薄荷醇制剂喷洒前后的非放大状态下比较早期胃癌与周围黏膜之间的色差，白光内镜和窄带成像技术对早期胃癌检出率分别上升 76%、92%。根据内镜色差上升机制进行组织病理学研究，发现喷洒薄荷醇制剂后，癌和周围黏膜的微细血管密度和间质组织出现差异，其色差也发生变化。幽门螺杆菌现感染或已感染伴肠上皮化生的背景黏膜容易发现早期胃癌；但幽门螺杆菌未感染不伴肠上皮化生的背景黏膜发现早期胃癌比较困难。随着放大内镜-窄带成像等内镜形态观察技术在临床中广泛应用，困扰早期胃癌边界线的问题也越来越少。因此在上消化道内镜检查中喷洒薄荷醇制剂，不仅可以抑制胃蠕动为目的，而且在检查过程中还能发现意想不到的病变。

## 第四节　麻醉方式选择

### 一、咽喉部麻醉

随着内镜诊断与治疗的需求增加，咽喉部麻醉对部分特殊被检者带来很大的痛苦，或者被检者忍受痛苦接受内镜诊疗。如何让被检者在舒适的环境下接受内镜诊疗，减少并发症和医疗纠纷，实现无痛苦的内镜检查（painless endoscopic examination），可从以下几方面着手：① 内镜先端部插入咽喉部和接近食管入口，尽量减少刺激（避免机械撞击），降低痛苦（避免生理反射）插镜，操作者应尽量平稳呼吸。② 内镜检查过程中，因被检者咽喉部反射，恐惧不配合，易导致癌变漏诊，追加咽喉部局部麻醉药物必不可少。③ 术前被检者咽喉部局部麻醉剂型选择：胶状法，口服 5 mL 利多卡因胶浆在咽喉部深部停留数分钟后咽下；喷雾法，喷雾器械对准咽喉部局部喷洒利多卡因麻醉药物。比较胶状法与喷雾法，后者容易被被检者所接受，但局部麻醉效果不变。

## （一）局部麻醉方法

1. 控制麻醉剂量 适当的麻醉剂量也能发挥作用，3 min 后可以达到预期效果，没必要将麻醉药物长时间停留在咽喉部。

2. 控制血中浓度 利多卡因吸收率较高，采用喷雾给药方式能有效地控制麻醉药物在血中的浓度。

3. 麻醉药吸收部位 口腔和咽喉部黏膜容易吸收利多卡因，食管和胃黏膜吸收缓慢，当利多卡因被胃黏膜吸收后，在肝脏内迅速分解，血中浓度难以上升。

4. 剂型优缺点 利多卡因喷雾法是一种高效吸收剂型，可迅速被口腔和咽喉部黏膜吸收；利多卡因胶浆是一种低效吸收剂型，其过敏或中毒风险明显低于前者。

5. 紧急处理规范 有过敏性休克或急性变态反应被检者，血中利多卡因浓度迅速上升时，会引起支气管痉挛、血压下降等症状，中毒时会发生意识障碍和全身痉挛等症状。建议常备急救复苏设施，以及肾上腺素、皮质激素和升压药等，制定紧急处理规范。

## （二）告知与沟通

1. 语言告知 ① 内镜插入时，嘱被检者放松口腔和咽喉部，尽量不要用舌、口腔和咽喉触碰内镜先端部。② 在听取内镜医生沟通语言（有意识地）的同时保持腹式呼吸的节奏，呼气时需要放松。③ 检查开始时放松肩膀，内镜先端部进入咽喉部时，喉咙会感到被挤压痛，但不必担心，不要把头向后仰。④ 插镜时，嘱被检者张开咽喉部，尽量不要将内镜先端部触碰被检者的悬雍垂后通过，嘱腹部式呼吸（监视器观察咽喉部至会厌），呼气时要放松肩膀和腹部等，保持呼吸节奏，内镜先端部从会厌、左侧梨状窝抵达食管入口处。⑤ 感觉咽喉部深处有一种被按压感，嘱被检者不要对咽喉部用力。⑥ 如果内镜行走方向正确，通过食管入口处的阻力非常小，或者嘱被检者轻微做吞咽运动后内镜可顺利插入食管内。

2. 沟通与操作 ① 根据被检者的紧张焦虑情绪和咽喉部用力程度，以无呕吐反射或咳嗽为原则的推镜速度，抵达幽门部时间为 1～2 min。② 内镜刺激引起呕吐反射或咳嗽，切忌勉强插管，待被检者平静后，告知被检者进镜与退镜的感觉以及如何处理。③ 内镜先端部经胃窦部插至十二指肠球部和降段时，上腹部（胃部）有一种压迫感，容易引起呕吐反射。④ 内镜护士在患者头侧位，嘱被检者在难受时千万不要用手推拉镜子，也不要收紧腹肌来对抗，应放松腹部和保持呼吸节奏，缓解被检者的紧张情绪。

## （三）强烈呕吐处理

内镜检查的强烈反射使被检者难以承受，经常被描述成无法忘记，造成潜在的心理创伤。采用静脉麻醉，可以将被检者的痛苦控制在最小限度。或者在与被检者充分说明的基础上，改期内镜诊疗也是必要的。医师当加快操作速度，1 min 左右结束检查。不赞成用粗暴的操作完成内镜检查，不管内镜检查人次多或少，越忙越要仔细，特别是最初检查的 1 min，如果内镜检查进展不顺利，迅速改变思维方式和检查方法非常重要。由于腹部胀满感和内镜反复进出，容易产生气泡，不仅影响视野观察，也可能发生贲门黏膜撕裂症。检查中如果出现腹部胀满感，应嘱咐请被检者继续保持放松状态，操作者应尽快抽吸胃内多余气体，或者直接退镜。

## 二、清醒镇静

镇痛（analgesic）是用药物或手法对急慢性疼痛进行的治疗。与镇痛不同的是镇静（sedation），指使患者情绪安定或平静的治疗。镇静有不同等级，在内镜诊疗中最理想状态是保留自主呼吸的深度镇静状态。清醒镇静是指对意识水平产生轻微的抑制，同时患者能够保持连续自主的呼吸及对物理刺激和语言指令做出相应反应的能力。在镇静过程中，患者保持清醒，没有丧失意识，保护性反射活跃，并能配合治疗。检查者与被检者之间可以进行边沟通交流边内镜诊疗的镇静状态。

### （一）清醒镇静剂的优点

苯二氮䓬类镇静剂，一般静脉注射 2.5～5 mg，可根据患者年龄和全身状况调整剂量（dose modification），半衰期为 3.5 h。苯二氮䓬能够抗焦虑、抑制不安，有顺行性遗忘效果，能使患者忘记检查中的痛苦。在使用过程中需注意：① 随时观察患者，必要时追加镇静剂可以进一步缓解疼痛。② 在配备常规监护仪（包括心电图、脉搏氧饱和度和无创血压）条件下实施内镜诊疗，观察到氧饱和度过低时应鼓励被检者腹部呼吸，如果氧饱和度继续下降则可进行吸氧，如果观察到氧饱和度不稳定时可使用拮抗剂。

### （二）清醒镇静剂的缺点

清醒镇静剂的副作用：① 药物过敏所产生的问题。② 超药物剂量所产生的问题。临床对药物过敏是难以预见的，为此在用药前应询问患者有无药物过敏史，根据被检者全身状况（如内脏器官、年龄、体重等）决定给药剂量，并随时调整剂量。

### （三）注意事项

（1）静脉给药后可能会产生副作用，如呼吸抑制（呼吸次数减少、缺氧发绀和呼吸暂停），循环抑制（血压降低、心动过缓和心律失常），延迟唤醒或者清醒延迟（都需要准备复苏床）。

（2）静脉给药 3～5 h 后，患者可能会出现再次镇静和困倦，注意力和反射运动能力等下降，也可能出现前瞻性健忘效果（记忆消失）。

（3）检查结束后，应将患者安置在容易观察的地方，不断与患者对话，防止被检者再次进入睡眠状态；对舌根下垂引起呼吸道不畅和抑制呼吸，应及时实施下颚抬起法，保持其呼吸道通畅。如果缺氧状态未能有效改善，应静脉注射镇静和镇痛药物的拮抗剂。

（4）预先配备复苏急救包和无创监护仪（包括心电图、脉搏、氧饱和度和无创血压），配备护士确保静脉畅通。

## 三、静脉麻醉

静脉麻醉是无痛内镜检查和治疗的关键，其经静脉通路将药物注入血液循环，在中枢神经系统产生麻醉。良好的麻醉方式可有效维持血流动力学的稳定性，降低不良反应发生率。静脉麻醉方法：① 强化（传统）镇痛镇静术：基于固定在特定时间内连续或间断在患者静脉内注射镇痛镇静药物以达到镇痛镇静效果的技术。② 患者自控镇痛镇静术（patient-controlled analgesia, PCA）：是一种为内镜检查或术中的患者提供更为安全、有效、舒适及易于控制的镇痛镇静技术。③ 靶控输注镇痛镇静术（target-controlled infusion, TCI）：对不同性别、年龄、体重的患者，借助计算机来控制注入体内的全身麻醉药物，从而提高全身麻醉的可控性，以达到适宜或预期的全身麻醉深度。④ 智能辅助个性化镇痛镇静术：根据计算机系统监测患者生命体征变化，准确输注药物，及时调整体内药物浓度。通过使用计算机算法，基于患者对刺激和生理特征的反应，向患者血液内注入丙泊酚，以达到轻度、中度和重度镇痛镇静。

### （一）静脉麻醉优点

1. 强化（传统）镇痛镇静术 强化镇痛镇静术操作简单，仪器设备使用经济、有效，适用于基层医院和条件有限的医疗机构开展时间较短的胃肠镜检查。

2. 患者自控镇痛镇静术（PCA） 应用丙泊酚（或环泊酚）和瑞芬太尼，采用PCA技术是一种既安全有效又被内镜受检者和检查医师所接受的方法。其通过药理或非药理方式，最小限度地抑制患者的精神状况，使其可感知生理刺激及语言命令，对于呼吸抑制及血液循环影响较小，尤其是可以减少高血压和冠心病患者的心肌耗氧量，具有良好的麻醉效果。

3. 靶控输注镇痛镇静术 靶控输注以药动学和药效学原理为基础，预先设定药物浓度，达到麻醉医师对药物在人体内浓度的预期值，实现理想的麻醉状态，可避免镇痛镇静发生过度或不足现象。靶控输注技术在复杂的消化内镜诊疗中被广泛应用，舒芬太尼联合咪达唑仑及连续输注丙泊酚镇痛镇静，患者入睡和苏醒速度较快，恶心、痛苦、焦虑、呛咳和骚动等不良反应显著减少，生命体征趋于稳定。

4. 智能辅助个性化镇痛镇静术 智能辅助个性化镇痛镇静能够提供更有效的方法，全面监测并自动控制相应药物（如丙泊酚和瑞芬太尼）用量来调节镇痛镇静深度，适合中度至重度镇痛镇静。其可提升内镜诊疗团队准确使用丙泊酚和芬太尼的可行性，同时内镜检查者的镇痛镇静效果良好，术后恢复时间较快。

### （二）静脉麻醉缺点

在传统的静脉麻醉中，把控用药剂量和时间主要依赖主观判断来确定，药量浮动多凭借经验进行增减，这可能导致药物过量或不足等。药物过量会引起患者呼吸抑制、心率、血压降低等现象；药量不足则无法达到有效的镇痛镇静效果，无法对患者顺利进行内镜检查和治疗，如果处理不当极易引起严重后果。

## 四、内镜针药复合麻醉

针刺麻醉是在针灸疗法基础上发展起来的一种独特的麻醉方法。其根据内镜诊疗疾病部位循经取穴、辨证取穴和局部取穴原则进行针刺操作，达到一定的麻醉效价后实施内镜诊疗疾病，是一种非药物麻醉方法。20 世纪 80 年代根据临床实际需要提出的针刺复合麻醉（ABA），又称针刺辅助麻醉（acupuncture assisted anesthesia, AAA）已逐渐成为针刺麻醉临床和研究的主流。目前，临床麻醉中单用一种麻醉药或一种麻醉方法的情况已不多见，更常用的是多种药物和方法相配合的复合麻醉。当今的针刺麻醉已经不是20 世纪 60 年代单纯地应用针刺麻醉，而是针刺复合麻醉 / 针刺辅助麻醉，即针刺与小剂量麻醉药、镇痛药合并应用；有时要加上某些针麻增效药，以加强针刺的镇痛效果，保证患者在手术、内镜诊疗中完全无痛，以及减少术后疼痛，降低药物和手术创伤引起的副作用。针刺作为一种有效的镇痛方法完全可以成为复合麻醉中的一个有机组成成分，其符合现代麻醉学的发展规律及潮流，并有利于临床的推广和应用。

针刺复合麻醉 / 针刺辅助麻醉的优点：① 针刺麻醉可加强药物镇痛效果，多数情况下患者在手术中处于清醒和无痛状态。② 针刺麻醉与药物结合，麻醉药量可减少45%～54%，从而降低药物不良反应和药物费用。③ 随着麻醉药量的减少，针刺麻醉起到整体调整作用，患者在手术中的循环、呼吸功能稳定，术后苏醒时间缩短，并发症减少，住院时间缩短。④ 可弥补单纯针刺麻醉实施内镜诊疗过程中还存在的镇痛不全、肌肉紧张和内脏牵拉反应等不足，使麻醉效果向整个围手术期拓展演变，这种应用方式的转变也带来了适应证的扩展。

### （一）针刺麻醉的基本原理

针刺麻醉主要是通过针刺不同穴位，激活大脑内相关功能区域的某些核团，刺激相关神经递质或活性肽的释放，达到调控作用。中医学认为"不通则痛"，按循经取穴、辨证取穴及局部取穴的原则，根据内镜诊疗疾病病变部位，将针刺入相应穴位，经针刺诱导 30～50 min，发挥镇痛作用。其通过神经化学机制或外周炎症因子等对机体的控制和调节作用进而达到镇痛效果。

1. 神经化学机制 针刺麻醉镇痛与中枢系统的痛觉信号传入和整合，针刺信号可引起神经系统产生一些化学递质类物质、神经肽等，如内阿片肽、5-羟色胺（5-HT）、去甲肾上腺素（NE）、乙酰胆碱（ACh）等。体内递质类物质的产生决定了针刺的镇痛效果，通过穴位深部的感受器以及神经末梢等传入中枢系统中，在针刺信号传入脊髓后，疼痛和针刺信号在脊髓的核团内相互作用，减少抑制，并通过脊髓背角边缘层神经元的直接投射，激活高位神经系统，起到镇痛作用。

2. 外周化学机制 外周组织释放的抗炎物质与针刺麻醉镇痛相关，外科手术引起的组织损伤，以及促炎因子如肿瘤坏死因子（TNF）-α、白细胞介素（IL）-6、IL-10 的大量释放，能通过炎症反应引起机体疼痛。其机制为 TNF-α 和 IL-6 能引起神经元和胶质细胞上 P 物质（SP）和前列腺素 E2（PGE2）的表达水平，参与外周疼痛敏化，而电针针刺麻醉能够通过多种途径抑制 TNF-α 和 IL-6 等的合成与释放，抑制机体痛敏反应，从而起到镇痛的作用。

### （二）镇痛效应

1. 超前镇痛 中枢敏感化是导致疼痛时间延长、镇痛效果不佳的主要原因。围手术期针刺麻醉镇痛可以降低有害物质刺激传入中枢，介导外周和中枢敏感化，抑制神经的可塑变化，达到创伤后镇痛和降低止痛药用量的目的。术前针刺镇痛可激活中枢系统的内源性阿片类物质（如脑啡肽、β-内啡肽等），其中 β-内啡肽含量增高可达到镇痛的作用。针刺在术前进行超前镇痛可以抑制疼痛、减少麻醉药物的使用、防止术后药物的副作用以及提高术后恢复情况等。针药复合麻醉的最佳方案：术前 30～50 min 进行针刺，电刺激参数选择低疏密波交替（2/100 Hz）。

2. 术中辅助麻醉镇痛 术中辅助麻醉镇痛除了有效的麻醉镇痛外，还具有减少麻醉药使用剂量、降低术中不良反应和缓解术后麻醉药的副作用等优点。术前内关、后溪、合谷等穴位施加 2 Hz 和 2 Hz/100 Hz 电针诱导，可显著降低围手术期应激反应时血浆中皮质醇含量，在减少使用麻醉药或用量相同情况下，减轻应激反应以达到保护脏器的作用。因此在多项手术中施以针刺辅助麻醉镇痛，不仅可以有效减轻患者疼痛，还能够有效减少麻醉药的用量及术后各种不适反应。

3. 术后加快恢复 术后由于麻药作用消失，患者创口可出现不同程度的疼痛，此类疼痛会严重影响患者的术后生活质量甚至康复情况。采取及时有效的镇痛措施，运用针刺镇痛，促进胃肠道蠕动，减少炎症反应，不仅可以减轻患者的疼痛，而且可以加快机体反应机制和加速功能恢复。

### （三）镇痛取穴

1. 针刺麻醉取穴 主要集中在四肢，如足三里、内关等，鲜有头部穴位。然而头针在内镜诊疗中便于医生操作和管理，简便易行。头针麻醉的针刺信号能够直接传入脑干，激发与镇痛相关的神经中枢，脑干能汇集不同性质、不同来源的各种感觉、运动信息，针刺信号和疼痛信号在脑干水平发生相互影响，使痛刺激的反应受到抑制，产生镇痛作用。

2. 针刺辅助麻醉取穴　根据现代解剖生理学及现代神经科学原理，不同穴位局部的解剖结构及功能不尽相同，不同穴位中具有不同传入神经末梢，可以传递触压觉及温痛觉，引起麻醉、镇痛、治疗等不同效应。根据腧穴配伍原则，针对疾病不同的病因、病机、病位等，通常需要选择不同的穴位配伍，或远治，或近治，或取对疾病起到协同作用的腧穴进行配伍，以期达到准确、有效的治疗效果。针刺辅助麻醉镇痛在手术中会根据不同的内镜诊疗要求、不同的疾病部位以及不同的作用目标采用不同的选穴方法，多见循经选穴、局部选穴、辨证选穴和耳穴。

（1）循经选穴：是根据经脉循行所过部位，或经脉所属脏腑的病变而相应选择该经脉上的穴位达到治疗的一种选穴原则，是"经脉所过，主治所及"的具体体现。现代临床研究和基础动物实验的结果均证实了循经选穴在术中麻醉镇痛具有一定的优势，在临床应用上最为广泛。穴位选择体现了局部与远端相配合的原则。根据"经络所过，主治所及"的理论，选取与切口部位、手术脏器联系密切的经络腧穴。

（2）局部选穴：指在病变的脏腑部位附近选取合适的部位，调节受病脏腑内外气血阴阳，达到理想治疗效果的一种选穴方法，是"腧穴所在，主治所及"的具体体现。除了循经选穴原则来达到麻醉镇痛效果外，临床上多数手术会选取手术局部穴位进行针刺麻醉镇痛。局部选穴的主要理论依据是根据现代神经解剖学、生理学对患者情况进行判断后选穴，包括同神经取穴、近节段取穴与远节段取穴等。

（3）辨证选穴：是指根据所患疾病不同的证候特点，根据不同病因病机进行辨证选穴的一种选穴方式，是根据中医辨证论治的基础理论以及腧穴主治功能相结合的一种具体体现。

（4）耳穴：耳穴镇痛虽然多选择压丸法，较少采用针刺，但其基于中医经典理论，而借鉴于针刺麻醉。经过历代研究发现，耳穴具有良好的镇痛、麻醉效应。其选穴多选择具有镇静、安神作用的耳穴，如神门、交感、皮质下等，以及和手术相关部位的耳穴如脑干、肾、肺等。

### （四）频率和强度选择

针刺穴位时会产生沿经络传导的放射感或酸、麻、胀等"得气"的感觉。一般而言，"得气"感越强，镇痛效果越好。但是"得气"效果一般因人而异，刺激频率以及刺激强度可能会影响患者对疼痛的敏感度不同，从而产生不同的效果。电针仪和经皮穴位电刺激仪（TEAS）属于"外周"神经调控，通过调节频率、波形、强度使针刺产生更好、更稳定、更强的效果，并且是一种安全、可控的治疗方法。其中频率为最主要的因素，神经组织一般可对频率在 1～100 Hz 的刺激做出反应，而作用波宽在 0.1～1.0 ms，强度则在 0.1～5.0 mA，三种选择任意一种超出合适范围，则会出现不适的刺激感受，降低治疗效果。研究表明，电针 2 Hz、15 Hz、100 Hz 被认定为低、中、高频电刺激，不同频率产生镇痛效果的机制不同。

### （五）刺激时间选择

针刺麻醉镇痛的刺激时间选择上，存在不同的观点。一般认为针刺治疗通常在 30 min 会充分地产生镇痛麻醉作用，时间超过 1 h 后镇痛效果反而降低。手术前 30 min 开始针刺干预，持续性地提插捻转，可产生麻醉镇痛作用。手术期间需继续行针，倘若手术时间超过 2 h，需采取间断行针，即刺激 30 min，停止 30 min。

### （六）针药复合麻醉

针刺复合麻醉 / 针刺辅助麻醉并不是简单地将针刺与麻醉药物随意组合。只有以针刺为主，加上正常情况下不足以完成手术镇痛要求剂量的麻醉药的麻醉，才称之针药复合麻醉。目前的研究表明，具有肯定镇痛作用的一些药物，当它们与针刺结合应用时却出现了分化，尽管多数药物与针刺具有协同镇痛作用，但也有相当一些药物能拮抗针刺的镇痛作用，或对针刺镇痛没有影响。研究者依据药物对针刺镇痛效应的影响，将临床镇痛麻醉药分为 3 类：第一类是拮抗针刺镇痛效应的药物，称为针刺麻醉减效药，目前发现的有氯胺酮等 6 种；第二类是能增镇痛效应的药物，称为针刺麻醉增效药，目前发现的有芬太尼等 16 种；第三类是对针刺麻醉不产生影响的药物，称为针刺麻醉无影响药，已观察到的有舒必利等 3 种。

全身静脉麻醉因其实施相对简单，可根据患者病情进行多种药物搭配等优点逐渐成为临床麻醉的主流技术。但由于其麻醉作用的消除依赖于患者的肝肾功能，可控性较差。因此，与针刺联合应用可有一定的优势。针刺麻醉联合氯胺酮、丙泊酚和利多卡因的静脉复合麻醉与单纯的静脉复合麻醉相比较，在诱导时应用针刺进行麻醉的内镜治疗中，患者的精神反应、恶心呕吐和舌后坠的发生率明显低于后者，且术中麻醉药物维持用量也明显降低。

## 五、内镜麻醉管理

随着被检者对内镜诊疗要求的不断提高，以及内镜诊疗过程中舒适需求日益增加。在 20 世纪 90 年代末，我国已开展静脉麻醉下实施内镜诊疗技术。其通过静脉给药能够消除或减轻被检者在内镜诊疗过程中的疼痛、腹胀、恶心呕吐等主观痛苦和不适感，消除被检者对再次内镜诊疗所产生的恐惧感，提高被检者对内镜诊疗的接受程度，为内镜医生创造更良好的诊疗条件，避免被检者在痛苦状态下引发机械损伤。静脉麻醉通过静脉给予一定剂量的短效麻醉剂，短时间内被检者叮迅速进入镇静和睡眠状态完成内镜诊疗技术，诊疗结束后可迅速苏醒。

**（一）麻醉方法**

1. 中度镇静　镇静是指用药后引起意识水平下降，而镇痛是不引起意识水平下降的情况下减轻疼痛，两者有所区别。由于没有独立的镇静意识水平的定义，一般参照美国麻醉师协会（ASA）镇静 / 麻醉水平定义。以内镜检查为目的，实施最好的镇静效果是中度镇静（moderate sedation），或称清醒镇静。Ramsay 评分法作为判断镇静麻醉深度的方法已被广泛使用于临床，是监测镇静深度简便有用的指标（表 2-4-1）。Ramsay 评分 2 相当于轻度镇静，Ramsay 评分 3～4 相当于中度镇静。患者神智淡漠、有意识、对语言和触觉刺激有反应，无需气道干预，心血管功能可维持。中度镇静能降低患者的恐惧，减少不良事件的发生。主要适用于 ASA Ⅰ～Ⅲ级、能够合作的患者（表 2-4-2）。

表 2-4-1　Ramsay 镇静评分

| Ramsay 镇静评分 | 反　　应 |
| --- | --- |
| 1 | 焦虑不安，烦躁不安 |
| 2 | 合作、平静、稳定认识 |
| 3 | 能对指令做出反应 |
| 4 | 对嗜睡者眉间轻微敲击或强烈听觉刺激立即做出反应 |
| 5 | 对嗜睡者眉间轻微敲击或强烈听觉刺激缓慢做出反应 |
| 6 | 对刺激没有反应 |

表 2-4-2　ASA 术前评价分类

| 分　类 | 患　者　状　态 |
| --- | --- |
| Ⅰ | 无全身疾病 |
| Ⅱ | 有轻度全身疾病，但日常生活不受限制 |
| Ⅲ | 有严重全身疾病，日常生活受到限制 |
| Ⅳ | 有威胁生命的全身性疾病，不能进行日常活动 |
| Ⅴ | 即使进行治疗，有 24 h 以内死亡的可能性 |
| E | 在急救状态下，在分类后加上 "E" |

2. 深度镇静 / 麻醉　深度镇静 / 麻醉是使患者嗜睡或意识消失但保留自主呼吸的浅麻醉。其有发生呼吸抑制的可能，应监测患者的呼吸并采用适合消化内镜诊疗时辅助给氧及通气设备，如内镜专用面罩、鼻咽通气道、鼻罩（小号面罩可作为成人鼻罩）等。

因未行气管插管或喉罩控制呼吸，主要适用于呼吸功能储备良好的患者和气道可控性强的手术。

3. 气管插管全身麻醉　适用于操作时间长、有潜在误吸风险及可能影响气体交换的内镜诊疗手术。

### （二）解除监测标准

解除监测标准是对患者的意识水平、呼吸状态、循环动态进行评判，内镜诊疗后解除监测标准，通常使用 Aldrete 评分和麻醉后出院评分系统（post anesthetic discharge scoring system, PADSS）等。Aldrete 评分由呼吸状态、氧饱和度、意识水平、循环动态和活动度 5 个项目组成，满足 9 分以上为退出标准（表 2-4-3）。

表 2-4-3　Aldrete 评分

| 评价项目 | 标　　准 | 点数 |
| --- | --- | --- |
| 呼吸状态 | 有深呼吸，咳嗽反射 | 2 |
| | 呼吸困难，有浅呼吸 | 1 |
| | 有呼吸暂停 | 0 |
| 氧饱和度 | 氧饱和度＞92%（室内空气） | 2 |
| | 氧饱和度≥90%（输氧） | 1 |
| | 氧饱和度＜90%（输氧） | 0 |
| 意识状态 | 清醒 | 2 |
| | 唤醒 | 1 |
| | 无反应 | 0 |
| 循环动态 | 血压 ±20 mmHg（术前基础值） | 2 |
| | 血压 ±20～50 mmHg（术前基础值） | 1 |
| | 血压 ±50 mmHg（术前基础值） | 0 |
| 活动度 | 四肢能活动 | 2 |
| | 能移动一个或多个肢体 | 1 |
| | 四肢不能移动 | 0 |

### （三）麻醉药物

麻醉时应选择起效快、消除快、镇痛镇静效果好、心肺功能影响小的药物。

1. 催眠镇静剂　苯二氮䓬类包括地西泮（安定）、咪达唑仑（咪唑安定）、氟硝西泮、盐酸右美托咪定等。

（1）地西泮：可减轻以下疾病或状态下的不安、兴奋和抑郁，如麻醉、诱导麻醉、麻醉中、术后、戒断酒精中毒症状和分娩时，抑制癫痫持续状态的惊厥等。

（2）咪达唑仑：麻醉前给药，全身麻醉的诱导和维持，重症监护中机械通气期间的镇静，牙科、口腔外科领域和手术过程中的镇静。

（3）氟硝西泮：失眠、麻醉前用药。

（4）盐酸右美托咪定：重症监护中人工呼吸期间和脱离呼吸机后的镇静。局部麻醉下非插管手术和治疗时的镇静。

2. 阿片类镇痛剂

（1）盐酸哌替啶：剧烈疼痛时的镇痛、镇静和解痉，麻醉前给药，麻醉辅助用药。

（2）芬太尼：全身麻醉、全身麻醉中的镇痛，局部麻醉镇痛辅助用药，剧烈疼痛镇痛用药。

3. 拮抗性镇痛剂　喷他佐辛适用于各种癌、术后、心肌梗死、胃十二指肠溃疡、肾和尿路结石、闭塞性动脉炎；胃、输尿管、膀胱检查器械使用时的麻醉前给药和麻醉辅助用药。

4. 静脉麻醉剂

（1）丙泊酚：全身麻醉诱导和维持，重症监护人工呼吸期间的镇静用药。注意点：副作用为呼吸抑制、循环抑制（心动过缓、低血压）、静脉注射时引起血管疼痛等。如果没有拮抗剂，一旦发生呼吸抑制，需要进行辅助呼吸，维持呼吸循环动力学，等待镇静水平恢复。对循环系统障碍和老年患者，应注意可能引起呼吸和循环抑制，需缓慢少量给药。在实际使用时，相同于一般全身麻醉剂，从麻醉开始到患者完全苏醒，由熟练的麻醉医师和护士密切监视患者的全身状态。对门诊内镜诊疗患者，应充分注意镇静深度，仅限于 ASA-PS 分类 Ⅰ 或 Ⅱ 的患者，并且只有接受过气道保障等训练的麻醉医生才能使用丙泊酚。应配备充分应对呼吸抑制的专业设施。住院进行内镜治疗（如内镜下黏膜剥离术等），在获得伦理认可的基础上，边维持用药边进行管理。

（2）环泊酚：适合消化内镜检查和成年患者的全身麻醉诱导，与镇痛药物联合使用有协同作用。不良反应与丙泊酚相似，如低血压、心动过缓、呼吸暂停、呼吸抑制、缺氧和注射痛。

5. 拮抗剂

（1）氟马西尼：解除苯二氮䓬类药物镇静，改善呼吸抑制。注意点：虽然氟马西尼没有内脏器官毒性和刺激性，是一种安全性高的药物，但由于其代谢快，随着时间的推移，苯唑地氮平受体占位率降低，苯唑地氮平类药物的作用会再次出现，有时会发生再次镇静。代谢快的咪达唑仑很难发生这种现象，但需要注意其他的苯唑地氮平类药物。如果怀疑苯唑类药物过量给药引起的过度镇静、嗜睡、错乱、昏迷时，根据需要考虑给拮抗剂药物。

（2）盐酸纳洛酮：改善阿片类止痛剂对呼吸的抑制及苏醒延迟。注意点：与拮抗性镇痛剂比较代谢较快，可能发生再次镇静。依赖阿片类药物的患者可能会出现急性戒断综合征，如高血压、心动过速、心室颤动、肺水肿、换气过度、恶心 / 呕吐和痉挛。盐酸纳洛酮本身会引起呼吸抑制和镇静。盐酸纳洛酮的副作用可能危及生命，故不轻易推荐使用。

### （四）并发症处理

（1）上消化道疾病在麻醉下未行气管插管时发生反流误吸的风险增加。一旦发生反流，应立即吸引口咽部；使患者处于头低足高位，并改为右侧卧位，因受累的多为右侧肺叶，此体位可保持左侧肺有效的通气和引流；必要时行气管内插管，在纤维支气管镜直视下吸尽气管内误吸液体及异物，行机械通气，纠正低氧血症。

（2）上呼吸道梗阻：深度镇静或麻醉时可致舌后坠引起气道梗阻，应行托下颌手法，并可放置口咽或鼻咽通气管；麻醉较浅加之内镜或分泌物刺激咽喉部易导致喉痉挛，应注意预防和及时处理。如果患者血氧饱和度（SpO$_2$）低于 90%，则应给予辅助或控制呼吸，采用专用面罩或鼻罩正压通气，必要时嘱内镜医师退出内镜，行气管内插管或放置喉罩。

（3）呼吸抑制：麻醉或镇痛药相对过量或推注过快、患者心肺功能较差者易发生呼吸抑制，应加强呼吸监测，包括呼吸频率、潮气量、气道内压力、呼气末二氧化碳（PET CO$_2$）以及 SpO$_2$ 等，以便早期发现并及时给予辅助或控制呼吸。

（4）循环系统并发症：内镜操作本身对自主神经的刺激以及镇静和（或）麻醉药物的作用均可能引起心律失常。如心率慢于每分钟 50 次，可酌情静脉注射阿托品 0.2～0.5 mg，可重复给药。如同时伴有血压下降，可选用麻黄碱 5～10 mg，单次静脉注射。

## 第五节　内镜插管与观察

### 一、插镜方法

#### （一）持握插镜方法

左手把持内镜操作部，拇指控制上下操作钮，示指控制吸引按钮，中指控制送气水按钮，环指和小指支撑操作部；右手持握式把持镜身（距先端部 20～30 cm）软管处，控制插镜和左右旋镜（图 2-5-1）。

#### （二）持笔插镜法

左手把持内镜操作部，拇指控制上下操作钮，示指控制吸引按钮，中指控制送气水按钮，环指和小指支撑操作部。右手持笔式把持镜身（距先端部 20～30 cm）软管处，控制插镜和左右旋镜，在插镜过程中不必更换右手位置，用右手拇指和中指轻柔把持，并轻轻搭上示指。优点是容易感觉到内镜先端部阻力，防止插镜时过度用力进镜（图 2-5-2）。

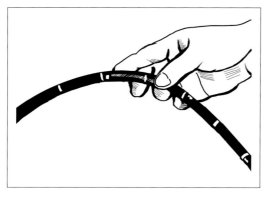

图 2-5-1　持握插镜法

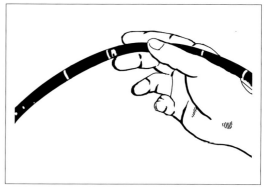

图 2-5-2　持笔插镜法

## 二、食管开口插管

内镜先端部通过牙垫圈中央插入，沿着舌根的生理弯曲边观察、边推进。从门齿到食管入口处的距离约 15 cm。上起颅底，下至第 6 颈椎下缘或环状软骨水平处与食管相连。咽部可分鼻咽和咽中、下部。内镜插入腭弓（距门齿 4～6 cm）见悬雍垂、舌根和咽中、下部，为了使内镜先端部轻松地越过咽喉部，首先不要引起反射通过口腭弓非常重要。如果发生反射会反复引起恶心，内镜先端部难以通过咽喉部。还有些反射较强烈的被检者，很难避免反射。如果利多卡因咽喉部麻醉充分的话，除部分反射强烈的被检者外，内镜先端部通过腭弓时，只要没有明显接触就不会发生反射。另外，在内镜先端部抵达上颚弓前发出"啊"或"哈"的声音时，上颚弓会移动到上部（内镜画面下方）打开，可以减少内镜先端部接触插入。稳定操作和沿着目标方向很重要。咽喉部插入，如果无反射地通过腭弓，就可以无反射地插至咽喉部，但在这种情况下，需仔细操作内镜先端部，在口咽后壁上滑动前进也是至关重要的环节。

内镜先端部近咽中部或第 2 颈椎下缘水平处及会厌软骨上方（距门齿 9～10 cm），见咽下部后壁及前壁、会厌和部分舌根，在会厌后面进镜，避免内镜触碰局部组织，刺激后引起被检者恶心。内镜先端部近咽下部或第 3～第 4 颈椎水平处（距门齿 13 cm），见声带、会厌、左右梨状窝（图 2-5-3）、气管开口和小结节。内镜先端部近第 4 颈椎水平处（距门齿 14～15 cm），接近左侧梨状窝方向（图 2-5-4、图 2-5-5），也是在左侧卧位下方。通常是从左下咽喉部插入食管，内镜画面上缘朝向前壁是食管开口处，顺着这个方向进入下咽部。进入下咽部后，一边顺时针旋转内镜先端部一边

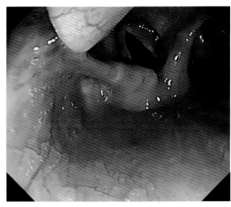

图 2-5-3　左梨状窝远景像

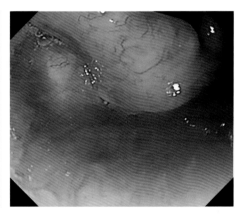

图 2-5-4　左梨状窝中景像

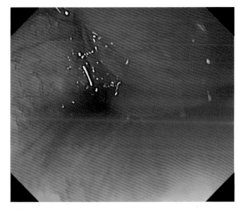

图 2-5-5　梨状窝近景像

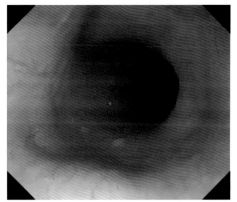

图 2-5-6　食管开口处

插镜，多数会无阻力地进入食管（图 2-5-6）。具体来说，操作者感觉是沿着栅状血管走向，向右旋转内镜先端部，然后沿着血管轨迹插入，并在左梨状凹陷内侧观察到黏膜皱襞，血管等结构如果不注气就无法观察。在注气状态下，一边确认血管等结构一边无阻力地插管。如果不注气，也可以凭感觉把握方向进行无阻力插管。插入时，如果遇到阻力，切勿使用暴力。在这种情况下，原位停止插管，一边用指尖感受内镜先端部阻力，一边缓慢移动，避免被检者产生反射，这时候经常能够找到食管入口处并插管。

## 三、正常观察顺序

### （一）食管观察法

食管观察：① 缓慢退镜观察颈部食管（cervical esophagus, Ce）明显优于进镜观察（图 2-5-7）。② 观察上胸段食管（upper intra-thoracic esophagus, Ut）/ 中胸段食管

（middle intra-thoracic esophagus, Mt）交界处见左主支气管压迫作为标记（图 2-5-8）。
③ 观察下胸段食管（lower intra-thoracic esophagus, Lt）处左心房压迫作为标记（图 2-5-9）。④ 操作者边送气，边嘱被检者吸气后屏气观察食管-胃黏膜交界处（esophago-gastric mucosal junction, EGJ）（图 2-5-10）。

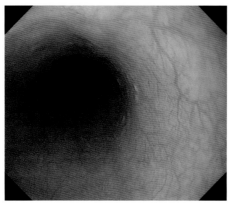

图 2-5-7　退镜观察食管上段

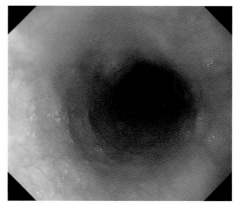

图 2-5-8　进镜观察食管中段

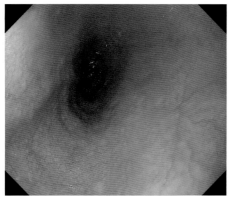

图 2-5-9　进镜观察食管下段

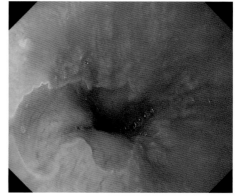

图 2-5-10　进镜观察齿状线

### （二）胃内观察 A 法

观察食管后，从口侧缘开始依次对胃体部、胃角、胃窦部、幽前区和十二指肠进行观察和摄片，尔后将内镜退回至胃内并反转内镜，观察和摄片胃体部、贲门部和胃底部。

1. 进镜顺序　内镜进入胃后，注入较少空气量，沿胃体上部（图 2-5-11）、胃体中部（图 2-5-12）和胃体下部（图 2-5-13）进镜至胃窦部（图 2-5-14）。一边注意在切线方向上进镜容易偏向后壁变成盲点，一边不要过多注入空气进行观察，一旦胃过度膨胀后抽气，就会观察不到最初的后壁。大弯侧有时会遮盖内镜摩擦的发红病变，因此内镜在俯视状态下需仔细观察。幽门管容易被内镜擦伤，所以内镜越过前

摄片 1 张（图 2-5-15），以便前后比较。内镜进入十二指肠球部摄片（图 2-5-16），
降部（含 Vater 乳头）摄片（图 2-5-17）。

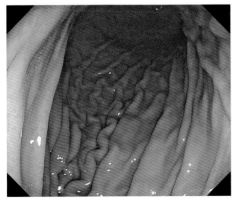

图 2-5-11 少量注气时，观察胃体上部大
弯侧、后壁和部分前壁

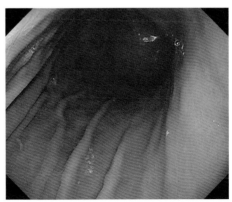

图 2-5-12 观察胃体中部大弯侧、前壁和
后壁

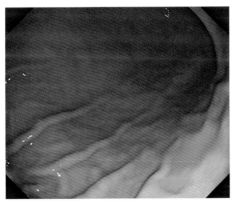

图 2-5-13 观察胃体下部大弯侧、前壁和
部分后壁

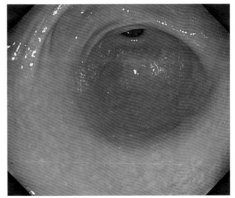

图 2-5-14 远景观察胃窦部

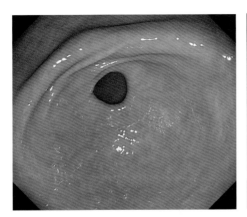

图 2-5-15 近景观察幽门口

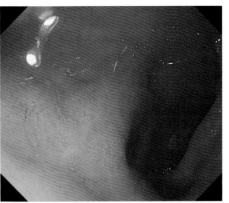

图 2-5-16 观察十二指肠球部

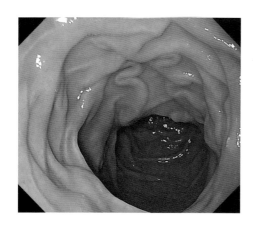

图 2-5-17　观察十二指肠降部（含 Vater 乳头）

2. 退镜顺序

（1）胃窦部近景像：从胃窦部开始，取俯视姿势缓慢退出内镜（胃窦部→胃角→胃体下部→胃体中部→胃体上部→胃底部）按顺序进行观察。胃窦部近景像螺旋式观察和摄片前壁（图 2-5-18）、小弯侧（图 2-5-19）、后壁（图 2-5-20）和大弯侧（图 2-5-21）（前壁、小弯侧、后壁和大弯侧顺序可以根据手术及胃的形态有所变更）。

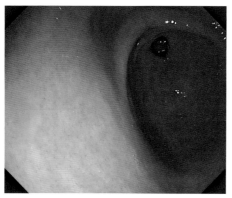

图 2-5-18　退镜近景观察胃窦部前壁

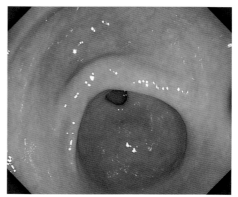

图 2-5-19　近景观察胃窦部小弯侧

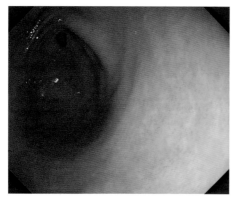

图 2-5-20　近景观察胃窦部后壁

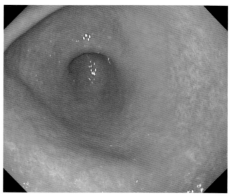

图 2-5-21　近景观察胃窦部大弯侧

（2）胃窦部远景像至胃角：同样进行螺旋式观察和摄片前壁（图 2-5-22）、小弯侧（图 2-5-23）、后壁（图 2-5-24）和大弯侧（图 2-5-25）。当小弯侧皱襞干扰观察全景像时，吸气后皱襞消失，观察和摄片就变得非常清楚。

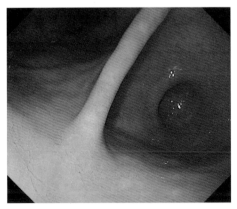

图 2-5-22 远景观察胃窦部至胃角前壁

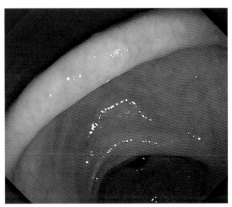

图 2-5-23 远景观察胃窦部至胃角小弯侧

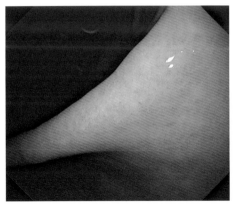

图 2-5-24 远景观察胃窦部至胃角后壁

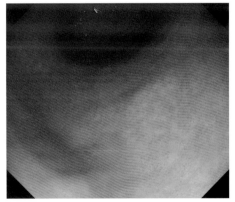

图 2-5-25 远景观察胃窦部至胃角大弯侧

（3）胃体下部：同样进行螺旋式观察和摄片前壁（图 2-5-26）、小弯侧（图 2-5-27）、后壁（图 2-5-28）和大弯侧（图 2-5-29）。

（4）胃体中部：同样进行螺旋式观察和摄片前壁（图 2-5-30）、小弯侧（图 2-5-31）、后壁（图 2-5-32）和大弯侧（图 2-5-33）。一边充分注入空气量，一边观察和摄片被增大的皱襞间距。

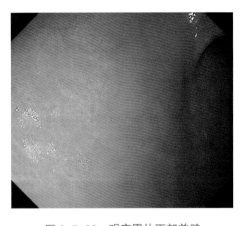

图 2-5-26 观察胃体下部前壁

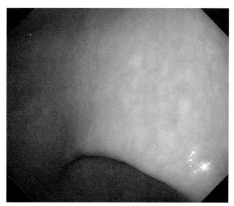

图 2-5-27 观察胃体下部小弯侧

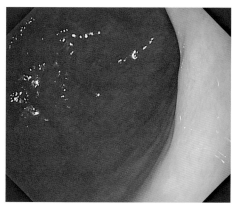

图 2-5-28 观察胃体下部后壁

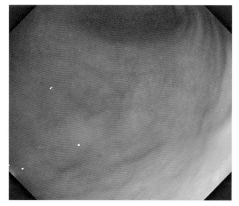

图 2-5-29 观察胃体下部大弯侧

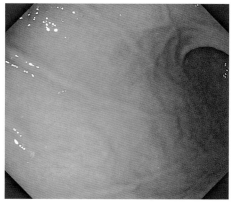

图 2-5-30 观察胃体中部前壁

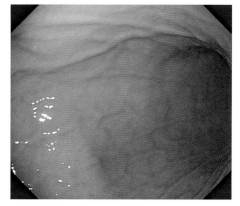

图 2-5-31 观察胃体中部小弯侧

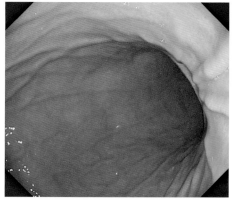

图 2-5-32 观察胃体中部后壁

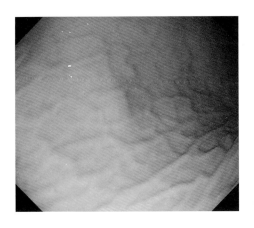

图 2-5-33　观察胃体中部大弯侧

（5）胃体上部：同样进行螺旋式观察和摄片前壁（图 2-5-34）、小弯侧（图 2-5-35）、后壁（图 2-5-36）和大弯侧（图 2-5-37）。一边充分注入空气量，一边观察和摄片被增大的皱襞间距。

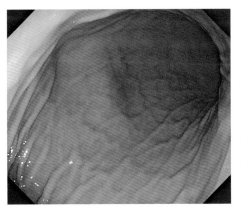

图 2-5-34　观察胃体上部前壁

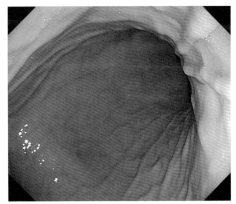

图 2-5-35　观察胃体上部小弯侧

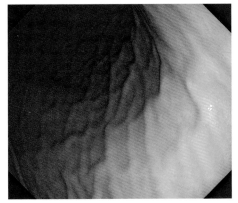

图 2-5-36　观察胃体上部后壁

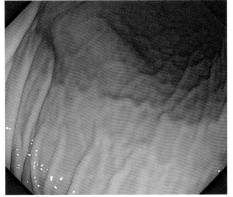

图 2-5-37　观察胃体上部大弯侧

（6）胃底部：① 注意胃体上部（图 2-5-38）至胃底部前壁（图 2-5-39），一边充分注入空气量，一边观察和摄片被增大的皱襞间距。② 观察体上部-穹隆部后壁支点后，将内镜做 U 形反转（即高位反转）（图 2-5-40）。③ 胃底部远景像充分注入空气，观察和摄片胃的扩张性和伸展性（图 2-5-41）。④ 胃底部近景注意观察和摄片贲门部和赫斯角（图 2-5-42）。

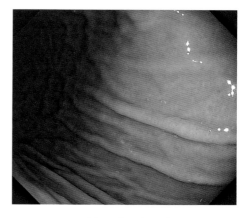

图 2-5-38　观察胃底部与胃体上部交界处

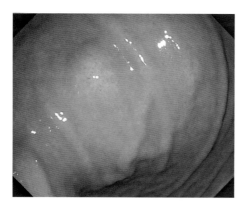

图 2-5-39　观察胃底部前壁

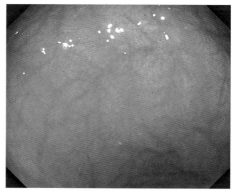

图 2-5-40　内镜 U 形反转（即高位翻转）

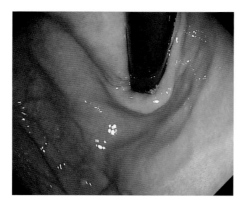

图 2-5-41　远景观察胃底部

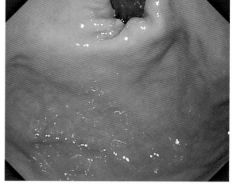

图 2-5-42　近景观察贲门部和赫斯角

（7）贲门部：隐藏在内镜镜身背面看不见的区域，摆动左右角度，仔细观察和摄片全周（图 2-5-43～图 2-5-45）。

（8）胃体部小弯侧：① J 形反转观察，缓慢送镜观察和摄片胃体上部（图 2-5-46）、胃体中部（图 2-5-47）和胃体下部小弯侧（图 2-5-48）。② 摆动左右角度，观察和摄片隐藏在内镜镜身背面看不见的区域，内镜摆动观察后壁，有意识地将其作为观察点（但不一定要进行例行摄片）。③ 将内镜镜身弯曲部分压迫大弯侧，与胃角小弯侧保持一定的距离进行观察和摄片。

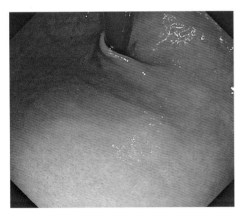

图 2-5-43　左右摆动观察贲门部-1

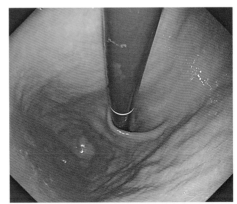

图 2-5-44　左右摆动观察贲门部-2

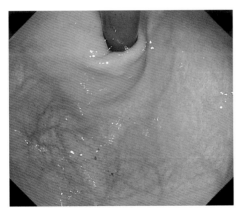

图 2-5-45　左右摆动观察贲门部-3

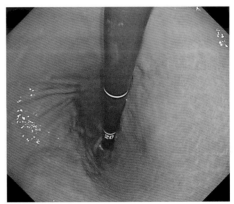

图 2-5-46　J 形反转观察胃体上部小弯侧

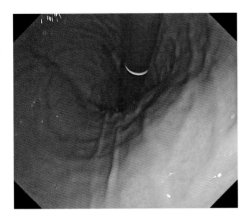

图 2-5-47　J 形反转观察胃体中部小弯侧

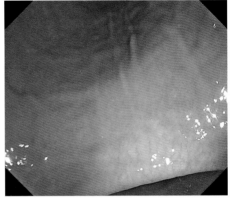

图 2-5-48　J 形反转观察胃体下部小弯侧

### （三）胃内观察 B 法

观察食管后，内镜直接从幽前区插入十二指肠，从肛侧缘开始依次对十二指肠、幽前区、胃窦部、胃角和胃体部进行观察和摄片，然后反转内镜，观察和摄片贲门部和胃底部。

1. 进镜顺序　各种胃内观察法多少有些差别，原则上以不遗漏部位为前提，根据操作者进镜顺序的习惯，避免内镜反复进镜和退镜给被检者带来痛苦。胃内观察 B 法：① 内镜进入贲门后稍注气，可见胃底与胃体分开嵴。② 内镜插入十二指肠之前，限制注气，内镜通过生理狭窄（如贲门和幽门口），需观察和摄片。③ 内镜抵达十二指肠球部和降段后，一边退镜，一边观察和摄片，前者观察和摄片比后者更重要。

2. 退镜循序

（1）胃窦部：内镜退镜至胃窦部后，充分注气和胃腔展开，按顺序观察和拍摄小弯侧、后壁、大弯侧和前壁。

（2）胃角：从胃窦肛侧缘开始，将内镜先端部向上反转，呈 U 形观察和拍摄胃角小弯侧、前壁和后壁。如果胃角不能充分暴露，退出内镜先端部后重新插入，再次观察和拍摄胃角小弯侧、前壁和后壁。

（3）胃体部：一边退镜，一边观察和摄片胃体下部、胃体中部和胃体上部的前壁、小弯侧、后壁和大弯侧。如果胃体部大弯侧皱襞未能完全展开，可以采用继续注气、变化体位和腹式呼吸等方法，使胃体大弯侧充分展开。

（4）贲门和胃底：参见"胃内观察 A 法"。

### （四）胃内观察 C 法

观察食管后，将内镜直接插入胃角，从胃角（小弯侧）开始依次对胃角、胃窦部、幽前区和十二指肠进行观察和摄片，而后退镜至胃内观察和摄片胃体部，最后 U 形和 J 形反转内镜，观察和拍摄贲门部和胃底部。

## 四、观察注意事项

### （一）纠正镜轴偏移

内镜正确轨道是指内镜在大弯侧中央插入的状态。如果内镜通过正确轨道，监视器上可以观察到胃角水平或稍微向左倾斜。如果内镜偏移插入至胃体部大弯偏前壁或后壁附近（称镜轴偏移），胃角呈极度倾斜或垂直状态，就可以观察到轴偏离。由于大弯侧富有伸展性，即使胃壁被镜身挤压，对受检者的影响也很小，一旦镜轴偏离，被检者会产生刺痛感和疼痛感；另外，镜轴偏离时，内镜先端部难以通过幽门口，这时将内镜暂时退至胃体上部，沿胃体部大弯侧皱襞，纠正镜轴偏移的状态下慎重地再次插镜。

## （二）注气量的控制

根据内镜种类差异，适量注气可以正面观察胃角。在注气量少的情况下，胃角不能正面观察，或者镜面与胃角之间距离非常接近时，可将内镜退回至胃体中部，追加注气后再次观察胃角。大多情况下，通过追加注气后，可以正面观察胃角。如果观察胃角仍不充分的情况下，推迟胃角观察（完成十二指肠或胃体上部反转观察之后）。

## （三）避免机械损伤

胃角存在病变频率较高，需要在内镜机械损伤引起出血等之前进行观察和摄片。依据悉尼分类，胃角已成为定点活组织病理取材部位。

## （四）瀑布胃观察与解袢

1. 观察方法　瀑布胃插入内镜，不仅初学者感到没有方向，有时专职内镜医生也会感到很困惑。由于瀑布胃具有一定的特征性，假设内镜在胃内走向正确，将内镜引导至幽门部非常重要。瀑状胃是指在贲门部正下方高位处即胃体部后壁呈锐角弯曲，胃底部主要被划分成左背侧囊状胃型，立位时吞咽钡剂呈装满杯子样的胃底部，积满钡剂后像瀑布样滴落在胃体下部，形态学上称畸形胃。由于胃底部明显向左后方倾斜，胃底部与胃体部间后壁产生显著的锐角呈嵴状分水岭（图2-5-49）。

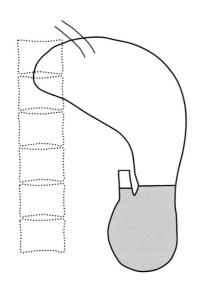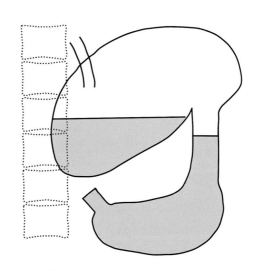

图2-5-49　瀑布胃形态

2. 解袢方法　瀑布胃的形状特征，按常规内镜插入方法，内镜镜身容易在胃底部内盘圈，或者在胃底部内弯曲无法插镜。另外，嵴状分水岭使胃体部入口变窄，难以识别插镜方向，为了确认插镜方向反复注气，气体进一步积存在胃底部，扩张后受胃底部压迫，关闭胃体部的入口处，易陷入恶性循坏。

瀑布胃插镜困难原因和处理方法（图2-5-50～图2-5-53）：① 内镜插入胃内，不要模式化的盲目插镜，首先要观察分水岭的形态和大弯侧黏膜皱襞，注意瀑布胃的重要性，逆时针旋转和轻微角度向下。② 在识别前进方向的基础上，充分脱气，慢慢地引导内镜走向。③ 如果气体积聚在胃底部，内镜容易在胃底部弯曲，这时候将内镜退至胃食管交界处，向逆时针方向旋转，尽量吸净胃底部气体。④ 一边仔细想象内镜在胃内的形状，一边选择胃体部最短线路的分水岭小弯侧插镜，内镜先端部钩拉后插入，按内镜的操作法，一边顺时针旋转内镜，一边引入胃体部方向，轻轻向上角插入内镜。⑤ 如果内镜难以插入胃体部时，嘱助手将被检者的右肩和右腰抬起，设半左侧卧位-左侧卧位。如果取腹卧位，空气积存在被检者最靠背侧的胃底部，受扩张的胃底部压迫，使胃体中下部变得更狭窄。为此通过体位变换，使胃底部的气体从胃体部向胃窦部移动，胃体部扩张，管腔识别和内镜插入变得容易。⑥ 在不太清楚的情况下，建议不要犹豫，选择透视确认内镜形状。积圈状态下，一边将内镜镜身盘圈在胃穹隆部，一边将内镜引入胃窦部，然后解圈。

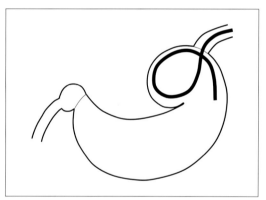

图2-5-50　瀑布胃内镜积圈

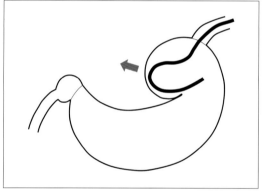

图2-5-51　直接插镜胃底膨胀

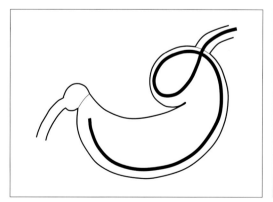

图2-5-52　镜身顺胃大弯侧插镜和解袢

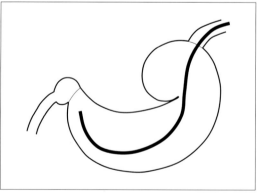

图2-5-53　解袢成功

## 五、减少病变遗漏

### （一）微细变化遗漏

通过内镜形态诊断为胃炎、糜烂和良性溃疡等病变，但初次活组织病理检查诊断为癌，即所谓形似胃炎型早期胃癌病变。如果对这类病变存在认识不足，即使看到也会漏诊。一些发红或褪色的色泽改变、微小的黏膜改变和微小出血性改变的病变，细致观察是非常重要的环节。希望内镜医生对这类病变的形态诊断需要积累更多经验，即使是合格的内镜医生，当遇到对病变形态诊断犹豫不决时，还是需要进行活组织病理检查确诊。

### （二）控制注气观察

胃内过度注入空气后，患者会感到非常痛苦。如果胃内注入空气不足的情况下，特别是未分化型腺癌好发于非萎缩性黏膜，一些隐藏在黏膜皱襞内的病变常容易被遗漏。尽管比较少见，但也应引起内镜医生的注意，如难以控制的打嗝，即使胃内注入大量空气，也难以充分暴露胃腔，病变隐藏在黏膜皱襞内易被漏诊。为此，控制空气量的注入，观察胃腔伸展状况，是必不可少的环节之一。

### （三）容易遗漏部位

一般来讲，食管入口处、贲门部、胃角后壁、胃体部后壁、胃体部大弯侧、胃窦部大弯容易成为上消化道内镜检查的遗漏区域。

1. 贲门部

（1）直视下详细观察贲门部交界线以下部位非常困难，如果内镜进入胃内后反转观察就会非常有效，低位反转观察结合高位反转观察是很重要的环节。另外，反转后一些病变隐藏在镜身背面，通过左右180°旋转，可以清晰地暴露病变。内镜下辨认赫斯角的方法：① 直视内镜检查时，食管-贲门黏膜交界部（EGJ）很容易上下移行，这时候与胃内注入空气量有关。在食管内观察 EGJ 的胃黏膜呈牵牛花样改变，当内镜在胃内观察后，胃内空气未充分吸引情况下退镜至食管观察，EGJ 的胃黏膜随之消失。② 内镜在胃内反转检查时，6.7% 只能观察 EGJ 的胃侧端黏膜，与贲门部卷曲在镜身上有关，无法观察食管侧黏膜和赫斯角；3.3% 既可以观察 EGJ 的食管侧黏膜又可以观察胃侧端黏膜和赫斯角。

（2）胃内注入少量空气，食管下段直视观察食管-胃交界处时，嘱被检者配合吸气，这时候很容易观察食管-胃交界处。内镜插入胃内时观察贲门部周围时，容易被遗漏。在胃内充分注气后，反转操作接近食管-胃交界处，观察贲门部或者在原位左右旋转 2~3 次，内镜的观察范围扩大，使观察变得更容易。另外内镜镜身容易接触贲门部小弯侧，操作时应引起注意。

2. 胃体部

（1）低位反转观察胃体小弯侧时，移动镜头至后壁进行有意识的观察，细致地拍摄各部位图像，减少盲点的存在。

（2）观察胃体部后壁时，内镜开始观察胃后壁注入少量空气是非常重要的。胃体下部至胃窦后壁，内镜观察萎缩与腺交界的部位，观察时注入过多气体时，该处无法观察后壁；如果注入少量气体可以直接观察后壁。俯视注入大量空气，反转观察时充分发挥左右角钮的作用。尽量靠近正面观察，通过重叠拍摄进行观察。

（3）观察胃体部大弯侧时，注入少量空气很难观察，注入足够空气后，能看到纵行皱襞之间的伸展状态，在适当条件下，才能观察到病变的存在。如果患者频繁打嗝，胃内空气无法滞留时，采用环状软骨压迫法（Sellick 法），即用拇指和示指触摸甲状软骨下的环状软骨，稍向左背侧按压，将环状软骨向颈椎推移，防止空气从食管流出，使胃内得到充分伸展。但应注意过度压迫会引起患者疼痛和不舒服。

（4）观察胃体上部至胃底部时，黏液容易积存，很难识别隐藏在黏液下面的病变。充分吸引送气，瞬间观察皱襞改变。另外，有时会形成吸引痕，或通过接触形成黏膜内出血和发红，所以内镜插入时就应开始观察。

3. 胃窦部

（1）观察胃窦部时，黏膜发红，有时难以辨别发红是人为造成的还是病变的改变。可以在内镜进入幽门口前进行确认，也可以在观察十二指肠后退镜后，边注气扩张胃腔边观察大弯侧。

（2）观察胃角时，胃角后壁难以与内镜保持一定的距离，多数情况下观察非常困难，小病变容易被忽略。稍减少空气注入量，通过反转术观察体上部—体中部—体下部顺序观察胃角，或推动镜身下压胃体部，使内镜先端部与胃角保持一定距离，观察胃角后壁和胃窦部后壁就会比较容易。

（3）观察胃窦部大弯侧时，胃内注入大量空气，内镜接近胃窦部与胃体部交界处观察。难以观察时，吸引空气，利用胃窦部蠕动进行观察。如果胃窦部出现横向皱襞，皱襞背面容易成为观察盲点。内镜插至胃窦部远端，轻轻向大弯侧施加后退镜，观察病变形态改变。

## 六、视野暴露技巧

### （一）吸引胃液技巧和时机

为了提高上消化道内镜检查的精度，洗净和吸引附着在胃黏膜上的黏液是不可缺少的环节。避免误吸胃黏膜引起红球，有效地吸引胃液，缩短检查时间也很重要。① 内镜插入胃内，首先判断贮存在胃体上部的胃液量和黏稠度、附着胃黏膜表面的黏液和泡沫量，是否存在规则排列的集合细静脉（RAC）。判断幽门螺杆菌阳性还是阴性，幽门螺杆菌阳性胃内胃液黏稠度高，黏液和附着物多；幽门螺杆菌阴性胃内胃液干净、黏稠度低。② 内镜至胃窦部后吸引胃液，原则上内镜插入胃内后不必立即吸引，内镜插至胃窦部前需要清洗胃黏膜，之后统一进行吸引，这样可以缩短吸引时间。对呕吐反射强烈和黏液量大的患者，首先进行吸引。呕吐反射强烈和有误咽风险的患者，最初进行某种程度的胃液吸引是比较安全的。由于大量黏稠的黏液和泡沫容易附着在胃壁上，早期进行吸引可以提高清洗效率。③ 内镜 U 形反转吸引胃液，能避免误吸胃黏膜所致的红球，U 形反转使内镜与胃壁处于平行状态，不会吸引到胃黏膜。由于胃液储留处在 7 点方向位置，内镜吸引方向调整到 7 点位置。俯视吸引胃体大弯侧液体，内镜容易垂直接触胃壁黏膜所致红球。④ 边注气边吸引，如果吸引胃液过程中容易接近胃黏膜，这时按注气钮就可以避免与胃黏膜接触。⑤ 如果黏膜吸引出充血球，幽门螺杆菌阴性胃内，很少发生胃癌，即使胃黏膜吸引出充血球问题也不大；幽门螺杆菌阳性胃内，如果胃黏膜吸引出充血球时，就会妨碍癌变的诊断，但要记住充血球的正确位置，以便再次内镜检查时观察。

### （二）呼吸法与体位法观察

1. 呼吸法观察　未发现胃黏膜萎缩，如注气量不足时，会导致胃体部大弯侧伸展不充分。如果出现这种情况，嘱被检者进行腹式深呼吸，深吸气终末屏气后内镜注气，使大弯侧伸展，随后让被检者重新开始呼吸，再次深吸气终末屏气后内镜注气。反复进行操作，大多数被检者的大弯侧能充分伸展，胃黏膜皱襞之间的间隔也随之增大，可以进行观察。几乎所有的被检者都可以通过这种方法得到胃壁伸展，重复操作非常重要。

2. 体位法观察　很少用这种方法使胃大弯侧得到充分伸展，特别是黏膜皱襞密集明显的被检者。首先让被检者处于左侧卧位状态（也是常规内镜检查时的姿态），开始伸直双腿，将腰向右侧扭成仰卧位，这时大弯侧黏膜皱襞间隔变大，可充分观察大弯侧黏膜，必要时并用腹式呼吸后内镜注气。由于完全仰卧位容易误吸，被检者的头部保持左侧卧位状态很重要。

### （三）Sellick 法抑制打嗝

内镜在胃体部大弯侧的观察中，需要注气使胃壁充分伸展，观察大弯侧皱襞间区域。但是部分患者，由于频繁打嗝（嗳气）导致胃壁不能充分伸展，直接影响观察，这与患者食管下括约肌收缩减弱有关。迄今在内镜治疗中，对打嗝导致胃壁伸展不良患者，在插入口插入带橡胶手套的重叠衬垫，抑制打嗝，确保视野清楚。但从被检者痛苦和并发症的角度来看，以筛选为目的的内镜插入外套管被认为是不恰当的。在这种情况下，可以采用简便和有效的 Sellick 法。

Sellick 法是对全麻气管插管患者，助手压迫第 5 颈椎的环状软骨来压迫食管，抑制胃内容物逆流至口腔内避免误咽的方法。颈部从头侧开始按舌骨、甲状软骨和环状软骨顺序，有许多能从表皮触摸到的软骨。其中，环状软骨与半月状的舌骨和甲状软骨不同，环状软骨是全周性软骨，通过前方的压迫将力传递给食管。虽然在表皮指出环状软骨有点困难，但环状软骨在甲状软骨下缘与环状甲状韧带结合在一起（图 2-5-54）。因此，通过触摸甲状软骨的下边缘来确认部位是很容易的。Sellick 法优点是不需要特别的器具，但过度压迫会导致气管阻塞。有报道，一边进行 Sellick 法，一边进行面罩通气，可以防止向胃内送气。从环状软骨到肛侧充分隔绝，可以抑制胃内容物向咽喉部逆流。内镜检查时，根据不同病例，有时胃体中下部皱襞重叠而难以观察，特别是胃体上部大弯侧充分注气后进行观察，常遇到打嗝而排出积存的气体。如果发现胃体中部大弯侧皱襞伸展不良的情况下，请助手站在患者背侧或手术者的左侧，利用前述的 Sellick 法，使皱襞充分伸展进行观察。大约 10 s 注气，大部分病例有足够视野观察时间。有时注气后会引起不适感，可结束观察和停止 Sellick 法，调节适当的气体量，切换到其他部位观察。

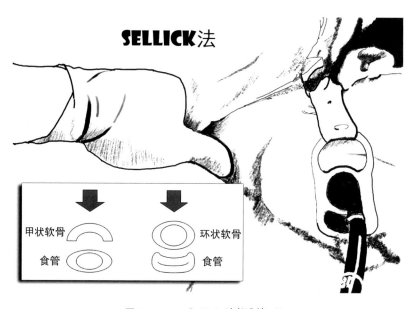

图 2-5-54　Sellick 法抑制打嗝

## 第六节　活组织病理取材

1964 年日本首次在纤维内镜下施行胃内活组织病理检查术，将取材标本做组织病理学检查。分析早期胃癌分型与活组织病理检查的阳性率比较，发现阳性率较高的是 0-Ⅰ 型、0-Ⅱa 型、0-Ⅱc 型和 0-Ⅱc+Ⅲ 型（混合型），早期胃癌检出率分别为 95%、98%、98% 和 97%；阳性率较低的是 0-Ⅱb 型，早期胃癌检出率为 17%；0-Ⅲ 型早期胃癌检出率介于两者之间，为 65%。内镜活组织病理检查目的，归根结底是确认内镜形态诊断。如果不仔细观察，作为流水作业性进行活组织病理取材，最终将内镜形态诊断委托给病理诊断，不仅内镜形态诊断能力没有提高，而且活组织病理检查精度也会受到一定的限制。尤其对缺乏经验的内镜医生来说，根据内镜形态观察结果，预测在病变何处进行活组织病理学取材，才能够取得所需的组织结构。反复进行内镜形态图像与组织病理图像对比，可以提高包括活组织病理检查和内镜形态检查的综合诊断能力。近年来，随着各种内镜图像诊断技术的发展，能够进行更准确的内镜诊断。如放大内镜-窄带成像（ME-NBI）对胃病变的观察有效，即使不实施活组织病理检查，也能可靠地对良、恶性病变进行诊断和鉴别诊断，这使得预测早期胃癌的组织类型变为可能。如果采用图像强调内镜检查，对服用抗血栓药患者来说，可以省略不必要的活组织病理取材。为此图像增强内镜检查时，熟练拍摄优质内镜图像非常必要。但是内镜形态诊断在某种程度上存在一定的主观性，有时会对某些诊断产生迷惑性。根据内镜设施的不同，有时只能通过常规检查进行诊断。为了弥补这些限制，或者为了最终决定伴创伤性的治疗方针，活组织病理检查仍不可或缺。

## 一、活检钳取材

### （一）目的和注意点

1. **取材目的** 活组织病理检查是进一步分析内镜形态改变，比较内镜形态与组织病理检查的结果，诸如癌的确诊、癌浸润范围、癌组织类型、鉴别良恶性病变、幽门螺杆菌诊断，以及炎症、萎缩、肠上皮化生等诊断。但在活组织病理取材时有可能发生出血并发症，必须告知患者和（或）家属，并签署书面知情同意书。

2. **禁忌证**

（1）全身因素禁忌证：① 患有不宜做内镜检查的疾病。② 有出血倾向患者。③ 正在服用抗凝药、抗血小板药或活血中药等，或未达到停药时间，如阿司匹林、盐酸噻氯匹定、多烯酸乙酯（epadel）和华法林需停药时间 7 d 以上，西洛他唑需停药时间 4 d，阿加曲班和尿激酶停药时间 1 d，活血中药停药时间 7～10 d。

（2）局部禁忌证：胃静脉曲张、门脉高压性胃炎、胃窦部毛细血管扩张症和其他血管性病变。

### （二）黏膜活检标本的处理

内镜医师应及时将标本放入 4% 中性缓冲甲醛溶液固定，固定液应超过标本体积10 倍以上，标本固定时间为 6～48 h，固定温度为正常室温。病理医师对黏膜活检标本进行取材前，应仔细核对送检标本的信息，核对无误后，对全部标本均应进行病理学检查。建议在组织包埋过程中，仔细辨认黏膜面，尽量确保包埋方向正确。每个包埋盒内不超过 3 个标本，每个蜡块应切取 6～8 个切片，行常规 HE 染色，并根据需要选择其他染色方法。

### （三）取材要求和注意点

1. 取材视野　活组织病理取材时，必须使活检钳插出内镜钳道时与病变尽量保持垂直方向，或从钳子通道出来的方向和病变存在的面一致。取材时需要精确定位，为了保持良好的视野，内镜操作技巧和空气量调节非常重要。在上部消化道内镜中，通常使用前视内镜，由于目标病变多位于画面的左下方，故设计活检钳将从画面的左下方伸出，然后进行观察和操作。病变位于画面的正上方时，当活检钳接近病变时，内镜与病变距离过于接近或偏离视野，难以一边直视病变一边进行活组织病理取材。胃体小弯病变可以翻转内镜观察（J形反转），胃角和胃窦部病变可以正面观察。活组织病理取材时应注意：① 活检钳与病变距离以3～5 cm为适当，钳取的组织大小亦适当，成功率就高。② 活检钳与病变距离超过5～6 cm为远距离，此时活检钳的钢丝容易向左右摆动，不能准确和有力地与病灶接触，所以得不到满意的活组织。③ 活检钳与病变距离小于3 cm为近距离，活检钳刚伸出钳孔，即与病灶接触，根本无法选择所需采取的组织（图2-6-1）。

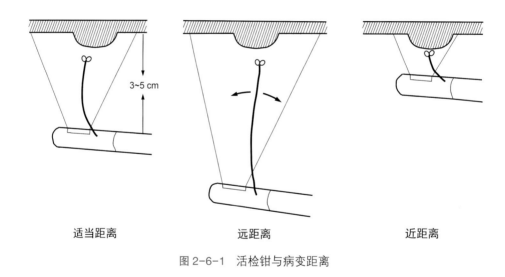

适当距离　　　　　远距离　　　　　近距离

图2-6-1　活检钳与病变距离

2. 取材部位与形态　活组织病理取材应与病变形态相对保持直角接触，包括平坦型病变、隆起型病变和凹陷型病变（图2-6-2）。① 0-IIc+IIb型早期胃癌（印戒细胞癌）的凹陷处存在岛状黏膜，应从岛状黏膜周边凹陷处取材。② 0-IIa+IIc型早期胃癌的隆起表面覆非肿瘤性黏膜，应在癌组织显露的凹陷处取材。③ 0-IIa型早期胃癌内高低不同，应在病变色泽和微结构处取材。④ 溃疡合并进展期胃癌（胃硬癌）的肥大融合黏膜皱襞，应从肥大皱襞处钻探式（挖掘式）取材。⑤ 溃疡覆白苔，应从黏膜结构消失、发红或薄白苔边缘处取材。⑥ 未分化型腺癌边缘癌浸润量少，应从覆非癌上皮组织被

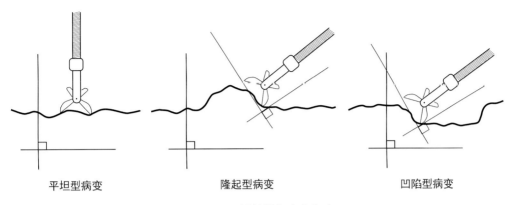

平坦型病变　　　　　　隆起型病变　　　　　　凹陷型病变

图 2-6-2　活检钳与病变角度

癌浸润显露处取材。⑦ 早期胃癌伴溃疡容易出现假阴性，应先服药待溃疡边缘水肿改善后再次取材。⑧ 单纯 0-Ⅲ 型早期胃癌较少见，应从 0-Ⅲ 型周围 0-Ⅱb 型和 0-Ⅱc 型等早期胃癌或溃疡（瘢痕）边缘单侧性色泽改变和表面形态差异处取材。

3. 取材方法　活组织病理取材不仅是黏膜，而且有黏膜下层。为了获取足量组织，活检钳尽量以垂直角度（锐角）取材，也就是操作者直视下尽量将活检钳垂直接触目标，在稍脱气状态下，缓慢夹闭活检钳进行取材。如果活检钳斜向角度（钝角）接近病变，关闭活检钳时钳子容易打滑，则不能有效地进行活组织病理取材，或者只能取到较少的活组织病理标本。在这种情况下需要选择：① 带杯状鳄鱼活检钳。② 嘱助手缓慢夹闭活检钳。③ 内镜先端部置透明帽等。在上消化道中，更换侧视内镜或斜视内镜进行活组织病理取材也是一种有效的方法。直视内镜在胃窦部取材时，活检钳从内镜左下方伸出，操作者将镜轴向左下方旋转，尽量避免斜向活组织病理取材。

4. 取材顺序　胃内取材后，创面血液从肛侧缘流向口侧缘。患者取左侧卧位，胃底和胃体前壁的黏液湖处于最低位；胃窦部、幽门前区和幽门口处于高位；胃角、胃小弯和胃体部处于中间位。活组织病理取材第 1 块应在病变钟面位置最低位（5 点、6 点、7 点）；取材第 2 块应在病变钟面位置 8 点、9 点；取材第 3 块应在病变钟面位置 12 点；取材第 4 块应在病变钟面位置 2 点、3 点。确保病变取材后，创面血液不完全覆盖病变，避免影响取材的准确性（图 2-6-3）。

5. 取材后出血处理　组织病理取材后出血并不少见，需要配备紧急止血的器械。迟发性出血是指组织病理取材后翌日发现上消化道出血，应实施紧急内镜检查。发现取材部位处出血，直接采用金属夹子止血。

## 二、钻探式取材

所谓钻探式活检是指使用常规活检钳，在病变同一部位反复进行多次活组织病理取材，采集黏膜下层深部肿瘤组织的方法。该方法起源于黏膜下层以下的胃肠道间质

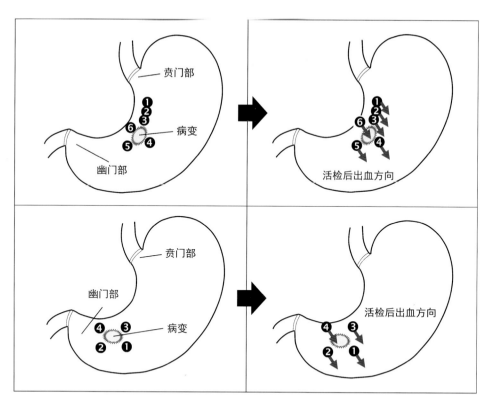

图 2-6-3 活检取材顺序

瘤（gastrointestinal stromal tumor, GIST）等黏膜下肿瘤（submucosal tumor, SMT）。常规活检钳取材无法取到弥漫浸润型癌或黏膜下肿瘤样形态癌等组织；类癌和恶性淋巴瘤虽然看起来像黏膜下肿瘤，但肿瘤较多存在黏膜层，采用常规活检钳就可采集到肿瘤组织。取材方法：① 选择杯状锯齿较大活检钳。② 正面观察病变和垂直活检取材。③ 同一部位重复进行 10～20 次取材（图 2-6-4）。取材过程中应注意动脉性出血，为此在钻探式取材前，需做好内镜止血治疗的准备。由于该方法引起出血概率明显高于常规活检取材，对服用抗血栓药的患者，应严格按指南处置出血风险。如果钻探式活检无法采集肿瘤组织时，可以改用诊断内镜下黏膜切除术（EMR）或内镜下黏膜剥离术（ESD）取材，或用无水乙醇和高频电方法在病变表面形成人工溃疡，然后再进行钻探式活检取材。

近年来随着超声内镜引导下细针穿刺取材（EUS-guided fine needle aspiration, EUS-FNA）的普及，可有效进行活组织取材。另外，在黏膜下肿瘤样隆起（异位胃黏膜）表面开口处钻孔式取材可引起出血，胃体上部小弯侧钻孔式取材会引起搏动性出血，以及淀粉样蛋白沉积引起十二指肠隆起性病变（淀粉样瘤）取材后出血等。一旦这些部位出血，内镜止血比较困难。应引起重视的是：① 应充分认识到活组织病理取材有时会引起大出血。② 钻孔式活组织病理取材时，损伤深层粗血管后可引起大出血。③ 淀粉样

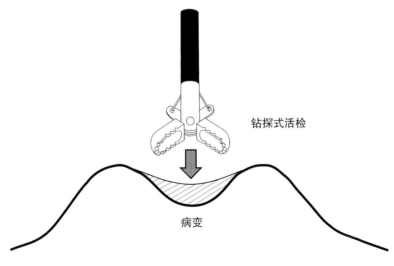

钻探式活检

病变

图 2-6-4　钻探式取材

瘤等取材后容易并发大出血，实施钻孔式活检取材前，应充分考虑风险和利益，将取材数量限制在最小限度。④ 活检钳的选择，在有出血倾向病变和全身状态差的情况下，应选择小的活检钳进行少量组织取材，并事先与患者和（或）家属进行沟通和说明，待取得理解和同意后方施行活组织病理取材。

## 三、EUS-FNA/FNB 取材

超声内镜（EUS）引导下细针穿刺抽吸术（EUS-FNA）/ 超声内镜引导下细针穿刺活检术（EUS-FNB）是在 EUS 实时引导下对病变部位进行细针穿刺获取组织病理标本，活组织病理学明确病变性质，为后续治疗提供客观依据。EUS-FNA/FNB 或通过双钳道内镜 EUS 检查引导下穿刺取材（图 2-6-5）的诊断对象主要是黏膜下肿瘤，包括壁外性压迫、胃肠道间质瘤、恶性淋巴瘤、类癌、平滑肌瘤、神经鞘瘤、异位胰腺、脂肪瘤、囊肿和黏膜下肿瘤样消化道癌等。

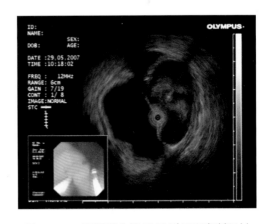

图 2-6-5　双钳道内镜 EUS 引导下穿刺取材

（一）回声水平

① 确认胃壁病变，应明确黏膜下肿瘤起源于胃壁 5 层结构的第几层，评价黏膜下肿瘤内回声高低。② 起源于第 3 层结构内的高回声，应考虑是脂肪瘤。③ 无回声则诊

断为良性囊肿性病变。④ 起源于第 3 层深处的低回声实质性占位，应考虑是恶性肿瘤，如胃肠道间质瘤、黏膜下肿瘤样消化道癌、恶性淋巴瘤、转移性肿瘤和神经内分泌肿瘤等，同时，还要与良性病变如异位胰腺、平滑肌瘤和神经鞘瘤进行鉴别。为此，起源于第 3 层深层低回声实质性肿瘤属 EUS-FNA 的适应证。

### （二）肿瘤直径

以往小的消化道黏膜下肿瘤（SMT）在没有充分医学根据的情况下，常被认为是良性病变并建议进行定期随访观察。随着免疫组织化学和分子生物学检测手段的进步，明确黏膜下肿瘤中多见恶性肿瘤胃肠道间质瘤。有学者对 2 cm 以下低回声实质性黏膜下肿瘤进行 EUS-FNA 诊断的研究中发现，71% 黏膜下肿瘤是恶性肿瘤。目前穿刺很难从 1 cm 以下的肿瘤中采集组织，为此，对起源于第 3 层 1 cm 以上的低回声实质性肿瘤应视为 EUS-FNA 的适应证。为了安全有效地进行细针穿刺抽吸术，需要在 EUS 引导下进行穿刺，选择电子扫描凸面或线阵型超声内镜。22G 穿刺针常被选用，对病变小、坚硬和穿刺时容易滑脱病变，可选用穿刺阻力小的 25G 穿刺针。

### （三）注意事项

#### 1. 提高 EUS-FNA 准确性

（1）内镜医生须具备 EUS-FNA 使用经验，能利用 EUS 进行常规检查，熟悉穿刺针的操作方法。

（2）为了安全可靠进行 EUS-FNA 操作，需要保持稳定的 EUS 图像，良好的控镜能力；对难以保持穿刺位置的病变，操作时需要内镜医生和助手共同完成，维持稳定的 EUS 图像。应培养精通 EUS 诊断的临床技师，能熟练协助内镜医师掌控内镜旋转、插入和退出，穿刺时保持合适的 EUS 图像；避免丢失 EUS-FNA 穿刺针内少量组织，由培养有素的护士和临床技师负责递交穿刺后的取材标本。

（3）快速现场细胞病理学检查：应用 EUS-FNA 时在内镜室进行快速现场细胞病理学检查（rapid on-site cytopathological examination, ROSE），对取材组织进行细胞诊断。快速现场细胞病理学检查优点在于：① 减少穿刺次数，降低并发症的发生率。② 提高诊断率。快速现场细胞病理学检查的 EUS-FNA 诊断率为 11%～46%。建立病理医生与 EUS 医生现场共同完成细胞诊断的制度，病理医生对取材标本染色后进行显微镜观察，评价是否为合适标本。如果为合适的取材标本则结束 EUS-FNA 取材；如果取材标本不满意，则须在同样位置反复进行穿刺取材 5 次，直至获得满意为止。

（4）EUS-FNA 获取的组织量少于活检钳活组织病理取材。病理医生用最少的组织量获得正确诊断，因而提高 EUS-FNA 诊断率非常重要。在确诊黏膜下肿瘤中，c-kit 等免疫组织化学明确诊断是不可缺少的方法，积极进行免疫染色，改善病理检查室的内环境装备也非常重要。如果要进行诊断精度高的 EUS-FNA，关键是要有了解 EUS-

FNA 的病理医生。

2. EUS-FNA 操作要点

（1）确认病变：使用内镜图像和 EUS 图像确认病变目标。

（2）确定合适的穿刺路径：使用彩色多普勒确认该路径中是否有血管，然后确定穿刺路径。

（3）穿刺操作顺序：在预置的穿刺路径上，将穿刺针外套轻轻地按压病变表面黏膜，固定外鞘管，测量穿刺路径上病变的最大直径。为了避免穿破肿瘤引起种植，将最大直径减去数毫米长度作为预置穿刺距离。利用患者呼吸移动时能清楚地看到病变的瞬间进行穿刺；确认穿刺针充分刺入肿瘤内，取出针芯，加载 20 mL 负压，边逐渐改变穿刺针的方向，边在病变内进行 20 次以上提插。之后解除负压拔针，内镜确认针孔未出血后结束检查。如果针孔出血，首选 EUS 先端部压迫止血；如果出血仍不止，更换常规内镜进行 HSE 液（0.1 mg 肾上腺素 1 mL+50% 葡萄糖液 40 mL 或 10% 氯化钠 20 mL）局部注射止血和夹子止血等。

（4）小病变穿刺：穿刺时小病变常偏离穿刺路径，为了避免小病变在穿刺进针时移动，可使用内镜先端部压迫病变的远端来阻止病变的移动。设定内镜先端部偏向病变右侧，利用内镜先端部曲线防止病变在穿刺过程中移至远端，这样穿刺针容易插入肿瘤内部。如果肿瘤太硬无法将穿刺针插入肿瘤内部时，可更换刺穿阻力小的 25G 穿刺针，操作步骤同上。

## 四、诊断性内镜治疗

诊断性内镜黏膜切除术（EMR）和内镜黏膜下剥离术（ESD）是指采用部分切除、全部切除或剥离病变进行活组织病理诊断的方法。与常规活检钳取材相比，上述方法不仅可以获取大的组织病理标本进行诊断，而且可以在黏膜表面垂直制作标本，与外科切除标本几乎同等进行诊断，特别是对 MALT 淋巴瘤等低恶性度淋巴瘤和反应性淋巴瘤（良性淋巴增殖性疾病）的鉴别非常有用。另一方面，对难以鉴别诊断的低异型度癌和腺瘤病变，兼作诊断和治疗，一次切除病变整体进行活组织病理诊断；大的病变可以采用 ESD 方法进行诊断和治疗（图 2-6-6）。

### （一）标记热变性对标本影响

ESD 周边的标记是决定切开范围，组织标本内的标记，因热变性难以评价核、细胞和腺管形态等。如果切除范围标记在病变外侧，通常很少会影响病理医生的判断；如果切除范围标记在病变与病变边缘之间，则可能直接影响病理医生对组织病理学的判断。虽然组织病理学形态改变与内镜形态改变一样重要，而一旦组织病理学形态学评价有困难，评价内镜形态改变就会失去了本身的意义。

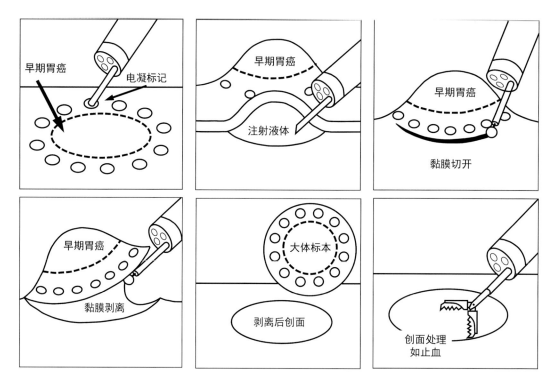

图 2-6-6 内镜黏膜剥离术操作过程

## （二）大体标本处理原则

参见"第六章早期胃癌内镜量的诊断 第七节取材与组织学诊断"等相关章节。

## （三）病理诊断注意事项

活组织病理检查是从较小取材标本中获得诊断依据，有时遇到疑诊癌，在取材量少的情况下，难以鉴别炎症与肿瘤中异型腺管等改变。有时虽然实施了深切片和免疫染色等方法，但还是确定不了其性质。另外，高度疑诊为恶性肿瘤，但因标本取材部位不同，活组织病理学诊断仍可能为非肿瘤性病变和良性肿瘤。一旦内镜形态诊断与组织病理形态诊断出现背离的时候，应找病理医生商量，在理解的基础上，研究是否再次进行内镜检查，内镜形态观察后再次做活组织病理检查等。

# 第七节 抗血栓药物的管理

长期服用抗血栓药物（如抗凝药物和抗血小板药物）或抗血栓中药治疗患者进行内镜活组织病理取材和内镜治疗，如果继续使用抗血栓西药或抗血栓中药可能引起持续出血风险,如果停用则可致血栓栓塞事件的风险增加。鉴于出血和血栓栓塞对患者近远期预后均有重要不良影响,如何平衡两种风险至关重要。此时需遵循个体化原则。评估完患者血栓风险以及内镜诊疗出血风险后,决定是否需要停用抗血栓药物(如低栓塞风险、高出血风险患者需术前停用抗血栓药物)。而药物的半衰期决定了术前停药时机,药物的起效时间决定术后恢复使用药物的时机。

出血风险评估如下。

1. **低风险出血** 诊断性胃镜检查、小肠镜检查和结肠镜检查,单纯内镜下逆行胰胆管造影(ERCP),内镜支架置入术,黏膜活组织病理取材检查,未行细针穿刺超声内镜检查,胶囊内镜检查,氩离子凝固术,非贲门失弛缓症食管扩张等。

2. **高风险出血** 胃肠道息肉切除术,治疗性球囊辅助小肠镜(除了氩离子凝固术),内镜下括约肌切开术,超声内镜下细针穿刺术,经皮内镜胃造口术,经皮内镜下空肠造口术,肿瘤消融术(食管、胃、结肠和直肠),ESD,EMR,贲门失弛缓症球囊扩张术,静脉曲张治疗,壶腹切开术,内镜下肌切开术(POEM),囊肿内引流术和 Zenker 憩室等内镜治疗术等。

## 一、抗血栓西药

抗血栓药物分抗凝药物和抗血小板(APA)两大类。抗凝药物分:① 维生素 K 拮抗剂,如华法林。② 肝素类抗凝药,如普通肝素、低分子肝素、磺达肝素。③ Xa 因子直接抑制剂,如利伐沙班、阿哌沙班、依度沙班。④ 凝血酶直接抑制剂,如达比加群、水蛭素类、阿加曲班。Xa 因子直接抑制剂和凝血酶直接抑制剂属于新型口服抗凝剂(NOAC)。APA 包括:① 噻吩吡啶类,如氯吡格雷、普拉格雷、噻氯吡啶、替格瑞洛。② 糖蛋白(GP)Ⅱb/Ⅲa 受体拮抗剂,如阿昔单抗、依替巴肽、替罗非班。③ 非甾体抗炎药(NSAID),如阿司匹林等。④ 磷酸二酯酶(PDE)抑制剂,如西洛他唑、双嘧达等。

### (一)抗凝药物分类

1. 抗凝药

(1)维生素 K 拮抗剂(VKA):华法林是 VKA 中最常用的一种抗凝药。临床抗凝治疗中需进行抗凝强度监测,以国际标准比值(INR)为监控目标,控制 INR 在 2.0~3.0。服用华法林后 12~18 h 起效,36~48 h 达到抗凝高峰,单次给药持续时间为 2~5 d,多次给药则可持续 4~5 d。由于半衰期长,给药 5~7 d 后疗效才可稳定。术前停药时机是 5 d,术后重启抗血栓药物时机是 12~24 h。

(2)肝素类抗凝药:通过结合并激活抗凝血酶,间接抑制凝血因子主要是 Xa 和 Ⅱa 因子活性,从而发挥抗凝作用。常见药物如普通肝素、低分子量肝素和磺达肝癸钠。

① 普通肝素与血浆蛋白、内皮细胞和巨噬细胞结合，半衰期 2 h 左右，术前停药时机是静脉给药 4～6 h，皮下给药 12～24 h；术后重启抗血栓药物时机是低出血风险 24 h，高出血风险 48～72 h。② 低分子量肝素按体重给药，除老年、孕妇和肾功能不全患者外，无需频繁监测，半衰期 6～8 h，术前停药时机是 24 h，术后重启抗血栓药物时机是低出血风险 24 h，高出血风险 48～72 h。

2. Xa 因子直接抑制剂和凝血酶直接抑制剂　又称为非维生素 K 拮抗剂类口服抗凝剂。常用药物如达比加群酯、阿哌沙班、艾多沙班、利伐沙班。① Xa 因子直接抑制剂：利伐沙班用于预防深静脉血栓、肺栓塞以及房颤患者的卒中预防，服药后 2～4 h 达最高浓度，平均消除半衰期 7～11 h。艾多沙班用于房颤患者脑卒中及静脉血栓栓塞症的预防和治疗，口服吸收快、血药浓度较快升高达到峰浓度并发挥抗凝作用，同时半衰期短、停药后抗凝作用消退较快，在肾功能不全、高龄及低体重等特殊人群中半衰期可能延长，治疗过程中无需进行抗凝监测。服用利伐沙班、阿哌沙班和艾多沙班术前停药时机是低出血风险 24 h，高出血风险 48 h；术后重启抗血栓药时机是低出血风险 24 h，高出血风险 48～72 h。② 直接凝血酶抑制剂：主要通过直接、可逆地结合凝血酶的活性部位而抑制凝血酶，阻止纤维蛋白原被激活形成纤维蛋白，从而阻断凝血级联反应的最后步骤及血栓形成。服用达比加群酯后 0.5～2.0 h 达到峰浓度，多次给药后终末半衰期 12～14 h，半衰期在肾功能不全时会出现延长。术前停药时机的低出血风险时，肾功能正常 24 h，肾功能不全 48 h；高出血风险时，肾功能正常 48 h，肾功能不全 96 h。术后重启抗血栓药物时机是低出血风险 24 h，高出血风险 48～72 h。

### （二）抗血小板药物分类

1. 噻吩吡啶类（P2Y12 受体拮抗剂）　氯吡格雷和普拉格雷通过肝脏代谢后激活，血小板功能恢复速率与血小板的更新速度一致，通常需要 7～10 d。替格瑞洛的抑制作用具有可逆性，停药后抗血小板效应在 3～5 d 消失。坎格瑞洛可逆性抑制 P2Y12 受体且在血浆中可快速被酶代谢，可通过静脉进行给药，在停止输注 1 h 内血小板功能恢复到正常水平。P2Y12 受体拮抗剂术前停药时机 5 d，术后重启抗血栓药时机是术后出血风险减少后。

2. 糖蛋白（GP）Ⅱb/Ⅲa 受体拮抗剂　糖蛋白Ⅱb/Ⅲa 是血小板表面的受体，主要介导纤维蛋白原、血管性血友病因子（von Willebrand 因子）和玻璃黏连蛋白与血小板的结合，从而使血小板发生交联，引起血小板聚集。阿昔单抗、替罗非班、依替巴肽可目标性阻断这一过程。替罗非班、依替巴肽作用时间较短，其血小板抑制作用在给药后可持续 2～4 h。阿昔单抗作用持续时间较长，对于无其他高危出血风险的患者需在术前 48 h 停药。

3. 非甾体抗炎药（环氧合酶抑制剂）　阿司匹林对环氧合酶（COX）-1 和 COX-2 的抑制作用持久，可持续整个血小板的寿命周期，为 7～10 d。阿司匹林有效且不可逆的作用特点，使其成为缺血性脑卒中和心肌梗死的二级预防用药。小剂量阿司匹林术前尽量不停药。高危出血风险术前停药时机为 7～10 d，术后尽量缩短停药时间 4～10 d；术后重启抗血栓药时机是术后出血风险减少后。

4. 磷酸二酯酶（PDE）抑制剂　坏磷酸腺苷（cAMP）作为细胞内信号传导的第二信使，在血小板聚集中发挥重要作用。cAMP 升高抑制血小板聚集。PDE 水解 cAMP，降低细胞内 cAMP 水平，促进血小板聚集。因此抑制 PDE 可以有效地抑制血小板聚集。西洛他唑、双嘧达莫可通过此途径发挥抗血小板作用，然而其同样具有舒张血管的作用，因此低血压是此类药物常见的不良反应。此类药物术前停药时机为 5～7 d，术后重启时机是低出血风险 24 h，高出血风险 48～72 h。

### （三）纤溶药物分类

纤溶药物能够直接或间接激活纤维蛋白溶解酶原变成纤溶酶，从而降解血栓的主要成分纤维蛋白，促进血栓的裂解并达到开通血管的目的。

1. 第一代纤溶药物　这类药物不具有纤维蛋白特异性，可出现全身纤溶激活状态，增加出血风险。尿激酶无抗原性和过敏反应，链激酶具有一定抗原性，部分患者输注链激酶时出现过敏反应。临床应用上具有一定局限性。

2. 第二代纤溶药物　组织型纤溶酶原激活剂（t-PA）对纤维蛋白具有特异性亲和力，故可选择性激活血凝块中的纤溶酶原，具有较强的局部溶栓作用，同时不引起全身纤溶激活状态。单链尿激酶型纤溶酶原激活剂（scu-PA）同时具有酶原和酶的双重性，其诱导的溶栓同样具有相对血栓的专一性。两者无抗原性，过敏反应较少。重组人尿激酶原（rhPro-UK）具有溶栓作用强、出血风险小、再通率高等优点，目前较多应用于急性 ST 段抬高型心肌梗死的紧急溶栓治疗。

3. 第三代纤溶药物　替奈普酶对纤维蛋白特异性较 t-PA 强，拮抗纤溶酶原激活抑制剂-1（PAI-1）的能力较 t-PA 强。瑞替普酶是目前国内临床用的重组人组织型纤溶酶原激酶衍生物，血管开通率高，临床应用方便。

## 二、抗血栓中药

在传统中医理论中并无抗血栓的说法，因此，传统的中药学中也就无抗血栓中药这一分类。但血瘀的提法比较符合西医关于血栓、血液凝固的描述，即是血液瘀滞于体内，无论是溢出经脉之外的，还是滞留经脉之内的，抑或是瘀积器官脏腑之间的，均已失去正常营养作用，甚至成为新的疾病之源。瘀，亦常作淤，本指血积不行，如《说文解字》释曰："瘀，积血也。"血行不畅、血结不行或离经之血等皆属于瘀。而对于瘀的成因，中医认为有虚实两端：虚，多责之于气虚，因为气虚推动血液运行无力，血行瘀滞，从而出现血瘀；实，则有气滞、邪实，因为气机不利，血行滞塞，或邪气（如寒邪、痰湿等）直犯经脉，影响血液循行，从而出现瘀血。因此，耗散精气、加重气虚，易导致或加重气虚血瘀，而补益精气、温阳滋补之品则可以增强气的推动作用，促进血液运行，其在中药学中大多归属于补益药范畴。当然，辛热之品同样会有类似效果，阻碍气机运行，如加重气滞、寒凝、痰凝，迫血妄行等，易导致或加重气滞邪实血瘀。而行气、温补、化痰、消癥、清热之品等则可以改善血液壅滞状况，使其恢复循行，其在中药学中大多归属于理气药、温里药、活血药、清热药等范畴。因而，上述具有活血化瘀作用的中药，都有一定的抗血栓作用。简单说来，具有活血化瘀作用的中药可以分为3类：一是补益类，以补气药和补阳药为主；二是理气类，即理气药；三是祛邪类，以温里药、化痰药、活血药、清热药等为主。现代中药药理学将后两者统称为活血化瘀药，因其直接具有疏通血脉、祛除血瘀的功效。

现代中医药学家根据瘀血理论所列的活血化瘀药，其药理作用主要有改善血流动力学、改善微循环、改善血液流变学及抗血栓形成等。

### （一）按作用程度分类

1. 和血类药　具有养血、和血脉作用，包括当归、牡丹皮、丹参、生地黄、赤芍、鸡血藤等。

2. 活血类药　具有活血、行血和通瘀作用，如川芎、蒲黄、红花、刘寄奴、五灵脂、郁金、三七、穿山甲、大黄、姜黄、益母草、泽兰、苏木、牛膝、延胡索、鬼箭羽、乳香、没药、蛴螬、王不留行、紫葳等。

3. 破血类药　具有破血、消瘀和攻坚作用，如水蛭、虻虫、三棱、莪术、血竭、桃仁、干漆、䗪虫等。

### （二）按功效特点分类

1. 活血止痛药　如川芎、延胡索、郁金、姜黄、乳香、没药、五灵脂和银杏叶等。

2. 活血调经药　如丹参、红花、桃仁、益母草、牛膝、泽兰、鸡血藤、王不留行、月季花和凌霄花等。

3. 活血疗伤药　如马钱子、血竭、䗪虫、自然铜、苏木、骨碎补、儿茶、刘寄奴和水红花子等。

4. 破血消癥药　如莪术、水蛭、斑蝥、三棱和穿山甲等。

### （三）按传统性味分类

按传统性味分活血、散寒、祛湿、理气、清热、补血滋阴和平肝潜阳等七类。其中，养血活血药，如丹参、当归和赤芍等；活血祛瘀药，如川芎、红花和蒲黄等；祛瘀止痛药，如乳香、没药和延胡索等；破血散结药，如三棱、莪术和桃仁等。但很少有人直接按照对血液循环障碍的作用机制来分类，原因是中药材的成分较为复杂，可能同时具有多种机制，且经不同的炮制，功效也会产生一定的差异。如果是中药复方制剂，作用就更复杂了。尽管活血化瘀类中药对消化内镜诊疗时活组织病理取材的影响如何，尤其是否能与抗血栓药物等效性比较还需要进一步探究，但通过合理的分类能有效避免活组织病理取材的相关风险，在临床上具有积极意义。

### （四）活血化瘀药等级分类

1. Ⅰ级（行血药物） 如生地黄、苏木、鸡血藤、刘寄奴、蒲黄、郁金、延胡索和虎杖等。

2. Ⅱ级（活血药物） 如当归、赤芍、三七、泽兰、益母草、紫葳、王不留行、五灵脂和姜黄等。

3. Ⅲ级（化瘀药物） 如红花、川芎、穿山甲、丹参、牡丹皮、乳香、没药、鬼箭羽和银杏叶等。

4. Ⅳ级（破血药物） 如水蛭、虻虫、三棱、莪术、血竭、桃仁、干漆和䗪虫等。

### （五）活血化瘀药停药时间

1. Ⅰ级（行血药物） 临时停药 1～2 d。
2. Ⅱ级（活血药物） 停药 3～5 d，内镜诊疗后 3 d 内不建议恢复用药。
3. Ⅲ级（化瘀药物） 停药 7 d，内镜诊疗后 7 d 内不建议恢复用药。
4. Ⅳ级（破血药物） 停药 7～10 d，内镜诊疗后 7 d 内不建议恢复用药，根据实际情况，可酌情延长。

随着对中医药传统文献的发掘和中药材现代药理的深入研究，许多药物和活血化瘀作用正被临床研究加以证实。除目前被公认的抗血栓类中药外，一些抗血栓类中药还在发掘整理中，有待于临床研究的进一步证实。另外一些经典成方或中医复方的应用，需要在活组织病理取材中引起重视，特别是Ⅱ级以上的活血化瘀药物应引起消化内镜医师的重视，如补阳还五汤、血府逐瘀汤、大活络丹、妇女痛经丸、血塞通胶囊、通心络胶囊、复方丹参片、银杏内酯注射液、灯盏花素氯化钠注射液等；不含活血化瘀药物，但具有行气活血效果药物，也应引起重视，如加味逍遥丸等。

### 参 考 文 献

［1］ 韩济生.针麻镇痛研究［J］.针刺研究，2016，41：377–387.
［2］ 江永伟，张晗，徐斌，等.针刺及针药复合镇痛的研究进展［J］.世界中医药，2020，15：3184–3187.
［3］ 陈冰凝，章放香.针刺在围手术期的应用及器官保护作用［J］.上海针灸杂志，2016，35：493–496.
［4］ 侯瑜超，刘璐懋，周嘉，等.针刺干预围手术期应激反应的研究进展［J］.中国针灸，2021，97：1175–1179.
［5］ 丁艺，粟胜勇，李永录，等.针刺麻醉手术临床应用及原理研究进展［J］.光明中医，2015，30：1371–1373.

［6］ 徐栋，方剑乔 . 针药复合麻醉降低手术应激反应的应用前景［J］. 针灸临床杂志，2010，26：68-71.

［7］ 陈永斌，农君，陈仁年，等 . 无痛胃镜检查患者针药复合麻醉方案的筛选研究［J］. 中医外治杂志，2016，142：6-8.

［8］ 史成梅，周永德，张利萍，等 . 右美托咪定复合丙泊酚在高龄患者无痛胃肠镜检查中的应用［J］. 中国新药杂志，2016，25：2229-2233.

［9］ 吴新民，薛张纲，马虹，等 . 右美托咪定临床应用专家共识（2018）［J］. 临床麻醉学杂志，2018，34：820-823.

［10］ 史成梅，徐懋，孟灵梅，等 . 小剂量右美托咪定在无痛胃肠镜检查中的应用：前瞻性随机对照研究［J］. 中国微创外科杂志，2017，17：117-119.

［11］ 陈永斌，农君，陈仁年，等 . 无痛胃镜检查老年患者针药复合麻醉方案的筛选研究［J］. 广西医学，2016，38：707-710.

［12］ 周嘉，陈彤宇，袁岚，等 . 无气管插管针刺复合药物麻醉下心脏瓣膜手术的临床应用规范［J］. 世界中医药，2017，12：2292-2296.

［13］ 环泊酚临床应用指导意见专家小组 . 环泊酚临床应用指导意见［J］. 中华麻醉学杂志，2021，41：129-132.

［14］ 赤松泰次 . 胃の解剖［J］. 胃と腸，2021，56：592.

［15］ 佐藤公，山口達也，吉田貴史 . 酢酸・インジゴカルミンを用いた範囲診断のコツと注意点［J］. 消化器内視鏡，2014，26：1184-1195.

［16］ Kawahara Y, Takenaka R, Okada H, et al. Novel chromoendoscopic method using an acetic acid-indigocarmine mixture for diagnostic accuracy in delineating the margin of early gastric cancers［J］. Dig Endosc, 2009, 21: 14-19.

［17］ 赤松泰次，下平和久，野沢祐一，他 . 消化管生検の基本［J］. 消化器内視鏡，2015，27：903-909.

［18］ 藤本一眞，藤城光弘，加藤元嗣ほか . 抗血栓薬服用者に対する消化器内視鏡診療ガイドライン［J］. Gastroenterol Endosc, 2012, 54: 2075-2102.

［19］ Yokoyama T, Nakamura N, Kiyosawa K, et al. A biopsynegative esophageal cancer: diagnosis by combination of bite biopsy and endoscopic mucosal resection using a cap-fitted panendoscope (EMRC)［J］. Endoscopy, 2001, 33: 386.

［20］ 小林正明，水野研一，橋本哲，他 . 胃の内視鏡生検に必要な知識と技術［J］. 消化器内視鏡，2015，27：966-971.

［21］ Kaise M, Kato M, Urashima M, et al. Magnifying endoscopy combined with narrow-band imaging for differential diagnosis of superficial depressed gastric lesions［J］. Endoscopy, 2009, 41: 310-315.

［22］ Ezoe Y, Muto M, Uedo N, et al. Magnifying narrowband imaging is more accurate than conventional white-light imaging in diagnosis of gastric mucosal cancer［J］. Gastroenterology, 2011, 141: 2017-2025.

［23］ 殿塚亮祐，糸井隆夫，祖父尼淳，他 . EUS-FNA の基本［J］. 消化器内視鏡，2015，27：918-925.

［24］ 池原久朝，草野央，後藤田卓志，他 . 経口上部消化管内視鏡の前処置・挿入・観察法［J］. 消化器内視鏡，2017，29：384-388.

［25］ 赤松泰次，下平和久，野沢祐一，他 . 内視鏡の生検手技と切除標本の取り扱い方―内視鏡医からのアドバイス［J］. 消化器内視鏡，2017，29：362-369.

［26］ 赤松泰次 . 上手な生検採取のコツはこれだ！［J］. 消化器内視鏡，2011，23：80-83.

［27］ 小野裕之，九嶋亮治，赤松泰次，他 . 胃腺腫の診断と取り扱いに関するディベート―症例カンファランス［J］. 胃と腸，2014，49：1879-1897.

［28］ 齋藤格，小野敏嗣，藤城光弘，他 . 抗血栓薬服用者における組織生検時の対応［J］. 消化器内視鏡，2015，27：949-954.

［29］ 朱新影，刘改芳 . 消化内镜操作患者中抗血栓药物的管理 2016 年 ASGE 指南介绍［J］. 中华消化内镜杂志，2016，33：409-410.

［30］ 石雕，彭延古 . 抗血栓中药的研究现状［J］. 湖南中医药大学学报，2011，31：75-78.

［31］ 恩田毅，貝瀬満，土生亜美，他 . 外来内視鏡診療における鎮静薬・拮抗薬の特徴と使い方［J］. 消化器内視鏡，2021，33：963-971.

［32］ 中村孝彦，上堂文也，浜本順博 . 抗血栓薬の特徴と内視鏡時の対応［J］. 消化器内視鏡，2021，33：973-981.

［33］ 小林正明，盛田景介，青柳智也，他 . 経口上部消化管内視鏡［J］. 消化器内視鏡，2020，32：521-528.

［34］ 日本胃癌学会 . 胃癌取扱い規約［M］. 14 版 . 東京：金原出版株式会社，2010.

［35］ Jass JR, Walsh MD. Altered mucin expression in the gastrointestinal tract:a review［J］. J Cell Mol Med, 2001, 5:

327-351.

［36］藤田尚男.標準組織学各論［M］.5 版.東京：医学書院，2017.

［37］Kobayashi M, Takeuchi M, Ajioka Y, et al. Mucin phenotype and narrow-band imaging with magnifying endoscopy for differentiated-type mucosal gastric cancer［J］. J Gastroenterol, 2011, 46: 1064-1070.

［38］二村聡.胃の解剖用語［J］.胃と腸，2017，52（増刊号）：531-534.

［39］岩男泰，渡迈守，熊井浩一郎.インジゴカルミンによる胃のコントラスト法［J］.消化器内視鏡，1996，8：1118-1122.

［40］池田昌弘.色素散布の基本と落とし穴-特に早期癌Ⅱbにおける意義［J］.消化器内視鏡，1996，8：271-276.

［41］平潭俊明，城尚翔，亜河健，他.早期胃癌のスクリーニングのコツとピットフオール-経口内視鏡検査［J］.胃と腸，2018，53：565-573.

［42］九鵡亮治.早期胃癌の診断の基本病理診断-臨床病理学的取り扱いを含めて［J］.胃と腸，2018，53：647-656.

［43］滝沢耕平，岸田圭弘，五十嵐公洋，他.早期胃癌の治療と予後-早期胃癌に対する内視鏡治療の現状［J］.胃と腸，2018，53：698-709.

［44］奥野のぞみ，原和生，田近正洋，他.消化管粘膜下腫瘍のEUS診断-EUS-FNAを含めて［J］.胃と腸，2018，53：1756-1767.

［45］引地拓人，菊地晔，中村純，他.胃粘膜下腫瘍の組織生検法［J］.胃と腸，2017，52：1301-1315.

［46］殷泙，许幼如.食管-胃交界部和非交界部早期胃癌的诊断价值［J］.内镜，1994，11：96-98.

［47］殷泙，吴云林.胃癌的内镜下微创手术治疗现状及进展［J］.中国消化内镜，2008，2：16-20.

［48］赤松泰次，下平和久，宮島正行，他.消化管組織生検の基本と注意点［J］.消化器内視鏡，2020，32：504-513.

［49］赤松泰次，下平和久，宮島正行，他.対策型胃内視鏡検診における観察撮影法-経口内視鏡［J］.胃と腸，2018，53：1111-1119.

# 第三章

# 早期胃癌形态特征和基础

## 第一节　内镜形态学发展过程

### 一、凹陷与隆起型早期胃癌

1962 年第四届日本内视镜学会总会长田坂定孝教授根据《早期胃癌的全国集计》浅表型胃癌术后 5 年生存率的统计数据，提出了早期胃癌定义和肉眼分型。该定义和分型现已广泛被世界各国学者所接受并应用于临床。早在 20 世纪 50 年代日本白壁教授等设计双重造影法获得大量的早期胃癌资料，证明该技术是诊断胃癌浸润深度和范围的好方法，但在诊断平坦型病变时还是需要经验丰富的放射科医师来完成。通过 X 线检查能非常容易地描述凹凸差异较大的早期胃癌（如形似开放性溃疡的 0-Ⅲ型混合型早期胃癌和形似息肉Ⅰ型早期胃癌），容易在胃小弯和后壁等部位检出病变。1962 年纤维胃镜开始应用于临床，由于当时内镜操纵功能还不够完善，无法把控内镜先端部的方向，只能依靠腹壁反射光盲目在胃内拍摄照片等，因此未被列入主要的检查工具。

### 二、表面凹陷与隆起型早期胃癌

20 世纪 70 年代中期，由于内镜玻璃纤维导像束存在直径较粗和较易折断等缺点，所获取的图像质量远差于胃内照相机。随后内镜设备和双重造影法不断改进，缺乏高低差的早期胃癌（如形似胃溃疡瘢痕的 0-Ⅱc 型早期胃癌和扁平隆起的 0-Ⅱa 型早期胃癌）被列入主要观察和研究对象，而 0-Ⅲ型、0-Ⅰ型早期胃癌的观察比例逐年减少。在日本国立癌症中心收集的 1 000 余例早期胃癌术后资料和组织病理学标本中，70% 为凹陷型病变（多见凹陷癌内伴溃疡），30% 为隆起型病变。早期胃癌的鉴别对象是良恶性溃疡、变形溃疡瘢痕和周围黏膜皱襞等。由于许多癌变位于溃疡中央，一些病理学家提出了溃疡癌变学说。

### 三、表面平坦型早期胃癌

20 世纪 70 年代后期，随着内镜纤维导像束的不断改进，早期胃癌内镜形态观察已进入常态化阶段，胃癌肉眼分类采纳其他消化道（如食管、大肠等）肿瘤的分类法，内镜形态诊断似乎达到比较完善的程度。内镜观察癌溃疡和息肉癌变等检出率逐年减少，黏膜发红和褪色等形态检出率逐年增加，但还存在鉴别问题，如：① 慢性胃炎难与0-Ⅱb 型早期胃癌鉴别，即使癌已浸润黏膜下层也难以确诊病变性质。② 内镜筛检出溃疡癌变，表面凹凸和色泽变化等形似胃炎样早期胃癌，还需要活组织病理学检查确诊。③ 形似胃炎样早期胃癌检出率明显高于溃疡型（0-Ⅲ型）早期胃癌，临床上将形似胃炎样早期胃癌分为平坦发红型、平坦褪色型和凹凸主体型。④ 综合色泽、边界、大小、光泽和组织类型等形态改变，可视为具有强有力的内镜诊断指标。

## 四、早期胃癌谱新概念

20 世纪 80 年代后期对癌变与背景黏膜之间关系达成共识，分化型癌多伴萎缩背景黏膜，未分化型癌（如印戒细胞癌）多伴非萎缩背景黏膜。胃炎与 *H. pylori*，在明确与 *H. pylori* 关系前，胃黏膜萎缩随年龄增长而发生变化的假设被广泛接受，活动性胃炎导致慢性萎缩性胃炎，与 *H. pylori* 持续性感染存在一定的关系。临床研究分析：① 年轻人除菌治疗后可有效降低 *H. pylori* 感染率，中老年人除菌治疗后还存在着较高的 *H. pylori* 再次感染机会。② 明确 *H. pylori* 未感染的胃黏膜中检出胃癌。③ 除菌后检出胃癌的背景黏膜以低异型度上皮或非癌上皮为主，呈马赛克状分布，边界不清楚，形似胃炎样改变，放大内镜-窄带成像（ME-NBI）可以提高早期胃癌的检出率。④ *H. pylori* 现症感染的胃黏膜发生肿瘤，多见遗传性胃癌、EB 病毒（Epstein-Barr virus, EBV）感染、A 型胃炎为背景的神经内分泌肿瘤等。

近年来，早期胃癌内镜形态诊断发生了很大的变化，某些病变仍采用传统的检查方法，内镜形态观察变得越来越困难。因为 10 年前普遍认为典型进展期胃癌（advanced gastric cancer, AGC）和典型早期胃癌形态改变会逐年减少，10 年后的非凹凸胃炎型胃癌的形态改变会逐年增多，这与 *H. pylori* 除菌后和 *H. pylori* 未感染有着直接关系。了解慢性活动性胃炎发展至慢性萎缩性胃炎，参照 *H. pylori* 感染状况，对内镜筛查早期胃癌具有一定的临床意义，为此提出 *H. pylori* 未感染、*H. pylori* 现症感染和 *H. pylori* 除菌后早期胃癌发病谱的新概念。从生物学角度分析，胃的致癌机制是多样化的；从组织病理角度分析，则强调背景黏膜癌变的多样性。除 *H. pylori* 现症感染、除菌后和未感染的背景黏膜发生癌变特征外，还涉及 EB 病毒感染相关性胃癌、自身免疫性胃炎中发生胃癌、残胃癌和遗传性肿瘤等。随着早期胃癌的疾病谱的不断更新，中村等根据胃癌的发生部位（背景黏膜）、组织类型和肉眼分型进行对照性研究，提出了"胃癌三角"理论新概念。

## 五、早期胃癌浸润范围与深度

20 世纪 90 年代早期，在消化道内镜诊断的过程中，除白光内镜和色素内镜观察外，以提高早期胃癌诊断水平为目的，各种图像强调内镜相继研发和应用。近年来放大内镜-窄带成像（ME-NBI）技术备受关注，但需要在白光内镜观察的基础上完成放大内镜-窄带成像检查。依据病变检查的要求，选择何种检查手段非常重要，并非所有病变都需要使用放大内镜-窄带成像技术，这样既达不到满意的诊断效果，又浪费宝贵的诊断资源。胃癌多与 *H. pylori* 感染后引起胃炎的背景黏膜有关，典型 *H. pylori* 胃炎的背景黏膜伴慢性萎缩性胃炎易发生胃癌。病变表面覆非癌黏膜，病变与周围黏膜之间色泽差异较小，评估癌变范围比较困难；非慢性萎缩性胃炎的背景黏膜，癌浸润范围以褪色为主，评估癌变范围比较容易。

# 第二节　内镜形态学基础

随着内镜新技术相继研发和应用，规范内镜形态诊断标准目的是提高早期胃癌检出水平，不仅使用内镜描述早期胃癌的各种形态改变，而且在积累临床大量早期胃癌资料的基础上，逐步演变成以内镜形态学为主的综合性诊断。早期胃癌内镜形态诊断大致分为：① 存在诊断（detection）：观察病变凹凸、色泽和光泽等改变。② 质的诊断（characterization）：适合胃良恶性病变的鉴别。③ 量的诊断（staging），又称术前诊断（preoperative diagnosis）：判断癌浸润深度、浸润范围和组织类型等，对早期胃癌选择是内镜治疗还是外科治疗。近年来非典型或典型早期胃癌分别有增加和减少趋势，如形似胃炎型早期胃癌、0-Ⅲ型周围伴 0-Ⅱc 型早期胃癌和形似 0-Ⅱb 型早期胃癌的发生率逐年增加，单纯 0-Ⅲ型和典型 0-Ⅱb 型早期胃癌逐年减少。内镜形态观察病变与周围黏膜之间的色泽差异，病变边界线（demarcation line, DL）范围、黏膜微表面构筑（microsurface pattern, MSP）和微血管构筑（microvascular pattern, MVP）等形态改变，为临床提供了重要而客观的诊断依据。

## 一、存在诊断

### （一）内镜形态特征

1. 隆起型特征　① 以山田、福富分类为基础，表现为马背、分叶、菊花、桑椹和花坛状隆起。② 隆起表面不规则颗粒和结节，凹陷表面附着血痂或覆白苔。③ 深浅不匀的发红或褪色，光泽减退或消失。④ 质硬易出血。

2. 表面型特征

（1）表面隆起型：① 半球、扁平分叶或平盘隆起。② 表面黏膜粗糙、不规则细颗粒、小结节、粗大结节、分叶状和侧向发育型肿瘤样改变等（图 3-2-1～图 3-2-3）。

③ 不均匀发红或褪色、发红与褪色混杂和光泽减退或消失。④ 质较硬或硬。⑤ 臼型凹陷一侧伴微量渗血。

（2）表面平坦型：① 病变大小和是否对称。② 光泽减退或消失，与周围黏膜腺体分泌黏液量呈正相关。③ 色泽改变（发红与褪色）与癌组织类型、血管密度、血流多少、癌浸润方式、纤维化程度和黏膜表面癌显露等有关。④ 黏膜粗糙、不规则细颗粒和条纹状等。⑤ 病变与周围正常黏膜之间分界线清楚、比较清楚、比较不清楚和不清楚。⑥ 病变背景黏膜是否萎缩、微血管构筑清楚、稀疏、模糊和消失。

（3）表面凹陷型：① 凹陷基部失去正常胃小区样结构（图 3-2-4、图 3-2-5），被细颗粒、粗颗粒、结节状或残存岛状再生黏膜所取代，覆不匀白苔。② 边缘蚕食状、

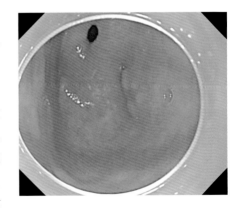

图 3-2-1　侧向发育型肿瘤（白光）

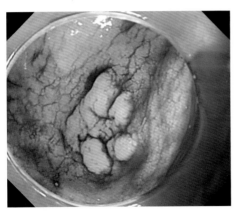

图 3-2-2　侧向发育型肿瘤（染色）

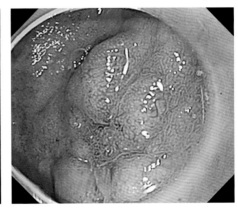

图 3-2-3　侧向发育型肿瘤（窄带成像）

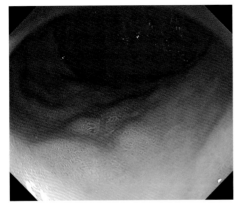

图 3-2-4　胃体部早期胃癌，凹陷基部失去正常胃小区样结构（白光）

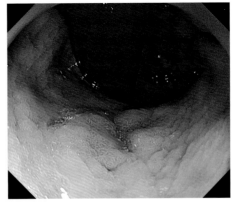

图 3-2-5　胃体部早期胃癌，凹陷基部失去正常胃小区样结构（染色）

不规则凹凸或小结节伴局部再生上皮。③ 皱襞先端部呈笔尖、肥大、棍棒和结节状改变，部分皱襞断裂或融合，皱襞末端相对变细，注气后段差形成。④ 发红或褪色，光泽减退或消失。⑤ 质硬易出血。

3. 凹陷型特征　形态观察指标：① 不规则或规则椭圆形凹陷，无苔、薄白苔、白苔、暗灰浅黄苔和污苔。② 边缘锐利稍不规则。③ 周围黏膜皱襞集中，规则浅凹陷伴褪色或排列紊乱发红的再生上皮。④ 局部光泽减退或消失。⑤ 质硬，凹陷边缘易出血。

### （二）形态观察顺序

① 经内镜活检孔道插入喷雾导管，直视下用消泡剂清洗附在胃黏膜表面的黏液和泡沫直至洗净为止，仔细观察胃黏膜是否隐藏病变。② 对还未完全伸展的胃体大弯侧黏膜皱襞，肌内注射解痉剂或内镜下连续注气，直至胃体大弯侧充分伸展。③ 按内镜局部解剖部位，仔细观察胃体部、胃角、胃窦部、幽前区和十二指肠等部位，减少病变遗漏。

1. 背景胃黏膜　H. pylori 背景胃黏膜分未感染、现症感染和既往感染。① 白光内镜无法直接评估 H. pylori 现症感染和既往感染的背景黏膜，只能间接依据背景黏膜的炎症特征和感染程度评估 H. pylori 感染状况。② 白光内镜在胃体下部小弯侧观察到规则排列的集合小静脉（RAC），可以作为诊断 H. pylori 未感染背景黏膜的有力依据。③ 色素内镜（CE）染色观察黏膜表面凹凸、边缘与周围黏膜之间段差和胃小区结构等改变。

2. 疑诊早期胃癌内镜观察指标

（1）表面形态：观察 0-Ⅱc 型微小胃癌（micro gastric carcinoma, MGC）时，单发性微小凹陷病变应高度疑诊为癌，多发性糜烂和凹陷病变的周围背景黏膜为肠上皮化生，微小凹陷病变与非癌黏膜之间是否存在着差异。

（2）色泽改变：0-Ⅱb 型早期胃癌表现为① 黏膜表面非凹凸变化，以发红为主，边界线清楚（well-demarcated area）、色泽不规则（irregularity in color）和表面不规则（irregularity in surface）。② 褪色边界线清楚，色泽和表面规则。如果内镜形态鉴别有困难，有必要进行活组织病理学取材和检查。

（3）其他方面：① 萎缩黏膜血管突然中断是发现早期胃癌的重要线索。② 侧向光投射胃黏膜表面，部分反射光呈弧状改变是发现早期胃癌的重要依据。③ 除机械损伤引起胃黏膜出血外，病变表面发红区域内见自然微出血是发现早期胃癌的重要踪迹。

## 二、质的诊断

### （一）内镜形态特征

1. 白光内镜特征　采用色泽和表面（color plus surface, CS）分类系统（简称：CS

分类系统）。① 区域性分界线清楚的病变。② 色泽和表面不规则（irregularity in color/surface）。如果满足①和②可判断为癌变，除此之外判断为非癌。

2. 放大内镜-窄带成像特征　采用微血管和微表面（vessels plus surface, VS）分类系统（简称：VS 分类系统）。① 分界线存在，不规则微血管构筑（irregular microvascular pattern, IMVP）。② 分界线存在，不规则微表面构筑（irregular microsurface pattern, IMSP）。如果满足①和（或）②可判断为癌变，如果不能满足①和（或）②可判断为非癌。

（二）形态鉴别特征

1. 白光内镜观察　① *H. pylori* 现症感染的胃黏膜表面常附着白色混浊黏液，内镜观察前反复冲洗黏液非常必要。② 适量注气后按顺序进行观察，对易遗漏部位的观察（如贲门正下方、体下部大弯侧和胃体部后壁），不断调节注气量观察。③ 重点观察发红、褪色、凹凸和变形等病变。④ 凹陷病变的观察重点是黏膜皱襞、先端部变细和中断等，凹陷病变内是否伴自然出血和溃疡。⑤ 色素内镜染色后，容易识别上皮或非上皮组织病变、肿瘤性或非肿瘤性病变、病变边界清楚或不清楚等。⑥ 边界清楚、血管纹理消失和色泽差异应疑诊为上皮性肿瘤。⑦ 隆起起始部缓坡覆非肿瘤上皮应考虑是非上皮性病变。⑧ 扁平隆起型腺瘤边界清楚，表面褪色或不均匀发红、凹凸和大小不等，随时间推移有增大倾向应疑诊为癌变。⑨ 凹陷病变鉴别，良性凹陷病变边缘光滑，恶性凹陷病变边缘不规则呈蚕食像或边缘隆起，凹陷内伴大小不等颗粒、结节和发红。

2. 放大内镜-窄带成像观察　早期胃癌质的诊断，既可以通过放大内镜-窄带成像观察替代光活检，又可以通过活组织病理取材和检查，这是早期胃癌质的诊断一种策略。表面平坦型或凹陷型病变可以通放大内镜-窄带成像判断病变与周围黏膜之间的分界线；如果放大内镜-窄带成像观察后能提供高确信度的诊断，可以省略活组织病理学检查；如果提供低确信度，应采用活组织病理取材进行质的诊断。

## 三、量的诊断 / 术前检查

术前内镜筛检中发现早期胃癌，或者内镜诊断依据不充分的情况下，应邀请有经验的内镜医师进行会诊。内镜黏膜切除术（EMR）或内镜黏膜剥离术（ESD）绝对适应证：小于 2 cm 非溃疡（UL-0）黏膜内癌（cT1a），分化型癌。相对适应证：① 大于 2 cm 非溃疡 cT1a，分化型癌。② 小于 3 cm UL-1 的 cT1a，分化型癌。③ 小于 2 cm UL-0 的 cT1a，未分化型癌。为了确定内镜治疗适应证，有必要进行多方面的评估，如组织类型、病变大小、浸润深度、早期胃癌是否存在溃疡及水平浸润范围等。

（一）精准治疗方案

1. 组织类型　内镜形态判断组织类型，如隆起型（0-Ⅰ 型和 0-Ⅱa 型）早期胃癌的组织类型几乎是分化型；判断表面平坦型（0-Ⅱb 型）、表面凹陷型（0-Ⅱc 型）和凹陷型（0-Ⅲ 型）早期胃癌的组织类型，原则上是通过活组织病理学检查进行鉴别。小于10 mm 早期胃癌，分化型癌的黏膜以发红为主，未分化型癌的黏膜以褪色为主。是否通过放大内镜-窄带成像形态观察区分不同组织类型，还有待于进一步验证。

2. 病变范围　如果白光内镜无法明确病变范围，内镜治疗前活组织病理学取材和检查能获取癌变浸润范围。

3. 浸润深度　白光内镜-色素内镜（WLE-CE）对黏膜层癌（cT1a）与黏膜下层癌（cT1b）的鉴别：① 黏膜下层 500 μm 癌（pT1b2）表现为黏膜皱襞先端部肥大和接合。② 癌变大于 30 mm，黏膜发红明显伴不规则，边缘隆起呈黏膜下肿瘤（SMT）样改变。③ 诊断癌浸润深度依据不充分，可采用伸展不良征（non-extension sign, NES）的简单方法进行鉴别。④ 癌浸润黏膜下层时，浸润部位形成癌块或促纤维化反应（desmoplastic reaction），周围黏膜伸展不良征和局部硬度增加，注气后出现向上抬举现象。⑤ 癌浸润黏膜层时，注气后不影响病变与周围黏膜的伸展。

4. 有无溃疡　白光内镜-色素内镜观察癌变内有溃疡，需要与活动性溃疡或溃疡瘢痕鉴别；黏膜皱襞集中，有必要对良性溃疡的黏膜皱襞与癌浸润黏膜下层的黏膜皱襞鉴别。

### （二）水平浸润范围

不管采取何种切除方法（如 EMR、ESD 或手术等），明确早期胃癌水平方向的癌浸润范围，对达到治愈的切除效果非常重要。白光内镜-色素内镜观察水平方向的癌浸润范围，如果不能明确病变的边界线，可改用放大内镜-窄带成像观察癌的浸润范围。色素内镜染色缺点是超过一定时间，会直接影响观察非凹凸病变边界线的效果。不清楚的边界可用放大内镜-窄带成像观察和标记，或在病变周围非癌黏膜并进行活组织病理取材（至少 4 点活检），活组织病理检查确认非癌组织后再行切除术。

## 第三节　胃癌几何理论

### 一、胃癌三角

1991 年日本中村恭一首次提出胃癌三角理论，诠释了胃癌临床病理学的特征。胃癌三角理论包括：① 背景黏膜：如 F 线（F-line）内部（口侧缘）、F 线附近和 F 线外部（肛侧缘）。② 组织类型：如分化型和未分化型。③ 肉眼分型：如凹陷型和隆起型。三者之间形成了三角关系（图 3-3-1）。

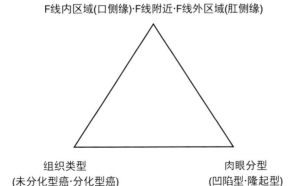

图 3-3-1　胃癌的三角关系

## （一）F 线和 f 线划分

参见：本章"背景黏膜与评估方法三、内镜萎缩边界与胃底腺线关系"。

## （二）背景黏膜的 F 线关系

1. F 线内部（口侧缘）　① 非慢性萎缩性胃炎或非肠上皮化生胃底腺背景黏膜内发生癌变，多见凹陷型未分化型腺癌（胃型）。② 良性溃疡少见，多见 0-Ⅱc 型早期未分化型腺癌。③ 内镜诊断黏膜层癌，实际上未分化型腺癌已浸润黏膜下层或更深组织。④ 皮革胃形态多见癌浸润固有肌层或更深组织（图 3-3-2）。⑤ 早期诊断未分化型腺癌非常重要。

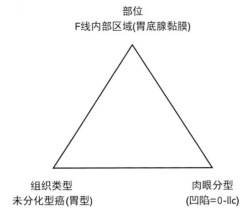

图 3-3-2　F 线内部区域

2. F 线附近（中间带）　① f 虚线在中间带起始部（肛侧缘）至 F 线的中间带末端部（口侧缘）移行附近，应关注癌变大小。② 癌变大于 2 cm 位于 F 线内部，多见未分化型腺癌，以胃溃疡为主，需要与 0-Ⅱc+Ⅲ 型或 0-Ⅲ+Ⅱc 型早期胃癌鉴别。③ 癌变小于 5 mm，多见未分化型腺癌，以糜烂为主，需要与 0-Ⅱc 型微小胃癌鉴别。④ 糜烂病变的修复变化（如再生性息肉，伴有隆起型痘疹胃炎等），需要与小胃癌（small gastric carcinoma, SGC）鉴别。

3. F 线外部（肛侧缘）　① 胃窦部（幽门腺黏膜）是癌变多发区域，以肠上皮化生背景黏膜为主，多见分化型腺癌（肠型），0-Ⅱa 型早期分化型腺癌（肠型）发生率明显高于 0-Ⅱc 型早期未分化型腺癌（胃型）。② 0-Ⅱa+Ⅱc 型早期高分化腺癌，癌浸润黏膜固有膜中层，以非慢性萎缩性胃炎背景黏膜为主（图 3-3-3、图 3-3-4）。③ 青年人同时发现胃角溃疡瘢痕和胃体部溃疡，应考虑胃体部是恶性溃疡。④ 老年人同时发现胃体部溃疡瘢痕和胃体下部溃疡，由于胃腺边界上移，应考虑胃体下部是恶性溃疡（图 3-3-5）。

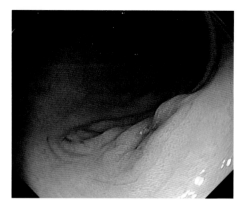

图 3-3-3　F 线外部 EGC（WLE）　　　　图 3-3-4　F 线外部 EGC（CE）

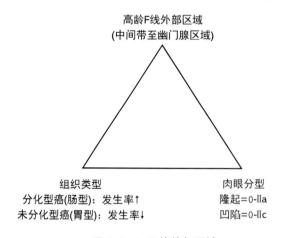

高龄F线外部区域
(中间带至幽门腺区域)

组织类型　　　　　　　　　　肉眼分型
分化型癌(肠型)：发生率↑　　隆起=0-Ⅱa
未分化型癌(胃型)：发生率↓　凹陷=0-Ⅱc

图 3-3-5　F 线外部区域

## 二、胃癌四角

2000 年在 *H. pylori* 现症感染黏膜内检出胃癌，*H. pylori* 现症感染背景黏膜多伴慢性萎缩性胃炎，*H. pylori* 现症感染与胃癌的关系已引起关注。近年来，除 *H. pylori* 现症感染与胃癌之间的关系外，*H. pylori* 除菌后和 *H. pylori* 未感染胃黏膜的胃癌发生率也不断增加，早期胃癌内镜形态逐渐形成多样化。在 *H. pylori* 除菌后和 *H. pylori* 未感染的背景黏膜中检出未分化型腺癌和胃底腺型癌，特别是 *H. pylori* 未感染黏膜癌变率越来越受到关注。随着内镜形态学的发展，有望在癌变直径小和浸润浅的早期阶段被检出。由于癌变的背景黏膜变化较大，胃癌四角理论应运而生：癌的背景黏膜、组织类型、肉眼分型和 *H. pylori* 感染状态（图 3-3-6）。

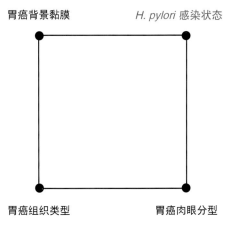

图 3-3-6　胃癌的四角关系

　　未被 *H. pylori* 感染的黏膜称 *H. pylori* 未感染；正被 *H. pylori* 感染的黏膜称 *H. pylori* 现症感染；除菌后 *H. pylori* 自然消退和重度慢性萎缩性胃炎伴肠上皮化生黏膜称 *H. pylori* 既往感染（表 3-3-1）。

表 3-3-1　胃癌四角理论与胃黏膜癌关系

| 背景黏膜 | 组织类型 | 肉眼分类 | 感染状态 |
|---|---|---|---|
| 胃底腺黏膜癌 | | | |
| ● 胃底腺黏膜（胃体部～胃底部） | 腺窝上皮型胃癌 | 扁平隆起<br>树莓样隆起 | *H. pylori* 未感染 |
| | 胃底腺型胃癌 | 起始缓 SMT 隆起 | *H. pylori* 未感染 |
| | 胃神经内分泌瘤 | 同色或黄色 SMT 样隆起 | *H. pylori* 未感染 |
| 幽门腺黏膜癌 | | | |
| ● 幽门腺边界附近胃底腺癌（胃体下部～胃窦部） | 印戒细胞癌 | 褪色平坦～浅凹陷 | *H. pylori* 未感染 |
| ● 幽门腺黏膜（近幽门口） | 高分化管状腺癌 | 凹陷伴边缘隆起 | *H. pylori* 未感染 |
| 贲门腺黏膜癌 | | | |
| ● 食管胃交界部黏膜 | 管状腺癌 | 凹陷或隆起 | *H. pylori* 未感染 |
| *H. pylori* 现症感染黏膜癌 | | | |
| ● 胃肠上皮化生黏膜 | 分化型管状腺癌 | 50% 隆起，50% 凹陷 / 平坦 | *H. pylori* 现感染 |
| ● 中间带黏膜（胃体下部～胃窦部） | 未分化型腺癌 | 100% 凹陷，0% 平坦 | *H. pylori* 现感染 |
| *H. pylori* 既感染黏膜癌 | | | |
| ● 肠上皮化生黏膜 | 分化型管状腺癌 | 30% 隆起，70% 凹陷 / 平坦 | *H. pylori* 既感染 |
| ● 中间带黏膜（胃体下部～胃窦部） | 未分化型腺癌 | 43% 凹陷，57% 平坦 | *H. pylori* 既感染 |

### （一）胃癌四角理论与 *H. pylori* 未感染关系

1. 胃底腺黏膜癌（图 3-3-7）

腺窝上皮型胃癌

1）扁平样隆起：扁平隆起样腺窝上皮型胃癌特征：① 扁平隆起表面色泽与周围黏膜相同或稍发白（图 3-3-8）。② 放大内镜-窄带成像显示隆起表面绒毛状至乳头状腺窝改变（图 3-3-9～图 3-3-11）。③ 组织病理学显示（HE 染色）腺窝上皮样改变，管状高度异型腺体累及黏膜固有层中层，腺体较周边正常腺体粗大，腺体不规则（图 3-3-12）。④ 管状高度异型腺体，排列拥挤，核深染，染色质粗，核浆比增高，核分裂增多（图 3-3-13），MUC5A 和 MUC6 阳性，提示黏膜层癌。

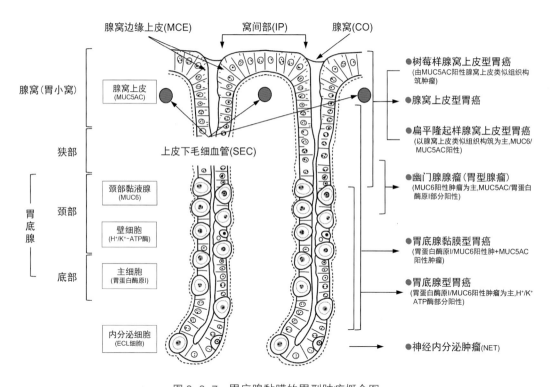

图 3-3-7　胃底腺黏膜的胃型肿瘤概念图

2）树莓样隆起：树莓样腺窝上皮型胃癌特征① 多位于胃体部大弯侧，亚蒂状隆起伴发红。② 放大内镜-窄带成像显示大松锥样改变，内部见密集扩张微血管，形似增生性息肉。③ 组织病理学显示（HE 染色）细胞核横径大的腺窝上皮样肿瘤，Ki-67 阳性率高，黏液性质 MUC5A 阳性，MUC6 阴性，副细胞黏液性质 MUC6 阳性，与扁平隆起样腺窝上皮型胃癌的组织学特征略有不同。

2. 胃底腺型胃癌　起始缓 SMT 隆起，胃底腺型胃癌（又称：泌酸腺腺瘤）是一种少见类型的胃肿瘤。胃底腺型胃癌分胃底腺型腺癌和胃底腺黏膜型腺癌。近年癌的发病

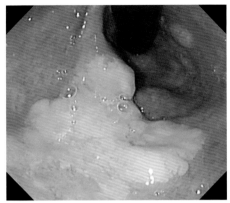

图 3-3-8　胃底腺白色扁平隆起

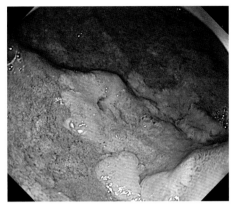

图 3-3-9　窄带成像边界线清楚

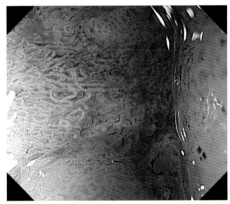

图 3-3-10　放大内镜-窄带成像

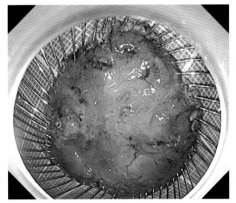

图 3-3-11　ESD 大体构筑

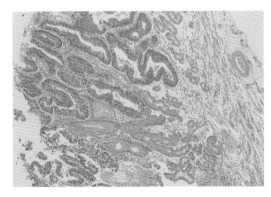

图 3-3-12　高分化腺癌（HE×40）

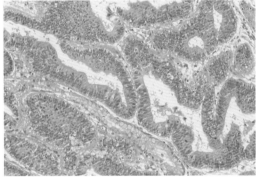

图 3-3-13　高分化腺癌（HE×100）

率有上升趋势，据推测可能与质子泵抑制剂（PPI）过度使用有关，需要引起重视。

（1）胃底腺型胃癌：属胃底腺低异型度分化型腺癌。在免疫染色中的胃蛋白酶原-Ⅰ（主细胞标记）和（或）$H^+/K^+$-ATP 酶（壁细胞标记）阳性，大部分 MUC6（颈部黏液细胞至主细胞的标记）阳性。胃底腺型胃癌特征：① 胃底腺黏膜多见 *H. pylori* 未感染，隆起起始部平缓形似 SMT 样改变，分 SMT 样隆起型、平坦型和凹陷型，周围见排列规则的集合小静脉（RAC）和非慢性萎缩性胃炎背景黏膜（图 3-3-14）。② 放大内镜-窄带成像显示 530～550 nm 光波长观察绿色行走的黏膜深处血管，390～445 nm 光波长观察微表面构筑稍伸展和均匀椭圆腺开口（图 3-3-15）。③ 组织病理学显示以主细胞为主的胃底腺中部至深部细胞形似胃型恶性程度低的肿瘤，细胞形态良好，胞质嗜酸性和排列不规则（图 3-3-16）。④ 部分腺管不规则伴分支，腺腔扩张，腺体融合，胞浆丰富，嗜酸性和核小圆（图 3-3-17）。⑤ 胃蛋白酶原-Ⅰ/MUC6 阳性，病变均为 MUC6 阳性，40% 以上为 $H^+/K^+$-ATP 酶表达，10% 为 MUC5A 阳性。⑥ 胃底腺型胃癌发生在慢性萎缩性胃炎背景黏膜，但发生频率非常低。

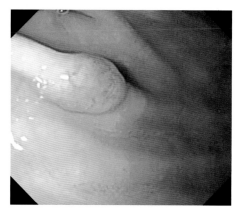

图 3-3-14　胃底腺型胃癌-泌酸腺腺瘤（白光内镜）

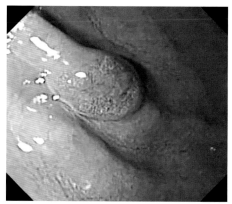

图 3-3-15　胃底腺型胃癌-泌酸腺腺瘤（窄带成像）

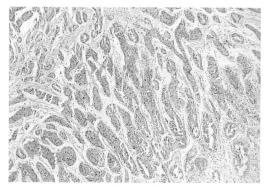

图 3-3-16　胃底腺型胃癌-泌酸腺腺瘤（HE×100）

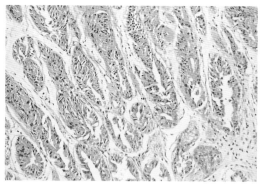

图 3-3-17　胃底腺型胃癌-泌酸腺腺瘤（HE×200）

（2）胃底腺黏膜型胃癌：属胃底腺型腺癌的组织亚型。在免疫染色中，除胃蛋白酶原-Ⅰ、$H^+/K^+$-ATP 酶表达和（或）MUC6 阳性外，MUC5AC 阳性。胃底腺黏膜型胃癌特征：① 白光内镜＋色素内镜（WLE+CE）多见 *H. pylori* 未感染胃底腺黏膜（胃上部 1/3），表面无色泽或白色或褪色改变，上皮下肿瘤样隆起表面呈树枝状扩张血管，色素内镜染色后呈微细颗粒状改变。② 放大内镜-窄带成像显示分界线清楚、不规则微表面构筑（IMSP）、不规则微血管构筑（IMVP）、上皮内血管构筑、腺窝边缘上皮（MCE）幅度宽于周围黏膜和窝间部扩大。③ 免疫组化显示 MUC6 阳性为主，部分胃蛋白酶原-Ⅰ/MUC5A 阳性。

3. 胃神经内分泌瘤（图 3-3-18、图 3-3-19） 同色或黄色 SMT 样隆起。① 多见胃底腺区域（胃体部至胃底部），以自身免疫性胃炎为背景黏膜，无色泽或黄色改变，形似起始部平缓的 SMT 样胃底腺型胃癌。② 组织病理学显示胃底腺深部肠嗜铬样细胞（enterochromaffin-like cell, ECL-cell）的神经内分泌细胞肿瘤，表层被非肿瘤性黏膜覆盖，无色泽或黄色改变的 SMT 样病变，表面微血管扩张。胃神经内分泌瘤Ⅰ型是高胃泌素血症为背景的自身免疫性胃炎；Ⅱ型以多发性内分泌肿瘤（multiple endocrine neoplasia, MEN）/Zollinger-Ellison 综合征为背景；Ⅲ型是散发性类癌（sporadic carcinoid）。

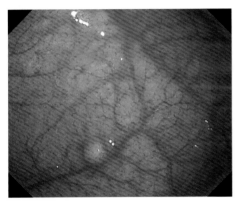 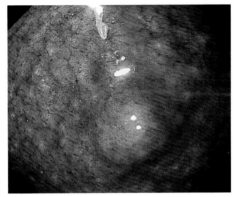

图 3-3-18　胃神经内分泌瘤（白光内镜）　　图 3-3-19　胃神经内分泌瘤（窄带成像）

4. 幽门腺黏膜癌

（1）幽门腺与胃底腺交界特征：① 多见 *H. pylori* 未感染的幽门腺与胃底腺交界处，0-Ⅱb 型早期胃癌和 0-Ⅱc 型早期胃癌表面褪色。② 放大内镜-窄带成像显示褪色区域为非开口型腺管（条纹状黏膜结构）和腺管间隙扩大，分界线不清楚，未见螺旋形微血管。③ 组织病理学显示 *H. pylori* 未感染的未分化型腺癌或单纯印戒细胞癌，黏膜内范围较广，很少在黏膜表面显露，多见胃底腺黏膜的任何部位，放大内镜-窄带成像观察显露黏膜表面 *H. pylori* 现症感染的未分化型腺癌，褪色区域需要活组织病理学检查进行鉴别。

（2）幽门口近幽门腺黏膜特征：① *H. pylori* 未感染和非慢性萎缩性胃炎幽门腺黏膜发生癌变，多见不规则凹陷边缘伴隆起（图 3-3-20）。② 放大内镜-窄带成像显示凹陷表面见网状微血管。③ 组织病理学显示肠型高分化型管状腺癌，与 *H. pylori* 感染伴肠上皮化生的高分化型管状腺癌相同，有时 *H. pylori* 未感染幽门腺黏膜的肠上皮化生呈巢状分布。*H. pylori* 未感染高分化型管状腺癌多位于幽前区至胃窦部，与十二指肠和胃胆汁反流→幽门腺肠化生→肠型特征性高分化型管状腺癌致癌机制有关。

5. 贲门腺黏膜癌　*H. pylori* 未感染胃黏膜发生癌变，恶性程度低，癌浸润少。一旦发现 *H. pylori* 未感染贲门部癌［除 Siewelt Ⅱ型巴雷特（Barrett）食管腺癌外］多见于进展期胃癌（图 3-3-21）。Barrett 食管腺癌的初期病变，形似贲门部糜烂，也许是早期癌。

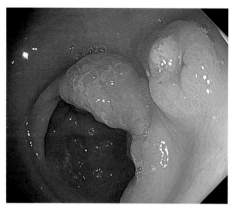 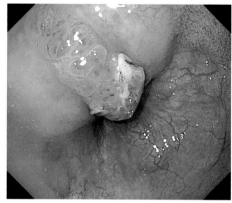

图 3-3-20　幽门腺高级别上皮内瘤变部分高　　图 3-3-21　贲门腺低分化癌，部分印戒细胞
　　　　　　分化型管状腺癌，*H. pylori*（−）　　　　　　　　　癌，*H. pylori*（−）

按胃癌处理规范，UML 区域显示 *H. pylori* 未感染背景黏膜早期胃癌。U 部位是胃底腺区域多见分化型腺癌，如胃底腺型腺癌、胃底腺黏膜型腺癌、树莓样腺窝上皮型胃癌和低异型度腺窝上皮型腺癌；ML 部位多见于印戒细胞癌；L 部位除印戒细胞癌外，多见肠型、胃肠混合型分化型腺癌（图 3-3-22）。

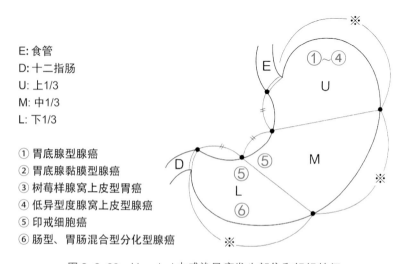

E: 食管
D: 十二指肠
U: 上1/3
M: 中1/3
L: 下1/3

① 胃底腺型腺癌
② 胃底腺黏膜型腺癌
③ 树莓样腺窝上皮型胃癌
④ 低异型度腺窝上皮型腺癌
⑤ 印戒细胞癌
⑥ 肠型、胃肠混合型分化型腺癌

图 3-3-22　*H. pylori* 未感染早癌发生部位和组织特征

### （二）胃癌四角理论与 *H. pylori* 现症感染关系

*H. pylori* 现症感染癌的特征：① 肠上皮化生背景黏膜。② 分化型管状腺癌。③ 50% 隆起型癌变和 50% 凹陷型或平坦型癌变。④ *H. pylori* 现症感染。

中间带 *H. pylori* 现症感染癌的特征：① 中间带背景黏膜。② 未分化型腺癌。③ 100% 凹陷型癌变。④ *H. pylori* 现症感染。

### （三）胃癌四角理论与 *H. pylori* 既往感染关系

*H. pylori* 既往感染癌的特征：① 肠上皮化生背景黏膜。② 分化型管状腺癌。③ 30% 隆起型和 70% 凹陷型或平坦型。④ 感染状况：*H. pylori* 既往感染。间带黏膜癌特征：背景黏膜：中间带黏膜；组织类型：未分化型腺癌；肉眼分型：凹陷型 43%，平坦型 57%；感染状况：*H. pylori* 既往感染。

### （四）早期胃癌与背景黏膜差异

观察注意点：① 利用内镜左角钮观察胃体部后壁的发红或褪色黏膜，控制胃内空气量，尽量将内镜镜面调整到病变正前方观察。② 确认背景黏膜的萎缩程度，观察有否早期胃癌相关形态特征，发生未分化型腺癌（胃型）概率较高的非慢性萎缩性胃炎背景黏膜，多见 0-Ⅱc 型或 0-Ⅱb 型早期胃癌，确认是否皱襞中断和褪色。③ 重度慢性萎缩性胃炎的背景黏膜，应考虑分化型腺癌（肠型），多见隆起型和凹陷型病变。④ 慢性萎缩性黏膜以血管透见不良为主，黏膜有否褪色或发红和组织类型等。

背景黏膜的差异：① 病变边界线清楚应考虑是上皮性恶性肿瘤。② 病变边界线不清楚，追加 CE 染色，边界凹凸清楚应考虑是上皮性肿瘤。③ 胃底腺黏膜皱襞伴褪色，凹陷边界清楚，微表面构筑和（或）微血管构筑形态与背景黏膜不同应考虑是 0-Ⅱc 型早期未分化型腺癌。④ 重度慢性萎缩性胃炎背景黏膜，血管纹理消失伴发红和褪色，边界清楚应考虑是上皮性肿瘤。⑤ 凹陷周围隆起起始部平缓或凹陷边界为棘状改变应考虑是 0-Ⅱc 型早期分化型腺癌。⑥ 与周围黏膜色泽相同的扁平隆起应考虑是 0-Ⅱa 型早期胃癌。

*H. pylori* 非感染胃癌是指 *H. pylori* 未感染的胃黏膜发生癌变，应与 *H. pylori* 除菌后胃癌区别开来。*H. pylori* 未感染的胃黏膜癌变率占全部胃癌约 1%，多见于青年女性，以未分化型癌 0-Ⅱc 型早期胃癌为主。由于各种 *H. pylori* 检测方法均存在假阴性的问题，*H. pylori* 感染状况难以被证实，建议多项目检测 *H. pylori* 未感染胃黏膜。*H. pylori* 未感染胃黏膜多发生印戒细胞癌早期胃癌，胃体中部和胃窦部非慢性萎缩性胃炎背景黏膜多见 0-Ⅱb 型或浅 0-Ⅱc 型早期胃癌，约 1/3 癌局限于黏膜中层。

## 第四节 背景黏膜与评估方法

### 一、萎缩黏膜

慢性萎缩性胃炎表现为腺体萎缩、肠上皮化生、慢性细胞浸润、淋巴滤泡、囊胞形成、假幽门腺化生、腺窝上皮增生和黏膜固有层变化等。① 接近胃黏膜观察萎缩边界（endoscopic atrophic border，EAB）桃红色与褪色之间形成黏膜色差。② 色素内镜染色后观察胃小区萎缩边界，尽管除菌后慢性萎缩性胃炎黏膜得到改观，但血管纹理未能得到明显改善。③ 组织病理学显示胃黏膜慢性炎伴固有腺体萎缩，腺体数量减少或消失，伴或不伴相应细胞及腺体增生或肠上皮化生。④ 胃体部腺体萎缩，主细胞和壁细胞减少或消失，伴肠上皮化生或（和）腺颈部黏液细胞增生，类幽门腺（即假幽门腺化生）。⑤ 幽门腺萎缩表现为幽门腺体数量减少，或被肠上皮化生腺体所取代，间质浸润细胞以淋巴细胞和浆细胞为主，形成淋巴滤泡，纤维组织增生，黏膜固有层增厚，排列不规则。慢性萎缩性胃炎程度分轻度、中度和重度；腺体小于 1/3 为轻度，1/3～2/3 为中度，大于 2/3 为重度（图 3-4-1）。胃固有腺体全部丧失，部分或完全无炎细胞浸润，即胃萎缩；如果仅凭活组织病理学诊断慢性萎缩性胃炎需要慎重，应结合临床胃酸缺乏状况（如刚果红染色等）来判断慢性萎缩性胃炎程度。

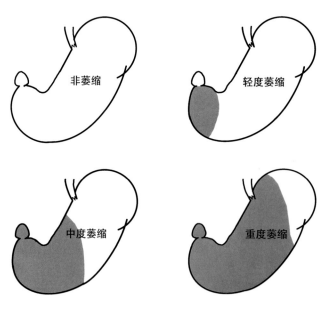

图 3-4-1 慢性萎缩性胃炎程度判断

（一）萎缩与临床

1973 年 Strickland 和 Mackay 提出 A 型胃炎与 B 型胃炎分类概念。临床根据萎缩区域、胃窦部炎症、胃体部炎症、酸分泌、血清胃泌素、抗胃壁细胞抗体、抗内因子抗体和恶性贫血等，将慢性萎缩性胃炎分类为 A 型与 B 型（表 3-4-1）。A 型胃炎相当于自身免疫性胃炎：① 以胃底腺为中心引起炎症和萎缩变化，导致高度低酸，高胃泌素血症，抗胃壁细胞抗体增加。② 肠嗜铬样（ECL）细胞增生，并发类癌和胃癌。③ 根据抗内因子抗体测定维生素 $B_{12}$ 吸收不良，合并恶性贫血（pernicious anemia, PA）。B 型胃炎相当于 H. pylori 感染引起的胃窦部炎症，以幽门腺为中心引起炎症和萎缩变化。

表 3-4-1 A 型胃炎与 B 型胃炎的对比

| 项目 | A 型胃炎 | B 型胃炎 |
| --- | --- | --- |
| 萎缩区域 | 胃底腺区域 | 幽门腺区域 |
| 胃窦部炎症 | ± | +++ |
| 胃体部炎症 | +++ | + |
| 酸分泌 | ↓↓↓ | ↓ |
| 血清胃泌素 | ↑↑ | 正常（～↑） |
| 抗胃壁细胞抗体 | +++ | － |
| 抗内因子抗体 | + | － |
| 恶性贫血 | 合并 | 无合并 |

（二）萎缩与形态特征

1. 白光内镜检查　慢性萎缩性胃炎程度：① 光泽存在和粉红色胃体部黏膜为非慢性萎缩性胃炎黏膜。② 胃窦部黏膜粗糙和褪色延伸至胃角口侧缘为轻度慢性萎缩性胃炎。③ 透见血管纹理延伸至胃体中下部小弯侧为中度慢性萎缩性胃炎。④ 清晰网状血管纹理延伸至胃体中上部小弯侧为重度慢性萎缩性胃炎。

2. 色素内镜检查　慢性萎缩性胃炎程度：① 靛胭脂染色呈团块状或斑点状改变，应考虑慢性萎缩性胃炎伴肠上皮化生。② 刚果红染色后肌内注射五肽胃泌素，观察萎缩区域是否有胃酸分泌。

刚果红染色评估：① 胃酸分泌与刚果红结合后变黑色，非胃酸分泌与刚果红结合后不变色，是判断慢性萎缩性胃炎程度的重要依据。② 染色后不变色的区域内见规则浅褪色斑应考虑是肠上皮化生。③ 染色后不变色区域内见白色或浅黄色不规则褪色斑应考虑是恶性病变。新悉尼系统定义是胃黏膜萎缩和腺组织减少，慢性萎缩性胃炎导致黏膜变薄，黏膜障碍形成病变。H. pylori 感染黏膜后引发胃炎并发展至慢性萎缩性胃炎，组织病理学显示胃底腺萎缩黏膜消失，伴肠上皮化生和腺窝上皮增生。

（1）刚果红染色操作方法

1）配制方法：① 刚果红 600 mg+ 碳酸氢钠 3.2 g 溶解在 200 mL 温水中，自动搅拌机搅拌约 10 min 直至溶液变透明为止，每日检查前使用新配制染液。② 口服链霉蛋白酶溶液后变换体位，祛除胃内黏液。③ 术前肌内注射丁基东莨菪碱（解痉灵）20 mg，术中肌内注射五肽胃泌素 5 μg/kg。④ 胃内由红色→斑点状→蓝黑色→扩大融合→变色带，观察 5～10 min 未见变色带扩大为止。

2）评估标准：刚果红是一种极其灵敏的化学反应剂，腺体分泌盐酸仅 0.000 1 mL 时，染色后胃黏膜立即变黑点，注射五肽胃泌素后，胃黏膜呈岛状蓝黑斑和蓝黑岛屿斑改变。胃内 pH>5 时红色不变，表示胃酸分泌功能减退；pH<3 时变成蓝黑色，表示胃酸分泌功能良好，直接评估酸分泌功能和内镜萎缩边界。

3）临床意义评估：① 正常胃黏膜和良性病变（如胃溃疡、胃息肉等）呈蓝黑色改变，特别是息肉表面变色由腺体囊性扩张所致。② 慢性萎缩性胃炎、肠上皮化生及癌肿浸润区域不变色，及时掌握病理生理改变。③ 变色区域内活组织病理取材，显示非炎症和非萎缩胃底腺黏膜。④ 非变色带区域内活组织病理学取材，慢性萎缩性胃炎或肠上皮化生引起程度不同的胃底腺减少，或非胃底腺减少但可见黏膜内严重炎症细胞浸润。

*H. pylori* 感染的胃溃疡，除菌前与除菌 8 周后比较，除菌后酸分泌区域明显扩大。尽管慢性萎缩性胃炎和肠上皮化生未变化，但炎症细胞（单核细胞和多核细胞）浸润得到明显改善。在慢性萎缩性胃炎的发病机制中，白细胞介素-1β（interleukin-1β，IL-1β）是一种炎症性细胞因子，具有很强的抑制酸分泌作用，可导致胃萎缩。*H. pylori* 感染可引起胃黏膜的多种细胞因子和化学趋化因子升高，造成胃黏膜病理改变，除菌后 IL-1β 明显下降。在生理条件下，IL-1β 可以调节胃黏膜上皮细胞的功能，抑制胃酸分泌；在病理条件下，IL-1β 遗传因子与低酸和慢性萎缩性胃炎之间存在一定的相关性，过度产生 IL-1β，导致酸分泌降低，再加上 *H. pylori* 感染会增加发生胃癌的风险。

（2）靛胭脂染色操作方法

1）评估标准：靛胭脂染液沉积腺窝内，强调黏膜表面凹凸。低倍放大内镜观察轻至中度慢性萎缩性胃炎的黏膜表面粗糙和胃小区稀疏，重度慢性萎缩性胃炎的胃小区消失，适合观察胃体部黏膜。胃底腺黏膜与幽门腺黏膜的胃小区形态各异，综合形态特征：① 正常胃底腺黏膜的胃小区分 F0、F1、F2 和 F3 型。② 正常幽门腺黏膜的胃小区分 P0、P1、P2 和 P3 型（图 3-4-2）。随着 F0～F3 和 P0～P3 增加，胃底腺黏膜和幽门腺黏膜的固有胃腺萎缩发生率也随之增加。*H. pylori* 感染特征：胃底腺黏膜表现为弥漫性发红、点状发红和黏膜皱襞肿大。色素内镜对比法特征：胃小区 F0 型和 P0 型形态改变为 *H. pylori* 未感染；肿大黏膜为 F1 型胃小区形态改变，伴黏膜水肿为 F2、F3、P1、P2、P3 型胃小区形态改变，亦是 *H. pylori* 感染的可靠指标。

2）临床意义评估：胃底腺萎缩是从胃体部小弯向口侧缘和大弯侧进展，变薄的慢性萎缩性胃炎黏膜与非慢性萎缩性胃炎黏膜之间内镜萎缩边界用于评价萎缩的程

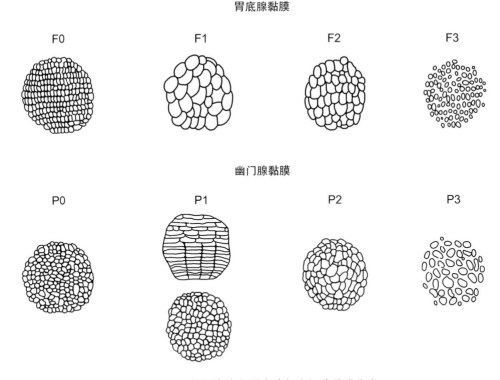

图 3-4-2　靛胭脂染色胃底腺与幽门腺黏膜分类

度。胃底腺黏膜厚于幽门腺黏膜，染色后形态特征：① 胃底腺黏膜表面光滑，染液沉积在腺窝内呈深蓝色或深青色样，勾划出多角形胃小区，表面见规则排列的点状腺窝。② 幽门腺黏膜欠光滑，染色后幽门腺黏膜的胃小区边界清晰度差于胃底腺，形态不规则，腺窝开口浅，呈不规则细长或长圆形排列。③ 移行区（或称 F 线）是胃底腺至幽门腺之间的过渡区域，幽门腺向胃底腺移行时，胃底腺逐渐减少至消失，幽门腺逐渐增加。

3. 自发荧光成像（AFI）（图 3-4-3、图 3-4-4）

（1）评估标准：距内镜萎缩边界 2 cm 处，对胃底腺萎缩黏膜（绿色区域）和非萎缩黏膜（紫色区域）进行活组织病理取材。

（2）评估的临床意义：慢性萎缩性胃炎以胃黏膜固有腺减少或消失为特征的慢性炎症，其发生和发展与年龄增长、H. pylori 感染和饮食结构等因素有关。当胃黏膜皱襞减少、色泽变化、透见血管纹理和黏膜变薄使荧光增强呈绿色；正常胃底腺黏膜的荧光弱于幽门腺黏膜呈紫色；绿色区为慢性萎缩性胃炎和肠上皮化生。对自发荧光成像、白光内镜与活组织病理学检查进行对照，结果发现自发荧光成像观察绿色区域黏膜的活动性、炎症、慢性萎缩性胃炎和肠上皮化生程度分别为 64%、93%、88% 和 81%，白光内镜观察为 55%、62%、76% 和 76%。证明绿色区域能更准确地反映黏膜炎症、慢性萎缩性胃炎和肠上皮化生程度，紫色区域内较少发生慢性萎缩性胃炎和肠上皮化生。

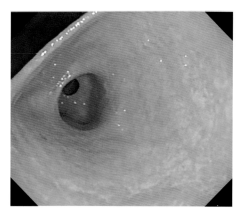

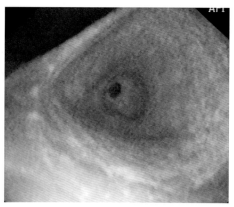

图 3-4-3　胃窦（白光内镜）　　　　　　图 3-4-4　胃窦（自发荧光成像）

## 二、肠化黏膜

　　肠上皮化生是指胃黏膜上皮和固有腺体的细胞被肠上皮和肠腺细胞所替代的现象。在 *H. pylori* 感染状况的相关慢性胃炎中，肠上皮化生与胃致癌风险之间有着密切的关联。肠上皮化生从胃窦部发展到胃体部分化型腺癌风险很高。在欧洲指南中，以有无肠上皮化生和是否发展至胃体部肠上皮化生来制定随访策略，提高筛查中癌疑病变的检出程度。1964 年竹本首先报道内镜观察肠上皮化生的特异性，1972 年吉井等首次内镜下喷洒依文斯蓝染液观察肠上皮化生，以后改用亚甲蓝或靛胭脂染液观察肠上皮化生，并获得满意效果。胃黏膜肠上皮化生分类：① 小肠型完全肠化：小肠型吸收细胞（刷状缘）、杯状细胞（涎酸性黏液）和潘氏细胞。② 小肠型不完全肠化：柱状黏液细胞（分泌中性黏液）和杯状细胞（分泌涎酸性黏液）。③ 大肠型完全肠化：大肠型吸收细胞（非刷状缘）和杯状细胞（涎酸性黏液）。④ 大肠型不完全肠化：柱状黏液细胞（分泌硫酸性黏液）和杯状细胞（分泌涎酸性黏液及硫酸性黏液）。肠上皮化生主要由吸收细胞和杯状细胞组成，前者形似小肠黏膜的吸收细胞，游离面的刷状缘，不产生黏液；后者细胞内含酸性黏液，AB 染色阳性呈蓝色，可见潘氏细胞。胃黏膜肠上皮化生与肠黏膜相同，对脂肪、糖和亚甲蓝等均有吸收功能。完全型由吸收上皮、杯状细胞和潘氏细胞构成，伴刷状缘结构，与小肠黏膜相同的形态和构造；不完全型缺乏潘氏细胞，胃型和肠型细胞混合成肠胃混合型肠上皮化生。

### （一）肠化与临床

　　肠上皮化生由 *H. pylori* 感染等所致，胃黏膜上皮反复糜烂和增生，形成肠管黏膜上皮形态，也是胃癌发生的高危险人群。内镜形态特征表现为灰白色扁平隆起型肠上皮化生黏膜，需要与扁平隆起型胃腺癌相鉴别。特异型肠上皮化生多位于胃窦部、胃底部至胃体部等非萎缩区域，腺窝上皮增生呈白色小隆起，可能与长期口服质子泵抑制剂有

关。肠上皮化生始发于腺窝颈部，向上发展延及
表面上皮，向下移行可达黏膜深层。初发病变多
见于胃体部小弯侧，逐渐发展成片状，甚至波及
整个胃，少数还累及贲门部和食管下段。在胃固
有腺体中，肠化腺体 1/3 以下为轻度，1/3～2/3
为中度，2/3 以上为重度。关于 *H. pylori* 感染状
态与肠上皮化生之间的关系，*H. pylori* 现症感染
或 *H. pylori* 除菌后都能见到肠上皮化生长期残
留。*H. pylori* 除菌后胃黏膜表面呈地图状发红，
放大内镜-窄带成像（ME-NB Ⅰ）显示胃黏膜

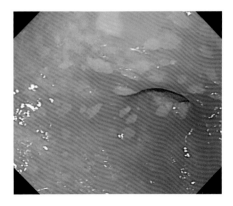

图 3-4-5　肠上皮化生（胃窦）

上皮边缘的亮蓝嵴（LBC）与组织病理学的肠上皮化生有关。灰白色黏膜（图 3-4-5），
观察窝间部呈白色不透明物质（WOS）。

### （二）肠化与形态特征

1. 白光内镜检查　① 肠上皮化生分板岩型、米粒散布型和霰雪样颗粒型。② *H. pylori*
除菌后的肠上皮化生为斑状发红。③ 伴 *H. pylori* 感染的慢性胃炎，在萎缩黏膜区域内
伴灰白色扁平隆起的肠上皮化生。④ 典型的肠上皮化生分布在幽前区和胃窦部，随慢
性萎缩性胃炎加重分布在胃体部。⑤ 肠上皮化生不仅存在 *H. pylori* 除菌后的胃黏膜，
而且还存在 *H. pylori* 现症感染和 *H. pylori* 既往感染的胃黏膜中。⑥ 肠上皮化生亚甲蓝
染色的敏感度和特异度明显高于靛胭脂染色。胃黏膜吸收亚甲蓝程度分级：0 级为无吸
收（0），Ⅰ 级为轻度吸收（1%～30%），Ⅱ 级为中度吸收（31%～70%），Ⅲ 级为高度吸
收（71%～100%）（图 3-4-6）。

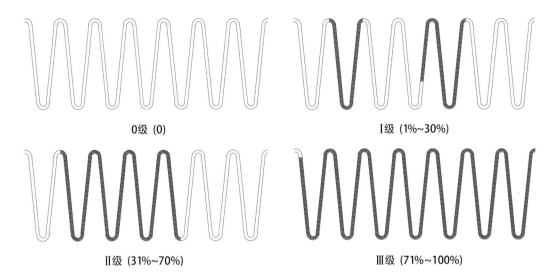

图 3-4-6　胃黏膜亚甲蓝吸收率分级

2. 放大内镜-窄带成像检查  放大内镜-窄带成像强调胃黏膜微表面和微血管构筑，胃黏膜上皮表层的亮蓝嵴与肠上皮化生刷缘有密切关系。胃腺瘤和早期胃癌窝间部含有白色不透明物质，明确聚集在上皮下微小脂肪滴，该表现有时出现在肠上皮化生中。

### 三、内镜萎缩边界与胃底腺线关系

#### （一）移行与临床

内镜萎缩边界（endoscopic atrophic border, EAB）与胃底腺线（fundic glands line, F-line）或称 F 线之间大致相同（图 3-4-7）。

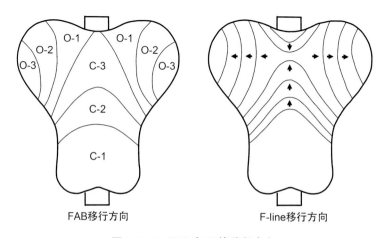

图 3-4-7  EAB 与 F 线移行方向

1. EAB  根据木村和竹本等判断慢性萎缩性胃炎程度，EAB 位于胃体小弯侧但未超越贲门小弯侧称闭合型（closed type, C），C-1 型 EAB 局限在胃窦部，C-2 型 EAB 超越胃角至胃体中部小弯侧，C-3 型 EAB 超越胃体中部小弯侧接近贲门部。超越贲门小弯侧称开放型（open type, O），O-1 型 EAB 超越贲门部小弯侧；O-2 型 EAB 超越小弯侧至胃体前后壁；O-3 型 EAB 超越胃体前后壁至胃体部大弯侧。

2. 胃底腺线  胃黏膜分胃固有腺黏膜和肠上皮化生黏膜。胃固有腺黏膜分幽门腺、胃底腺和贲门腺黏膜，幽门部和胃窦部的幽门腺黏膜随年龄增长和肠上皮化生黏膜加重，胃底腺线沿小弯侧动态移位，由幽门腺向胃底腺（口侧缘）小弯侧上移，贲门腺向胃底腺（肛侧缘）小弯侧下移，胃底腺区域逐渐减少，两者在胃体上部小弯侧相遇后，将剩余的非肠上皮化生胃底腺挤向胃体前后壁。

#### （二）移行与形态特征

1. EAB 特征  EAB 部位与胃液分泌功能相关，年龄越高 EAB 上移越接近贲门部。

胃酸分泌功能刚果红染色检测，黑染区为非萎缩胃底腺，不变染色区为萎缩胃底腺或部分中间带。慢性萎缩性胃炎与内镜特征：① 固有黏膜萎缩初期，黏膜平坦见浅沟，形成密集网状改变。② 轻度萎缩时部分沟间隙由浅变深，黏膜表面较大颗粒改变。③ 中度萎缩时深沟间隙增宽，黏膜表面大小不等颗粒改变。④ 重度萎缩时颗粒被分割成小颗粒改变，随萎缩程度加重，深沟间隙增宽并相互融合。⑤ 萎缩末期时腺体缩小，腺窝上皮和实质均明显减少，黏膜固有层变薄，沟间隙变浅，黏膜表面细小颗粒或消失。另外，颗粒间距宽度与黏膜萎缩程度成正比：① 颗粒较大，间距小于 0.5 mm，黏膜轻度萎缩。② 颗粒较小，间距大于 0.5 mm，黏膜中-重度萎缩。③ 颗粒较小无间距，多见非肠上皮化生和非慢性萎缩性胃炎。④ 颗粒较大伴大间距，应考虑伴肠上皮化生（又称萎缩增生性胃炎）。

2.F 线特征　胃固有黏膜分幽门腺、胃底腺和贲门腺，其中幽门腺的组织形态相似于贲门腺。除贲门腺以外的固有腺外，分胃底腺区域、中间带（移行带）区域和幽门腺区域，主要观察胃底腺与幽门腺交界的中间带的移行状态。肠上皮化生发生顺序：① 幽门腺黏膜。② 贲门腺黏膜。③ 幽门腺黏膜与贲门腺黏膜累及胃底腺黏膜。非肠上皮化生胃底腺和中间带（胃底腺黏膜内镶嵌幽门腺黏膜、假幽门腺和肠上皮化生）之间的边界称腺边界、萎缩边界或 F 线；中间带与肛侧缘黄色带（幽门腺黏膜内混合假幽门腺和肠上皮化生）之间的虚线边界称 f 线（图 3-4-8）。30 岁以后人体会出现肠上皮化生，并且随年龄增长肠上皮化生的胃底腺逐渐扩大，观察该区域癌组织形态时应考虑背景黏膜因年龄或性别引起质的变化。40～50 岁以下女性的 F 线存在胃体下部，观察 F 线时既要观察黏膜皱襞又要观察胃小区形态改变。

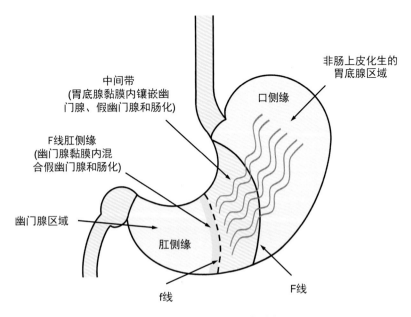

图 3-4-8　F 线和 f 线的划分

## 四、黏膜感染状况

### （一）*H. pylori* 感染程度

1. 感染初期　萎缩局限在胃窦部（C1），未见肠上皮化生，以胃窦部为主的活动性胃炎（又称胃窦炎），个别炎症会波及近幽门腺和胃底腺区域。年轻患者表现为淋巴滤泡增生，鸡皮样胃炎（或称结节样胃炎），胃底腺被幽门腺所替代，形成假幽门腺。

2. 感染中期　胃窦部＋胃体部活动性胃炎（又称全胃炎），C2～C3 萎缩和肠上皮化生（−/＋）。*H. pylori* 现症感染发展到胃体部，胃底腺区域出现大范围的活动性炎症，胃底腺萎缩、假幽门腺和肠上皮化生从胃窦部发展到胃角和胃体部。

3. 感染后期　胃体胃炎为主，O1～O2 萎缩和肠上皮化生（＋/＋＋）。胃体部活动性胃炎的范围扩大，胃底腺区域萎缩和肠上皮化生程度较严重，但体部大弯侧还残留胃底腺。

4. 感染晚期　全胃胃炎为主，O3 萎缩和肠上皮化生（＋＋＋）。*H. pylori* 慢性感染进入晚期，胃体部大弯萎缩，活动性炎症趋于稳定状态，以高度萎缩和萎缩性胃炎为主。

胃黏膜的变化随除菌节点不同而改变：① 轻度萎缩、非肠上皮化生胃窦炎黏膜进行除菌，结果见残留少量萎缩。② 随着肠上皮化生黏膜的发展，即使进行除菌，最后肠上皮化生黏膜依然残存，部分呈斑点状和地图状发红改变。③ 除菌后长期观察，肠上皮化生黏膜虽然减少，但斑点状和地图状发红并没有消失，一般来讲除菌后早期 1～2 个月就出现斑点状和地图状发红，长期观察腺窝上皮明显增生。④ 中度～高度胃炎黏膜可引起腺窝上皮增生，胃黏膜常呈结节状或鸡皮样改变，诊断为结节性胃炎（图 3-4-9）。

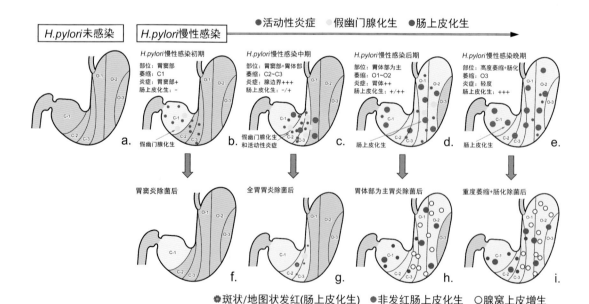

图 3-4-9　*H. pylori* 感染伴胃黏膜变化

## （二）*H. pylori* 未感染

　　*H. pylori* 未感染黏膜是指 *H. pylori* 未感染的胃黏膜，组织病理学未发现的中性粒细胞浸润、慢性萎缩性胃炎和肠上皮化生等。*H. pylori* 未感染诊断，满足必要条件如内镜形态诊断、*H. pylori* 感染检测及组织病理学诊断：① 胃炎的京都分类显示 *H. pylori* 未感染的内镜形态特征，无 *H. pylori* 现症感染和既往感染依据。② 无 *H. pylori* 除菌史。③ *H. pylori* 感染诊断，血清 *H. pylori* 的 IgG 抗体、尿素呼气试验、便中抗原检查、快速尿素酶试验、活组病理学取材培养法和内镜检查中 2 项以上阴性。④ 满足组织病理学为非萎缩性胃炎。另外还可以综合诊断，如胃黏膜表面光滑，光泽存在，色泽鲜艳，黏液为浆液性，黏稠黏液少，水洗后容易祛除，以及胃体部大弯皱襞呈纤细笔直纵行排列为未感染黏膜特征。此外，胃底腺息肉、胃窦部和胃体部条纹发红（red streak）、隆起型糜烂（raised erosion）和高铁血红素（hematin）附着等是 *H. pylori* 未感染黏膜的特征（图 3-4-10～图 3-4-13）。

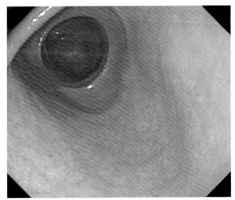

图 3-4-10　*H. pylori* 未感染幽门腺黏膜（白光内镜）

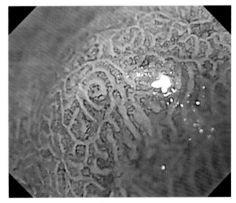

图 3-4-11　*H. pylori* 未感染幽门腺黏膜（放大内镜-窄带成像）

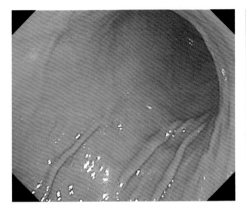

图 3-4-12　*H. pylori* 未感染胃底腺黏膜（白光内镜）

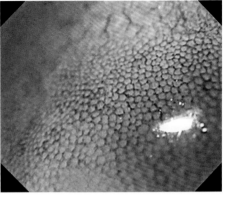

图 3-4-13　*H. pylori* 未感染胃底腺黏膜（放大内镜-窄带成像）

### （三）*H. pylori* 现症感染

判断 *H. pylori* 现症感染黏膜时，活组织病理学显示单核细胞及嗜中性粒细胞浸润，伴慢性固有胃腺萎缩和肠上皮化生慢性活动性胃炎状态。活动性胃炎表现为弥漫性发红，以黏膜水肿和白浊黏液为基础，可见慢性萎缩性胃炎、肠上皮化生、皱襞异常（肿大、蛇行或消失）、结节状（鸡皮样）和黄色瘤等。其中慢性萎缩性胃炎、肠上皮化生和结节状改变等是非常重要的胃癌风险判断标准，具有重要的诊断意义。

1. 弥漫性发红　非慢性萎缩性胃炎区域的胃底腺黏膜，除斑状发红和点状发红外，广泛均匀发红。典型活动性胃炎的嗜中性粒细胞浸润，除菌治疗后迅速消退。弥漫性发红与点状发红和白浊黏液附着并存，典型弥漫性发红容易诊断，但是对轻微弥漫性发红的诊断比较困难。

2. 慢性萎缩性胃炎黏膜　内镜形态观察胃黏膜变薄，胃体部小弯侧透见树枝状血管和花斑样褪色黏膜，炎症明显时 EAB 显得不清楚。J 形内镜反转观察胃体部小弯侧至贲门部，判断透见树枝状血管和花斑样褪色黏膜范围。由于胃底部壁薄，血管（如女性消瘦等）为生理性树枝状血管。

3. 肠上皮化生黏膜　慢性萎缩性胃炎在变化和发展过程中，易发生分化型胃癌。一般来说在萎缩环境下不适合 *H. pylori* 的生存，大多数情况下无法检出 *H. pylori*。慢性萎缩性胃炎背景黏膜可见多发性大小不一的灰白色扁平隆起称为特异性肠上皮化生；白光内镜观察平坦型肠上皮化生存在一定的局限性，切换到放大内镜-窄带成像模式，肠上皮化生黏膜表现见清楚的亮蓝嵴或茶色非肠上皮化生黏膜。放大内镜-窄带成像通过短波长光反射到刷状缘边缘观察亮蓝嵴，肠上皮化生黏膜上皮下的脂肪滴被吸收，沉积后形成白色不透明物质（WOS），有助于肠上皮化生的诊断。

4. 结节性胃炎　结节性胃炎（nodular gastritis, NG）或称鸡皮样胃炎是指内镜观察胃黏膜形似鸡皮样改变，均匀密集颗粒状或均匀结节状隆起分布在胃窦部，色素内镜染色后的隆起表面微凹陷内白色斑点比白光内镜和放大内镜-窄带成像更清楚。以往认为这是年轻女性的生理现象，但目前在儿童、年轻人和 *H. pylori* 感染者中也能观察到这种现象。结节性胃炎并发癌变分结节型（nodular type）（图 3-4-14、图 3-4-15）、颗粒型（granular type）和混合型（scattered type）。除菌后结节和颗粒随时间推移而消失，并向萎缩黏膜区域移行。*H. pylori* 感染状况：① *H. pylori* 感染以胃窦部为主，胃酸分泌亢进，易合并十二指肠溃疡，但癌变率较罕见。② *H. pylori* 感染以全胃为主，胃酸分泌正常，易发生未分化型腺癌。③ *H. pylori* 感染以胃体部为主，有慢性萎缩性胃炎和肠上皮化生，胃酸分泌较弱，易发生胃溃疡、胃增生性息肉和分化型腺癌。*H. pylori* 是一种致癌物质，临床和基础研究表明 *H. pylori* 感染与胃癌之间存在一定的相关性。在 *H. pylori* 感染的背景下，最常见的是 0-Ⅱc 型早期胃癌，但依据组织类型不同其形态也随之不同。

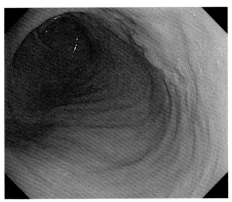
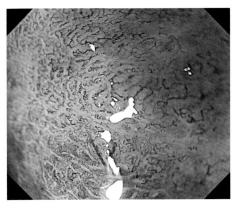

图 3-4-14　胃窦部结节性胃炎近胃体下部　　　图 3-4-15　局部雷纹血管
　　　　　　后壁结节型癌变

5.凹陷型早期胃癌

（1）0-Ⅱc 型分化型腺癌：多位于胃体部和胃窦部，慢性萎缩性胃炎和肠上皮化生背景黏膜，凹陷表面发红，边缘呈棘状延伸的蚕食像改变，黏膜内癌的凹陷周围伴有反应性隆起，注气后黏膜伸展消失；放大内镜-窄带成像观察病变与周围背景黏膜形成鲜明的分界线，病变微表面构筑大小不均匀和不规则，微血管管径不规则，呈网状微血管称网络构筑（network pattern）。

（2）0-Ⅱc 型未分化型腺癌：多位于胃底部和胃体部，凹陷表面褪色和段差边缘，残存与背景黏膜相似的胃小区结构和岛状黏膜（图 3-4-16、图 3-4-17）；放大内镜-窄带成像观察与分化型腺癌比较，病变内微血管密度明显降低，以螺旋形不规则微血管构筑为特征，微表面构筑消失，与周围黏膜边界不清楚，常无法明确的分界线。

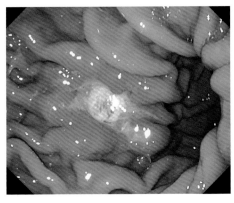
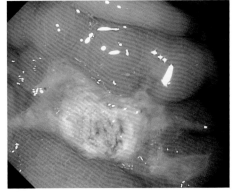

图 3-4-16　胃体大弯侧凹陷　　　　　　图 3-4-17　表面褪色和段差边缘，非萎缩，
　　　　　　　　　　　　　　　　　　　　　　　　　低分化腺癌、*H. pylori*（＋）

## （四）*H. pylori* 除菌后

虽然 *H. pylori* 除菌后能降低胃癌发生率，但有时还会发生癌变，这是值得注意的

问题。除菌后胃癌特征：① 平坦型和凹陷型。② 10 mm 左右癌变。③ 胃体部癌变多见。④ 重度慢性萎缩性胃炎背景黏膜。⑤ 组织异型度低的分化型腺癌等。在除菌后的胃癌中，存在活组织病理学难以确定病变性质，癌变范围难以评估，可能与除菌后的背景黏膜发生变化，或癌表面覆正常黏膜或异型度低的黏膜有关。另外，除菌后胃癌形态呈胃炎样改变，为此 *H. pylori* 除菌后患者需要定期进行内镜检查。综上所述，*H. pylori* 除菌后与 *H. pylori* 现症感染之间的内镜形态观察内容有所不同。组织病理学显示除菌后中性粒细胞浸润迅速消失，但残留单核细胞浸润，处于慢性非活动性胃炎的状态。

除菌前，胃体部和胃窦部黏膜发红。除菌后，弥漫性发红减轻和消失，斑点状和地图状发红黏膜显现，边界较清晰，浅凹陷，发红减弱或增强等，组织病理学显示肠上皮化生。有时除菌后未必出现斑点状和地图状发红黏膜，如果出现斑点状和地图状发红黏膜，可以判断是除菌后的黏膜（图 3-4-18～图 3-4-21）。另外，*H. pylori* 除菌后引起胃底腺黏膜再生性隆起，胃体部大弯侧见铺路石样隆起黏膜。

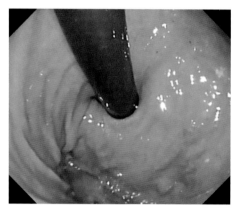 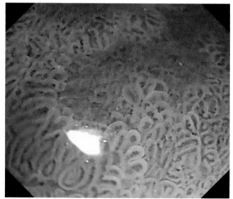

图 3-4-18　胃体部地图状发红（白光内镜）　图 3-4-19　胃体部地图状发红（放大内镜-窄带成像）

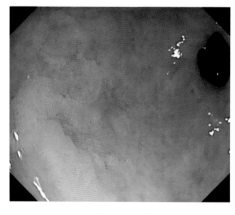 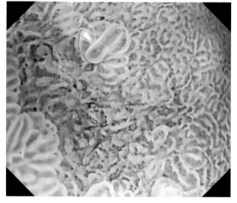

图 3-4-20　胃窦部地图状发红（白光内镜）　图 3-4-21　胃窦部地图状发红（放大内镜-窄带成像）

# 五、A-B 分类

2007 年八木等首先提出在 *H. pylori* 未感染胃黏膜和活动性胃炎中，放大内镜观察伴随炎症的胃底腺黏膜、幽门腺黏膜、慢性萎缩性胃炎和肠上皮化生的变化称 A-B 分类（A-B classification）。B 是胃体部（body）慢性萎缩性胃炎的简称，程度按 B-0 → B-1 → B-2 → B-3 先后顺序进展；A 是胃窦部（antrum）慢性萎缩性胃炎的简称，程度按 A-0 → A-1 → A-2 先后顺序进展。如果胃底腺黏膜慢性萎缩性胃炎加重，胃底腺完全被肠上皮化生幽门腺黏膜替代，发生 B-3 → A-1 变化。

## （一）胃体部慢性萎缩性胃炎

1. B-0 型　微小圆形腺窝开口（CO）周围，排列规则六角形微血管，350 μm 间隔排列规则的集合小静脉（RAC）呈海星状集合细静脉，周围见真性毛细血管网（图 3-4-22）。活组织病理学显示非炎症性和非慢性萎缩性胃炎的正常胃底腺黏膜。

2. B-1 型　圆形腺窝开口，大小不一，包绕周围微血管，排列欠规则，但未见排列规则的集合小静脉（图 3-4-23）。活组织病理学显示胃底腺存在，非慢性萎缩性胃炎伴炎细胞浸润，活动性不明显。

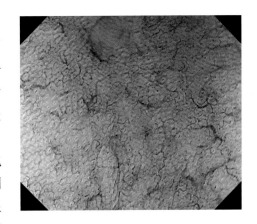

图 3-4-22　B-0 型

3. B-2 型　圆形腺窝开口内混有椭圆形腺开口和胃小沟，不规则微血管沿腺窝开口行走（图 3-4-24）。活组织病理学显示胃底腺存在伴慢性萎缩性胃炎，中度炎症细胞浸润，多伴活动性炎症。

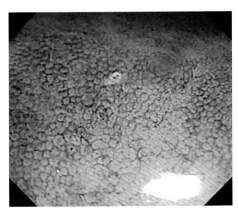

图 3-4-23　B-1 型

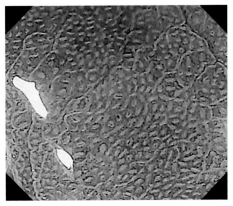

图 3-4-24　B-2 型

1. B-3 型　椭圆形或白色浑浊圆形腺窝开口，微血管沿窝间部（IP）不规则行走（图 3-4-25）。活组织病理学显示胃底腺稀疏，重度炎症细胞浸润，活动性炎症明显。

### （二）胃窦部慢性萎缩性胃炎

1. A-0 型　呈排列规则的波纹状黏膜（图 3-4-26）。活组织病理学显示非炎症性幽门腺黏膜。

2. A-1 型　呈排列不规则的波纹状黏膜（图 3-4-27）。活组织病理学显示伴炎症性幽门腺黏膜或假幽门腺黏膜，伴轻-中度肠上皮化生。

3. A-2 型　呈颗粒状或乳头状黏膜（图 3-4-28）。活组织病理学显示伴炎症性幽门腺黏膜或假幽门腺黏膜，炎细胞浸润数量和程度高于 A-1 型，伴重度肠上皮化生。

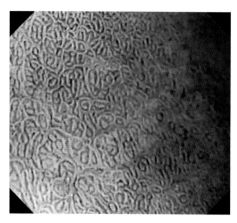

图 3-4-25　B-3 型

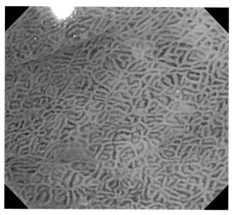

图 3-4-26　A-0 型

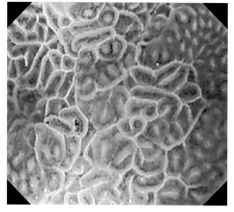

图 3-4-27　A-1 型

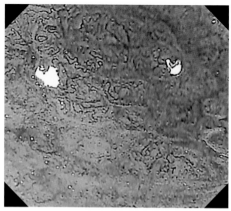

图 3-4-28　A-2 型

## 六、胃癌风险评估方法

可操作的与胃癌风险联系的胃炎评估（operative link for gastritis assessment, OLGA）和可操作的与胃癌风险联系的肠化生评估（operative link for gastric intestinal metaplasia assessment, OLGIM）是继新悉尼慢性胃炎分类发展而来的胃癌风险评估方法。

### （一）风险评估分类

1. OLGA 分类　在欧洲胃癌发病率并不低，由于新悉尼系统不容易被临床医生所理解，无法获取预后和治疗的相关信息，2005 年 OLGA 分类被提出具体操作为在胃窦部 2 处、胃角 1 处、胃体部前后壁各 1 处，共计 5 处进行活组织病理学取材，采用直观模拟评分法（visual analogue scale, VAS）对各种组织学特征进行分级，并形成全面的标准化诊断方案该分类在临床中得到广泛应用。

2. OLGIM 分类　在组织学上胃黏膜萎缩的定义：① 胃底腺消失（包括缩小）和黏膜固有层被纤维性肥厚所替代。② 虽然固有腺被肠上皮或假幽门腺替换，但萎缩仍然容易被病理学家评价。OLGIM 分类由 Capelle 等提出，具体操作为对胃窦部 4 处、胃角小弯 2 处、胃体部小弯侧 2 处、胃体部大弯侧 2 处和贲门部 2 处，共计 12 处进行活组织病理学取材。OLGIM 分类基于肠上皮化生程度分期，具有更高的观察者间一致性和可重复性，对评价胃炎严重程度和预测胃癌风险的价值更高。

### （二）分类与抗血栓药物

在胃癌筛检人群中，高龄患者较多，长期口服抗血栓药物患者的比例也很高。如果仅为了判断胃癌风险，就在胃内多处部位实施活组织病理学取材，一方面存在引发潜在出血的风险，另一方面对内镜医生而言也有一定的精神负担。在临床上是否普及 OLGA 和 OLGIM 分类值得进一步商榷。由于胃癌发生风险与慢性萎缩型胃炎和肠上皮化生等有关，为此有学者提出放大内镜-窄带成像光活检诊断慢性萎缩性胃炎和肠上皮化生的新理念（表 3-4-2）。研究结果显示：对胃窦部小弯侧和胃体部小弯侧 2 处进行放大内镜-窄带成像形态观察，并对该部位进行活组织病理学取材和检查，求出放大内镜-窄带成像分数（0～+3）与活组织病理学分数（0～+3）一致率。在评分中，胃窦部小弯侧一致率为 69.1%，胃体部小弯侧一致率为 72.7%；分数 0 期、+Ⅰ期和 +Ⅱ期为低风险，Ⅲ期和Ⅳ期为高风险，与 OLGA 分类分期的一致率为 89.1%。胃癌在Ⅲ期和Ⅳ期中分布率，放大内镜-窄带成像为 75%，活组织病理学为 79.1%。

## 七、ABC 分类

*H. pylori* 现症感染被认为是胃癌发生的必要条件，与胃黏膜炎症和慢性萎缩性胃炎

表 3-4-2　放大内镜–窄带成像分数（0～+3）

| 分数 | 0 | +1 | +2 | +3 |
|---|---|---|---|---|
| LBC 或 WOS | 无 | 少量 | 小于视野的一半 | 大于视野的一半 |
| 胃窦部小弯侧 | | | | |

| 分数 | 0（非胃底腺萎缩） | +1（胃底腺萎缩） | +2（幽门腺化生） | +3（肠上皮化生） |
|---|---|---|---|---|
| 白环形态 | 圆形 | 圆形 + 缝隙 | 管状 | 管状 |
| LBC 或 WOS | | | （－） | （＋） |
| 胃体部小弯侧 | | | | |

之间有着密切关系。检测血清 *H. pylori* 抗体是判断 *H. pylori* 感染状态，检测血清胃蛋白酶（PG）是判断胃黏膜萎缩程度，两者组合评估胃癌风险的层别化方法称 ABC 分类（图 3-4-29）。① A 组：血清 *H. pylori* 抗体（－）、PG 法（－）。② B 组：血清 *H. pylori* 抗体（＋）、PG 法（－）。③ C 组：血清 *H. pylori* 抗体（＋）、PG 法（＋）。④ D 组：血清 *H. pylori* 抗体（－）、PG 法（＋）。由于 D 组所占比例非常低，大多将 PG 法（＋）与 C 组合并处理。在胃癌风险综合分析中，ABCD 分类无显著差异，但在 ABC 分类中差异显著。

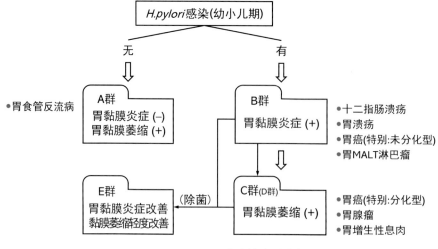

图 3-4-29　ABC 分类的鉴别诊断

2013 年随着 *H. pylori* 除菌人群的增加，除菌后人群不列入 ABC 分类评估，而是归结于根治组（eradication 组，E 组）进行监测体系。虽然 ABC 分类评估胃癌风险有用，但不能直接用于诊断胃癌，而必须进行上消化道内镜检查（EGD），同时不能遗漏监测体系的人群。判断 ABC 分类注意点：① A 组内混入 *H. pylori* 现症感染者，最理想的处理方法是对这类筛检者进行一次上消化道内镜检查。② 如果 PG Ⅱ > 12 ng/mL 或者 PG Ⅰ / Ⅱ 值 < 4.0，应考虑 *H. pylori* 未感染以外的可能性，有必要进行上消化道内镜检查。③ 血清 PG 值不仅是反映萎缩的标志物，而且也是反映炎症的标志物。PG 值增高（特别 PG Ⅱ 值增高），提示重度炎症的存在。当 PG Ⅱ ≥ 30 ng/mL 时胃癌风险较高。PG 法不仅能判定胃癌风险，而且能把握胃黏膜状态。

# 第五节　胃癌的起源过程

人体正常细胞在某些致癌因素的作用下逐渐转化为恶性细胞的过程称为癌变。腺癌是腺细胞癌变所致，根据腺细胞和组织来源不同，癌细胞性质和组织形态也随之不同。虽然大部分胃癌是腺癌，但由于组织类型和肉眼形态多样性，导致癌变的胃黏膜也呈多样性变化。胃癌组织学分类的形态特征与腺管是否形成（分化程度）以及细胞黏附状态有关，除世界卫生组织（WHO）分类（tub、pap、por、sig 和 muc）和日本胃癌学会《胃癌处理规约》外，组织形态学按 Lauren 分类（肠型和弥漫型）和中村分类（分化型和未分化型）现已被广泛应用于临床。但是，胃癌在分子生物学和临床方面都存在群体差异，仅靠组织学分类法是难以选择正确的治疗和预后的预测。2014 年发表在《自然医学》上的癌症基因组图谱（the cancer genome atlas, TCGA）胃癌分子分型的经典研究，将胃癌从分子水平分为具有不同分子特征的 4 个亚型：① EB 病毒阳性（EBV positive）。② 微卫星不稳定性（microsatellite instability, MSI）。③ 基因组稳定型（genomically stable, GS）。④ 染色体不稳定性（chrom instability, CIN）。该分类方法的发布有力推动了系统治疗的发展，特别是对免疫治疗和靶向治疗的人群识别，可帮助其受益。

## 一、起源与组织类型

背景黏膜与癌黏膜的结构不同并形成分界线。由于胃癌的组织发生和背景黏膜之间有着密切的关系，通过内镜形态观察，对胃癌的存在诊断和质的诊断有一定的帮助。比如以肠上皮化生黏膜为背景多见分化型腺癌，以胃底腺黏膜为背景多见未分化型腺癌。中村研究小于 5 mm 微小胃癌（MGC）时，发现固有腺黏膜癌变与肠上皮化生黏膜癌变不同：① 未分化型腺癌：固有腺黏膜癌变发生在腺颈部，癌细胞在腺颈部增殖，破坏腺颈部结构，癌浸润黏膜固有膜；由于基底膜形成能力低下，缺乏腺管，破坏腺颈部的细胞增殖带，引起糜烂脱落（图 3-5-1）。② 分化型癌：肠上皮化生腺管下癌变，腺管下 1/2 的细胞分裂带处增殖，由于基底膜形成能力较强，向黏膜固有组织突出，但不释放到黏膜固有组织中，部分形似芽状膨胀，新的癌腺管称出芽，癌细胞替换现有的腺管进行增殖置换（图 3-5-2）。由此可见，胃癌的组织发生与背景黏膜之间的关系非常密切。

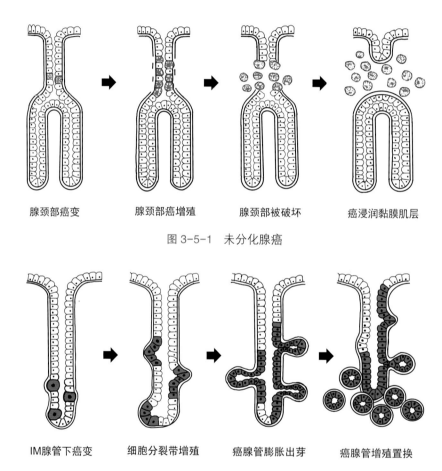

| 腺颈部癌变 | 腺颈部癌增殖 | 腺颈部被破坏 | 癌浸润黏膜肌层 |

图 3-5-1　未分化腺癌

| IM腺管下癌变 | 细胞分裂带增殖 | 癌腺管膨胀出芽 | 癌腺管增殖置换 |

图 3-5-2　分化型腺癌

## 二、形态与组织类型

中村在《胃癌构筑》中提出胃固有黏膜发生胃型胃癌称未分化型腺癌，肠上皮化生发生肠型胃癌称分化型腺癌，两者在形态分类与组织类型方面存在一定的差异。组织类型特征：① 年龄分布：未分化型腺癌平均年龄小于分化型腺癌 10 岁，女性多于男性。② 形态分类：分化型腺癌以隆起型病变为主，未分化型腺癌 60%～70% 是凹陷型病变。

③ 转移复发：分化型腺癌多见血行转移、肝转移、肺转移和骨髓转移等，未分化型腺癌多见淋巴转移、局部淋巴结复发和腹膜转移等。

### （一）隆起型与组织类型

隆起型早期胃癌的组织类型多见分化型癌。① 0-Ⅰ型（隆起型）早期胃癌：组织病理特征与癌腺管增殖、癌组织发育状况、腺管长度、乳头结构和增生变化等相关。② 0-Ⅱa型（表面隆起型）早期胃癌：分化型腺癌与0-Ⅰ型早期胃癌比较，隆起高度低于0-Ⅰ型早期胃癌，较小病变的组织异型性较差，活组织病理学检查难与高分化型腺癌和腺瘤鉴别。③ 伴随病变：隆起型早期胃癌周围很少伴随0-Ⅱb型，隆起起始部很容易识别癌与非癌黏膜之间的界限。④ 浸润深度：隆起型早期胃癌多见分化型黏膜层癌，3 cm以上癌浸润深度比例随之增高，形似黏膜下肿瘤样隆起，癌浸润胃壁深处。⑤ 组织类型：如果未分化癌形成黏液结节，说明癌多已向浆膜层浸润。⑥ 内镜形态：隆起起始部残存非肿瘤黏膜，白苔表面伴分泌黏液。⑦ 色素内镜特征：重度淋巴细胞浸润黏膜下层时，染色后的黏膜下肿瘤样隆起表面为浅凹陷。

1. 未分化型腺癌　多见60岁左右患者，男女比例1:1，癌变位于胃窦部或胃体大弯侧附近。形态特征：① 大小不等结节状和分叶状隆起。② 隆起表面形似Ⅱc型凹陷。③ 光泽减退或消失伴褪色结节，0-Ⅰ型早期胃癌表面类似卵石样的粗大结节，0-Ⅱa型早期胃癌表面附着不均白苔，混有类似Ⅱc型样凹陷。④ 覆不规则和地图状厚白苔。⑤ 组织病理学显示未分化腺癌呈髓样增殖，隆起边缘呈环状结节，中央覆污苔的0-Ⅱa+Ⅱc型早期胃癌。

2. 分化型腺癌　隆起纵切面呈分叶状、桑椹状和虫蛀状等，表面多彩色泽。① 小于2 cm带蒂息肉，除内镜形态鉴别良恶性病变外，切除后息肉均由组织病理学检查证实。② 部分密集分布的Ⅱa型集簇型息肉，癌浸润黏膜下层的0-Ⅱa型早期胃癌呈菊花状改变。③ 环状0-Ⅱa+Ⅱc型早期胃癌多见分化型腺癌、低分化腺癌或未分化型腺癌。④ 0-Ⅱa+Ⅱc型早期胃癌呈块状癌浸润黏膜下层，容易侵袭脉管及血行转移，术后生存率差。⑤ 大于2 cm的0-Ⅱa+Ⅱc型早期胃癌多见黏膜下层癌，但小于1 cm多见黏膜层癌。

### （二）平坦型与组织类型

未分化型腺癌以褪色为主，分化型腺癌以发红为主。癌黏膜显露状态：① 0-Ⅱb+Ⅱc型早期胃癌中的0-Ⅱb型表面为微细黏膜，0-Ⅱb+Ⅱa型早期胃癌中的0-Ⅱb型表面为粗大黏膜。② 发红的分化型腺癌呈小出血斑的显露黏膜，褪色的未分化型腺癌呈非显露黏膜。③ 0-Ⅱb型早期胃癌与周围非癌黏膜胃小区，分化型腺癌表面胃小区见排列不规则的细颗粒状黏膜，未分化型腺癌表面胃小区见排列规则的颗粒状黏膜。④ 显露黏膜表面的胃小区消失，非显露黏膜表面的胃小区趋于平坦化。

### （三）凹陷型与组织类型

凹陷型早期胃癌未分化型腺癌与分化型腺癌之间的鉴别问题，观察重点应放在凹陷边缘和表面，理解组织和细胞的发生机制有助于理解形态改变。未分化型腺癌起源于胃固有黏膜的腺颈部（腺窝上皮和固有腺的移行部）增殖，形成与癌的增殖范围一致的萎缩和凹陷。由于未分化型腺癌的腺管基底膜较弱，糜烂、溃疡和再生上皮发生频率明显高于分化型腺癌，为此凹陷在腺管上段较明显。相反，肠上皮化生黏膜是分化型腺癌的背景黏膜，细胞增殖在腺管底部，肠上皮化生腺管呈芽状增殖，癌浸润黏膜表面，增殖的分化型腺癌常在凹陷边缘非癌黏膜一侧，引起反应性增生性隆起；为此分化型腺癌的凹陷表面仍保持腺管结构，表面平滑，周围覆非肿瘤黏膜。

观察凹陷型癌变表面、边缘和周围黏膜皱襞时，有助于辨别组织病理学的类型特征：① 分化型腺癌表面多见发红，胃小区表面见粗大不规则颗粒，黏膜皱襞中断和端部虫蚀状改变，黏膜皱襞多见 V 形、H 形融合或杵状黏膜皱襞。② 未分化型腺癌凹陷表面多见褪色样，胃小区表面见排列规则微细颗粒，边缘黏膜皱襞端部稍不规则、蚕食状和星芒状、笔尖样中断或末端急剧变细中断，凹陷病变边界较分化型腺癌清楚。

## 三、形态与演变过程

根据内镜形态长期追踪观察结果，胃癌起源于息肉癌变或 0-IIb 型微小胃癌，然后向隆起型和凹陷型早期胃癌方向发展。隆起型（0-I 型和 0-IIa 型）早期胃癌，0-I 型是由 0-IIa 型或少数息肉癌变演变而来。前者 0-IIa 型早期胃癌发展速度非常迅速，5 年内发展至进展期胃癌（Borrmann, Borr.）I 型；后者进展速度缓慢，需经 5 年以上才转变为 0-IIa+IIc 型早期胃癌，以后再发展至进展期胃癌 Borr. II 型。凹陷型早期胃癌IIc 型分为 0-IIc 型 UL（-）早期胃癌和 0-IIc 型 UL（+）早期胃癌。如果 0-IIc 型 UL（+）早期胃癌伴有恶性周期，其发展至进展期胃癌速度极为缓慢，需要 4～5 年时间；0-IIc 型 UL（-）早期胃癌不伴有恶性周期，其发展至进展期胃癌速度极为迅速，需要 2～4 年时间。0-IIc 型 UL（-）早期胃癌在幽门腺区内发展至 0-IIa+IIc 型或 0-IIc+IIa 型早期胃癌，前者发展速度快于后者。还有胃底腺区域 0-IIc 型 UL（-）早期胃癌发展速度比胃幽门腺区域的 0-IIc 型 UL（-）早期胃癌要快，需要 2～4 年时间转变为进展期胃癌 Borr. IV 型。此外 0-IIb 型早期胃癌发展至进展期胃癌的另一条途径，即 0-IIb 型早期胃癌→ 0-IIc 型 UL（-）早期胃癌→ 0-IIa+IIc 型早期胃癌→ Borr. II 型进展期胃癌或 0-IIb 型早期胃癌→ 0-IIc 型 UL（-）早期胃癌→ 0-IIc 型 UL（+）早期胃癌→ Borr. III 型进展期胃癌→进展期胃癌形似IIc 型→ Borr. IV 型进展期胃癌（图 3-5-3）。

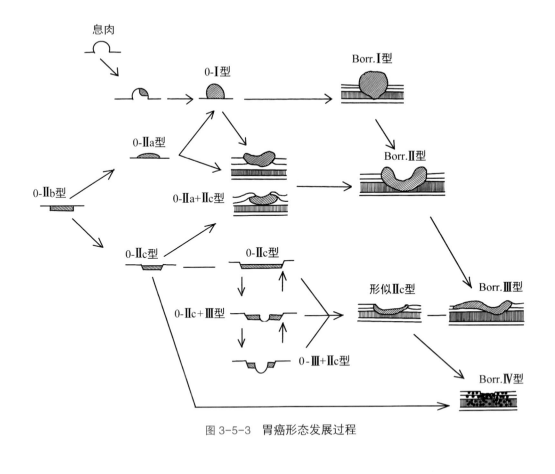

图 3-5-3　胃癌形态发展过程

# 第六节　良恶性循环

## 一、白光内镜与良恶性循环

良性消化性溃疡循环周期呈活动期（$A_1$、$A_2$）、治愈期（$H_1$、$H_2$）和瘢痕期（$S_1$、$S_2$）变化，复发时再由瘢痕期回到活动期称良性循环；当 0-Ⅱc 型早期胃癌形成溃疡过程称恶性循环（malignant cycle）。0-Ⅱc 型早期胃癌恶性循环过程，形态为 0-Ⅲ 型早期胃癌（相当溃疡活动期 $S_1$ 和 $S_2$），0-Ⅲ+Ⅱc 型早期胃癌（相当溃疡治愈期 $H_1$）和 0-Ⅱc+Ⅲ 型早期胃癌（相当溃疡治愈期 $H_2$）；溃疡瘢痕形成，0-Ⅱc+ 瘢痕（相当于溃疡瘢痕期 $S_1$、$S_2$）形态改变。如果溃疡复发，将恢复至 0-Ⅲ 型和 0-Ⅲ+Ⅱc 型早期胃癌，一旦确诊早期胃癌根治后，观察整个恶性循环机会很少。进展期胃癌发现白苔是癌性溃疡，由癌组织坏死和脱落形成。0-Ⅱc 型早期胃癌形成溃疡，由胃酸引起的消化性溃疡，原因基本与良性消化性溃疡相同。鉴别白苔周围黏膜是来自肿瘤组织还是来自再生上皮极为重要，特别是 0-Ⅲ 型早期胃癌仅存溃疡周边的一部分，因此难以与良性消化性溃疡区别。溃疡与癌在空间上重叠方式为：① 溃疡位于癌变中心。② 溃疡位于癌变边缘。③ 癌变局限溃疡缘的一部分。

## （一）良性循环

溃疡边缘再生上皮向中央修复，使溃疡变浅变小至瘢痕形成称闭合型溃疡，溃疡复发由闭合型溃疡进入开放型溃疡，再生上皮再次进行修复，部分溃疡以地层型形式进入恶性循环。

## （二）恶性循环

进入恶性循环的途径：① 部分良性循环中溃疡瘢痕进入地层型。② 原发性癌溃疡和糜烂进入圣域型。恶性循环可分 Hauser 型（Hauser's type）、圣域型（sanctuary type）和地层型（stratum type）（图 3-6-1）。

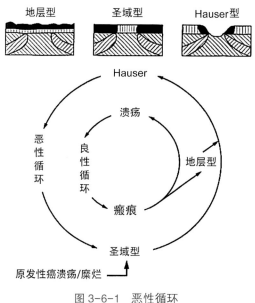

图 3-6-1 恶性循环

1. Hauser 型　0-Ⅲ+Ⅱc 型早期胃癌溃疡边缘未见再生上皮称 Hauser 型，组织病理学证实溃疡边缘未见再生上皮。Hauser 病理诊断标准：① 溃疡黏膜固有层完全破坏。② 溃疡边缘黏膜固有层和固有肌层粘连融合。③ 溃疡基部全层被肉芽组织、纤维化和动脉硬化所替代。④ 溃疡边缘存在有明显的癌组织。

2. 圣域型　溃疡边缘向中央覆再生黏膜和溃疡瘢痕期称圣域型。内镜形态诊断0-Ⅱc 型早期胃癌圣域型非常重要，圣域型表面以发红岛状黏膜为主；活组织病理学诊断再生上皮，0-Ⅱc 型早期胃癌溃疡瘢痕与非癌再生上皮非常相似，黏膜层覆非癌再生上皮，黏膜深层见假幽门腺增生，黏膜固有层见不规则蛇行和增厚，黏膜下层纤维改变，褪色的岛状黏膜提示癌浸润黏膜肌层。

3.地层型　癌浸润圣域型表面再生上皮和周围黏膜称地层型。在 0-Ⅱc 型早期胃癌中，除 SM 癌变外，黏膜层癌约 97% 并存溃疡瘢痕，多次恶性循环见溃疡伴岛状黏膜，一旦圣域型的再生黏膜被癌浸润，再生上皮表层脱落为地层型。

## 二、放大内镜与良恶性循环

### （一）良性循环

在放大 35 倍率的条件下，观察胃黏膜表面许多细小皱褶，皱褶凸出部分称胃小区，直径 1～6 mm（平均 2～3 mm），呈多角形，周围边缘为狭小细沟，将每个单位的胃小区相互分隔并连接，连接线多呈树枝状或迷路状改变，胃小区表面有许多凹陷状开口称胃小凹（又称胃小窝或腺窝）（图 3-6-2）。胃小窝底部与胃脉管相通，胃小窝之间表面上皮细胞形成稍隆起结构称隆起部。由于苔面无法描述胃小窝和隆起部结构改变，应避免直接观察溃疡或糜烂苔面，必须把观察点移到病变的边缘黏膜处。

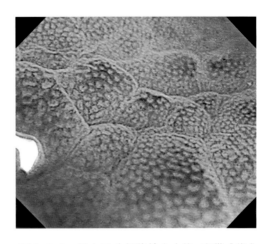

图 3-6-2　胃小区（低倍放大内镜-窄带成像）

1.活动性溃疡边缘黏膜　① Ⅰ 型：整齐结节状黏膜。② Ⅱ 型：过渡结节状黏膜。③ Ⅲ 型：平坦无结构黏膜。④ Ⅳ 型：溃疡基部类似良性溃疡的栅状和纺锤状黏膜。

2.非活动性溃疡（0-Ⅱc 型）边缘黏膜　① 不整齐结节型：大小不等的结节状黏膜。② 岛状混合型：不规则结节型黏膜中混有癌细胞。③ 扩大圣域型：类似胃溃疡瘢痕，呈栅状和纺锤状黏膜，并向瘢痕组织内侧中心处集中。

胃溃疡分急性溃疡和慢性溃疡，慢性溃疡可以观察到良性循环，急性溃疡容易反复治愈和复发，通过药物治疗后治愈。结节状黏膜是溃疡治愈的停滞状态，黏膜表面被炎症细胞浸润，难以出现再生上皮，结节状黏膜被定义为难治性和再发性溃疡的主要形态特征；栅状和纺锤状黏膜是溃疡治愈的促进状态，溃疡表面易覆再生上皮，栅状和纺锤状黏膜被定义为易治性溃疡的主要形态特征。良性循环特征：① 活动期（active stage）：$A_1$ 溃疡表面覆厚白苔，边缘凹凸不平伴水肿状隆起，溃疡边缘未见明显发红或仅刚刚出现微发红，多见无结构或小而不规则发红，活组织病理学显示溃疡边缘无结构，糜烂边缘为非再生性上皮。$A_2$ 溃疡边缘发红是未成熟的再生上皮的表现，周围见轻度皱襞集中。② 治愈期（healing stage）：$H_1$ 溃疡缩小和白苔变薄，溃疡边缘发红明显，接近溃疡基部放大观察见规则栅状发红，活组织病理学显示旺盛的再生上皮，$H_2$ 溃疡进一步缩小，溃疡底部隆起、再生上皮和明显皱襞集中。③ 瘢痕期（scarring stage）：黏膜表面溃疡消失，$S_1$覆发红的再生上皮，皱襞集中的发红黏膜呈瓦片状改变，皱襞集中端部黏膜呈规则排列的放射状改变，活组织病理学显示与栅状相同的再生上皮；$S_2$白色溃疡瘢痕，溃疡瘢痕收缩导致局部组织缩短呈囊状胃，但近年来很少遇见。

### （二）恶性循环

恶性循环（图 3-6-3）指在早期胃癌中反复出现溃疡瘢痕形成（0-Ⅱc+$UL_S$型早期胃癌）和复发（0-Ⅱc+Ⅲ型至 0-Ⅲ+Ⅱc 型早期胃癌）。组织学恶性循环周期：开放型→圣域型→地层型→癌上皮型→开放型。放大观察恶性循环周期：Ⅰ型→Ⅱ型→Ⅲ型→Ⅳ型→扩大圣域型→岛状混合型→不规则结节型→Ⅰ型（图 3-6-3）。两者循环周期关系：① 开放型：开放的溃疡边缘呈非再生上皮改变，癌细胞在溃疡边缘黏膜内浸润。放大观察呈Ⅰ型的规则结节状黏膜，当癌细胞慢性浸润后，并接近浸润表面黏膜观察见Ⅱ型的过渡结节状黏膜；若溃疡边缘黏膜被癌细胞浸润破坏时，Ⅰ型和Ⅱ型见不规则结节状黏膜改变。前者为初次的恶性循环；后者为重复的恶性循环。Ⅲ型被破坏的溃疡基底部近边缘癌黏膜处开始修复一层再生上皮（称半开放型），黏膜表面见不规则结节状异型结构或平坦无结构。Ⅳ型的溃疡表面明显缩小或瘢痕形成覆再生上皮。② 圣域型：放大观察点移向瘢痕的中心处，见纺锤状与栅状黏膜样组织向中央集中，相当于扩大圣域型。③ 地层型：癌细胞开始向栅状和纺锤状黏膜浸润，形似地壳的岩石层样改变，被癌细胞浸润呈噬食残存，由原来的栅状和纺锤状黏膜转为结节状黏膜，

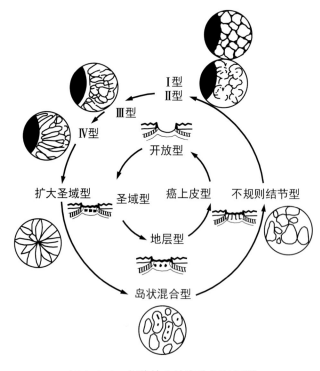

图 3-6-3　低倍放大的恶性循环周期

相当于岛状混合型。④ 癌上皮型：瘢痕处的再生上皮被癌细胞浸润和深处浸润，表现为不规则结节的黏膜改变。当局部血液循环障碍后，覆再生上皮引起坏死，从而进入Ⅰ型。良性溃疡和凹陷型早期胃癌存在结节状、纺锤状和栅状黏膜改变。初次恶性循环中的Ⅰ型和Ⅱ型规则结节状黏膜与良性溃疡的结节状黏膜之间有一定的差别，活组织病理或胃术后切除标本用测微计测量胃小窝高度（h）与小窝和小窝之间上皮宽度（b），对比值为（b/h）。测定结果：胃溃疡 1.32 ± 0.24，胃癌（高分化型 1.26 ± 0.35、低分化型 1.23 ± 0.46）。重复恶性循环中的Ⅰ型和Ⅱ型的不规则结节黏膜，岛状混合型和不规则结节型与良性溃疡容易鉴别，但Ⅲ型、Ⅳ型和扩大圣域型鉴别困难。局部发红，以不规则型与破坏型为主，破坏型为边缘黏膜明显地被癌细胞浸润，黏膜破坏有一定的规律性，被癌细胞浸润的黏膜脆性增加。瓦片型表示癌变边缘出现再生上皮，高分化腺癌中的混合概率高于低分化腺癌。低分化腺癌易被覆非癌性再生上皮，高分化腺癌易被覆癌性再生上皮。

## 第七节 血管和表面构筑

　　放大倍率高低观察胃黏膜表面形态：① 放大倍率小于 1 倍时，观察正常胃黏膜表面。② 放大倍率 2～5 倍时，接近观察胃小区表面构筑是比较困难，色素内镜对比法（如靛胭脂）能清楚地观察胃小区，周围间沟包绕着六角形胃小区。③ 放大倍率 10～20 倍时，观察胃小区表面隆起部分。④ 放大倍率 20～35 倍时，观察细小皱褶胃小区，表面有许多点状胃小凹，胃小凹之间的上皮细胞形成稍隆起结构称隆起部。⑤ 放大倍率 80～100 倍时，结合窄带光观察胃黏膜微表面构筑和微血管构筑改变。⑥ 放大 100～520 倍（相当于光学显微镜）时，结合双重染色（如结晶紫和亚甲蓝等）观察细胞水平（如细胞核和细胞膜等）改变。2009 年八尾等提出血管和表面分类系统（vessel plus surface classification system，VSCS），又称 VS 分类系统，具体分为胃黏膜微表面构筑（microsurface pattern, MSP）和微血管构筑（microvascular pattern, MVP）。放大内镜-窄带成像观察胃底腺腺管与幽门腺腺管之间的构筑差别明显，前者表现规则小腺管开口，后者上皮细胞顶部被狭窄的凹槽分隔；在相同的病理条件下，不同部位的腺开口也随之不同。

## 一、胃底腺与幽门腺

### （一）胃底腺黏膜

　　放大内镜-窄带成像照射下观察胃底腺黏膜微表面构筑和微血管构筑：① 黏膜浅层见集合细静脉（collecting venule, CV）呈海星状或蜘蛛状。② 腺窝开口（crypt opening,

CO）呈棕褐色点状凹陷。③ 上皮下毛细血管（subepithelial capillary, SEC）呈蜂窝状改变。④ 腺开口周围腺窝边缘上皮（marginal crypt epithelium, MCE）形成卵圆形白环（white zone, WZ）。⑤ 窝间部（intervening part, IP）下方见茶褐色纵横交错的上皮下毛细血管（SEC）（图 3-7-1）。在一般情况下，胃底腺黏膜厚于幽门腺黏膜，胃底腺黏膜具有分泌酸和胃蛋白酶等外分泌功能，腺窝上皮形成无数排列分泌腺开口。胃底腺黏膜表面发红和光滑；靛胭脂色素喷洒后，染液流入黏膜微细间沟内呈深蓝色样改变，衬托或勾划出多角形胃小区。胃小沟较深，上皮下毛细血管呈蜂窝状排列和大致相等，卵圆形腺窝开口周围绕有上皮下毛细血管。

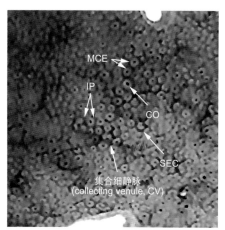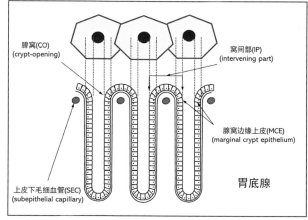

图 3-7-1　胃底腺黏膜水平与纵切构筑

1. 上皮下毛细血管与窄带光　① 窄带光（415 nm 和 540 nm 波长）照射胃底腺黏膜。② 垂直照射窝间部，透过窝间部组织抵达上皮下毛细血管。③ 窄带光被上皮下毛细血管内血红蛋白大量吸收，显示非常浓密的微血管构筑。④ 典型正常胃底腺黏膜形成茶褐色蜂窝和多边形上皮下毛细血管（图 3-7-2）。

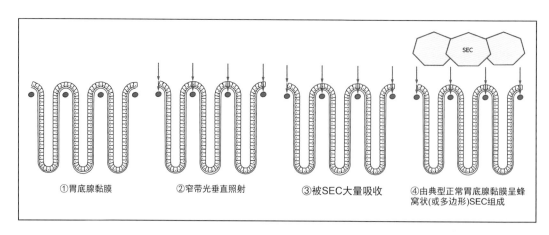

图 3-7-2　上皮下毛细血管与窄带光

2. 腺窝边缘上皮与窄带光　① 窄带光垂直照射腺窝边缘上皮。② 上皮细胞内光散射和部分光反向散射。③ 沿垂直方向排列的细胞连续反向散射光相互叠加。④ 腺窝边缘上皮形成卵圆形半透明白环，表面上皮出现类似反向散射，但单层上皮无法产生累积效应，如果通过反向散射累积效应显示腺窝边缘上皮，需要一定细胞数量在同一方向排列（图 3-7-3）。

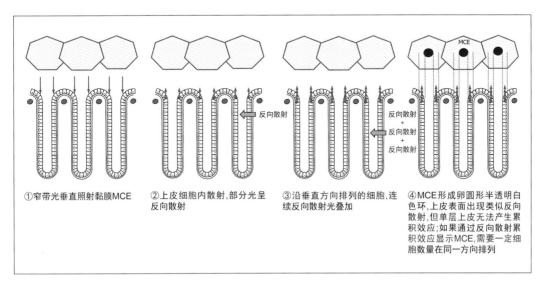

图 3-7-3　腺窝边缘上皮（MCE）与窄带光

3. 腺窝开口与窄带光　① 窄带光垂直照射腺窝开口内。② 窄带光抵达腺窝基底部。③ 窄带光穿透腺窝基底部单层上皮，在黏膜固有层内向前散射，同时被腺窝基底部下方血管内的血红蛋白吸收。④ 表面显示棕褐色卵圆形腺窝开口（图 3-7-4）。

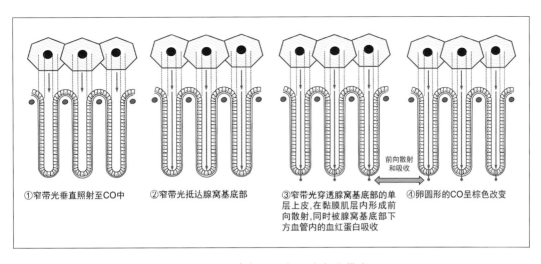

图 3-7-4　腺窝开口（CO）与窄带光

### （二）幽门腺黏膜

由于幽门腺腺管呈倒伏排列状态，窄带光照射无法抵达腺窝基底部被血红蛋白吸收，上皮下毛细血管呈螺旋形改变，集合细静脉不易观察，腺窝开口因腺窝上皮倒伏排列无法清楚观察，窝间部排列欠规则。窄带光照射腺窝边缘上皮经反向散射积累，呈白色半透明状白环改变。由于腺窝边缘上皮斜向排列，上皮重叠区被掩盖，窄带成像光垂直照射时，光无法抵达幽门腺的腺窝开口内，观察棕色腺窝开口比较困难（图3-7-5）。幽门腺黏膜具有蠕动功能，腺管结构形似折叠式手风琴样改变，能抵抗剧烈的蠕动。微血管和微表面构筑形态与胃底腺黏膜完全不同。幽门腺黏膜表面色泽为黄色，欠光滑；靛胭脂染色后，胃小区轮廓清晰程度较胃底腺差，形态不规则，胃小沟浅，腺窝开口呈细长或长圆形的不规则排列。该分类特别适合0-Ⅱb型早期胃癌浸润范围的诊断。

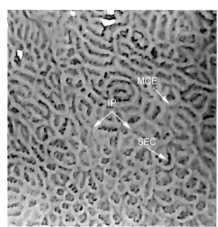 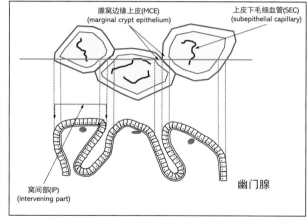

图3-7-5　幽门腺黏膜水平与纵切构筑

## 二、血管和表面构筑用语

### （一）腺窝边缘上皮

腺窝边缘上皮是微表面构筑的诊断指标之一。窄带成像光照射垂直排列的腺窝边缘上皮后散射，部分反向反射和向后散射，直接观察白色半透明带状腺窝边缘上皮。胃底腺黏膜表面到腺窝开口的浅层组织。胃底腺的腺窝处于相对垂直状态，组织学观察覆表面上皮（surface epithelium）和腺窝上皮（crypt epithelium）时，与放大内镜-窄带成像观察有所不同。根据VS分类系统标准，腺窝边缘上皮是良恶性病变鉴别的重要指标之一，如果腺窝边缘上皮缺乏微表面构筑，应考虑是低分化腺癌。

## （二）白球状外观

白球状外观（white globe appearance，WGA）是指上皮内微血管表面存在小于 1 mm 白球（高倍率放大容易被观察）属内镜辅助诊断早期胃癌的特异性标志物。组织病理学显示腺癌的腺泡内多见坏死物，但在诊断胃炎时不能简单地将白球状外观等同于癌（图 3-7-6、图 3-7-7），应该与是否癌变的黏膜微表面构筑和边界线改变一起考虑。在扩张腺腔内，白球状外观也许可能是腺体内坏死碎片（intra glandular necrotic debris，IND）和嗜酸性坏死物所致。形态特征：① 分化型癌存在分界线附近有助于范围诊断。② 多发性病变。③ 不存在单纯未分化癌中。④ 与癌形态无直接关系。⑤ 病变 0.3 mm 大小，在分化型早期胃癌内镜筛检中起到积极的作用（图 3-7-8、图 3-7-9）。

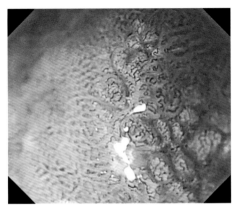

图 3-7-6　多发性白球状外观

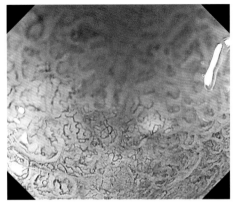

图 3-7-7　单发性白球状外观

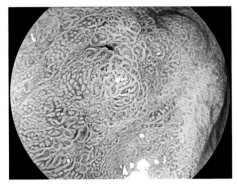

图 3-7-8　早期管状腺癌（低倍放大）

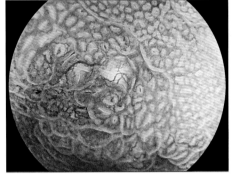

图 3-7-9　早期管状腺癌边界线附近伴白球状外观（高倍放大）

## （三）上皮环内血管

上皮环内血管（vessels within epithelial circle，VEC）是一种圆形上皮内的微血管构筑。放大内镜-窄带成像观察圆形腺窝边缘上皮包绕窝间部上皮下血管，与组织学的乳

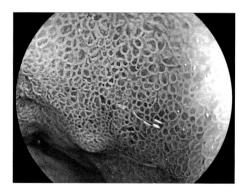

图 3-7-10　分化型胃癌（VEC）

头状突起部腺窝边缘上皮相对应；观察圆形上皮环内血管时，与组织突起部的上皮间质增生血管相对应。上皮环内血管对分化型腺癌在术前诊断时，可以作为乳头状腺癌与管状腺癌的鉴别指标。在上皮环内血管阳性的早期胃癌中，约 1/4 病变混杂未分化型腺癌和黏膜下层癌浸润，即使分化型腺癌有较高的恶性程度，或许是术前预测恶性程度高低的指标（图 3-7-10）。

### （四）亮蓝嵴

亮蓝嵴（LBC）是指窄带成像光照射肠上皮化生细胞刷状缘上的一种反射现象，通过 LBC 诊断肠上皮化生非常有效（灵敏度 89%，特异度 93%），有助于预测慢性萎缩性胃炎及分化型胃癌同时存在的风险。400～430 nm 和 515～555 nm 窄带成像光，前者反射光为蓝绿色，后者模拟光为红色。LBC 由 400～430 nm 窄带成像反射强光所致，蓝绿伪彩色结合后形成亮蓝色。肠上皮化生黏膜多见沟槽型，在隆起顶部见上皮嵴状至乳头状改变（图 3-7-11、图 3-7-12）。LBC 与白色不透明物质（WOS）的区别：① 前者是窄带成像光照射后的强烈反射光，后者被上皮吸收窄带成像光照射后的强烈散射光。② 前者沿腺窝排列，后者覆上皮细胞。③ 上皮性肿瘤的 LBC 为 LBC（＋）和 WOS（－），WOS 为 LBC（－）和 WOS（＋）。④ 肠上皮化生背景黏膜为 LBC（＋）和 WOS（－）或 LBC（－）和 WOS（＋）。

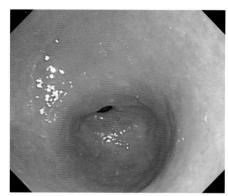

图 3-7-11　胃窦部（WLE）

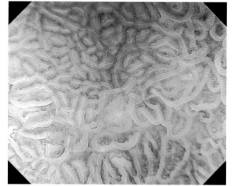

图 3-7-12　亮蓝嵴（ME-NBI）

### （五）密集型腺窝开口

密集型腺窝开口（dense-type crypt opening, dense-type CO）是指放大内镜-窄带成像的放大倍率最高 1/4 区域内大于 20 个狭窄腺窝开口。密集型腺窝开口鉴别低级别瘤变的正确率为90%，一旦发现密集型腺窝开口，诊断非癌病变的准确率极高（图3-7-13）。

### （六）小凹型／沟槽型黏膜

胃黏膜表面构筑：① 小凹型（foveolae type），又称腺窝型：腺开口呈点状至单线状黏膜构筑，分布在胃底腺区域 *H. pylori* 未感染的正常黏膜，胃底腺很少伴有慢性萎缩性胃炎和肠上皮化生，组织病理学表现管状腺管的腺窝开口（图3-7-14）。② 凹槽型（groove type），又称腺构型：腺窝开口呈连续沟状黏膜微表面构筑，分布在贲门腺和幽门腺黏膜。③ 如果胃底腺区域出现类似黏膜微表面构筑，组织病理学显示重度慢性萎缩性胃炎和肠上皮化生伴非分泌功能腺窝开口，呈崎状和乳头状结构（图3-7-15）。

胃黏膜微表面构筑分类：① 腺窝形态。② 与癌风险相关的组织学上变化最大的慢性萎缩性胃炎和肠上皮化生。③ 在 *H. pylori* 现症感染的胃体部慢性萎缩性胃炎和肠上皮化生模式中，腺窝型黏膜内，多巢性慢性萎缩性胃炎、局部黏膜褪色和肠上皮化生的深沟槽型黏膜称多灶性萎缩性胃炎（multifocal atrophic gastritis，MAG）（图3-7-16～图3-7-18）。随着面积的逐渐扩大，最后全胃黏膜被沟槽型黏膜所替代。

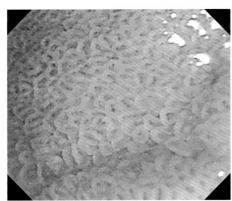

图 3-7-13 密集型腺窝开口

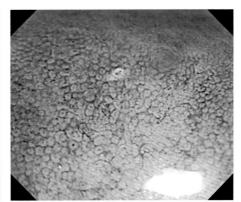

图 3-7-14 腺窝型

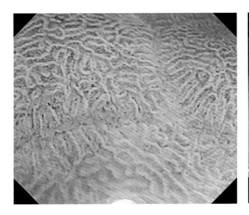

图 3-7-15 沟槽型

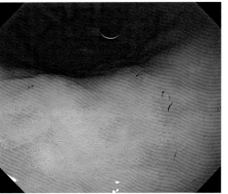

图 3-7-16 慢性萎缩性胃炎

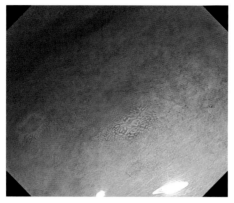
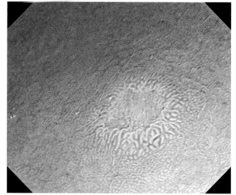

图 3-7-17　局部黏膜褪色（NBI）　　　　　　图 3-7-18　伴肠化生（ME-NBI）

### （七）多凸面分界线

多凸面分界线（multiple convex demarcation line, MCDL）是指大于 2/3 圈凹陷性病变的分界线由凸面形态组成（图 3-7-19、图 3-7-20）。慢性萎缩性胃炎和肠上皮化生等良性病变的分界线无癌浸润，组织损伤修复后上皮的分界线非常清楚和完整，鉴别非癌病变的特异性和阳性率非常高，发现多凸面分界线可以提高非癌病变诊断的可靠性。

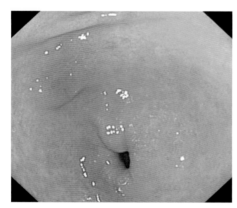
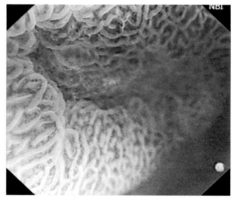

图 3-7-19　糜烂性胃炎　　　　　　　　　　图 3-7-20　多凸面分界线

### （八）集合细静脉

*H. pylori* 未感染在正常胃底腺黏膜见规则排列的集合小静脉（RAC）。内镜远景像见无数排列规则的点状结构，近景像见规则排列的海星状结构。胃角至胃体部小弯侧观察到排列的集合小静脉时，可以诊断 *H. pylori* 未感染的正常胃黏膜（图 3-7-21、图 3-7-22）；如果胃窦部观察到 *H. pylori* 感染的胃炎时，胃体上部观察到形似排列的集合小静脉称假排列的集合小静脉。为了避免误诊，推荐观察胃体下部是否存在排列的集合

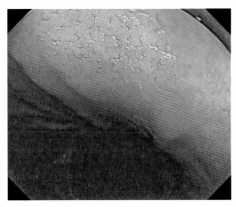
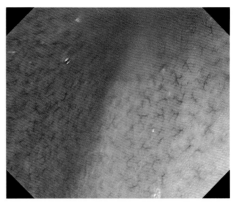

图 3-7-21　集合小静脉（WLE）　　　　图 3-7-22　集合小静脉（ME-NBI）

小静脉，或者非慢性萎缩性胃炎除菌后，活动性炎症消失后能观察到排列的集合小静脉改变。

### （九）白色不透明物质

2002 年八尾等应用放大内镜技术首次观察早期胃癌微血管构筑，在正常胃黏膜内发现白色不透明物质（WOS）。白色不透明物质是指细胞内聚集微小脂肪滴，与周围组织比较具有较高 1.48 折射率，高折射率会增加物体的反射光，散射粒子大于光波长时会发生米氏（Mie）散射现象。白色不透明物质真实反映了脂肪滴的大小，如食管腺癌、十二指肠黏膜、胃肠上皮化生、增生性息肉、腺瘤和癌等。据测量胃和大肠上皮性肿瘤的白色不透明物质分别为 0.1～4 μm 和 0.1～2 μm。如果将 415～540 nm 波长窄带成像光照射到 100～4 000 μm 大小的脂肪滴（散射粒子），可引起较强的米氏散射现象，聚集脂肪滴发生重复散射。慢性胃炎黏膜伴肠上皮化生、胃腺瘤和胃癌中存在白色不透明物质，但无法透见上皮下微血管。白色不透明物质是肿瘤表层上聚集的微小脂肪滴，或许是鉴别早期胃癌和胃腺瘤的新光学标志物。

白色不透明物质胃腺瘤与胃癌形态不同，胃腺瘤白色不透明物质密度高和微粒大，主要存在窝间部表层上皮，但腺窝边缘上皮上很少被发现。形态均匀和分布对称分规则排列的网状（reticular）、迷宫状（maze-like）和斑点状（speckled）称规则白色不透明物质；胃癌的白色不透明物质密度相对较低和微粒较小，不仅存在窝间部表层上皮，还存在腺窝边缘上皮，形态不均匀，分布不匀称、不规则白色不透明物质（表 3-7-1、图 3-7-23）。

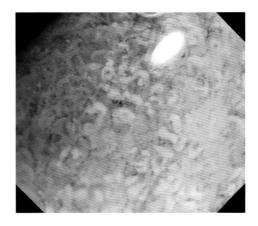

图 3-7-23　规则白色不透明物质

表 3-7-1　胃上皮性肿瘤中白色不透明物质形态特征

| 项目 | 非癌（腺瘤 / 肠上皮化生） | 癌 |
| --- | --- | --- |
| 名称 | 规则白色不透明物质 | 不规则白色不透明物质 |
| 密度 | 高 | 低 |
| 大小 | 粗大 | 微细 |
| 局部 | 窝间部 | 腺窝边缘上皮 + 窝间部 |
| 形态 | 网状、迷路状、斑状 | 网状、斑状、点状 |
| 形状 | 均匀 | 不均匀 |
| 分布 | 对称性 | 非对称性 |
| 排列 | 规则 | 不规则 |

### （十）白环

观察黏膜微表面构筑的白色边缘称白环（WZ）。环绕血管的黏膜微表面构筑镶边嵌入白环或点状和圆形白环，前者观察乳头颗粒状黏膜微表面构筑，后者观察小圆形腺开口（图3-7-24）。① 俯视观察：窄带光从腺窝边缘上皮垂直射入，但不接触血管，观察散射光白环。② 斜视观察：窄带光从窝间部斜向穿入腺窝上皮，但仍未接触血管，观察散射光白带。

随着窄带光照射角度不同，上皮组织的解剖位置也随之改变，白环清楚或不清楚与腺管密度和深浅有关：① 腺管密度低的癌，窝间部变宽，白环清楚。② 腺管密度高的癌，窝间部变狭，白环不清楚。③ 在腺窝深的腺管中，白环清楚。④ 在腺窝浅的腺管中，白环不清楚。

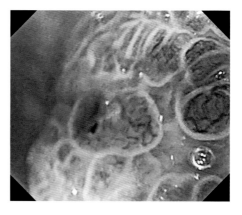

图 3-7-24　白环（高级别上皮内瘤变部分癌变）

# 第八节　内镜基本形态用语

## 一、黏膜表面

### （一）颗粒、结节状

胃黏膜表面见数毫米聚集的半球状隆起称颗粒（granular）；大于颗粒、大小不等和广泛分布的隆起病变称结节（nodular），根据结节大小又称小结节和大结节等。胃颗粒状和（或）结节状病变：① 结节性胃炎（又称鸡皮样胃炎）表现密集均匀小颗粒状隆起，像鸡毛被拔除后的鸡皮（图 3-8-1、图 3-8-2）。② 胶原性胃炎表现密集、大小不等颗粒状和结节状改变。③ 溃疡性结肠炎并发胃病变，黏膜发红不明显，缺乏红晕伴多发性白点状颗粒。④ 浆细胞瘤发生单克隆型浆细胞增殖的胃黏膜为白色凹凸颗粒状改变，边界不清楚等。

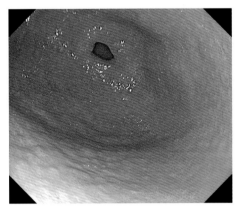

图 3-8-1　结节性胃炎（白光内镜）　　　　图 3-8-2　结节性胃炎（窄带成像）

### （二）黏膜肿胀

黏膜肿胀（mucosal swelling）是指内镜观察 *H. pylori* 未感染黏膜或 *H. pylori* 现症感染黏膜（图 3-8-3、图 3-8-4），形态特征：① 胃底腺黏膜炎细胞浸润和肿胀、柔软和厚实样改变或肿大胃小区黏膜。② 幽门腺黏膜识别胃小区比较困难，黏膜柔软稍增厚，色素内镜对比法观察幽门腺黏膜表面胃小区的清晰度，与胃底腺黏膜之间无明显差异，对判断黏膜肿胀非常有用。

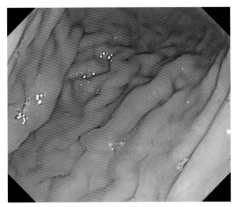
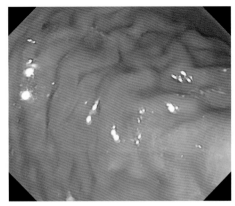

图 3-8-3　黏膜肿胀　　　　　　　　　图 3-8-4　黏膜肿胀伴发红

## （三）点状发红

形状不一的点状非凹凸发红黏膜称点状发红（spotty redness）（图 3-8-5、图 3-8-6）。多见 *H. pylori* 现症感染胃炎，以弥漫性发红为背景，常位于胃底腺黏膜（胃体部和胃底部）。一旦 *H. pylori* 除菌成功，点状发红消退或改善，黏膜皱襞水肿消退或减轻。值得注意的是，与 *H. pylori* 感染无关的门脉高压性胃病也能观察到点状发红。*H. pylori* 除菌成功后进行评估区别点状发红与地图状发红，避免过度强调点状发红为弥漫性发红。

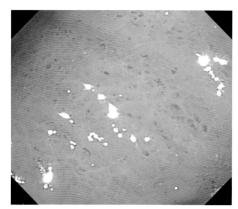 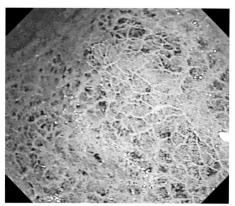

图 3-8-5  点状发红（白光内镜）　　　图 3-8-6  点状发红（窄带成像）

## （四）红色条纹

红色条纹（red streak）是以胃体部小弯侧和胃窦部大弯侧黏膜为中心，沿胃长轴方向纵形数条带状发红，发红与胃皱襞排列一致（图 3-8-7、图 3-8-8）。组织病理学显

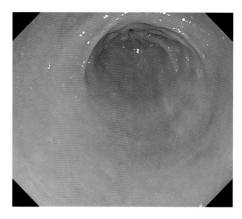 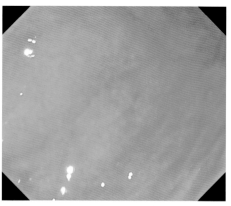

图 3-8-7  红色条纹（胃窦）　　　图 3-8-8  红色条纹（胃体）

示非炎症细胞浸润，发红由表层血管瘀血引起。非慢性萎缩性胃炎黏膜过度酸分泌和正常酸分泌时，发红棱线因胃蠕动收缩时皱襞端部瘀血，在胃酸作用下形成。染色后，接近观察发红伴轻微糜烂，鉴别慢性胃炎和幽门侧胃切除术后皱襞发红，前者 *H. pylori* 除菌后发红消失，后者发红因胆汁反流引起，年轻女性多见，腹痛等主诉较频繁。

### （五）弥漫性发红

发红和水肿黏膜与 *H. pylori* 现症感染引起中性和单核细胞浸润显著有关，称弥漫性发红（diffuse redness），多位于胃体部非慢性萎缩性胃炎黏膜。*H. pylori* 除菌后，弥漫性发红可以消失或减轻，一般除菌 3 个月内可以确认。除菌后内镜观察弥漫性发红消退和减轻，或者不均匀弥漫性发红减轻和消失。发红表面浓淡不一，与腺边界附近慢性萎缩性胃炎黏膜有明显差异，可以作为内镜观察的客观指标。内镜图像强调观察弥漫性发红内小点状发红集合，有时很难进行正确的评价。

## 二、隆起病变

### （一）多发性白色扁平隆起病变

多发性白色扁平隆起病变（multiple white and flat elevated lesions, MFWL）内镜形态表现为黏膜发白、扁平隆起、多发性、胃体部和非慢性萎缩性胃炎背景黏膜等（图3-8-9、图3-8-10）；组织病理学显示腺窝上皮增生、胃底腺萎缩、炎症细胞轻度浸润和多见单核细胞等。与腺瘤和胃底腺息肉等鉴别，① 腺瘤表现为：a. 发白形似糕团黏稠感。b. 多发性。c. 隆起边缘珊瑚锯齿状。② 胃底腺息肉表现为：① 扁平隆起、非半球状、亚蒂和有蒂等。② 表面管状和条纹状微表面。③ 鉴别隆起边缘。放大内镜-窄带成像显示隆起表面管状和条纹状微表面构筑，未见异常血管。非慢性萎缩性胃炎背景黏膜伴多发性白色扁平隆起病变，其发病机制和临床意义与长期服用质子泵抑制剂

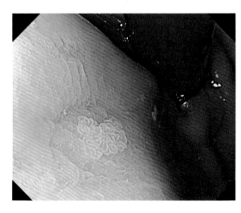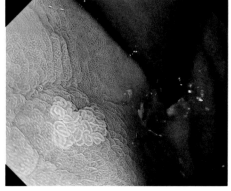

图 3-8-9 多发性白色扁平隆起病变（白光内镜）　　图 3-8-10 多发性白色扁平隆起病变（窄带成像）

（proton pump inhibitor, PPI）或 H$_2$ 受体拮抗剂有关。如果反流性食管炎患者长期服用较多 PPI 或 *H. pylori* 除菌药物后发生隆起病变，可能与高胃泌素血症有一定的关系。

### （二）隆起糜烂

隆起表面小凹陷形似章鱼吸盘样改变称隆起糜烂（raised erosion），又称疣状胃炎或痘疹性胃炎（varioliform gastritis）（图 3-8-11、图 3-8-12）。纵切面形态为息肉状、棍棒状和串珠状等多位于胃窦部或胃体部。多发性或单发性，凹陷发红呈同心圆，覆薄白苔，未见蚕食状等形态。组织病理学显示糜烂和周围组织胃固有腺增生，糜烂治愈后呈半球状隆起。单发隆起糜烂需要与 0-Ⅱc 型或 0-Ⅱa+Ⅱc 型早期胃癌鉴别，放大内镜-窄带成像是最有效的鉴别手段，早期胃癌凹陷见异常微血管。胃窦部多发性隆起糜烂形似巨细胞病毒感染、克罗恩病和溃疡性结肠炎伴胃炎等，与胃梅毒、胃结核和特发性肉芽肿性胃炎等鉴别。*H. pylori* 未感染黏膜多见隆起型糜烂，也有人认为 *H. pylori* 感染与隆起糜烂无直接关系。*H. pylori* 除菌后出现斑点状和地图状发红的隆起糜烂，边界较清楚的微凹陷，凹陷表面未见不规则腺管结构，组织病理学显示与肠上皮化生存在一定的关系。

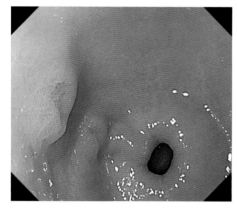 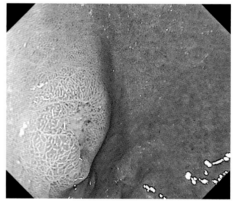

图 3-8-11　隆起糜烂（白光内镜）　　　　图 3-8-12　隆起糜烂（窄带成像）

### （三）鹅卵石样胃黏膜

胃内纵行非溃疡伴 4～7 mm 半球状隆起，形似鹅卵石铺路称鹅卵石样（cobblestone appearance）胃黏膜。消化道黏膜呈铺路石形态是克罗恩病的诊断标准之一。由于长期服用 PPI，抑制胃酸分泌，胃体部也见多发性均匀小隆起。① 内镜形态特征：多见非 *H. pylori* 感染的胃黏膜，胃体下部大弯侧和前壁形似铺路石胃黏膜，初看黏膜皱襞增生，接近观察非增粗的黏膜皱襞，蛇形纵行排列伴铺路石改变，形似克罗恩病的竹节样或莲藕状改变称莲藕标记（lotus root sign）。② 组织学特征：铺路石黏膜伴壁细胞增生的腺管囊胞状扩张，但不伴炎症。③ 长期服用 PPI 等抑制胃酸分泌药物后胃底腺组织残留，如胃底腺息肉、增生性息肉和白色扁平隆起等息肉样铺路石。④ 非长期服用 PPI 等胃酸分泌抑制药物引起铺路石，如结节性胃炎、淋巴瘤、*H. pylori* 除菌后胃体部也可引起结节状铺路石（图 3-8-13）。

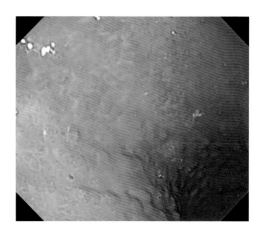

图 3-8-13　结节状铺路石（胃体部）

### （四）胃底腺息肉病

胃底腺息肉病（fundic gland polyposis）是指胃底腺区域胃底腺增生和囊胞状扩张而形成多发性息肉称胃底腺息肉病（图 3-8-14、图 3-8-15），放大内镜-窄带成像观察息肉表面见茶褐色浅层血管内伴蓝绿色黏膜下血管（图 3-8-16）或单纯茶褐色浅层血管（图 3-8-17）。胃底腺息肉病多见 *H. pylori* 非感染胃底腺黏膜，但单数息肉还没有定

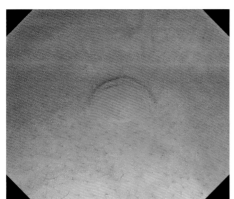

图 3-8-14　胃底腺息肉病（白光内镜）

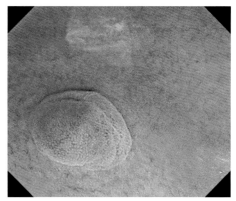

图 3-8-15　胃底腺息肉病（窄带成像）

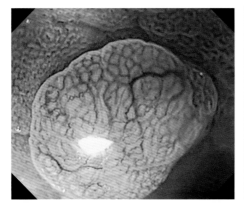

图 3-7-16　蓝绿色黏膜下血管（放大内镜-窄带成像）

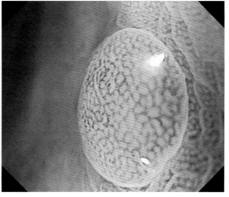

图 3-7-17　茶褐色浅层血管（放大内镜-窄带成像）

义。近年来，随着非家族性大肠腺瘤病相关性胃底腺息肉病的发病率不断增加，长期服用PPI引起的胃底腺息肉病明显增多，减少PPI服用剂量或改用H$_2$受体拮抗剂后胃底腺息肉病自然减少或消失。胃底腺息肉病癌变风险很少，极少并发腺瘤和癌变等。

### （五）枕垫征

活检钳对准富有弹性脂肪瘤的隆起处加压后出现凹陷，一旦离去即恢复原状称枕垫征（cushion sign）或枕头征（pillow sign）阳性。鉴别黏膜下层肿瘤（SMT）时，首先观察病变部位、大小、个数、色泽和表面改变等，活检钳按压病变是否变形和移动，推测黏膜内病变的硬度。如果受空气量等外力变形称挤压征（squeeze sign），用活检钳提起黏膜呈帐篷状态称帐篷征（tenting sign），预测柔软病变的性质；如果病变受空气量和变换体的影响，可以疑诊壁外压迫。脂肪瘤的枕垫征阳性，可以采用深度钻探式活组织病理学取材方法，在取材部位暴露的脂肪组织称裸露脂肪征（naked fat sign）。囊肿和淋巴管瘤的枕垫征阳性，有否色泽和透光性改变给鉴别带来一定的帮助。活检钳对准较硬间叶性肿瘤如胃肠间质瘤的隆起处加压后无凹陷，并向对侧移动称枕垫征或枕头征阴性（图3-8-18、图3-8-19）。平滑肌瘤、类癌、癌和恶性淋巴瘤等实质性肿瘤的枕垫征也可以阴性。

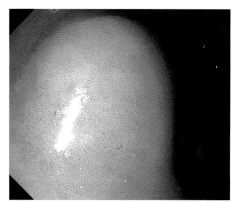
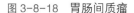

图3-8-18　胃肠间质瘤

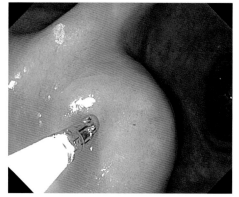

图3-8-19　活检钳加压（枕垫征-）

### （六）竹节状外观

竹节状外观（bamboo joint-like appearance, BJA）来自胃克罗恩病。由贲门部至胃体部小弯见2~4条纵向排列肿大黏膜皱襞被横断龟裂状凹槽称BJA。如果黏膜皱襞明显肿大时，纵行排列凹槽（longitudinally aligned furrows）变浅。白光内镜增加和减少注气量、直视和反转观察，以及色素内镜观察，54%~65%胃克罗恩病患者出现竹节状外观，活组织病理学检出率1.8%~45.5%，1.1%~5.0%胃克罗恩病以外的溃疡性结肠炎患者和正常人也可观察到竹节状外观。如果年轻人有腹痛、腹泻、低白蛋白血症和贫血等症状，通过白光内镜检查可以确诊。疑诊胃克罗恩病应积极进行大肠镜、胶囊内镜和小肠镜检查，积极寻找相关克罗恩病线索。

（七）凹痕

德语凹痕（delle）是凹陷的意思，内镜形态观察时很少用于来自上皮性 0-IIc 型早期胃癌和溃疡等病变，但广泛用在非上皮性黏膜下肿瘤表面黏膜形成浅凹陷或溃疡等病变。除胃肠间质瘤、肌源性肿瘤（平滑肌瘤）、神经源性肿瘤（神经鞘肿和颗粒细胞瘤）、脂肪瘤和 glomus 肿瘤等间叶系肿瘤外，还有恶性淋巴瘤、来自基底膜类癌和其他脏器癌向胃壁内转移等病变（图 3-8-20、图 3-8-21），以及异位胰组织（异位胰腺）的导管开口处见脐窝凹陷。为此 "delle" 已成为黏膜下肿瘤的常用术语，"delle" 判断恶性胃肠间质瘤是决定治疗方案的重要依据之一。胃肠间质瘤除外科手术切除外，还可以行腹腔镜和内镜联合手术（laparoscopic and endoscopic cooperative surgery, LECS）。对显露在胃黏膜表面的胃肠间质瘤伴 delle 病变，如果处理不当，使肿瘤接触腹腔内脏器则有可能导致种植和复发。

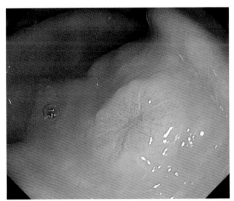 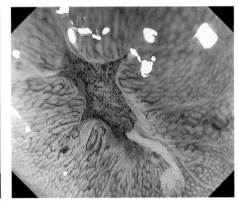

图 3-8-20 肺癌胃转移（白光内镜）　　图 3-8-21 肺癌胃转移（放大内镜-窄带成像）

（八）隆起起始部

鉴别胃隆起性病变时观察隆起起始部非常重要。山田分类为：① I 型，隆起起始部平滑无明确边界线。② II 型，隆起起始部形成边界线但未缩颈。③ III 型，隆起起始部形成明显缩颈但蒂未形成。④ IV 型，隆起部分蒂形成。隆起起始部又称息肉样病变隆起起始部（finding of standing up in polypoid lesions），非上皮性黏膜下肿瘤的隆起起始部多见缓坡改变，个别黏膜下肿瘤的隆起起始部为陡坡或带蒂改变；上皮性隆起起始部多见陡坡、缩颈或带蒂改变。胃癌表现黏膜下肿瘤样病变，单凭观察隆起起始部改变，难以鉴别是上皮性病变还是非上皮性病变。为此，鉴别来自非上皮性或上皮性病变，不仅要观察隆起起始部，还要观察病变表面形态改变（如平滑和色泽等）（图 3-8-22、图 3-8-23）。

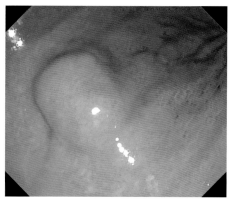

图 3-8-22　黏膜下肿瘤（山田Ⅱ）

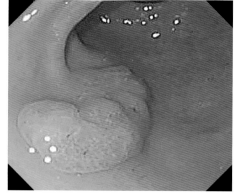

图 3-8-23　腺瘤（山田Ⅱ）

## （九）牛眼外观

牛眼外观（bull's eye appearance）是指转移性肿瘤通过血液循环转移至胃黏膜下层和固有肌层呈半球状隆起，中央伴 delle 或深溃疡，隆起黏膜与周围黏膜相同。如果癌浸润隆起表面正常黏膜时，隆起形态由转移性肿瘤细胞成分、纤维成分增殖速度和多少所决定。除恶性黑色素瘤胃内转移出现牛眼外观外，肺癌、胰腺癌、结肠癌和恶性淋巴瘤等胃内转移时同样会出现这类形态特征。黏膜下肿瘤的隆起起始部黏膜与周围非肿瘤性黏膜相同时，应考虑来自较深病变，胃黏膜表面形态为半球状改变。随着病变增大，隆起端部出现 delle，以后逐步演变成溃疡。如果在凹陷边缘进行活组织病理取材，一般都能明确诊断。

## （十）外压像

外压像（compression）是胃壁部分压迫与邻近脏器如肝脏、脾脏、胰腺、小肠、大肠、食管、淋巴结和腹膜等有关（图 3-8-24）。如果邻近脏器病理性肿大（如炎症和肿瘤等）、囊肿、肠道气体等，一般在某种程度上可以推测壁外脏器，比如胃体上部前壁外压多见肝脏和脾脏，胃体部后壁外压多见胰腺，胃体部大弯外压多见肠道等。内镜鉴别外压像：① 变换体位是最简单的鉴别方法，出现病变消失、大小变化和部位移动等，胃壁外压像可能性很高。② 采用简单方法未见病变变化多见黏膜下肿瘤。③ 采用简单方法后外压像消失，多见肠道积气压迫。④ 采用简单方法仍难以鉴别，有必要行超声内镜、体外超声波、CT 和 MRI 等进一步检查证实。

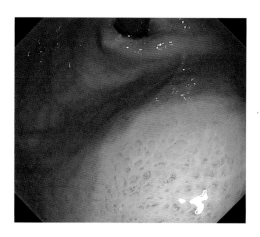

图 3-8-24　胃底外压像

## 三、凹陷病变

### （一）Dieulafoy 病

Dieulafoy 病又称胃黏膜下恒径动脉破裂出血，是引起上消化道大出血的罕见原因之一。1898 年 Dieulafoy 首次报道该病例，Dieulafoy 溃疡中比硬币还要小的浅溃疡即可引起大出血，使患者失血过多而死亡。据报道 Dieulafoy 病出血可以早期发现胃癌。内镜形态特征：黏膜局部浅溃疡好发于胃体上部，溃疡基部见小动脉显露，溃疡周围黏膜无水肿，伴和不伴黏膜皱襞，一旦出血则出血量较大，呈喷射性出血（图 3-8-25、图 3-8-26）。Dieulafoy 病伴癌变机制可能与 Dieulafoy 病血管中的循环障碍导致黏膜反复再生，再生黏膜发育异常时可能是促进癌变的一个因素。Dieulafoy 病与胃癌异常共存在病变中，未出血时内镜检查容易漏诊。由于 Dieulafoy 病缺乏明确的定义，有时可与血管增生、血管扩张和动静脉畸形（arteriovenous malformation, AVM）等病变混淆。临床上无症状突然大量吐血发病，紧急内镜检查见到动脉性喷血或搏动性涌血，当血管压力降到一定程度时，可见血管周围浅小溃疡。组织病理学发现在 UL-Ⅱ病变中，黏膜下动脉扩张和蛇形弯曲部分贯通黏膜。关于血管破裂，一般认为黏膜下层细血管行走异常、扩张、微小动脉瘤和动静脉畸形等先天或后天因素为背景，一旦黏膜损伤后即发生大出血。

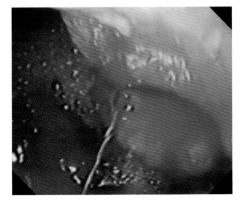 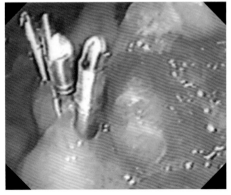

图 3-8-25 动脉性喷血　　　图 3-8-26 夹子止血成功后，择期手术治疗，组织学诊断为低分化腺癌，SM

### （二）不规则凹陷

球状、半球状或椭圆状隆起病变，不规则凹陷（irregular shaped depression）和边缘向内凸出称星芒状改变（图 3-8-27、图 3-8-28）。内镜形态观察时应考虑胃癌和恶性淋巴瘤等病变的可能性；急性溃疡和胃梅毒等特殊型胃炎的不规则凹陷，边缘向外凸出。一旦发现凹陷性病变时，应关注边缘形态是规则还是不规则，这对胃凹陷性病变的鉴别非常重要。鉴别不规则凹陷重点是凹陷边缘和黏膜皱襞集中，既要了解凹陷边缘是否不规则，又要了解皱襞先端部改变。在鉴别癌与恶性淋巴瘤的过程中，观察重点应放

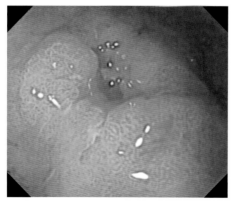 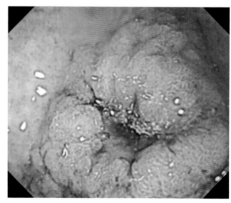

图 3-8-27　胃窦 0-Ⅱa+Ⅱc 型早期胃癌　　图 3-8-28　胃窦 0-Ⅱa+Ⅱc 型早期胃癌
（白光内镜）　　　　　　　　　　　　（色素内镜）

在病变边界（癌边界多见清楚，恶性淋巴瘤边界多见不清楚）、有否蚕食状和胃壁伸展等改变。

### （三）耳郭样溃疡环堤

溃疡性肿瘤的环状边缘规则覆正常黏膜形成狭窄隆起，形似耳郭环，称耳郭样溃疡环堤（auriculate ulcer mound）（图 3-8-29、图 3-8-30）。耳郭样溃疡环堤以弥漫性大B 细胞淋巴瘤（diffuse large B-cell lymphoma, DLBCL）等恶性程度高的淋巴瘤为主要特征，但未分化型腺癌、低分化腺癌和淋巴细胞浸润性胃癌也可见耳郭样溃疡周堤，应引起注意。内镜未能观察到不规则溃疡边缘时，常否定分化型癌的存在，但难与包括胃富于淋巴间质的癌（gastric carcinoma with lymphoid stroma, GCLS）在内的实体型低分化腺癌和黏液癌等黏膜下肿瘤样胃癌进行鉴别。GCLS 是胃癌的一种罕见亚型，与胃腺癌相比，早期 GCLS 非淋巴结转移，预后良好。GCLS 缺乏癌纤维化，质较软，伸展性良好，应在溃疡边缘和基部进行多次活组织病理取材。

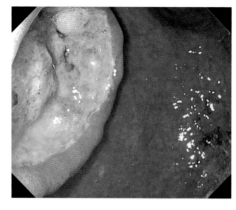 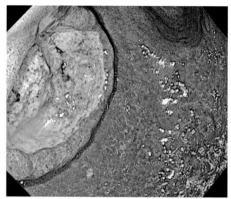

图 3-8-29　耳郭样溃疡环堤（白光内镜）　　图 3-8-30　耳郭样溃疡环堤（窄带成像）

## 四、黏膜皱襞

### （一）皱襞集中与蚕食像

皱襞集中（convergency of folds）是指黏膜皱襞从周围向溃疡或溃疡瘢痕处集中的现象。1926 年 Hauser 认为病变大于 1 cm，溃疡深度达固有肌层伴黏膜固有层和固有肌层癌融合后形成皱襞集中，溃疡越大越深皱襞集中越明显。注气量与胃壁伸展程度是判断溃疡瘢痕范围和深度等改变，如果增加注气量而黏膜皱襞不消失的情况下，多见 UL-Ⅲs、UL-Ⅳs 或大范围 UL-Ⅱs 良性溃疡，黏膜皱襞在溃疡边缘逐渐中断；凹陷型早期胃癌黏膜皱襞在凹陷边缘为阶梯状急剧变细中断；进展期胃癌凹陷的相邻皱襞端部之间呈融合改变。判断黏膜皱襞改变不仅能鉴别良恶性凹陷型病变，而且能判断癌浸润深度的重要指标。凹陷型早期胃癌边缘微细不规则改变称蚕食像（encroachment），

又称虫蚀像（moth-eaten），是诊断恶性病变的最重要指标之一。凹陷边缘高低差伴不规则形似蚕食桑叶边缘样改变（图 3-8-31），胃小区破坏明显和凹陷边缘癌浸润黏膜层多见未分化型癌；印戒细胞癌与非癌相连界线的胃小区轮廓形成蚕食像或虫蚀像。凹陷边缘的印戒细胞癌显露于黏膜表面，破坏正常黏膜结构，非癌区域为正常腺窝上皮结构，癌与非癌区域之间形成高低差界限。有关皱襞集中原因，一般认为黏膜固有层癌和溃疡基部瘢痕收缩是用于判定新旧溃疡和治愈倾向，以及鉴别良恶性溃疡。

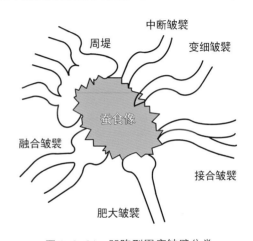

图 3-8-31　凹陷型胃癌皱襞分类

### （二）黏膜皱襞中断

黏膜皱襞先端部在凹陷边缘突然断裂称黏膜皱襞中断（abrupt ending of mucosal fold）（图 3-8-32），中断处黏膜层癌浸润边界。凹陷型早期胃癌周围黏膜皱襞先端部见多形态改变，可以推测癌的组织类型和浸润深度。① 黏膜皱襞先端部未抵达终末，凹陷边界清楚段差和皱襞中断，多见未分化型癌。② 黏膜皱襞中断在凹陷边界处，中断的黏膜皱襞先端部呈蚕食像和虫蚀像改变。③ 黏膜皱襞残存正常黏膜结构，非慢性萎缩性胃炎胃底腺背景黏膜，凹

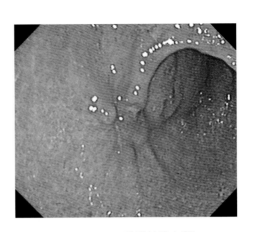

图 3-8-32　黏膜皱襞中断

陷内癌细胞增殖导致腺窝上皮消失，癌细胞破坏胃底腺组织，黏膜皱襞残存部分与凹陷形成段差。

### （三）岛状黏膜（圣域）

Insel 在德语中是岛屿的意思，又称岛状黏膜残存和圣域。0-Ⅱc 型（未分化型腺癌）早期胃癌的凹陷内岛状黏膜残存（图 3-8-33、图 3-8-34）。岛状黏膜残存由癌性糜烂或溃疡的再生黏膜组成，残存的正常黏膜形态和色泽形似正常胃小区。再生黏膜形成后，可见大小不等颗粒，表面结构粗糙伴发红，有利于对伴糜烂的凹陷型良恶性病变鉴别。① 未分化型腺癌或印戒细胞癌的凹陷见散在结节样黏膜岛，黏膜岛表层覆腺窝再生上皮。② 黏膜固有层的平滑肌纤维束走向错综复杂。③ 黏膜下层胶原纤维增生，部分糜烂和溃疡形成，黏膜岛上未见癌细胞。④ 癌浸润凹陷型早期胃癌的周围黏膜，黏膜固有层见印戒细胞癌，癌浸润至岛状残存黏膜层。⑤ 未分化型腺癌弥漫性浸润黏膜固有层时，黏膜表面发生糜烂和溃疡。⑥ 糜烂和溃疡修复后癌细胞局部形成再生黏膜岛，有时分化型腺癌表层伴糜烂和溃疡。岛状黏膜特征：0-Ⅱc 型早期胃癌见多发性结节样（5 mm）隆起；边界清楚；表面平坦；岛状黏膜起始部陡峭，高于周围非肿瘤黏膜；周围黏膜皱襞集中；多见未分化型腺癌；黏膜层癌需要与黏膜下层中 1/3（SM$_2$）癌鉴别。

### （四）黏膜皱襞先端变细

集中皱襞先端部在凹陷边缘突然变细呈笔尖样改变称黏膜皱襞先端变细（tapering of mucosal fold）（图 3-8-35），多见黏膜层癌，但不能作为判断癌浸润深度的指标。未分化型癌见清楚的边界线，皱襞先端部急剧变细；分化型癌多见缓慢变细至凹陷中心部位。

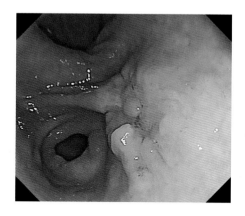

图 3-8-33 岛状黏膜（白光内镜）

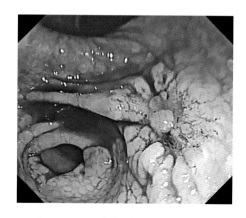

图 3-8-34 岛状黏膜（色素内镜）

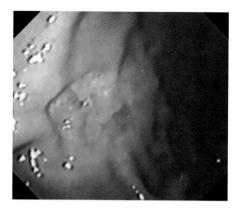

图 3-8-35 黏膜皱襞先端变细，未分化型腺癌

## （五）折叠皱襞

集中皱襞先端部之间相互接触或沟状连接称折叠皱襞（bridging folds）。黏膜皱襞先端部有无改变和集中，与癌浸润深度有一定的关系。结节状皱襞与皱襞接合多见黏膜下层癌，皱襞与皱襞融合多见固有肌层癌。掌握内镜形态特征可以准确地进行活组织病理学取材和检查。

## （六）肥大皱襞

集中皱襞先端部接近凹陷周围变粗呈棒槌样改变称肥大皱襞（club-like thickening）（图3-8-36、图3-8-37）。内镜观察前注气，充分伸展胃壁进行评估黏膜皱襞先端部是非常重要的环节。癌浸润黏膜下层达到一定量时，凹陷周围黏膜挤向中央并抬举，伴硬度增加。皱襞先端部呈棒状肥大改变，癌已浸润黏膜下层，是判断癌浸润深度的指标之一。尽管在良性溃疡边缘也常发现皱襞肥大，但由于局部受水肿和炎症细胞浸润的影响，肥大皱襞柔软和肿大，是鉴别良性溃疡的重要指标。

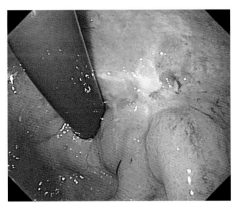
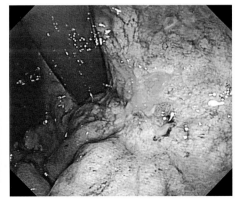

图3-8-36　桥接皱襞、肥大皱襞和融合皱襞，贲门部低分化腺癌部分印戒细胞癌（白光内镜）

图3-8-37　桥接皱襞、肥大皱襞和融合皱襞，贲门部低分化腺癌部分印戒细胞癌（色素内镜）

## （七）融合皱襞

随着黏膜下层或更深组织癌浸润量的增加，棒状皱襞和肥大皱襞端部之间相互融合称融合皱襞（fusion of folds）。内镜观察前充分注气，胃壁充盈扩张至完全显示皱襞先端部的融合状态。

1. 蚕食融合（H型融合）　进展期胃癌黏膜皱襞先端部呈肥大棒状，黏膜下层癌的融合黏膜皱襞先端部变细或蚕食状，必须与形态相似的良性溃疡和恶性淋巴瘤鉴别。良性陈旧性溃疡造成黏膜下层纤维组织增生或上皮过度再生的棒状黏膜皱襞，黏膜皱襞间呈V形弯曲融合；恶性淋巴瘤凹陷边缘轮廓清楚，非蚕食融合，易误诊为进展期胃癌；

良性溃疡和恶性淋巴瘤的胃蠕动好于黏膜下层癌。

2.隆起融合　黏膜皱襞先端部抬举状隆起性融合，多为乳头状或分化型腺癌。

## （八）巨大皱襞

巨大皱襞（giant rugae）迄今还没有明确定义。内镜下胃内充分注气后见肿大和屈曲蛇形皱襞，皱襞之间沟槽变狭，皱襞屈曲蛇形明显时呈脑回状改变。巨大皱褶不管是良性还是恶性，在不同疾病中均有表现，伴黏膜或黏膜下深部病理变化。巨大皱襞鉴别：① 胃腺肥大和增生引起的弥漫性肥厚如 Ménétrier 病（Ménétrier disease, MD）和 Cronkhite-Canada 综合征（Cronkhite-Canada syndrome, CCS）。② 黏膜间质水肿和各种细胞浸润引起黏膜层和黏膜下层肥厚（恶性淋巴瘤）。③ 黏膜下层和固有肌层伴纤维组织增生性收缩（硬化性胃癌）（图 3-8-38、图 3-8-39）。④ 来自浆膜侧炎症波及（急性胰腺炎等）。⑤ 鉴别良恶性巨大皱襞非常重要，硬化性胃癌胃壁明显伸展不良，黏膜表面癌浸润伴黏膜水肿和不规则糜烂等改变。⑥ Ménétrier 病伴黏液附着的柔软肿大屈曲蛇形脑回状皱襞。⑦ 恶性淋巴瘤保持胃壁伸展性，表面见发红、糜烂和溃疡等多形态改变。

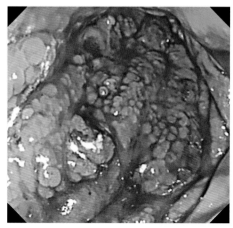 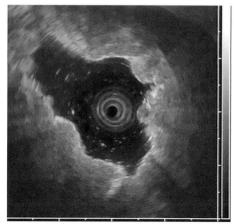

图 3-8-38　巨大皱襞（染色内镜）　　　图 3-8-39　巨大皱襞（超声内镜）

## （九）桥形皱襞

黏膜下层或深处隆起病变牵拉周围黏膜形似桥梁样不间断平稳过渡的皱襞称桥形皱襞（bridging fold）（图 3-8-40）。一旦确立桥形皱襞，临床上应考虑是黏膜下肿瘤和非上皮性肿瘤。即使癌变在黏膜下层或更深处形成肿瘤，或黏膜下层伴淋巴组织增生如淋巴样间质癌（carcinoma with lymphoid stroma）等，纤维化和黏液产生也会出现此类情况。需要与来自间叶系的肿瘤如胃肠间质瘤、平滑肌瘤、恶性淋巴瘤、类癌、转移性肿瘤、脂肪瘤、异位胰腺、血管瘤、炎性纤维性息肉和囊肿等病变鉴别。白光内镜观察是否存在枕垫征，超声内镜检查有助于对肿瘤的鉴别诊断。非上皮性隆起病变一旦出现桥形皱襞，难与黏膜下肿瘤样癌变鉴别，形态鉴别重点应放在隆起表面黏膜是否有不规则发红、糜烂、凹陷和蚕食像等，掌握这些形态改变有助于鉴别诊断。

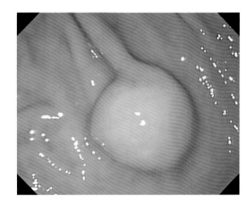

图 3-8-40　胃体 SMT 桥形皱襞

### （十）胃壁硬化

胃壁硬化（rigidity of the gastric wall）是指癌向黏膜下层或深部组织浸润。炎症和溃疡形成后，组织纤维化使胃壁失去弹性、僵硬、表面不规则凹凸和伸展不良等。随胃壁硬化范围不断扩大，胃内形态变得不自然。胃内注入一定空气量，能判断胃壁硬化程度、癌浸润范围和深度。癌浸润量增多时，局部黏膜发红，周围黏膜不规则褪色，皱襞集中伴胃壁增厚（图 3-8-41、图 3-8-42）。

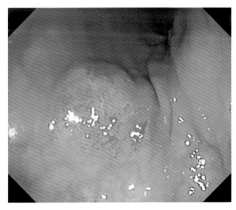

图 3-8-41　胃壁硬化（白光内镜）

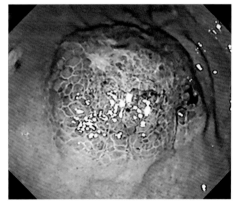

图 3-8-42　胃壁硬化（窄带成像）

## 五、其他形态

### （一）幽门畸形

正常幽管在开放状态时内镜能顺利通过，幽管轮廓平滑，接近观察幽管绝非是正圆，小弯侧突出在幽门环内。幽门畸形（pyloric deformity）是指幽门管轻度痉挛、水肿和发红等，狭窄时可导致胃内容物排出障碍。轻度畸形多见十二指肠溃疡和幽前区糜烂等良性疾病引起。胃壁伸展差变形和胃腔狭窄应考虑是胃癌、十二指肠癌和其他脏器官癌浸润等所致。十二指肠溃疡瘢痕的三角皱襞是被幽门管至十二指肠球部牵拉所致并形成幽门管畸形的原因之一。幽管溃疡（pyloric channel ulcer, PCU）多见小弯侧和前壁，畸形的幽管看不到蠕动和收缩。幽管至十二指肠球部黏膜内翻，球部内存在溃疡和瘢痕。幽前区多发性溃疡瘢痕由环状皱襞形成，初步观察形似幽管称假幽门，其实在肛门缘还可以观察到原来的幽管。黏膜下病变压迫并引起幽门畸形，周围黏膜伸展差伴质硬，幽管虽然被打开，但内镜也是很难插至十二指肠。以上怀疑恶性病变引起幽门畸形，应考虑是硬化型胃癌。详细观察幽门畸形四周和胃壁伸展僵硬等有益于良恶性病变的鉴别。

### （二）幽门狭窄

胃体中上部分泌的胃酸和胃蛋白酶等消化液对食物进行消化，幽前区和胃窦部等部位负责下部食物排出至肠道的功能。幽门狭窄（pyloric stenosis）是指幽前区和胃窦部狭窄至球部造成部分食物排出障碍，使胃内食物处于停滞状态。术前充分禁食和胃管置留冲洗，内镜检查取左卧位插管，有时胃底部至胃体部大弯仍有食物残渣，胃下部腔道狭小。幽门狭窄包括：① 非肿瘤性病变多见良性溃疡反复发作，有时伴克罗恩病、嗜酸性胃肠炎或胃梅毒等。② 肿瘤性病变见进展期胃癌导致幽门梗阻，早期胃癌发生在幽管附近引起幽门梗阻，或者来自胃壁外压迫和肿瘤性病变浸润后引起狭窄。③ 糖尿病等全身疾病（糖尿病性胃轻瘫）和特发性胃轻瘫引起排空障碍。④ 急性胃黏膜病变（acute gastric mucosal lesion, AGML）引起胃窦部蠕动波障碍，出现排空时间延迟，但这些疾病不会出现狭窄。⑤ 消化性溃疡通过药物治疗，幽门狭窄明显减少，胃窦部至幽管附近癌变进行 EMR/ESD 治疗引发排空障碍。⑥ 有茎息肉等在幽门排空时滑脱至十二指肠称球瓣综合征（ball valve syndrome）引起一过性狭窄。

### （三）胃角变形

胃角变形是指胃角小弯侧附近病变，其形态不能成为正常的胃角。胃角变硬、胃壁不能伸缩和溃疡形成，需要与良性溃疡或癌溃疡鉴别。胃角变形（widening of gastric angulus）特征：① 正常：无胃角变形。② 棒状变形：胃角小弯侧或前后壁轻微变形。③ U 型变形：胃角变宽和变深形成 U 字形。④ 直线化变形：胃角小弯侧有器质性病变，形成直线形。⑤ 锐角变形。⑥ 直角变形：幽前区小弯侧未缩短，胃角处于横向倒下位置。⑦ 胃角张大变形：胃角变宽移位等，需要进一步张开胃角。⑧ 胃角消失变形。

### （四）胃壁伸展不良

胃壁伸展不良（poor distensibility of the wall）原是 X 射线造影（钡剂充盈像＋双重造影）观察的基本术语，内镜形态观察采取胃壁伸展不良作为基本术语在临床上起到了积极意义。内镜形态观察胃壁伸展不良或与正常胃比较，可以判断胃壁弥漫性硬化。怀疑癌浸润黏膜下层或更深组织的硬化性胃癌（scirrhous gastric cancer, SGC），应进行活组织病理学检查；广泛纤维化的特殊病变，如浆膜侧炎症粘连、其他脏器癌浸润浆膜和感染等引起胃壁伸展不良。伴巨大皱襞特征：① 重度胃壁伸展不良伴巨大皱襞，应考虑病变如硬化性胃癌、胰腺炎波及、腐蚀性胃炎（急性期）和转移性胃癌等。② 不伴巨大皱襞，应考虑病变如腐蚀性胃炎（治愈期）、广范围带状溃疡、特殊胃炎（胃梅毒、胃克罗恩病和自身免疫性胃炎）等。③ 轻度胃壁伸展不良伴巨大皱襞，应考虑病变如恶性淋巴瘤、急性胃炎、Ménétrier 病和 Zollinger-Ellison 综合征等。④ 伴巨大皱襞，应考虑病变如潜在性硬化性胃癌、黏膜相关淋巴组织淋巴瘤等。

## 参 考 文 献

［1］吴云林.消化内镜操作技巧［M］.上海：上海科学技术文献出版社，1993.

［2］仲敏，殷泙.早期胃癌窄带成像放大内镜半定量诊断进展［J］.生物医学工程与临床，2009，13：258-261.

［3］殷泙，黄傲霜.早期胃癌内镜形态学研究进展［J］.中国消化内镜，2008，2：37-40.

［4］Sano Y, Kobayashi M, Hamamoto Y, et al. New diagnostic method based on color imaging using narrow-band imaging (NBI) system for gastrointestinal tract［abstract］［J］. Gastrointest Endosc, 2001, 55: 125.

［5］Machida H, Sano Y, Hamamoto Y, et al. Narrow band imaging for differential diagnosis of colorectal mucosal lesions: a pilot study［J］. Endoscopy, 2004, 36: 1094-1098.

［6］吉田茂昭.早期胃癌と内視鏡-進步を支える和の文化-［J］.消化器内視鏡，2014，26：1089-1095.

［7］八木一芳，佐藤聡史，中村厚夫，他.*Helicobacter pylori* 感染の進展と胃黏膜 NBI 拡大観察［J］.胃と腸，2009，44：1446-1455.

［8］神崎洋光，上堂文也.Foveolar type, groove type［J］.胃と腸，2017，52（増刊号）：608.

［9］岸田圭弘，小野裕之.Delle［J］.胃と腸，2017，5：592.

［10］Sano Y, Muto M, Tajiri H, et al. Optical digital chromoendoscopy during colonoscopy using narrow-band imaging system［J］. Dig Endosc, 2005, 17 (Suppl): S43-S48.

［11］Sano Y, Horimatsu T, Fu KI, et al. Magnifying observation of microvascular architecture of colorectal lesions using a narrow band imaging system［J］. Dig Endosc, 2006, 18(Suppl): S44-S51.

［12］Sano Y, Ikematsu H, Fu KI, et al. Meshed capillary vessels by use of narrow-band imaging for differential diagnosis of small colorectal polyps［J］. Gastrointest Endosc, 2009, 63: 278-283.

［13］Uraoka T, Saito Y, Matsuda T, et al. Detectability of colorectal neoplastic lesions using a narrow-band imaging system: a pilot study［J］. J Gastroenterol Hepatol, 2008, 23: 1810-1815.

［14］Muto M, Nakane M, Katada C, et al. Squamous cell carcinoma in situ at oropharyngeal and hypopharyngeal mucosal sites［J］. Cancer, 2004, 101: 1375-1381.

［15］Muto M, Katada C, Sano Y, et al. Narrow band imaging: a new diagnostic approach to visualize angiogenesis in superficial neoplasia［J］. Clin Gastroenterol Hepatol, 2005, 3: S16-S20.

［16］Kudo S, Wakamura K, Ikehara N, et al. Diagnosis of colorectal lesions with a novel endocytoscopic classification-a pilot study［J］. Endoscopy, 2011, 43: 869-875.

［17］中村恭一.胃癌の構造［M］.3 版.東京：医学書院，2005.

［18］山里哲郎，入口陽介，小田丈二ほか.胃癌の拾い上げに役立つ胃粘膜の観察［J］.消化器内視鏡，2017，29：1158-1166.

［19］榊信廣.胃粘膜萎縮の内視鏡所見［J］.胃と腸，2017，52：613.

［20］中村恭一，菅野晴夫，高木国夫，他.胃癌の組織発生-胃粘膜の経時的変化とその立場から見た胃癌の組織発生［J］.外科治療，1970，23：435-448.

［21］滝澤登一郎，小池盛雄.病理形態学の立場からみた慢性胃炎-胃体部腺の変化を中心に［J］.胃と腸，1985，20：611-624.

［22］江崎行芳，山城守也.腺境界と胃病変-老年者剖検例の検索より［J］.胃と腸，1980，15：137-144.

［23］中村恭一，菅野晴夫，加藤洋.臨床病理学的にみた腺境界-腸上皮化生のない胃底腺粘膜を限界づける線について［J］.胃と腸，1980，15：125-136.

［24］大倉康男，中島寛隆，沢田正則，他.胃底腺粘膜の萎縮度からみた腺領域の病理組織学的検討［J］.胃と

腸，1997，32：1549 1559.

［25］ 西山昌宏，馬場保昌，牟田仁彦，他.腺境界近傍胃粘膜のX線的検討［J］.胃と腸，1997，32：1561-1570.

［26］ Inoue T, Uedo N, Ishihara R, et al. Autofluorescence imaging videoendoscopy in the diagnosis of chronic atrophic gastritis［J］. J Gastroenterol, 2010, 45: 45-51.

［27］ 田尻久雄，藤崎順子，仲吉隆，他.胃癌-内視鏡診断の最先端［J］.胃と腸，2003，38：21-29.

［28］ Yao K, Uedo N, Muto M, et al. Development of an e-learning system for teaching endoscopists how to diagnose early gastric cancer: basic principles for improving early detection［J］. Gastric Cancer, 2017, 20(Suppl 1): 28-38.

［29］ Yao K. The endoscopic diagnosis of early gastric cancer［J］. Ann Gastroenterol, 2013, 26: 11-22.

［30］ Banks M, Graham D, Jansen M, et al. British Society of Gastroenterology guidelines on the diagnosis and management of patients at risk of gastric adenocarcinoma［J］. Gut, 2019, 68: 1545-1575.

［31］ Veitch AM, Uedo N, Yao K, et al. Optimizing early upper gastrointestinal cancer detection at endoscopy［J］. Nat Rev Gastroenterol Hepatol, 2015, 12: 660-667.

［32］ 八尾建史，今村健太郎，長浜孝，他.胃腫瘍性病変の内視鏡診断-診断の進め方［J］.胃と腸，2020，55：545-556.

［33］ Yoshii S, Mabe K, Watano K, et al. Validity of endoscopic features for the diagnosis of Helicobacter pylori infection status based on the Kyoto classification of gastritis［J］. Dig Endosc, 2020, 32: 74-83.

［34］ Yao K, Nagahama T, Matsui T, et al. Detection and characterization of early gastric cancer for curative endoscopic submucosal dissection［J］. Dig Endosc, 2013, 25(Suppl l): 44-54.

［35］ Yao K, Uedo N, Muto M, et al. Development of an e-learning system for the endoscopic diagnosis of early gastric cancer: an international multicenter randomized controlled trial［J］. EBio-Medicine, 2016, 9: 140-147.

［36］ Yao K, Anagnostopoulos GK, Ragunath K. Magnifying endoscopy for diagnosing and delineating early gastric cancer［J］. Endoscopy, 2009, 41: 462-467.

［37］ Yao K, Doyama H, Gotoda T, et al. Diagnostic performance and limitations of magnifring narrow-band imaging in screening endoscopy of early gastric cancer: a prospective multicenter feasibility study［J］. Gastric Cancer, 2014, 17: 669-679.

［38］ Muto M, Yao K, Kaise M, et al. Magnifying endoscopy simple diagnostic algorithm for early gastric cancer (MESDA-G)［J］. Dig Endosc, 2016, 28: 379-393.

［39］ Kanesaka T, Nagahama T, Uedo N, et al. Clinical predictors of histologic type of gastric cancer［J］. Gastrointest Endosc, 2018, 87: 1014-1022.

［40］ Yao K, Yao T, Matsui T, et al. Hemoglobin content in intramucosal gastric carcinoma as a marker of histologic differentiation: a clinical application of quantitative electronic endoscopy［J］. Gastrointest Endosc, 2000, 52: 241-245

［41］ Nakayoshi T, Tajiri H, Matsuda K, et al. Magnifying endoscopy combined with narrow band imaging system for early gastric cancer: correlation of vascular pattern with histopathology (including video)［J］. Endoscopy, 2004, 36: 1080-1084.

［42］ Kanesaka T, Sekikawa A, Tsumura T, et al. Absent microsurface pattern is characteristic of early gastric cancer of undifferentiated type: magnifying endoscopy with narrow-band imaging［J］. Gastrointest Endosc, 2014, 80: 1194-1198.

［43］ Nagahama T, Yao K, Imamura K, et al. Diagnostic performance of conventional endoscopy in the identification of submucosal invasion by early gastric cancer: the "non-extension sign" as a simple diagnostic marker［J］. Gastric Cancer, 2017, 20: 304-313.

［44］ Takeda T, So S, Sakurai T, et al. Learning effect of diagnosing depth of invasion using non-extension sign in early gastric cancer［J］. Digestion, 2020, 101: 191-197.

［45］ Kato M, Uedo N, Nagahama T, et al. Self-study of the non-extension sign in an e-learning program improves diagnostic accuracy of invasion depth of early gastric cancer［J］. Endosc Int open, 2019, 7: E871-E882.

［46］ Tsujii Y, Kato M, Inoue T, et al. Integrated diagnostic strategy for the invasion depth of early gastric cancer by conventional endoscopy and EUS［J］. Gastrointest Endosc, 2015, 82: 452-459.

［47］ Nagahama T, Yao K, Maki S, et al. Usefulness of magnifying endoscopy with narrow-band imaging for determining the horizontal extent of early gastric cancer when there is an unclear margin by chromoendoscopy (with video)［J］. Gastrointest Endosc, 2011, 74: 1259-1267.

［48］ Nagahama T, Yao K, Uedo N, et al. Delineation of the extent of early gastric cancer by magnifying narrow-band imaging and chromoendoscopy: a multicenter randomized controlled trial［J］. Endoscopy, 2018, 50: 566-576.

［49］ Asada K, Nakajima T, Shimazu T, et al. Demonstration of the usefulness of epigenetic cancer risk prediction by a multicentre prospective cohort study［J］. Gut, 2015, 64: 388-396.

［50］ 中村恭一.“胃癌の三角”：場と肉眼型と組織型と［J］. 胃と腸，1991，26：15-25.

［51］ 小山恒男. 胃癌に対する内視鏡スクリーニングー私はこうしている［J］. 胃と腸，2008，43：1211-1215.

［52］ 山里哲郎，入口陽介，小田丈二，他. 胃癌の拾い上げに役立つ胃粘膜の観察［J］. 消化器内視鏡，2017，29：1158-1166.

［53］ 佐野村誠，柿本一城. 顆粒状，結節状［J］. 胃と腸，2017，52（増刊号）：674.

［54］ 川口実，新井英二，野澤秀樹，他. 胃体部にみられる白色平降起の検討［J］.Gastroenterol Endosc, 2007, 49: 958.

［55］ 春間賢，塩谷昭子，鎌田智有，他. PPI 長期投与の問題点-胃ポリープの発生［J］. 消化器内科，2013，56：190-193.

［56］ Kato T, Yagi N, Kamada T, et al. Diagnosis of Helicobacter pylori infection in gastric mucosa by endoscopic features: a multicenter prospective study［J］. Dig Endosc, 2013, 25: 508-518.

［57］ Yoshida N, Doyama H, Nakanishi H, et al. White globe appearance is a novel specific endoscopic marker for gastric cancer: a prospective study［J］. Dig Endosc, 2016, 28: 59-66.

［58］ Kanesaka T, Sekikawa A, Tsumura T, et al. Densc-type crypt opening seen on magnifying endoscopy with narrow-band imaging is a feature of gastric adenoma［J］. Dig Endosc, 2014, 26: 57-62.

［59］ Kanesaka T, Uedo N, Yao K, et al. Multiple convex demarcation line for prediction of benign depressed gastric lesions in magnifying narrow-band imaging［J］. Endosc Int Open, 2018, 6: E145-E155.

［60］ Kanemitsu T, Yao K, Nagahama T, et al. The vessels within epithelial circle (VEC) pattern as visualized by magnifying endoscopy with narrow-band imaging (ME-NBI) is a useful marker for the diagnosis of papillary adenocarcinoma: a case-controlled study［J］. Gastric Cancer, 2014, 17:469-477.

［61］ 貝瀬満，小泉英里子，野田啓人，他. 背景胃粘膜篩癌組織型に応じた早期胃癌内視鏡診断の基本［J］. 消化器内視鏡，2020，32：25-40.

［62］ 岩男泰，諸星雄一，桜庭篤，他. Crohn 病における上部消化管病変［J］. 消化器内視鏡，2005，17：331-341.

［63］ 佐藤俊，長南明道，三島利之，等. 胃 DLBCL の診断と治療［J］. 胃と腸，2014，49：710-719.

［64］ 細川治，柳本邦夫. 牛眼像［J］. 胃と腸，2017，52（増刊号）：593.

［65］ 八木一芳，渡辺順，中村厚夫，他. Helicobacter pylori 感染胃粘膜の拡大内視鏡観察-正常粘膜の観察所見も含めて：A-B 分類［J］. 胃と腸，2007，42：697-704.

［66］ 八木一芳，寺井崇二. A-B 分類［J］. 胃と腸，2019，54（増刊号）：614-615.

［67］ Simona G, Constantin C, Leonard A, et al. A caliber persistent artery (Dieulafoy's Lesion) which is associated with an early-stage gastric stump cancer following a distal gastrectomy［J］. Journal of Clinical and Diagnostic Research, 2013, 7: 1717-1719.

［68］ Shojiro T, Kazunori K, Yasuharu K, et al. Early gastric cancer located just above Dieulafoy's ulcer, with massive bleeding［J］. Gastric Cancer, 2006, 9: 320-324.

［69］ 春間賢，高張康介. 敷石状胃粘膜［J］. 胃と腸，2017，52（増刊号）：578-615.

［70］ 細谷和也，小野裕之. クッシヨンサイン［J］. 胃と腸，2017，52（増刊号）：594.

［71］ 八木一芳，小田知友美，星隆洋. 拡大内視鏡が慢性胃炎の診断をどう変えたか［J］. 胃と腸，2018，53：1425-1437.

# 第四章

# 早期胃癌内镜存在诊断

癌浸润黏膜层或黏膜下层，不考虑癌的面积大小或有无淋巴结转移的早期胃癌。癌浸润固有肌层以深的组织称进展期胃癌。癌在胃壁各层的浸润深度、淋巴结转移与预后关系（表 4-0-1）。早期胃癌定义是根据 1932 年 Dues 和 1954 年 Astler 对大肠癌浸润深度及淋巴结转移的基础上进行划分。1962 年第四届日本内视镜学会总会会长田坂定孝教授在"早期胃癌的全国集计"演说时，提出早期胃癌肉眼分类法。迄今为止，早期胃癌分类法已被世界各国学者所接受，并广泛地应用于临床。

表 4-0-1　癌浸润深度、淋巴结转移与以后的关系

| 浸润深度 | 黏膜层<br>（M） | 黏膜下层<br>（SM） | 固有肌层<br>（PM） | 浆膜层<br>（S） |
|---|---|---|---|---|
| 胃纵切面 | | | | |
| 浸润深度<br>5 年生存率（%） | 95% | 87% | 67% | 32% |
| | 90% | | 42% | |
| 淋巴结转移率<br>（%） | 6.3% | 21.2% | 36.7% | 57.6% |
| | 13.8% | | 51.3% | |

## 第一节　早期胃癌形态分类

黏膜表面胃癌分 0 型至 5 型，其中 0 型早期胃癌亚分类，与癌浸润深度无关，但在临床评估中必须记录癌浸润深度。① 0-Ⅰ 型（隆起型）早期胃癌：明显隆起病变。② 0-Ⅱ 型（表面型）早期胃癌：分轻微隆起、凹陷或几乎未被发现病变。如 0-Ⅱa 型（表面隆起型）早期胃癌，表面型见较低隆起病变；0-Ⅱb 型（表面平坦型）早期胃癌，

未超过正常黏膜凹凸程度的隆起和凹陷病变；0-Ⅱc 型（表面凹陷型）早期胃癌，轻微糜烂或黏膜浅凹陷病变。③ 0-Ⅲ 型（凹陷型）早期胃癌：明显深凹陷病变（表 4-1-1）。同一个病变中出现两种以上形态称复合型（或称混合型），原则上将明显的病变形态符号写在前面，次要的形态符号写在后面，中间用"+"号连接，如 0-Ⅱa+Ⅱc 型、0-Ⅱc+Ⅱa 型、0-Ⅱb+Ⅱc 型、0-Ⅱc+ Ⅲ 型和 0-Ⅲ +Ⅱc 型早期胃癌等。癌变小于 1 mm 称超微小胃癌（super-minute gastric cancer, SMC），1～5 mm 称微小胃癌（micro gastric carcinoma, MGC），6～10 mm 称小胃癌（small gastric carcinoma, SGC），癌浸润深度限于 SM 和范围 5 cm×5 cm 以上称浅表扩大型早期胃癌（superficially spreading type of early gastric cancer, SSEC）。

表 4-1-1　胃癌肉眼分型

| 早期胃癌分类 | | 进展期胃癌分类 | |
|---|---|---|---|
| 0-Ⅰ型<br>隆起型 | | Borr.Ⅰ型<br>肿瘤型 | |
| 0-Ⅱ型<br>表面型 | 0-Ⅱa型<br>表面隆起型 | Borr.Ⅱ型<br>溃疡局限型 | |
| | 0-Ⅱb型<br>表面平坦型 | Borr.Ⅲ型<br>溃疡浸润型 | |
| | 0-Ⅱc型<br>表面凹陷型 | | |
| 0-Ⅲ型<br>凹陷型 | | Borr.Ⅳ型<br>弥漫浸润型 | |

　　2014 年藤野等将胃病变（肿瘤和溃疡）的垂直方向形态与水平方向形态进行比较性分类。① 0-Ⅰp 样：表面光滑、脑回状、绒毛状、表面光滑伴部分凹陷和颗粒状（大小不等）。② 0-Ⅱa 样：表面光滑、颗粒状（整齐）和颗粒状（大小不等）。③ 0-Ⅱb 样：平坦表面不规则。④ 0-Ⅱc 样：边界清楚和不规则凹陷、边界不清楚凹陷。⑤ 溃疡：边界清楚，圆形凹陷（图 4-1-1）。

　　病变的形态特征是由病变细胞数量，病变如何扩大，病变局部位置，以及病变背景黏膜形态所决定。炎症和肿瘤引起正常黏膜结构的破坏，以及肿瘤结构遭到破坏后的形态改变。病变基本形态分类，从黏膜垂直面观察病变形态，分隆起型、平坦型和凹陷型。随后，从黏膜水平面观察病变形态，圆形（类圆形）和不整齐形（锯齿状）等表现。另外，观察病变边界是否清楚或不清楚，表面性状如平滑、非平滑、大颗粒状、小颗粒状、不规则颗粒状和凹凸不规则（伴随糜烂）等。

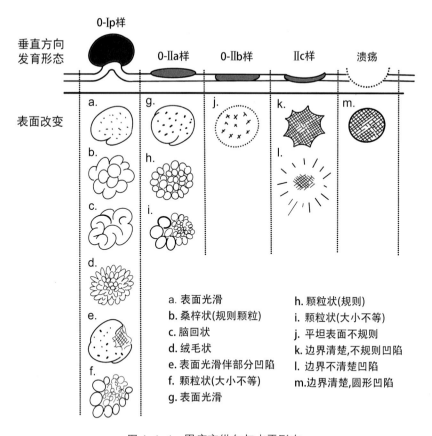

图 4-1-1　胃病变纵向与水平形态

# 一、隆起型早期胃癌分类

## （一）形态分类

1. 0-Ⅰ型早期胃癌　隆起高度超出黏膜表面 3 mm 以上称 0-Ⅰ型早期胃癌（图 4-1-2、图 4-1-3）。隆起病变的局部被癌浸润的浅凹陷称 0-Ⅰ+Ⅱc 型早期胃癌；隆起病变的周围黏膜被癌浸润，与正常黏膜之间无明显高低差称 0-Ⅰ+Ⅱb 型早期胃癌。0-Ⅰ型特征：① 以山田和福富分类为基础，表现为马背、分叶、菊花和花坛状隆起。② 隆起表面不规则颗粒、结节乳头状粗大结节和不规则浅凹陷或深凹陷。③ 隆起表面呈深浅不匀发红或褪色，光泽减退或消失。④ 质硬易出血。

2. 0-Ⅱa 型早期胃癌　隆起高度超过 1.3 mm（正常黏膜厚度为 1.3 mm）至小于 3 mm 称 0-Ⅱa 型早期胃癌（图 4-1-4、图 4-1-5），又分臼型和非臼型。臼型指隆起表面浅凹陷，形似臼齿状改变。当凹陷深度接近周围黏膜水平线称 0-Ⅱa+Ⅱc 型早期胃癌；浅凹陷基部有明显隆起或局部周围黏膜呈增殖隆起称 0-Ⅱc+Ⅱa 型早期胃癌；多个 0-Ⅱa 型早期胃癌局部密集分布称 0-Ⅱa 集簇型早期胃癌。0-Ⅱa 型特征：① 半月、半球、扁平分叶和平盘状隆起。② 表面黏膜粗糙、不规则细颗粒、结节和分叶状改

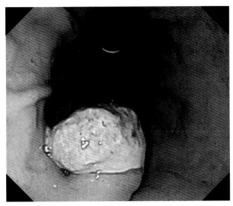
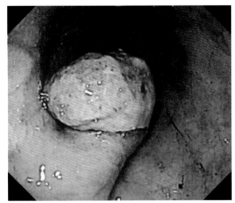

图 4-1-2　0-Ⅰ型早期胃癌（白光内镜）　　图 4-1-3　0-Ⅰ型早期胃癌（色素内镜）

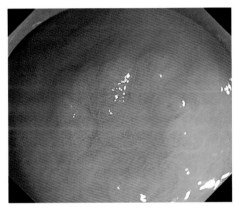
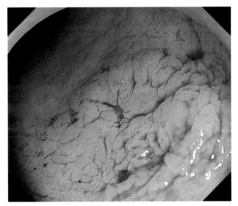

图 4-1-4　0-Ⅱa 型早期胃癌（白光内镜）　图 4-1-5　0-Ⅱa 型早期胃癌（色素内镜）

变，以及偏侧性凹陷。③ 不匀发红或褪色，或发红与褪色互相混杂，光泽减退或消失。④ 质较硬或硬，凹型的凹陷一侧常伴微量渗血。

　　3. 隆起混合型早期胃癌　0-Ⅰ型与 0-Ⅱa 型早期胃癌之间的隆起高度界线划分后，出现 0-Ⅰ+Ⅱa 型、0-Ⅰ+Ⅱb 型和 0-Ⅱa+Ⅱb 型早期胃癌的混合分型。追踪病变周围黏膜并存 0-Ⅱb 型早期胃癌发展至进展期胃癌后，发现 0-Ⅱb 型→ 0-Ⅰ+Ⅱb 型或 0-Ⅱa+Ⅱb 型早期胃癌→ Borr. 型进展期胃癌之间有一个发展轨迹。因此，观察 0-Ⅰ型或 0-Ⅱa 型早期胃癌时应重视搜寻隆起病变周围黏膜是否伴随 0-Ⅱb 型早期胃癌。0-Ⅱa+Ⅱc 型早期胃癌形似小型 Borr. Ⅱ型进展期胃癌，或回旋型胃癌（包括非环状型或不全环状型），与癌浸润深度有显著差异（图 4-1-6、图 4-1-7）。0-Ⅱb 型早期胃癌演变成 0-Ⅱc 型→ 0-Ⅱa+0-Ⅱc 型早期胃癌→ Borr. Ⅱ型进展期胃癌。我们必须掌握癌的发展过程，才能提高内镜形态诊断水平。

　　0-Ⅱa+Ⅱc 型早期胃癌分为息肉型、糜烂型、深部癌浸润溃疡（ulcer, UL）（−）型或 UL（+）型（图 4-1-8）。早在 1965 年有学者提出了浅凹陷内部有明显隆起称

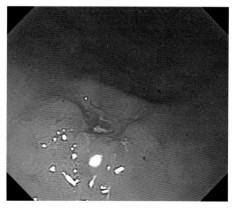 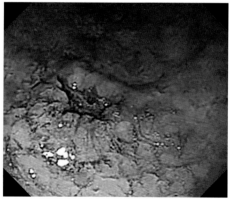

图 4-1-6　0-Ⅱa+Ⅱc 型早期胃癌（白光内镜）　图 4-1-7　0-Ⅱa+Ⅱc 型早期胃癌（色素内镜）

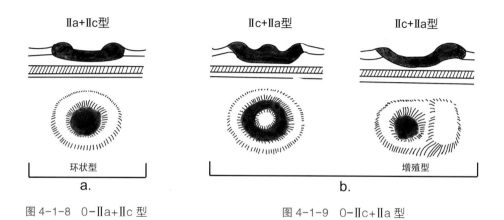

图 4-1-8　0-Ⅱa+Ⅱc 型　　　　　　　图 4-1-9　0-Ⅱc+Ⅱa 型

0-Ⅱc+Ⅱa 型早期胃癌，以后发现 0-Ⅱc 型早期胃癌边缘呈环状隆起称 0-Ⅱa+Ⅱc 型早期胃癌；单独 0-Ⅱc 型早期胃癌除周围环状隆起外，一侧明显增殖性隆起也称为 0-Ⅱc+Ⅱa型早期胃癌（图 4-1-9）。典型 0-Ⅱb 型早期胃癌非常少见，多见微凹陷（0-Ⅱc 型）或微隆起（0-Ⅱa 型），称形似 0-Ⅱc 型和形似 0-Ⅱa 型早期胃癌。但前者发生率多于后者。0-Ⅰ型或 0-Ⅱa 型早期胃癌周围黏膜伴 0-Ⅱb 型早期胃癌（0-Ⅰ+Ⅱb 型、0-Ⅱa+Ⅱb型），或者 0-Ⅱc 型早期胃癌周围黏膜伴随 0-Ⅱb 型早期胃癌（0-Ⅱb+Ⅱc 型、0-Ⅱc+Ⅱb型），后者多伴溃疡（组织病理学发现黏膜肌断裂）。

**（二）形态特征**

0-Ⅰ型早期胃癌多见半球、息肉、广基或带蒂状隆起病变，表面黏膜大小不等结节或粗颗粒伴发红，或糜烂表面附着白苔。虽然病变大小与浸润深度有一定的关系，但带蒂隆起病变即使很大，癌还是停留在早期阶段。组织病理学诊断为高分化或乳头状腺癌。白光内镜观察 0-Ⅱa 型早期胃癌多见平盘状、半球状和芋虫状隆起，表面粗大颗粒伴发红，病变大小与浸润深度无直接关系，多位于胃窦部，以肠上皮化生为背景黏膜的黏膜层高分化型腺癌。如果小结节在大范围内聚集称 0-IIa 集簇型早期胃癌，隆起表面变化较轻和黏膜异常。

隆起型早期胃癌形态特征：① 确认病变：内镜插入胃腔后，注入适量空气，观察隆起表面与周围黏膜有无凹凸改变，是单发还是多发病变，隆起表面有无糜烂等。根据隆起病变好发部位和确定性质，如增生性息肉或腺瘤性息肉多位于胃窦前壁，异位胰腺多位于胃窦部大弯侧。② 形态改变：观察隆起形态特征非常重要，多见半球状隆起（山田 I 型），有无桥形皱襞是诊断黏膜下肿瘤（SMT）依据之一，增生性息肉和肿瘤性息肉多见山田 I～IV 型，癌或异型增生多见山田 II～III 型，仔细观察平坦或扁平状隆起表面、起始部和周围黏膜有否癌浸润。③ 有无带蒂病变：观察送气后、胃蠕动、体位变换和活检钳刺激病变后蠕动等，带蒂病变一般多见良性，隆起表面是否伴癌变；非带蒂隆起的观察重点在隆起起始部；SMT 是否被抬举，周围黏膜缓慢地向隆起移动并形成桥形皱襞，胃外源性压迫（肝脏、胆囊、胰腺、淋巴结和肠胀气压迫）是很容易鉴别。④ 肿瘤大小：利用内镜镜身或活检钳测量病变的大小，方法一是反转镜身测量较大的隆起病变，方法二是活检钳测量较小的隆起病变。大于 2 cm 隆起性病变（除山田 IV 型外）多见恶性病变，小于 2 cm 隆起病变多见良性病变。⑤ 表面特征：隆起性病变表面凹凸特征是鉴别良、恶性的重要环节之一，如大小不等结节和不规则凹陷多见恶性病变或异型上皮灶，黏膜光滑或细颗粒状改变多见非增生性腺瘤性息肉或 SMT，脐孔状腺管开口多见异位胰腺。⑥ 色泽改变：隆起黏膜表面色泽改变是鉴别良恶性病变重要指标之一，如表面黏膜褪色多见恶性或异型增生隆起性病变，黏膜发红多见良性隆起性病变，表面与周围黏膜无明显色泽差异多见 SMT。⑦ 出血和糜烂：出血和糜烂等改变多见恶性病变。

## 二、平坦型早期胃癌分类

### （一）形态分类

1. 0-IIb 型早期胃癌　0-IIb 型早期胃癌是内镜诊断中最容易漏诊的一种形态。1971 年第 13 届日本消化内视镜学会初次探讨和制定 0-IIb 型的定义和界限，分为典型 0-IIb 型、类似 0-IIb 型、单独 0-IIb 型和伴随 0-IIb 型早期胃癌。由于此分类较为复杂，易被混淆。1981 年第 23 届日本消化内视镜学会再次对"0-IIb 型病变界限及其伴随病变"进行讨论并简化 0-IIb 型早期胃癌的分类，提出 0-IIb 型早期胃癌分型新方案，即孤立 0-IIb 型（典型 0-IIb 型和类似 0-IIb 型）早期胃癌和伴随 0-IIb 型（0-IIb+0-IIc、0-IIc+IIb）早期胃癌。前者界限清楚，后者界限不清楚。

（1）测量方法：0-IIb 型早期胃癌的形态分类非常严格，表面平坦型介于 0-IIc 型与 0-IIa 型早期胃癌之间的孤立病变，癌黏膜表面与周围黏膜之间有凹凸之分。观察和计算癌变表面大小，其方法是将癌变大小（直径：C）与非癌病变黏膜大小（直径：

N）建立等式，如非癌病变黏膜大小是癌变的 3 倍（N≒3C）；当 0-Ⅱb 型早期胃癌稍高于周围非癌黏膜，但低于 0-Ⅱa 型称 0-Ⅱā型早期胃癌；当 0-Ⅱb 型早期胃癌稍低于周围非癌黏膜，但浅于 0-Ⅱc 型称 0-Ⅱc̄型早期胃癌。0-Ⅱb 型早期胃癌孤立存在称孤立 0-Ⅱb 型早期胃癌；在 0-Ⅰ型、0-Ⅱa 型、0-Ⅱc 型和 0-Ⅲ型早期胃癌（称 X）中，周围伴有 0-Ⅱb 型早期胃癌称伴随 0-Ⅱb 型早期胃癌。0-Ⅱb 型早期胃癌的大小表述为（直径 $R_2$），X 病变的大小表述为（直径 $R_1$）。前者比后者 ≥ 3 倍，或 X 病变 ≤ 2 cm 为 0-Ⅱb+X 型，不能满足上述条件者为 X+0-Ⅱb 型（图 4-1-10）。

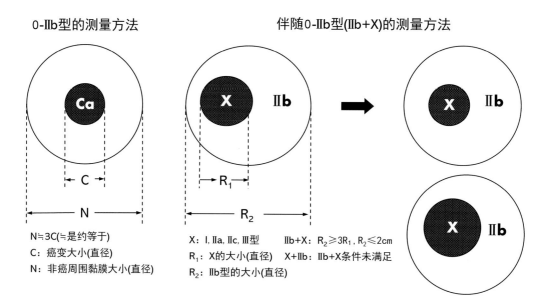

图 4-1-10　0-Ⅱb 型和伴随 0-Ⅱb 型的测量方法

（2）形态改变

1）病变色泽：0-Ⅱb 型病变是微小胃癌及早期胃癌最初期的形态。此型特征是黏膜发红或褪色，胃小区粗糙、平坦和消失，光泽减退，黏膜表面颗粒状等改变。0-Ⅱb 型早期胃癌在诊断过程中，首先依靠内镜形态辨别良、恶性病变，然后做活组织病理学检查。0-Ⅱb 型早期胃癌的色泽改变是形态诊断的可靠依据之一：① 红色型：发红区域内有微隆起或微凹陷，前者多见于后者。恶性发红伴糜烂与良性发红伴糜烂有明显差异，恶性发红伴糜烂的边界不清楚，良性发红伴糜烂的边界清楚，稍带有混浊状；活组织病理学诊断恶性发红多为分化型腺癌，在红斑中还分为散在淡红斑、散在红斑、淡红斑和红斑。② 白色型：病变以褪色为主，分白色或灰白色等是诊断的依据之一，白色型的表面范围大于红色型多为未分化型癌。

2）周围黏膜：除了观察 0-Ⅱb 型早期胃癌表面色泽改变外，还要对病变周围黏膜进行分段观察。根据形态改变归纳为表面平坦、微细皱纹、颗粒状、粗大颗粒状、岛状黏膜和皱襞肥厚（图 4-1-11）。

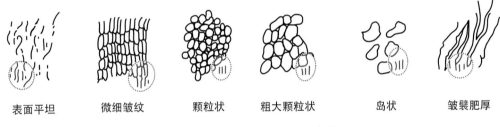

| 表面平坦 | 微细皱纹 | 颗粒状 | 粗大颗粒状 | 岛状 | 皱襞肥厚 |

图 4-1-11 周围黏膜Ⅱb 型分类

3）色泽鉴别：0-Ⅱb 型早期胃癌多见较小发红病变（图 4-1-12）或褪色病变（图 4-1-13），染色后的病变区域变化较少，给内镜形态诊断带来很大的困难。放大内镜-窄带成像可清楚地观察到胃黏膜微表面构筑和微血管构筑改变，有效解决了 ≤ 5 mm 的 0-Ⅱb 型微小胃癌的诊断问题。0-Ⅱb 型早期胃癌主要表现为大或小的发红斑，局部伴出血。黏膜表面不规则凹凸，或不规则的颗粒状改变。白光内镜形态观察发现上皮组织被癌浸润后显露的 0-Ⅱb 型早期胃癌，表现色泽改变（发红或褪色）、小出血斑、黏膜粗糙、光泽减退、黏液附着和颗粒样改变等；上皮组织未被癌浸润（非显露）0-Ⅱb 型早期胃癌表现褪色。另外，微血管排列是否规则是鉴别良、恶性病变的主要方法，微血管排列规则多见良性病变，排列不规则多见恶性病变。

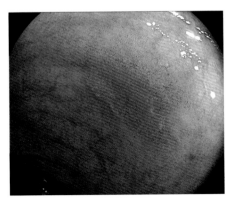 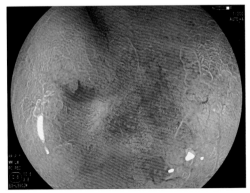

图 4-1-12 0-Ⅱb 型早期胃癌（发红）　　图 4-1-13 0-Ⅱb 型早期胃癌（发红伴褪色）

2. 平坦混合型早期胃癌　病变部位与周围正常黏膜之间无明显高低差称典型 0-Ⅱb 型早期胃癌。类似 0-Ⅱb 型早期胃癌（包括Ⅱa 型和Ⅱc 型病变）黏膜表面隆起的高度小于正常黏膜厚度（< 1.3 mm）称Ⅱa 型早期胃癌；凹陷的深度浅于正常黏膜厚度的 1/2（< 0.65 mm）称Ⅱc 型早期胃癌。病变以孤立形式存在（典型和类似 0-Ⅱb 型）称孤立 0-Ⅱb 型早期胃癌。在 0-Ⅰ型、0-Ⅱa 型、0-Ⅱc 型和 0-Ⅲ型早期胃癌周围伴 0-Ⅱb 型称伴随 0-Ⅱb 型早期胃癌（图 4-1-14、图 4-1-15）。0-Ⅱb 型特征：① 表面黏膜粗糙、不规则细颗粒和条纹状等微表面构筑改变。② 色泽改变分为红色型（发红）、白色型

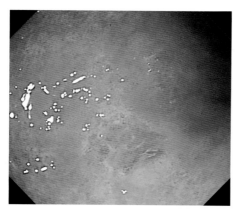 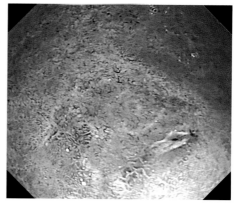

图 4-1-14　0-Ⅱc+Ⅱb 型早期胃癌（白光　　　图 4-1-15　0-Ⅱc+Ⅱb 型早期胃癌（窄带
　　　　　　内镜）　　　　　　　　　　　　　　　　　　成像）

（褪色）和正常色泽型，观察指标：色泽改变范围大小、色泽改变是否对称和色泽浓淡程度与光泽减退或消失。③ 界限可分清楚、比较清楚、比较不清楚和不清楚。④ 内镜形态观察指标：0 级为良性，Ⅰ 级为可能良性，Ⅱ 级为可能恶性和Ⅲ 级为恶性。

## （二）形态特征

与周围黏膜之间无明显凹凸差异的平坦型早期胃癌，典型病变均为微小胃癌。胃黏膜表面见微小凹凸变化称类似Ⅱb 型早期胃癌，最大病变大于 20 mm。色泽呈浅发红和褪色，但检出率很低，内镜形态诊断黏膜层癌。

## 三、凹陷型早期胃癌分类

### （一）形态分类

1. 0-Ⅱc 型早期胃癌　癌浸润的凹陷深度大于正常黏膜厚度上 1/2 至 SM（相当开放性 UL-Ⅰ、UL-Ⅱ 型和闭合性 UL-Ⅱ、UL-Ⅲ 型）称 0-Ⅱc 型早期胃癌。0-Ⅱc 早期胃癌又分非皱襞型（图 4-1-16、图 4-1-17）和皱襞型（图 4-1-18、图 4-1-19）。形态特征：① 不规则星芒状浅凹陷。② 凹陷内正常胃小区样结构消失，呈粗大颗粒或残存的再生岛状黏膜。③ 覆深浅不一暗灰浅黄苔。④ 边缘蚕食状中断。⑤ 周围黏膜与凹陷之间界限清楚的段差（水平差）改变，黏膜皱襞先端部见笔尖状和棒状改变，皱襞相对变瘦。⑥ 不匀发红或褪色，界限不规则，光泽减退或消失。⑦ 质硬易出血。

2. 0-Ⅲ 型早期胃癌　开放性溃疡（UL-Ⅲ、UL-Ⅳ 型）边缘和闭合性溃疡（UL-Ⅳs 型）局限于狭小范围内被癌浸润称 0-Ⅲ 型早期胃癌（图 4-1-20）；血红蛋白指数（IHb）色泽强调后，发红部分为癌浸润部分，褪色部分为非癌部分（图 4-1-21）。局限于凹陷边缘狭窄范围内被癌浸润的浅凹陷称 0-Ⅲ+Ⅱc 型早期胃癌；当浅凹陷范围

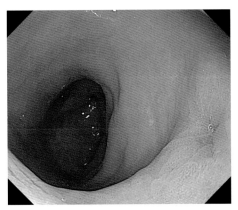

图 4-1-16 O-IIc 型早期胃癌（非皱襞）
（白光内镜）

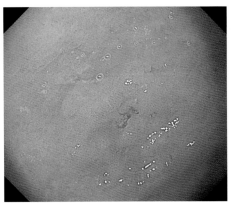

图 4-1-17 O-IIc 型早期胃癌（非皱襞），
凹陷内见自然微出血（白光内镜）

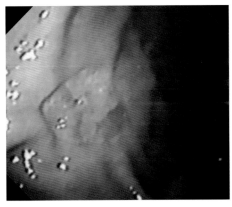

图 4-1-18 O-IIc 型早期胃癌（皱襞）
（白光内镜）

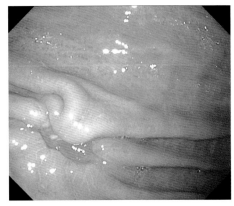

图 4-1-19 O-IIc 型早期胃癌（皱襞）
（白光内镜）

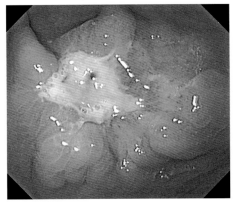

图 4-1-20 O-III 型早期胃癌（白光内镜）

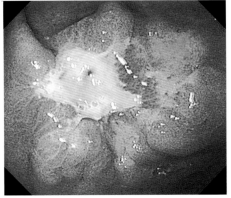

图 4-1-21 O-III 型早期胃癌（血红蛋白指数）

大于深凹陷称0 Ⅱc+Ⅲ型早期胃癌；凹陷边缘一侧小范围内被癌浸润的黏膜与正常黏膜之间无明显高低差称0-Ⅲ+Ⅱb型早期胃癌；当平坦型癌的范围超出凹陷称Ⅱb+Ⅲ型早期胃癌。形态特征：① 不规则或规则的椭圆形凹陷。② 凹陷内覆白苔、暗灰浅黄苔或污苔；③ 边缘锐利稍不规则；④ 周围黏膜皱襞集中，局部伴褪色的不规则浅凹陷，或发红而排列紊乱的再生上皮；⑤ 局部光泽减退或消失；⑥ 局部质硬，凹陷一侧边缘易出血；⑦ 0-Ⅲ型早期胃癌内镜形态各异，根据血液流动方向按顺序进行活组织病理取材（图4-1-22、图4-1-23）。

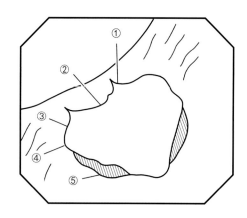

图4-1-22　0-Ⅲ型早期胃癌活组织病理取材顺序（胃角）　　图4-1-23　0-Ⅲ型早期胃癌活组织病理取材顺序（胃角）

### 3. 凹陷混合型早期胃癌

（1）病变整体观察：鉴别凹陷型早期胃癌以黏膜皱襞集中、凹陷基部和边缘改变为重点。癌浸润凹陷分UL（+）和UL（-）两类，形态特征：① 病变表面糜烂、白苔和瘢痕，是由黏膜反复破坏和再生引起，凹陷无苔的基部见细小颗粒状和岛状黏膜。② 病变边缘见阶梯状（或称段差状）改变，或不规则锯齿状或虫咬状改变伴出血。③ 周围黏膜失去正常光泽，伴异常发红。④ 如果病变范围较广，凹陷基部残存小岛状黏膜或边缘黏膜不规则。⑤ 凹陷周围黏膜皱襞集中或非皱襞集中。

（2）黏膜皱襞观察

1）皱襞端部分类：① 皱襞中断：皱襞黏膜表面光滑，边缘突然中断。② 阶段性凹陷：皱襞延伸至凹陷内，皱襞低平化。③ 皱襞变色：棒状皱襞延伸至凹陷内伴褪色。④ 不规则变细：皱襞一侧呈锯齿状变细延伸至凹陷内。⑤ 笔尖样变细：形似笔尖状皱襞延伸至凹陷内。⑥ 凹陷内皱襞残存：皱襞延伸至凹陷内残存。⑦ 皱襞先端形态：呈单纯肥大状、鼓槌状、结节状和锯齿样改变。

2）皱襞接合分类：① 皱襞桥接形成：棒状皱襞间形似桥接样假性融合、附着或桥接线。② 接合端部融合：鼓槌状或结节状黏膜皱襞间相互融合，中间未见桥接线。③ 堤状隆起和周堤：形似河堤岸样隆起或四周环堤状增生。皱襞融合又分虫蚀状融合

（蚕食状融合或 H 型融合）、抬举状融合与环状融合。

3）凹陷内分类：① 凹凸明显不规则。② 岛状结节状。③ 厚苔附着。④ 出血和糜烂。

### （二）形态特征

深达 SM 以上组织缺损称胃溃疡（gastric ulcer, GU）。村上 UL 分类：① 黏膜层组织部分缺损，但未达黏膜固有层称 UL-0 糜烂。② 组织缺损已达黏膜固有层，但黏膜固有层未缺损称 UL-Ⅰ糜烂。③ 组织缺损并破坏黏膜固有层达黏膜下层称 UL-Ⅱ溃疡。④ 组织缺损达固有肌层和黏膜处才完全断裂称 UL-Ⅲ溃疡。⑤ 组织缺损穿透固有肌层称 UL-Ⅳ溃疡。

## 四、微小胃癌分类

1972 年中村恭一从微小癌和癌组织发生的病理角度，将 6～10 mm 病变定义为小胃癌（SGC），5 mm 以下病变定义为微小胃癌（MGC）。至今微小胃癌内镜形态观察仍参照田坂教授提出早期胃癌分类法。

### （一）形态分类

1. 郭孝达分类（1982 年）

（1）0-Ⅱa 型（表面隆起型）：平坦黏膜见不规则孤立隆起，隆起表面见不规则细小结节；隆起与周围黏膜界线清晰，质坚而脆，有时见半月状或圆形微隆起。

（2）0-Ⅱb 型（表面平坦型）：局部黏膜呈Ⅰ°灼伤样改变伴充血，偶见星状糜烂；周围黏膜平坦，与慢性胃炎的粗糙增生黏膜相似；粗糙黏膜见浅表小凹陷，覆薄白苔，边缘镶嵌蟹脚样，镶嵌的条状糜烂与糜烂之间的黏膜相对突出于糜烂之上，黏膜呈灼伤样充血和肿胀伴小颗粒状，极易出血。

（3）0-Ⅱc 型（表面凹陷型）：病变周围黏膜完整，或极浅表凹陷边缘不规则，凹陷边缘隆起黏膜轮廓清楚，接近观察不规则边缘呈锯齿状，凹陷周围稍隆起伴充血，表面覆厚薄不匀白苔，或边缘呈蚕食状；白色细带状糜烂嵌入黏膜内，可见分布不匀小结节。

2. 郭孝达分类（1985 年修订）

（1）隆起型（Ⅰ、Ⅱa 型）：① 臼型：形似臼齿状，隆起表面浅凹陷，覆薄白苔，边缘呈星芒状或戒指状改变，周围轻度隆起呈小结节样改变，易出血。② 非臼型：半月状或半球状隆起，色泽正常或发红，表面黏膜光滑，无溃疡或糜烂，半球状隆起周围伴细颗粒样，有时见小结节分布。

（2）平坦型（0-Ⅱb 型）：① Ⅱā型：癌高出周围非癌黏膜但低于Ⅱa 型。② Ⅱb 型：

癌高低差似乎接近周围非癌黏膜。③ IIc 型：癌低于周围非癌黏膜但浅于 IIc 型。3 个亚型中的表面色泽分为：红色型的边缘欠清楚，发红伴糜烂则清楚；白色型的边缘清楚，褪色伴糜烂边缘呈镶嵌蟹脚样分布。

（3）凹陷型（0-IIc 型）：① 非皱襞型：病变周围黏膜完整、发红和边缘欠规则，凹陷内呈胃小区样、小颗粒样、糜烂或浅溃疡，覆薄白苔。② 皱襞型：病变周围稍隆起，中央糜烂伴小结节状，黏膜皱襞端部呈棒状和笔尖样改变。

3. 石川分类

（1）隆起型癌：① I 型：白色和扁平隆起，表面不规则及浅表糜烂，约 60% 的 MGC 属此型。② II 型：隆起表面光滑，略带星状薄白苔。③ III 型：小结节状隆起，表面微发红伴出血，较易诊断。

（2）凹陷型癌：① 恶性糜烂型：多见星状糜烂，似乎微小胃癌见恶性糜烂、无苔和周围呈小结节状隆起。② 中间型：恶性糜烂，中央伴小结节。③ IIc 型：不规则凹陷，黏膜皱襞集中，凹陷基部小结节，覆白苔。

4. 川口分类

（1）恶性糜烂型：小凹陷呈不规则星芒状，周围轻度结节状隆起，边缘充血明显，凹陷基部覆白苔。

（2）平坦糜烂型：充血明显的区域内为浅凹陷，部分为皱襞，粗糙形似 IIb 型。

（3）中间型：与恶性糜烂相似，凹陷底部小结节形成，高低不平。

（4）IIc 型：黏膜皱襞集中伴不规则浅凹陷，基部粗糙之小颗粒，有陈旧出血斑，覆白苔。

5. 村上分类

（1）隆起型病变：① 结节型。② 半球型。③ 戒指型。④ 白色隆起型。

（2）平坦型病变：① 红色微凹型。② 红色微隆型。

（3）凹陷型病变：① 红色深凹陷型。② 溃疡瘢痕型。③ 边缘充血型。④ 皱襞集中型。

6. 竜田分类

（1）I、IIa 型：表面微隆起或息肉样隆起，不规则的扁平隆起。

（2）IIb 型：微隆起，周围稍暗红及糜烂。

（3）IIc 型 K（-）：表面黏膜微糜烂，略伴隆起，凹陷周围无集中皱襞。

（4）IIc 型 K（+）：凹陷周围可见集中皱襞，表面稍有隆起或糜烂，有时呈 IIc+ III 型样损害。

（二）形态特征

良性与恶性病变的鉴别诊断，凹陷型黏膜皱襞集中，或 0-IIa+IIc 型早期胃癌等是诊断恶性病变的指标。但小隆起、小发红和小糜烂等病变很难鉴别，唯一鉴别特征，小病变周围是否有慢性萎缩性胃炎背景黏膜。对凹陷型微小病变表面见不规则颗粒、发红和糜烂，边缘黏膜隆起（颗粒状稍褪色，带白色状）改变，靛胭脂染色后描绘凹陷边缘见稀疏隆起边缘，中央小凹陷呈星芒状改变。大于 4 mm 的微小胃癌容易鉴别诊断，内镜观察能初步明确病变性质；小于 4 mm 的微小胃癌与良性病变鉴别存在一定的困难，易误诊为良性病变。如果辅以色素内镜、放大内镜–窄带成像和组织病理学检查可以明确病变的性质。

## 第二节　进展期胃癌形态分类

### （一）形态分类

　　1923 年德国病理学家 Borrmann 提出胃癌大体形态分类称 Borrmann（简称：Borr.）分型。该经典的胃癌分类法，既能反映胃癌的生物学行为，又简洁实用，因而在国际上被广泛采用。进展期胃癌（advanced gastric cancer, AGC）是根据癌黏膜表面形态特征和胃壁内癌浸润方式进行分类：① Ⅰ 型（肿瘤型）：明显隆起，与周围黏膜之间边界清楚（图 4-2-1）。② Ⅱ 型（溃疡局限型）：溃疡形成，溃疡周围黏膜增厚，与周围黏膜边界之间形成较清楚的周堤，但未癌浸润（图 4-2-2）。③ Ⅲ 型（溃疡浸润型）：溃疡形成，溃疡周围黏膜增厚，但周堤高度低于 Borr. Ⅱ 型，边界不清楚，周围黏膜已被癌浸润，癌浸润范围在一个分区内（图 4-2-3）。④ Ⅳ 型（弥漫浸润型）：无明显溃疡和周堤形成，以黏膜增厚和僵硬为特征，病变与周围黏膜边界不清楚，癌浸润范围在 2 个分区以上（图 4-2-4）。⑤ 不能分类。上述 Ⅰ～Ⅳ 型以外，任何一种形态难以分类称 Ⅴ 型。

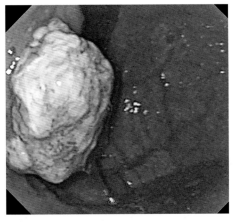
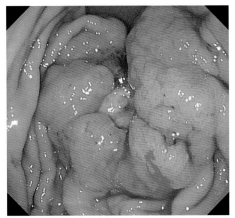

图 4-2-1　Borr. Ⅰ 型进展期胃癌　　　　图 4-2-2　Borr. Ⅱ 型进展期胃癌

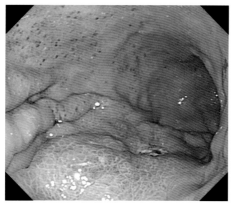
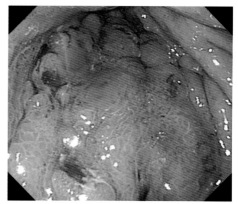

图 4-2-3　Borr. Ⅲ型进展期胃癌 　　　　　图 4-2-4　Borr. Ⅳ型进展期胃癌

## （二）形态特征

1. **集中皱襞融合**　癌变周围黏膜皱襞端部结节相互连接形成环状融合，与凹陷边缘形成清楚的界限。随着癌浸润量不断增加，半周马蹄状融合或全周抬举环状融合形成的周堤增生称集中皱襞融合（fusion of the converging folds）。Borr. Ⅱ型进展期胃癌（溃疡局限型）溃疡形成，增厚黏膜与周围黏膜形成边界清楚融合的皱襞集中，周围未见癌浸润；Borr. Ⅲ型进展期胃癌（溃疡浸润型）溃疡形成，增厚黏膜与周围黏膜形成边界较清楚融合的皱襞集中（图 4-2-5），周围癌浸润小于一个分区，临床上经常容易混淆 Borr. Ⅱ型与 Borr. Ⅲ型进展期胃癌之间的形态界限，一般癌浸润范围以周堤为界限，前者癌浸润未超越融合皱襞集中包绕溃疡形成的周堤界限称 Borr. Ⅱ型进展期胃癌；后者癌浸润超越融合皱襞集中包绕溃疡形成的周堤界限称 Borr. Ⅲ型进展期胃癌。黏膜下肿瘤样抬举与 Borr. Ⅰ型进展期胃癌和 Borr. Ⅱ型进展期胃癌相互形成称无法分类的 Borr. Ⅴ型进展期胃癌。

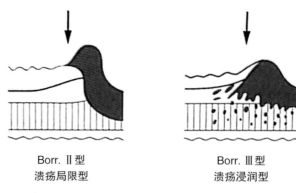

Borr. Ⅱ型　　　　　　　　　Borr. Ⅲ型
溃疡局限型　　　　　　　　　溃疡浸润型

\* 癌浸润以周堤为界：未越过是 Borr. Ⅱ型，越过是 Borr. Ⅲ型

图 4-2-5　Borr. Ⅱ型与Ⅲ型进展期胃癌环堤比较

2. 形似比利时松饼　纤维轻中度收缩引起胃体部大弯侧形成纵横交叉的黏膜皱襞称形似比利时松饼，属一种特殊类型胃癌。组织病理学特征：胃壁弥散性增厚和变硬为特征，癌细胞广泛浸润伴间质高度纤维化，多见低分化腺癌或印戒细胞癌。早期发生腹膜和淋巴结转移，恶性程度高，预后不良。胃底腺区域的原发硬化型癌浸润黏膜层伸展良好；癌浸润黏膜下层或更深组织，局部失去弹性，长轴方向与短轴方向缩短，形成黏膜皱襞纵横交错改变。内镜形态特征：注入足够空气量后黏膜皱襞伸展，如果轻度纤维收缩，难以判断黏膜下层或更深组织癌浸润。为此仔细观察胃底腺长轴方向和横轴方向黏膜皱襞是否处于不自然状态，以及观察胃壁伸展是否处于不良状态是非常重要的诊断环节。

3. 形似皮革壶样　癌浸润胃壁各层引起广泛纤维组织增生的胃壁增厚、胃腔缩小和胃壁呈皮革样僵硬称形似皮革壶样（leather bottle like appearance）胃癌。内镜形态特征：胃壁增厚，胃腔变窄伴僵硬，皱襞粗大呈结节状改变，胃腔充气后不能充分扩张和蠕动消失。1852 年被 William Brinton 命名胃皮革胃（linitis plastica, LP），当时认为是一种胃炎症性疾病，病变切面呈亚麻布样纤维性组织。1928 年 Konjetzney 发现胃癌伴幽门狭窄形似皮革壶状改变，命名硬癌或纤维癌（carcinoma fibrosum）。癌变早期就开始向四周浸润，幽前区和胃窦部肥厚变硬，形成圆筒状肿瘤，形似皮革瓶（图 4-2-6、图 4-2-7）。

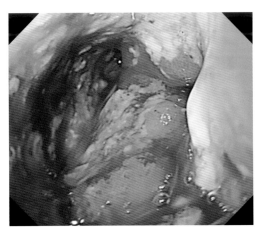 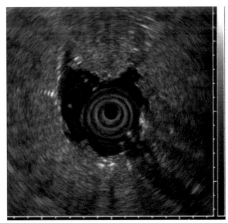

图 4-2-6　皮革胃（白光内镜）　　　　图 4-2-7　皮革胃（超声）

# 第三节　特殊胃癌形态分类

## 一、黏膜下肿瘤样胃癌分类

### （一）形态分类

黏膜下肿瘤（SMT）样胃癌分类：① SMT 为主体胃癌。② 淋巴细胞浸润癌。③ 黏液癌。④ 来源异位胃黏膜胃癌。⑤ 神经内分泌瘤（NET）。⑥ 胃底腺型胃腺癌。⑦ 伴黏膜下浸润低异型度高分化型腺癌。⑧ 来源于异位胰组织胃癌。⑨ 其他，如转移性胃癌、内镜治疗后部分癌残留或复发。

### （二）形态特征

1. 黏膜下层浸润为主胃癌　黏膜下层浸润的癌组织向表面非肿瘤性黏膜抬举，半球状胃肠间质瘤不同于黏膜下肿瘤，SMT 样胃癌特征：① 病变边缘不规则。② 病变较小。③ 隆起表面凹陷伴溃疡，组织类型多见低分化型腺癌。

2. 淋巴细胞浸润癌　癌组织见淋巴样间质（lymphoid stroma）浸润，周围非肿瘤性黏膜被癌组织抬举呈 SMT 样改变，多位于胃体上部，隆起病变先端部见不规则凹陷（0-Ⅱa+Ⅱc 型早期胃癌），质较软，淋巴细胞浸润内 EB 病毒感染，预后较好。

3. 黏液癌　癌组织见大量黏液蓄积，非肿瘤性上皮被抬举形似 SMT 样改变，病变表面附着大量黏液，质较柔软。

4. 来源异位胃黏膜胃癌　黏膜下层异位胃腺发生胃癌，典型病变见黏膜下层细胞增殖和黏液积存,. 类似黏液癌，隆起端部凹陷，部分伴腺癌和黏液。如果黏膜下层癌组织保持完整的基底层，适合内镜治疗。

5. 神经内分泌肿瘤　NET 起源于胃黏膜深处的内分泌细胞，保持完整的表层上皮，NET 向黏膜固有层和黏膜下层增殖，并浸润固有肌层，内镜观察形似 SMT 样改变。NET 增殖标记（Ki-67 指数）为 NET G1（＜3%），NET G2（3%～20%）；神经内分泌癌（NEC）（＞20%）分类。混合性腺癌和 NEC（mixed adenocarcinoma and NEC, MANEC）是腺癌和 NEC 混合病变，多见不规则溃疡。

6. 胃底腺型腺癌　胃底腺型腺癌（gastric adenocarcinoma of fundic gland type, GA-FG）以 *H. pylori* 阴性背景黏膜发生胃癌。尽管有几种形态改变，典型病变在胃底腺区域内发现较小 SMT 样改变，多位于胃底腺黏膜深处，肿瘤将正常上皮黏膜抬举，形似 SMT 改变：SMT 样病变；褪色；扩张树枝状血管；背景黏膜非慢性萎缩性胃炎。VS 分类系统评估 GA-FG 特征：① 不清楚分界线。② 腺窝开口扩张。③ 窝间部增宽。④ 不规则或缺乏微血管。根据肿瘤生长方式，形态改变对诊断有帮助。

一般认为胃底腺型腺癌的恶性程度较低，肿瘤直径较小，多位于胃底腺黏膜（如胃底、贲门和胃体部），癌容易浸润黏膜下层，需要外科手术治疗。手术方式为贲门侧胃切除或全胃切除，但不宜内镜治疗。2010 年八尾等提出低异型度分化型胃癌是一种比较新的疾病概念。最近发现其不仅存在于胃底腺，而且存在于伴腺窝上皮样分化的病变中，应注意胃底黏膜型腺癌与胃底腺黏膜型胃癌进行鉴别。胃底腺型腺癌预后良好，多发生在胃底腺非慢性萎缩性胃炎背景黏膜内，与 *H. pylori* 感染关系不大；放大内镜-窄带成像观察无法明确分界线，腺窝开口扩张和窝间部增宽，规则微血管构筑；超声内镜观察黏膜层深层至黏膜下层为低回声水平，可能是胃底腺型腺癌的特征。

胃底腺黏膜型腺癌能明确分界线、不规则微血管构筑（IMVP）和不规则微表面构筑（IMSP）。

7. 伴黏膜下浸润低异型高分化型腺癌　隆起病变表面高分化癌被非肿瘤性上皮所覆盖，多见低异型度癌。由于癌组织异型度低，活组织病理学很少诊断为癌。

8. 来源于异位胰组织胃癌　黏膜下层胰腺组织发生癌，典型病变好发于幽门和胃窦部大弯侧，有增大倾向的不规则 SMT 样病变。

9. 其他　在转移性胃癌中，其他部位的癌组织向胃黏膜下层血行性或淋巴远处转移，由于癌组织增殖，胃黏膜被抬举形似黏膜下肿瘤样改变。早期胃癌内镜治疗时，癌组织残留在深处，形似黏膜下肿瘤样形态残留复发。活检取材注意点：由于黏膜下肿瘤样胃癌表面大部分覆非肿瘤性上皮，活组织病理取材时，选择取材部位非常重要。主要从肿瘤组织暴露表面的溃疡和凹陷部位进行取材，不正确的活组织病理取材只能取到表面非肿瘤性胃黏膜，必要时采取挖掘式活检取材或使用超声内镜引导下细针穿刺（EUS-FNA）取材。

## 二、黏膜下层胃癌分类

### （一）形态分类

1. 隆起型

（1）一般分类：根据隆起性黏膜下层胃癌（submucosal gastric carcinoma, SMGC）形态分类：① 中～大的癌变。② 形态不规则。③ 隆起表面深凹陷。④ 隆起表面黏膜不规则颗粒或结节。⑤ 隆起周围局部硬化。这些特征是从传统早期胃癌诊断标准上演变而来的，局部硬化存在是诊断黏膜下层胃癌的有力依据。

（2）黏膜下层胃癌分类：0-Ⅱa 型和 0-Ⅰ 型黏膜下层胃癌分为臼型和非臼型。① 单纯隆起型：隆起表面类似正常黏膜，未见糜烂、小结节或周围黏膜有明显癌浸润。② 臼型：0-Ⅱa 型隆起端部见凹陷，但不伴多发性糜烂或白苔。③ 臼型伴糜烂型：臼型的凹陷处见多发性糜烂、白苔或出血等。④ 周围边缘浸润型：0-Ⅱa 型周边见广范围 0-Ⅱc 型早期胃癌。

2. 凹陷型

（1）黏膜皱襞分类：① 肥大棒状皱襞：癌存在活动期溃疡周围，多见棒状皱襞端部肥大。② 黏膜皱襞融合：肥大棒状皱襞之间相互融合。③ 凹陷周围黏膜：呈小结节改变。

（2）皱襞融合分类：① 蚕食融合（H 型融合）：进展期胃癌多见肥大棒状黏膜，但黏膜下层胃癌多见融合皱襞端部变细或蚕食样改变。② 隆起融合：皱襞端部抬举状隆起性融合，多见乳头状或分化型腺癌。③ 环状融合：癌变四周结节相互连接融合形成环状融合，与凹陷边缘形成明显的界限（图 4-3-1）。

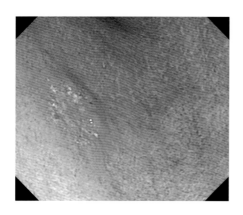

图 4-3-1 环状融合

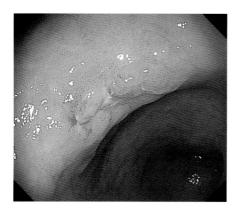

图 4-3-2 0-Ⅱa+Ⅱc 型早期胃癌见自然微
出血（白光成像）

（3）凹陷基部分类：① 凹陷内正常黏膜：凹陷内见胃小区样结构，相似周围边缘黏膜，边界清楚。② 凹陷内不规则凹凸：基部硬化及小颗粒状改变。③ 凹陷内糜烂形成：除溃疡白苔外，伴多发性糜烂或出血，凹陷内胃小区样结构消失和硬化。

### （二）形态特征

1. 隆起型形态特征　癌变表面发红，与周围黏膜色泽形成明显的差异。如果表面附着黏液，色泽下降，基部呈点状红斑样改变；如果隆起表面伴规则的小结节和粗大结节，或伴粗大不规则连续结节时，其形态形似环堤样改变；如果结节中央溃疡形成，覆白苔，容易误诊为凹陷型胃癌。当癌变起源于黏膜固有层并向腔内凸起时，隆起表面浅凹陷，可能癌已浸润黏膜下层（图 4-3-2～图 4-3-4）。隆起型黏膜下层胃癌形态相似良性隆起型病变，但基部宽于良性隆起型病变，基部与正常黏膜之间无明显界限，需要活组织病理学检查进一步证实，一般采用棘针穿刺法或挖掘式活组织病理学取材检查方法。

2. 凹陷型形态特征　除观察黏膜集中皱襞和融合外，非皱襞集中的凹陷基部或周围异常隆起黏膜应引起重视。首先，溃疡瘢痕形成的 0-Ⅱc 型早期胃癌基部，表面覆再

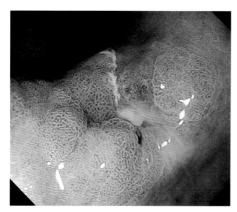

图 4-3-3 凹陷边界清楚（窄带成像）

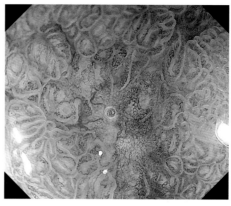

图 4-3-4 不规则网状构筑和波浪微血管
（放大 + 窄带成像）

生上皮或黏膜残存，周围黏膜无结节状改变，该形态改变多见黏膜层癌；黏膜下层胃癌表面，除溃疡基部覆再生上皮外，形似Ⅱa型息肉样增生称0-Ⅱc+Ⅱa型早期胃癌（图4-3-5、图4-3-6）。0-Ⅱc+Ⅱa型早期胃癌需要与固有肌层癌鉴别，观察重点在隆起周围黏膜的伸展程度，前者存在伸展性，后者失去伸展性。根据凹陷边缘与凹陷基部内镜形态观察，单凭凹凸、糜烂、胃小区结构消失及硬化等形态来鉴别黏膜下层胃癌、黏膜层癌及固有肌层癌仍存在一定的困难。必须掌握综合观察多种形态改变称伴复合形态，根据复合形态分为0型、1型、2型和3型。换言之，复合形态愈丰富，分类指数越高，癌浸润越深；反之，复合形态越少，分类指数越低，癌浸润越浅。

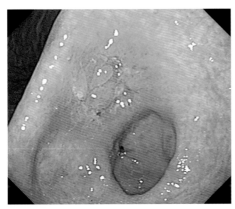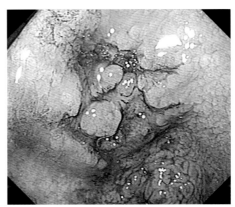

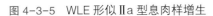

图4-3-5　WLE形似Ⅱa型息肉样增生　　图4-3-6　CE病变周围环状隆起，凹陷基部见岛状黏膜

## 三、多发性早期胃癌分类

### （一）形态分类

1. 诊断标准　多发性早期胃癌（multiple early gastric cancer, MEGC）是指胃内2枚或2枚以上癌变。诊断标准：① 各病变须经组织病理学证实为恶性。② 所有病变之间须有正常胃黏膜相隔。③ 一侧癌变进展程度比另一侧癌变明显称主癌变，其他癌变称副癌变；主癌变与副癌变之间并非转移或直接浸润所致。黏膜下层胃癌又分同时性胃癌和异时性胃癌，前者术前内镜检查时发现单发性或多发性（主癌变和副癌变）称同时性胃癌；后者经治疗后（内镜、腹腔镜或手术）内镜复查时再次发现癌变称异时性胃癌。

2. 放大内镜-窄带成像确定程度分类

（1）Grade 1：诊断为非癌病变。

（2）Grade 2：疑诊为非癌病变，但需要活组织病理学检查确诊病变性质。

（3）Grade 3：判断癌和非癌病变困难，需要活组织病理检查确诊病变性质。

（4）Grade 4：疑诊癌病变，但需要活组织病理检查确诊病变性质。

（5）Grade 5：确诊癌病变。

## （二）形态特征

从白光内镜开始形态观察，疑诊癌变改用放大内镜-窄带成像观察，弱放大判断病变是否存在分界线，一旦发现分界线，高倍率观察有无不规则微血管构筑和不规则微表面构筑。判断癌和非癌病变，有清楚的分界线，并能识别微血管构筑和微表面构筑，符合 VS 分类系统，以及放大内镜-窄带成像确定程度分类（Grade 1～5）。多发性早期胃癌 0-Ⅱa 型早期胃癌周围背景黏膜多伴慢性萎缩性胃炎，0-Ⅱb 型早期胃癌周围背景黏膜为肠上皮化生伴慢性萎缩性胃炎。多发性早期胃癌特征：① 主癌变和副癌变存在同一区域内。② 主癌变与副癌变分别存在不同区域内。癌变分布区域多位于胃窦部，依次胃体中部、胃角、胃体下部和胃体上部。根据胃的四壁定位分析，胃后壁分布量最多，其次胃大弯侧、胃前壁和胃小弯侧。内镜形态观察：多见非皱襞集中 0-Ⅱc 型早期胃癌，其次 0-Ⅱb 型、皱襞集中 0-Ⅱc 型、0-Ⅱa 型、非臼齿和臼齿 0-Ⅰ 型早期胃癌。主癌灶形态特征：多见 0-Ⅱb 型早期胃癌，次之非臼型 0-Ⅰ 型、0-Ⅱa 型、非皱襞集中 0-Ⅱc 型、皱襞集中 0-Ⅱc 型和臼型 0-Ⅰ 型早期胃癌。形态诊断分析：0-Ⅱb 型、非皱襞集中 0-Ⅱc 型早期胃癌或微小胃癌诊断困难；尽管主癌变和副癌变均为早期胃癌，但主癌变形态比副癌变灶容易鉴别。多发性早期胃癌诊断，决定胃切除范围；术前诊断一枚癌变，术后大体标本肉眼观察和组织病理学诊断为多枚 0-Ⅱc 型和 0-Ⅱb 型早期胃癌。早期胃癌内镜形态观察时，不要放弃寻找其他部位癌变，注意周围有否存在多发癌变，如果不及时发现，若干年后或手术数年后出现复发癌等情况，其实是残留癌变所致。白光内镜诊断多发性早期胃癌是很困难的，尤其副癌变更为突出，必须依靠色素内镜和放大内镜-窄带成像作为辅助诊断，才能收到满意的效果。双重染色法和自发荧光成像观察胃黏膜微表面构筑、肠上皮化生和酸分泌区域的改变。

## 四、进展期胃癌形似早期胃癌分类

进展期胃癌形似早期胃癌（advanced cancer simulating early gastric cancer, ACSEGC）与早期胃癌之间的关系，早在 20 世纪 60 年代后期就已引起注意，原因是早期胃癌与进展期胃癌之间还存在中间阶段，往往在术前诊断早期胃癌，术后组织病理学证实为癌浸润固有肌层以上的进展期胃癌，但淋巴结转移率远低于进展期胃癌。换言之，如果失去早期胃癌的检出时间，但抓住局限性癌浸润固有肌层以上的进展期胃癌形似早期胃癌时，对提高胃癌术后 5 年生存率还是很可贵的。为此，术前了解胃癌的预后，必须对癌浸润深度做出准确的诊断，特别是诊断和区别早期胃癌和进展期胃癌时，必须抓住进展期胃癌内镜形态改变，即 Borr. 型进展期胃癌表面与周围黏膜变化来作为参考，这样鉴别癌浸润深度就变得很容易。换言之，首先熟练掌握早期胃癌的形态改变，然后再鉴别局限性 Borr. 型进展期胃癌的表面形态。

## （一）形态分类

进展期癌形似早期胃癌内镜形态分类（表4-3-1）。① Ⅰ型：分为臼型和非臼型，前者隆起表面浅凹陷，后者隆起表面无凹陷。② Ⅱa型：表面黏膜微隆起。③ Ⅱb型：病变既不隆起又不凹陷，与周围黏膜之间无明显分界线。④ Ⅱc型：分为非皱襞集中和皱襞集中，前者凹陷周围非皱襞集中，后者凹陷周围皱襞集中。⑤ Ⅱc+Ⅲ型：溃疡周围见范围较广的浅凹陷。⑥ Ⅲ+Ⅱc型：溃疡周围见范围狭窄的浅凹陷。

表4-3-1　ACSEGC 内镜形态分类

| 特征 | | 黏膜层 / 黏膜下层癌 | 进展期癌 |
|---|---|---|---|
| Ⅰ型 | 臼型 | 形态特征多见 SM 癌 | 表面缺乏深度 |
| | 非臼型 | 带蒂或球状病变小于 2 cm | 基部宽于 2 cm |
| Ⅱa 型 | | 规则小结节改变 | ① 病变大于 4 cm；② 不规则结节；③ 病变表面伴深凹陷 |
| Ⅱb 型 | | 形态特征多见 M 癌 | |
| Ⅱc 型 | 非皱襞 | 非崤状结构 | ① 病变周围呈崤状结构；② Ⅱc 型表面硬化；③ Ⅱc 型大于 4 cm |
| | 皱襞 | | ① β、γ 符号黏膜皱襞 ② Ⅱc 型表面硬化 ③ Ⅱc 型大于 4 cm ④ Ⅲ型大于 3 cm |
| Ⅱc 型 + Ⅲ型 | | α 符号黏膜皱襞 | |
| Ⅲ型 + Ⅱc 型 | | | |

综合 ACSEGC 在内镜形态改变和组织学表现，内镜形态观察癌变周围：① 癌变内变形。② 病变内溃疡。③ 凹陷内结节。④ 凹陷周围黏膜皱襞。

1. 癌变内变形　根据癌变变形、胃壁蠕动异常和伸展受限特征，分为：① 局限性溃疡瘢痕。② 表面僵硬弧面。③ 表面隆起。④ 表面类板样僵硬。在黏膜层癌和黏膜下层癌（小型）中，非溃疡病变均无变形；黏膜层癌和黏膜下层癌（小型和中型等），ACSEGC（中间型）存在溃疡，存在不同程度的变形。表面僵硬弧面多见黏膜下层癌（中等型）和 ACSEGC。表面隆起和表面类板样僵硬较多见黏膜下层癌（中等型）和 ACSEGC，后者多于前者。有学者将变形分为非变形型、局限型、僵硬弧面型和抬举型，并分析了变形中的溃疡病变、非溃疡病变与癌浸润深度之间的关系。

（1）UL（－）：非变形型和局限型病变多见黏膜层癌和黏膜下层癌（小型）；僵硬弧面型为黏膜下层癌（中等型）；抬举型为黏膜下层癌和 ACSEGC。

（2）UL（＋）：非变形型多见黏膜层癌和黏膜下层癌（中等型）；抬举型为黏膜下层癌（广泛型）；局限型多见早期胃癌和 ACSEGC，前者多见于后者；僵硬弧面型是后者多见于前者。

2. 病变内溃疡　关闭环多见早期胃癌小而浅的溃疡或溃疡瘢痕；开放环多见 ACSEGC 大而宽又深的溃疡，溃疡基部处于开放状态，覆厚苔，边缘伴大小不等凹凸。

3. 凹陷内结节　中断小结节多见黏膜下层癌；连续小结节呈崎状改变多见 ACSEGC。

4. 凹陷周围黏膜皱襞　胃壁注气充盈扩张后，显现出黏膜下层癌和 ACSEGC 癌的黏膜皱襞先端部。根据皱襞先端部形态分为单纯肥大、附着、结状肥大和融合。单纯肥大见早期胃癌和 ACSEGC，后者多见于前者；附着多见早期胃癌；结状肥大和融合多见 ACSEGC。另外，ACSEGC 黏膜皱襞分为：① 虫蛀状融合。② 抬举状融合。③ 环状融合。

进展期胃癌形似早期胃癌特殊黏膜皱襞分类：ACSEGC 特殊黏膜皱襞形态用希腊字母表示（图 4-3-7）。α 表示逐渐变细的集中黏膜皱襞先端部，是诊断黏膜层癌的有力依据；$\beta_1$ 表示不连贯的集中黏膜皱襞末端，多见黏膜下层癌；$\beta_2$ 表示肥大集中黏膜皱襞末端；γ 表示融合末端，多见癌浸润固有肌层以上的进展期胃癌，有时也可见早期胃癌。

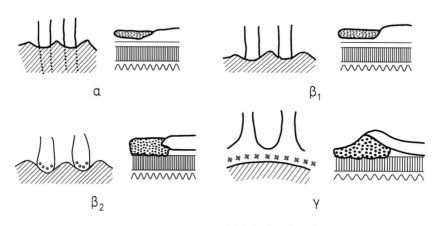

图 4-3-7　ACSEGC 特殊黏膜皱襞分类

## （二）形态特征

根据内镜形态观察能对早期胃癌与进展期胃癌进行鉴别，但两者之间还存在着 ACSEGC 的中间阶段，其对预后有重要意义。取病变 3～5 mm 连续切片进行病理研究，用肉眼测定黏膜下层癌浸润边缘，并计算面积大小；癌的厚度及整个胃壁厚度用组织学方法测定。① 铺展指数（spreading index, SI）指癌浸润黏膜层及黏膜下层的百分率。② 厚度指数（thickness index, TI）指癌浸润黏膜下层厚度占整个胃壁厚度的百分率（图4-3-8）。换言之，SI 表示黏膜表面的界限，TI 表示垂直界限。两种发生率之间的关联和癌浸润深度的关系如下：黏膜下层癌的 SI 平均值为 33.4，TI 为 24.7；固有肌层癌的 SI 平均值为 131.4，TI 为 43.5；浆膜下层癌的平均值为 312.1，TI 为 45.9。

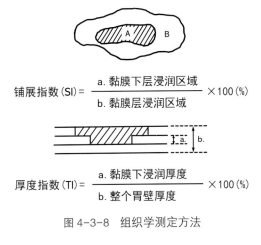

$$铺展指数（SI）= \frac{a.\text{黏膜下层浸润区域}}{b.\text{黏膜层浸润区域}} \times 100（\%）$$

$$厚度指数（TI）= \frac{a.\text{黏膜下浸润厚度}}{b.\text{整个胃壁厚度}} \times 100（\%）$$

图 4-3-8　组织学测定方法

# 第四节　癌前期病变形态分类

## 一、胃溃疡分类

### （一）形态分类

*H. pylori* 是引起胃溃疡的主要原因之一。近年来随着除菌疗法的普及和 *H. pylori* 感染率下降趋势，由非甾体抗炎药（nonsteroidal antiinflammatory drug, NSAID）、抗血小板药引起的药物性溃疡的发生率相对增加。黏膜浅凹陷称糜烂，其形态特征：① 凹陷表面与周围黏膜之间多见发红，浅凹陷表面覆薄白苔、新鲜血液和凝血。② 凹陷表面与周围黏膜之间高低差不明显，或扁平微隆起。临床上糜烂按内镜形态分平坦型糜烂和隆起型糜烂。隆起性糜烂应与水肿和细胞浸润引起隆起糜烂性胃炎与糜烂缺损组织代偿性上皮增生的疣状胃炎相鉴别。良性溃疡和胃癌伴随溃疡需要对溃疡基部、边界、周围形态和治愈过程进行鉴别诊断。

1. 胃溃疡分类　溃疡从发生到治愈过程中的分类，一般采用崎田和三轮胃溃疡时段分类法分为活动期（$A_1$ 期和 $A_2$ 期）、治愈期（$H_1$ 期和 $H_2$ 期）、瘢痕期（$S_1$ 期和 $S_2$ 期）（图 4-4-1～图 4-4-6）。① $A_1$ 期：溃疡表面覆厚苔，周围黏膜水肿样隆起，边缘未见再生上皮。② $A_2$ 期：周围水肿减退，溃疡边缘清楚，边缘处见轻度再生上皮，多见红晕和白色苔带，溃疡周围黏膜皱襞集中。③ $H_1$ 期：白苔开始变薄，再生上皮挤向溃疡中央，边缘至溃疡底部的黏膜倾斜变缓，缺损明显，边界线清楚。④ $H_2$ 期：$H_1$ 进一步缩小，溃疡面大部分覆再生上皮，毛细血管集中，处于治愈和修复状态。⑤ $S_1$ 期：溃疡进一步缩小，缺损黏膜覆再生上皮，白苔消失后黏膜发红明显，接近观察多为细小血管，该状态称红色瘢痕（red scar）。⑥ $S_2$ 期：瘢痕处发红消失，与周围黏膜色泽相同，

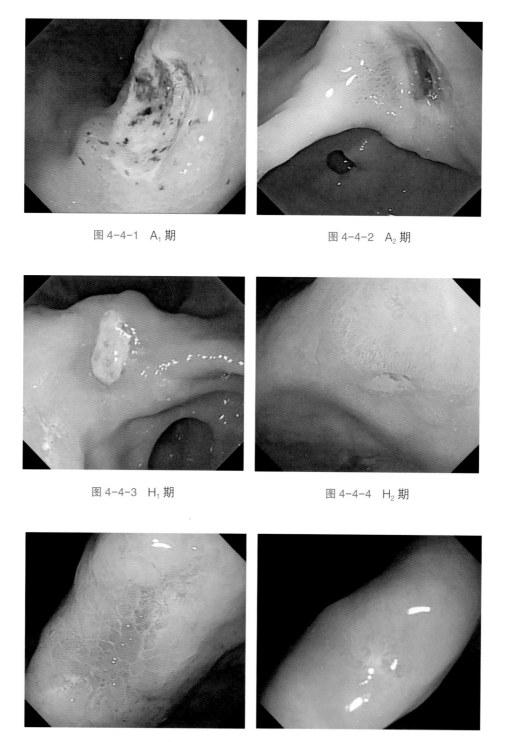

图 4-4-1　$A_1$ 期

图 4-4-2　$A_2$ 期

图 4-4-3　$H_1$ 期

图 4-4-4　$H_2$ 期

图 4-4-5　$S_1$ 期

图 4-4-6　$S_2$ 期

稍带白色，该状态称白色瘢痕（white scar）。该分类根据溃疡处在时相，决定和变更治疗方案。一般认为，红色瘢痕作为溃疡治愈是不充分的，如果减量和中止抗溃疡药，溃疡复发风险就会非常高；在白色瘢痕阶段后进行减量和终止抗溃疡药，溃疡复发风险就会非常低。胃溃疡患者多伴 *H. pylori* 感染，现在实施 *H. pylori* 除菌疗法可迅速使溃疡形成白色瘢痕，即使不进行维持疗法也几乎不会复发。有时难以区分 $A_1$ 与 $A_2$、$A_2$ 与 $H_1$、$H_1$ 与 $H_2$，有时会出现 $A_1 \sim A_2$、$A_2 \sim H_1$、$H_1 \sim H_2$ 的模糊标记。

2. 村上分类　村上将糜烂（gastric erosion）、溃疡（gastric ulcer, UL）缺损深度分类：① 组织缺损达腺颈部上段即黏膜上皮浅糜烂称 UL-0。② 组织缺损达黏膜固有层深糜烂称 UL-Ⅰ。③ 组织缺损达黏膜下层的溃疡称 UL-Ⅱ。④ 组织缺损达固有肌层称 UL-Ⅲ。⑤ 组织缺损贯穿固有肌层达浆膜层称 UL-Ⅳ（又称穿透性溃疡）。

溃疡瘢痕深度分类：① 缺损达黏膜固有层深糜烂治愈期（瘢痕）称 UL-Ⅰs。② 缺损达黏膜下层溃疡治愈期（瘢痕）称 UL-Ⅱs。③ 缺损达固有肌层溃疡治愈期（瘢痕）称 UL-Ⅲs。④ 组织缺损贯穿固有肌层达浆膜层穿透性溃疡治愈期（瘢痕）称 UL-Ⅳs（图 4-4-7）。

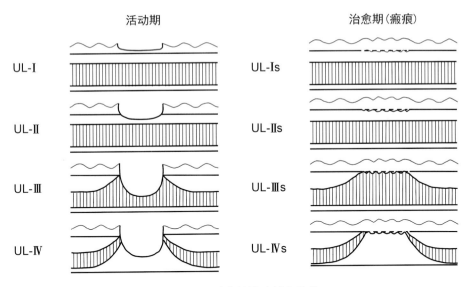

图 4-4-7　消化性溃疡村上分类

## （二）形态特征

胃溃疡发生与治愈的相关因素，如内源性前列腺素缺乏、胃酸过多和 *H. pylori* 感染等很多因素相互干预，以及自身胃液侵蚀胃黏膜引起缺损，一般将胃溃疡称为消化性溃疡。内镜诊断胃溃疡，重点是观察胃黏膜的缺损程度。观察内容：① 黏膜缺损表面覆白苔。② 溃疡周围炎症改变的黏膜呈发红和水肿。③ 治愈的纤维化、再生上皮及黏膜皱襞集中。④ 胃腔变形（如胃角变形、小弯侧缩短等）状况（图 4-4-8）。

消化溃疡治愈判定，内镜仍按崎田和三轮分类的溃疡瘢痕 $S_1$ 期（红色瘢痕）和 $S_2$ 期（白色瘢痕）分类。$S_2$ 期复发机会少于 $S_1$ 期，说明 $S_2$ 期更接近成熟的愈合。依据此时段分类，瘢痕（愈合）形态反映了溃疡本身的形式与作用，但目前还存在一些问题。具体体现为：$S_1$ 期和 $S_2$ 期分类缺少理论依据；主观区别瘢痕分类中的色泽改变；尚未对非色泽改变的黏膜进行研究；瘢痕的区别具有较大的临床意义。

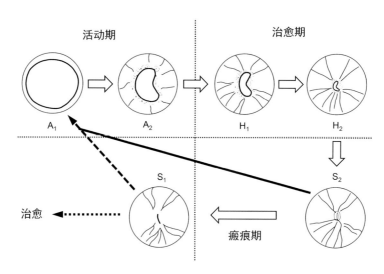

图 4-4-8　崎田和三轮的溃疡时段分类

## 二、胃息肉分类

　　山田分类将突出胃腔病变，不分隆起来自上皮性还是来自非上皮性组织，肿瘤性还是非肿瘤性病变，根据隆起性病变的起始部形态分 4 类。以肉眼为基础的肉眼分类，包括腺瘤、胃炎性隆起、胃息肉、黏膜下肿瘤、0-Ⅰ 型和 0-Ⅱa 型早期胃癌，Borr. Ⅰ 型进展期胃癌等所有隆起性病变，临床诊断中被统一分类为胃隆起性病变。

### （一）形态分类

　　1. 山田分类　山田和福富分类现已广泛应用于临床。① 隆起 Ⅰ 型：隆起起始部平滑，未形成明确的界限（图 4-4-9）。② 隆起 Ⅱ 型：隆起起始部形成明确的界限，但基部未缩小，此型粗看形似 Ⅰ 型（图 4-4-10）。③ 隆起 Ⅲ 型：隆起基部明显缩小，但未形成蒂部，呈半球-球状改变（图 4-4-11）。④ 隆起 Ⅳ 型：蒂部形成（图 4-4-12），隆起 Ⅳ 型病变可划分出隆起部和蒂部，隆起 Ⅰ、Ⅱ、Ⅲ 型仅有隆起部，无蒂部。把隆起部划三等份，分别是上、中、下三部。上部包括顶部；下部包括基部；中部介于上部与下部之间。测量时，首先测量隆起的起始部、亚蒂部或蒂部统称基部，然后测量中部，选择最大径为标准。

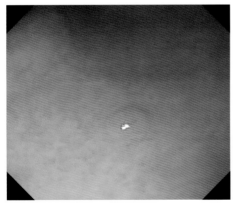

图 4-4-9　山田Ⅰ型

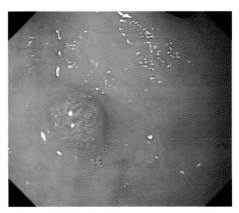

图 4-4-10　山田Ⅱ型

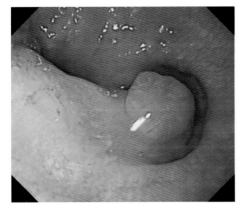

图 4-4-11　山田Ⅲ型

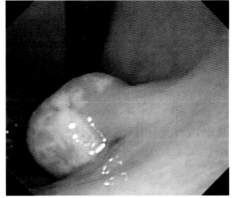

图 4-4-12　山田Ⅳ型

**2. 中村（卓）胃息肉分类**

（1）Ⅰ型（腺窝上皮型增生性息肉）：增生性息肉以孤立性病变为主。Ⅰ型胃息肉表现为一般型、单发型和带蒂型，表面平滑。胃底腺或幽门腺引起的增生性息肉，癌变率为 1%～2%。

（2）Ⅱ型（多发腺边界附近平坦隆起型病变）：在反复糜烂和再生过程中发生增生性息肉，多见多发性、半球状和无蒂型。Ⅱ型在幽门腺与胃底腺的内镜萎缩边界（EAB）肛侧缘发生呈带状再生增生性息肉，表面白浊状，半球状息肉表面糜烂伴脐窝状改变。组织病理学观察再生上皮和假幽门腺息肉芯，低倍率观察息肉芯形似洋葱切面，但癌变率低。临床上将不容易消失的持续性糜烂性胃炎称疣状胃炎或痘疹性胃炎，按部位分局限于幽门部、幽门部和胃体部和局限于胃体部。局限于胃体部的疣状胃炎属中村（卓）分类Ⅱ型息肉（图 4-4-13）。萎缩前沿的中间带，黏膜缺损和再生较活跃，推测会发生中村（卓）分类Ⅱ型息肉。

（3）Ⅲ型（小肠型腺瘤）：称异型上皮或Ⅱa-亚型，多见孤立性、无蒂型和表面凹凸不规则，好发于胃窦部，表面类似花坛状和芋虫状等，形似 0-Ⅱa 型早期胃癌。组织

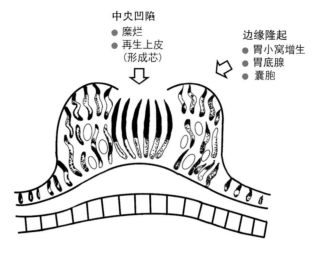

图 4-4-13　中村 II 型息肉

病理学显示小肠型管状腺瘤，肿瘤腺管分布在病变上层，下层的扩张腺管，病变纵切面呈两层结构。

（4）Ⅳ型（大肠型腺瘤）：无论是内镜还是组织病理学都与大肠管状绒毛状腺瘤极为相似，多见孤立性和带蒂型，发生率很低，难与高分化管状腺癌进行鉴别，相当于良、恶性边界区域病变，癌变率很高。

3. 其他分类

（1）增生性息肉（hyperplastic polyp, HP）：分腺窝增生性息肉（hyperplastic foveolar polyp, fov-HP）、幽门腺增生性息肉（hyperplastic pyloric polyp, P-HP）、胃底腺增生性息肉（hyperplastic fundic polyp, f-HP）等。

（2）增生性息肉相关性病变：分食管-胃交界处炎症性息肉（inflammatory polyp at the esophago-gastric junction）、伴腺窝增生性胃炎等。

（3）息肉病（polyposis）：分 Cronkhite-Canada 综合征（Cronkhite-Canada syndrome, CCS）、幼年性息肉病（juvenile polyposis, JPs）、胃底腺息肉（fundic gland polyp, FGP）、胃底腺息肉样病变（FGP-like lesion）、错构瘤性反向息肉（hamartomatous inverted polyp, HIP）等。

（4）胃管状腺瘤（tubular adenoma）：分肠型和胃型，肠型又分腺上皮型和幽门腺型。

（5）肿瘤样病变分型：内镜形态分① HP（如小凹上皮型增生性息肉、P-HP 和 FGP 等）。② 增生性息肉相关性病变（如食管-胃交界处的炎症性息肉和伴小凹上皮增生性胃炎等）。③ 息肉病（如 Cronkhite-Canada 综合征、幼年性息肉病、胃底腺息肉、胃底腺息肉样病变和错构瘤性反向息肉等）。

4. 隆起表面分型　隆起表面黏膜表现：① 极平滑。② 脐窝。③ 较平滑。④ 粗糙。⑤ 凹凸（颗粒和结节）较规则。⑥ 凹凸不规则。⑦ 凹凸显著。⑧ 凹陷（糜烂和溃疡）。⑨ 极复杂凹凸。

### （二）形态特征

明显突出于黏膜表面容易被辨别的病变称息肉。内镜观察胃黏膜表面微隆起病变时，往往受空气和压力的影响，如胃壁过度伸展时，白光内镜不能清楚地观察微隆起病变表面和边缘，借助色素内镜检查变得非常有效，隆起表面和周围微结构变化能清楚地显示出病变的本来面目；以胃小区为单位的结构混乱和色泽异常等，必须掌握以下形态特点进行分析：① 有无多发性病变。② 隆起程度（山田分类）。③ 大小与高度。④ 表面特征（有无色泽和凹陷等改变）。⑤ 周围黏膜特征等。这是质的诊断的基本鉴别信息。对多发性病变，应该从大的、伴有凹陷和不规则隆起病变着手，依次进行形态观察。

1. 增生性息肉　增生性息肉是最常见的胃息肉之一，病理的增生所构成正常组织细胞数量的增加，组织面积增大，表面小凹细胞增生，导致小凹变长及扭曲变形。① 腺窝增生性息肉（fov-HP）：内镜形态表现为山田Ⅲ～Ⅳ型隆起，表面发红伴糜烂，覆白苔；组织病理学表现为腺上皮过度增生，腺管扩张，形成大小不等囊性扩张，大息肉的不同程度间质伴细胞浸润或水肿，丰富的毛细血管增生。② 幽门腺增生性息肉（P-HP）：疣状胃炎（又称痘疹性胃炎），多见幽门腺区域内山田Ⅱ型隆起；组织病理学表现为幽门腺增生，与腺窝上皮增生性息肉区别，在间质内无细胞浸润和水肿；如果大于2 cm增生性息肉容易癌变，适合内镜切除；如果小于2 cm增生性息肉不伴出血，以随访观察为主；如果发现息肉癌变应进行内镜治疗；如果伴 H. pylori 感染，根治治疗后大多数增生性息肉会自然消失。③ 胃底腺增生性息肉（f-HP）：与 H. pylori 感染无关，但与口服质子泵抑制剂（PPI）有关；内镜形态表现为半球状黏膜隆起（山田Ⅱ～Ⅲ型），小于5 mm胃底腺增生性息肉，背景黏膜无萎缩、炎症和 H. pylori 感染，多见多发性，色泽与周围黏膜一致或稍发红伴扩张的微血管；组织病理学表现为胃底腺上皮增生，形成囊性扩张，或可见增生和极混乱的异常结构。

2. 增生性息肉相关性病变　包括：① 食管-胃交界处炎症性息肉：属胃食管反流病（gastroesophageal reflux disease, GERD）相关的食管-胃交界处反应性息肉，食管侧黏膜可见鳞状上皮黏膜再生/增生变化或肉芽组织，胃侧黏膜可见柱状上皮与腺窝增生性息肉之间变化相同。② 伴腺窝上皮增生性胃炎，H. pylori 胃炎和化学（反应性）胃炎等可见腺窝上皮增生。内镜形态表现为疣状胃炎、肥厚性胃炎、增生性胃炎或萎缩增生性胃炎等。外科手术后吻合口炎症和残胃炎呈蛇样腺上皮增生为特征，以及内镜治疗后溃疡瘢痕处伴腺窝上皮增生性隆起病变，需要与复发性肿瘤鉴别。

3. 息肉病

（1）息肉-色素沉着-脱发-甲营养不良综合征（CCS）：属不明原因非遗传性息肉病。除食管外，胃肠道弥漫性息肉病，多见中年男性。特征是指甲萎缩、皮肤色素沉着、脱毛和味觉障碍，伴腹泻、低蛋白血症和营养吸收障碍等。数毫米大小至20 mm

病变，散在弥漫性隆起（山田Ⅰ－Ⅲ型）密集分布，隆起表面光滑， 般分布在胃窦部和胃体部，息肉之间黏膜水肿伴黏液。组织病理学表现形似增生性息肉，尤其活组织病理学诊断比较困难。腺体上皮增生，不伴异型腺管增生，囊性扩张，黏膜肌层水肿和炎性细胞浸润改变。

（2）幼年性息肉病（JPs）：属蛋白漏出性息肉病，临床分幼年性大肠息肉病、幼年性胃肠道息肉病和胃幼年性息肉病。JPs多见女性，以贫血、低蛋白血症和水肿等为主要特征，致病原因可能与 *MADH4* 的 *exon5* 上插入一碱基的变异有关。内镜观察大小不等多发性红晕乳头状或舌状隆起，表面半透明伴水肿。由于高密集息肉间无法观察正常胃黏膜，大量黏液分泌，呈钟乳石样改变，与CCS之间存在鉴别问题，其外部形态无明显变化，难与增生性息肉鉴别。本病属胃癌高危人群，需要定期内镜复查，必要时建议全胃切除术。组织病理学显示来自上皮的肿瘤性病变，分叶状有蒂息肉，黏膜固有层呈树枝状向深部延伸，腺窝上皮增生，间质增宽伴水肿，无异型腺管囊性扩张。

（3）胃底腺息肉（fundic gland polyp, FGP）：由胃底腺增生形成息肉，是家族性腺瘤性息肉病（familial adenomatous polyposis, FAP）中需被引起重视的病变。内镜形态表现为 *H. pylori* 非感染和非萎缩性胃底腺黏膜，2～4 mm无蒂半球状隆起，见规则排列的集合细静脉（RAC）和接近胃底腺黏膜腺窝开口。从基因突变角度看，胃底腺息肉与β-连环蛋白（TNNB1）有关。组织病理学显示构成胃底腺上皮的成熟细胞是腺窝上皮细胞（表层黏液细胞）、颈部黏液细胞（副细胞）、壁细胞、主细胞和内分泌细胞，壁细胞和主细胞组成的腺管数增加，腺窝上皮细胞增殖，表面光滑。多数病理医生将囊性扩张作为诊断依据，值得关注是构建异常（disorganization）的增殖和分化方向异常，胃底腺的腺管结构关系混乱，常出现在颈部黏液细胞或深部腺窝上皮细胞，以及壁细胞或主细胞表面。

（4）胃底腺息肉样病变：长期服用PPI或维持治疗反流性食管炎后引起息肉样改变。内镜表现为多发性胃底腺息肉，PPI引起的息肉又称胃底腺息肉样病变或壁细胞凸出性息肉（parietal cell protrusion polyp, PCP）。长期服用PPI后，虽然已达到息肉程度，但形似山田Ⅰ型隆起，呈多发性铺路石样黏膜改变如鸡皮样胃炎，但这些变化是可逆的，停药后会消失，再次服药后会引起复发。组织病理学显示胃底腺呈锯齿样壁细胞突起（parietal cell protrusions）。由于散在多发性胃底腺息肉发生在非萎缩性黏膜，与胃癌背景黏膜不同，恶变可能性很低，不需要内镜切除。内镜复查时发现胃底腺息肉增大或表面伴有凹凸不平的腺瘤，除了仔细观察息肉的形态改变外并做活组织病理学取材检查。对伴随家族性腺瘤性息肉病的胃底腺息肉，如果腺瘤数量较多并连成片状，应注意腺瘤是否癌变。

（5）错构瘤性反向息肉（HIP）：属非肿瘤性黏膜反向性、凹陷性地向黏膜下发展形成病变称异位性黏膜下胃腺（heterotopic submucosal gastric gland, HSG），黏液潴留导致腺管囊性扩张称黏膜下囊肿（submucosal cyst）。胃体部被 *H. pylori* 感染的黏膜发生病变，向内部侵入呈错构瘤性反向息肉样改变称异位性胃腺息肉（heterotopic gastric gland polyp），陷入腺管的囊性病变称囊性息肉状胃炎（gastritis cystica profunda, GCP）；如在吻合口炎表现比较明显称吻合口息肉样肥厚性胃炎（stomal polypoid hypertrophic gastritis, SPHG）。由于该病变与胃癌相关，被认为是胃癌的危险因子。内镜表现为缓坡囊肿状隆起、亚蒂/有蒂隆起或黏膜下肿瘤样改变，病变表面发红伴糜烂，大的隆起病变表面伴凹陷或溃疡，白光内镜难以做出准确的鉴别诊断。黏膜下胃腺异位，在胃底腺和幽门腺区域的山田Ⅰ～Ⅱ型隆起，较低黏膜下肿瘤样隆起，呈多发弥漫型；在胃底腺区域的山田Ⅲ型或Ⅳ型隆起，呈孤立型改变。超声内镜呈多样化表现，第3层弥漫性高回声病变、第2层至第3层低回声病变、第3层不均匀回声病变、第3层见多发性大小不等结构等，这些改变主要取决黏膜下腺体增生程度、腺体数量大小等。为了与来自其他肌源性肿瘤、异位胰腺和恶性淋巴瘤等鉴别，超声内镜引导下细针穿刺活组织病理检查可能有助于鉴别，但不能排除假阴性的可能性，最终需做内镜下诊断性切除来明确诊断。组织病理学显示非肿瘤性上皮陷入黏膜固有层和黏膜肌层，腺上皮深部伴幽门腺和胃底腺，似乎陷入整个黏膜，可见大小不等的扩张囊状腺管。

4. 管状腺瘤

（1）管状腺瘤（肠型）［tubular adenoma（intestinal type）］：内镜形态表现 *H. pylori* 感染和萎缩的幽门腺黏膜，伴褪色的扁平广基隆起，很少在隆起表面见凹陷。组织病理学显示小肠上皮分化的细胞（具有嗜酸细胞质的吸收性上皮细胞和杯状细胞）的管状增生，深部伴有 Paneth 细胞和内分泌细胞，纺锤而细长的细胞核在基底侧排列，表层和深层的细胞核小型化，最表层下部，有生长旺盛的区域，核密度随分裂而增加。管状腺瘤（肠型）表现为小肠上皮分化的腺管状增生，吸收上皮细胞和杯状细胞的肿瘤细胞分别为 CD10 和 MUC2 阳性。

（2）管状腺瘤（胃型）［tubular adenoma（gastric type）］：幽门腺腺瘤（pyloric gland adenoma）（图 4-4-14、图 4-4-15）多伴 *H. pylori* 感染。内镜形态表现为良性上皮性

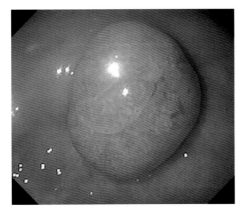

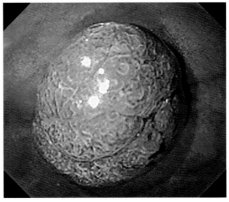

图 4-4-14　管状腺瘤（白光内镜）　　　　图 4-4-15　管状腺瘤（窄带成像）

肿瘤，胃体上部（胃底腺区域）见褪色扁平状隆起，表面光滑，有时伴结节状或颗粒样改变，但不同于胃癌形态，肠型腺瘤癌变风险明显低于胃型腺瘤的癌变。组织病理学显示，与胃底腺的幽门腺化生有关称幽门腺腺瘤，具有黏液性细胞质呈低圆柱细胞构成囊状-管状腺管的狭小间质而紧密增殖。管状腺瘤（胃型）在胃底腺的颈部黏液细胞（副细胞）分化为主的腺瘤，最外层的肿瘤腺管的 MUC6 染色阳性。

## 三、残胃和胃食管重建后癌分类

内镜对消化道术后疾病的诊疗要求非常高，术后脏器切除的重建，使解剖结构和功能发生很大变化，有时出现特有的病理与并发症，术后内镜不同于常规内镜，内镜诊疗时需要特别关注。消化道术后重建方法较多，对内镜和内科医生来说，有时会很难理解术后脏器重建的解剖结构，这给内镜诊断与治疗带来一定的困难，如 Billroth Ⅱ 式吻合口（图 4-4-16）。

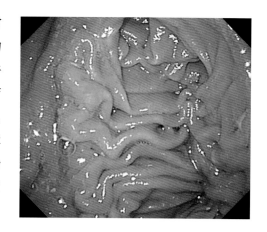

图 4-4-16　残胃炎（Billroth Ⅱ式）

（一）形态分类

1. 手术方式分类

（1）Billroth Ⅰ 式：首选该重建方法较多，优点是食物符合生理流动，以及术后胆道系统疾病容易实施内镜处理。操作方法：残胃与十二指肠吻合多采用器械吻合（图 4-4-17）。

（2）Billroth Ⅱ 式：虽然该术式是一种安全的重建方法，几乎未发生吻合口不全，但食管炎、残胃炎和残胃癌的发生率非常高，主要与十二指肠液反流有关。操作方法：闭合十二指肠残端，距 Treitz 韧带 10～20 cm 空肠在结肠前或结肠后提起并与残胃吻合（图 4-4-18）。

（3）Roux-en-Y 法：需要 2 处吻合（残胃空肠吻合和空肠侧侧吻合），操作较复杂，但缝合不全和残胃炎少，是一种安全方法。操作方法：闭合十二指肠残端，距 Treitz 韧带 15～20 cm 处切离空肠，在结肠前或结肠后路径抬高空肠，进行残胃空肠吻合，再在距残胃空肠吻合 30～35 cm 处进行空肠侧侧吻合（图 4-4-19）。

2. 日本胃癌研究会残胃癌分类　残胃癌是指胃切除后的残存胃部发生癌。1926 年美国 Schwarz 和 Beatson 首先发现残胃黏膜表面发生癌肿。1982 年日本胃癌研究会制定残胃癌的分类（表 4-4-1）。

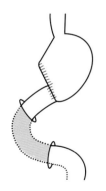

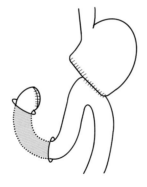

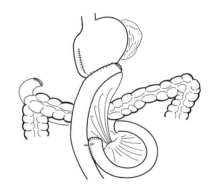

图 4-4-17　Billroth Ⅰ式　　　图 4-4-18　Billroth Ⅱ式　　　图 4-4-19　Roux-en-Y 法

表 4-4-1　残胃癌分类

| 分期 | 类别 |
| --- | --- |
| 非癌病变术后 | a. 断端缝合部癌<br>b. 断端吻合部癌<br>c. 非断端部癌 |
| 早期癌术后 | a. 断端缝合部癌<br>b. 断端吻合部癌<br>c. 非断端部癌 |
| 进展期癌术后 | a. 断端缝合部癌<br>b. 断端吻合部癌<br>c. 非断端部癌 |

3. 藤田分类　藤田等将残胃癌分残胃癌、断端癌和吻合部癌等。① 胃良性病变首次手术后，断端黏膜发生癌变称断端癌；吻合部黏膜发生癌变称吻合部癌；残胃内发生癌称残胃癌。② 胃癌首次手术后，断端部癌残留称残留癌；断端处无癌残留，但癌从胃壁内转移或腹膜接种和周围淋巴结波及称残胃复发癌或断端复发癌。

## （二）形态特征

1. 肠液反流　胃重建手术后肠液反流和（或）*H. pylori* 感染引起胃黏膜一系列变化。Billroth Ⅰ法内镜观察反流胆汁的颜色来判断残胃内是否含有十二指肠液指标，迄今还没有明确的观察指标。Billroth Ⅱ法内镜观察十二指肠液流入吻合部附近的空肠内，多数残胃内见含有胆汁的胃液。Roux-en-Y 法内镜观察十二指肠液很少反流到胃内。近年来，早期胃癌采用幽门保存胃切除中，初看能减少十二指肠液反流至胃内，但实际上仍有十二指肠液反流，很多食物残留和存积在残胃内。贲门侧胃切除与幽门保存胃切除一样，保留幽门的手术方式，同样也会出现十二指肠液反流。有学者认为胃重建手术后引起幽门神经支配不充分，分泌胃泌素的幽门腺黏膜残留，分泌胃酸的胃底腺部分被切除，引起血清胃泌素较高，以及腺窝上皮增生。胃黏膜表面见白色扁平隆起、绒毛状黏膜和增生性息肉等，为此定期内镜观察胃黏膜改变非常重要。

2. 吻合口溃疡　吻合口溃疡（anastomotic ulcers, AU）是残胃的特征性病理状态之一。1899 年 Braun 报告胃空肠吻合术后的吻合口空肠侧并发溃疡病例。狭义吻合口溃疡是指肠内吻合口肛门侧形成溃疡，可能是胃酸分泌过多导致肠内溃疡。狭义吻合口溃疡较少见，原因是溃疡手术后内镜监测残胃次数较少，残胃癌发病率增加。由于萎缩是胃癌的背景黏膜，胃酸分泌减少，胃的切除范围较大，以及酸分泌抑制剂的广泛使用，残胃癌发病率增加。吻合口溃疡，包括吻合口口侧缘溃疡，偶尔观察到。酸分泌抑制剂可以缓解吻合口溃疡，但也可能是难治性吻合口溃疡，可能与残胃血流障碍有关。吻合口溃疡常见于幽门侧胃切除 +Billroth Ⅱ法重建、Billroth Ⅰ法重建和 Roux-en-Y 法重建后吻合口溃疡形成。引起溃疡原因：① 迷走神经酸分泌：胃手术时对胃壁细胞分布密度高的区域切除不完全。② 幽门口残留：胃泌素分泌的幽门口部位被残留引起高酸分泌。③ 胃泌素瘤：并不常见，难治性溃疡应考虑胃泌素瘤。④ 持续 *H. pylori* 感染：尽管与吻合口溃疡没有直接关系，但除菌后吻合口溃疡可得到治愈。⑤ 血流障碍：胃癌术后，因淋巴结清扫和血管切除，吻合口血供不足，形成溃疡。⑥ 非甾体抗炎药（NSAID）：非甾体抗炎药可以引起吻合口溃疡。⑦ 炎性肠病：部分炎性肠病可并发吻合口溃疡。残胃一般都为低酸（或无酸），胆汁反流，肠内细菌繁殖，引起残胃组织病理学改变，如慢性萎缩性胃炎、胃黏膜巨大皱襞、息肉样改变和肠上皮化生等，以及亚硝胺类物质长期刺激，可引起癌的发生。

3. *H. pylori* 感染　有些残胃炎与非残胃（全胃）炎一样，均由 *H. pylori* 感染引起。残胃黏膜伴黄色瘤和弥漫性发红等，在十二指肠液反流前就会出现症状。因此，观察与 *H. pylori* 感染引起全胃炎相似的结果，限于非十二指肠液反流的 Roux-en-Y 法等残胃。*H. pylori* 现症感染残胃的组织学与全胃 *H. pylori* 现症感染活动性胃炎相同，淋巴细胞浸润和多形核白细胞浸润的活动性萎缩性胃炎。残胃炎特征是十二指肠液反流引起胃黏膜的变化，胃癌幽门侧胃切除 + Billroth Ⅰ法重建的残胃黏膜发红伴水肿，曾长期接受 *H. pylori* 除菌治疗，内镜可见黏膜弥漫性发红。如果残胃黏膜弥漫性发红，但 *H. pylori* 阴性的活动性胃炎，可能与十二指肠液反流有关。残胃黏膜弥漫性发红的病因和病理与非残胃（全胃）黏膜完全不同，需要避免混淆。非残胃（全胃）黏膜弥漫性发红，组织病理学显示伴淋巴细胞和多形核白细胞混合的炎症细胞浸润的活动性炎症；残胃黏膜弥漫性发红，*H. pylori* 阴性（包括除菌后）的情况下，炎症细胞浸润意外减少，组织引起炎症在残胃黏膜中反映 *H. pylori* 感染引起活动性炎症。非残胃（全胃）称红色条纹或称梳状发红，*H. pylori* 除菌后红色条纹消失；十二指肠液反流至残胃黏膜可以观察到线状发红，*H. pylori* 除菌后红色条纹存在。根据病理学显示非残胃（全胃）黏膜与残胃黏膜之间存在一定的差异，前者红色条纹是由胃酸引起的，与 *H. pylori* 感染有关；后者红色条纹是由接触肠液引起的，但与 *H. pylori* 感染无关。由于残胃十二指肠液反流，很难通过内镜形态诊断 *H. pylori* 感染，自然除菌并不少见。十二指肠液反流的重建法可以自然除菌，通过十二指肠液根除 *H. pylori*。从经验上看，即使没有十二指肠液反流的残胃也可以达到自然除菌目的。可能与胃内环境的变化有关，但机制仍并不清楚。在内镜观察中，*H. pylori* 感染诊断有时很困难，有必要通过其他方法协助诊断。虽然没有准确的数据，但在残胃的 *H. pylori* 诊断中，血清 *H. pylori* IgG 似乎未必可靠。由于残胃黏膜面积小于非残胃（全胃）黏膜，推测可能降低 *H. pylori* 抗原的刺激。因此诊断 *H. pylori* 最好进行快速尿素酶试验或呼气试验。

4. 残胃癌　残胃癌变大致由 *H. pylori* 现症感染和十二指肠液反流引起。Billroth Ⅱ法重建后的残胃，残胃癌发生率最高的部位是吻合部暴露在十二指肠液最多的部位，据推测十二指肠液反流可能是致癌物质。另外，非十二指肠液反流的残胃，致癌部位多见胃小弯侧，与全胃炎没有太大差别。与非残胃（全胃）一样，癌变部位不一定都聚集在胃小弯侧，四周详细观察非常必要。但在残胃中，内镜反转操作性较差，需要特别注意前视小弯曲线改变。

残胃癌的时间界限划分，各学者看法不一。胃切除时，癌未发现而被遗漏，或者虽然发现，但未能彻底切除。前者为多发性胃癌，后者为浅表扩大型早期胃癌。早期残胃癌划分，应以严格的组织病理学检查为主，其次是时间界限。术后 5 年以上发生癌变称残胃新生癌，小于 5 年发生癌变称残胃残留癌（表 4-4-2）。

表 4-4-2　残胃癌分类

| 胃良性病变首次切除 | 胃癌病变首次切除 | |
|---|---|---|
| A. 残胃癌 | B. | C. 多发癌 |
| 断端癌<br>1.<br>吻合口癌<br>2. 残胃癌（狭义） | 1. 断端癌残留 OW+　断端癌残留 —— 残留癌 —— a. 同时性<br>2. 断端非癌残留 OW-　① 胃壁内转移　② 腹膜种植波及周围淋巴结　残胃复发癌 —— 断端复发癌 —— b. 异时性 | |

（1）良性病变术后发生早期残胃癌：残胃癌以胃溃疡手术占居首位，其次为十二指肠溃疡，Billroth Ⅱ式癌发生率高于 Billroth Ⅰ式，前者吻合部容易癌变，后者缝合部容易癌变。胃空肠吻合癌变发生率低于前两者。内镜表现为 0-Ⅰ型早期胃癌为主，依次

0-Ⅱc 型、0-Ⅱa 型、0-Ⅱa+Ⅱc 型、0-Ⅰ+Ⅱa 型、0-Ⅱc+Ⅱa 型、0-Ⅱc+Ⅱb 型及 0-Ⅱc+Ⅲ 型早期胃癌。隆起型残胃癌好发于吻合部、缝合部和贲门部小弯侧。隆起表面平坦糜烂、小凹陷和小溃疡，胃小区结构混乱，色泽异常，呈灰白色改变，边界呈不规则微隆结节状凹凸，隆起多见广基型。

（2）恶性病变术后发生早期残胃癌：内镜表现为 0-Ⅱc 型多见，其次 0-Ⅰ 型、0-Ⅱa 型、0-Ⅰ+Ⅱa 型、0-Ⅱc+Ⅱb 型早期胃癌（图 4-4-20）。Borr. 型进展期残胃癌，呈不规则小凹陷，表面覆白苔，周围黏膜皱襞集中，呈棒状肥厚性融合形成周堤，稍发红（图 4-4-21）。若浅表凹陷或类似 0-Ⅱb 型，覆盖正常上皮组织，部分被癌浸润的胃小区结构混乱，色泽稍改变，易出血等，该改变是诊断的重要指标。

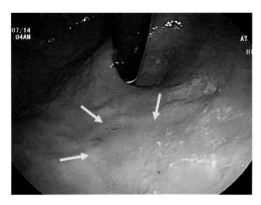 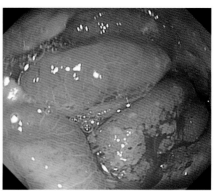

图 4-4-20　早期残胃癌（Billroth Ⅱ）　　　图 4-4-21　进展期残胃癌（Billroth Ⅱ）

## 四、癌前期损害分类

### （一）形态分类

重度异型增生称高级别上皮内瘤变（high-grade intraepithelial neoplasia, HGIN）（图 4-4-22～图 4-4-24）；轻中度异型增生称低级别上皮内瘤变（low-grade intraepithelial neoplasia, LGIN），局部微隆起，中央浅凹陷，边缘见再生上皮，放大内镜-窄带成像示周围腺窝大小不一，分界线不清楚（图 4-4-25、图 4-4-26）。异型增生又称上皮内瘤变。1960 年松木首先报道胃黏膜表面呈平盘状隆起病变，亦是目前研究的隆起异型增生。1966 年中村提出异型上皮（atypical epithelial）是良性病变与恶性病变之间的临界期。异型增生多位于胃窦部，依次胃角和胃体部。小于 20 mm 病变多见，大于 20 mm 病变少见。异型增生分隆起型、凹陷型和平坦

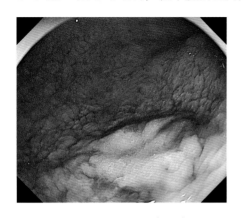

图 4-4-22　HGIN（CE）

型，但多见隆起型。所以异型增生常称息肉Ⅲ型，亦可以称Ⅱa亚型。隆起型异型增生表面平滑，有时伴规则小结节或不规则小结节，前者多见于后者。以褪色为主，很少表面发红。异型增生表面形态分：① 圆形。② 类圆形。③ 椭圆形。④ 葫芦形。⑤ 规则小结节形。⑥ 不规则小结节形。⑦ 中央凹陷形。⑧ 集簇形（图4-4-27）。异型增生切面形态分：Ⅰ型平滑隆起型、Ⅱ型类似平盘型、Ⅱ型平盘型、Ⅲ型类似杯状型、Ⅲ杯状型、Ⅳ型蒂型。异型增生形态还可分：扁平型、结节集簇型、半球型、马背型。

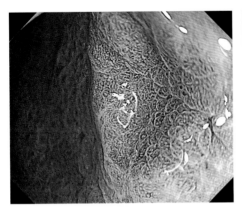

图4-4-23　HGIN（ME-NBI）

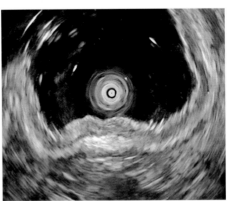

图4-4-24　HGIN（EUS）

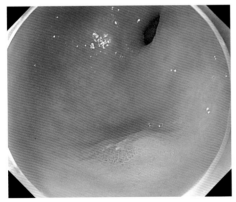

图4-4-25　LGIN（WLE）

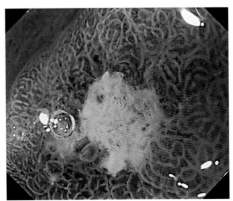

图4-4-26　LGIN（ME-NBI）

a.圆形　　b.类圆形　　c.椭圆形　　d.葫芦形　　e.规则小结节形　　f.不规则小结节形　　g.中央凹陷形　　h.集簇形

图4-4-27　异型增生灶表面形态分型

## （二）形态特征

经长期追踪，发现异型上皮癌变的发展速度各不相同，依据发展速度可分为缓慢型和急速型。扁平型经缓慢地发展至Ⅱa扁平型和Ⅱa结节集簇型。结节集簇型亦缓慢地发展至Ⅱa结节集簇型。半球型急速地进入Ⅰ型和Borr.Ⅱ型进展期胃癌，其次为Borr.Ⅰ型进展期胃癌。马背型较缓慢地进入0-Ⅰ型早期胃癌，但部分急速地进入Borr.Ⅰ型进展期胃癌。根据0-Ⅱa型早期胃癌形态变化，术后病理诊断为异型增生伴癌肿。2 cm以上的异型增生中微小胃癌发生率很高。0-Ⅱa型、0-Ⅱa+Ⅱc型早期胃癌与异型增生鉴别，主要观察病变表面的形态与色泽改变。癌表面呈粗大颗粒状，大小不规则，色泽发红等多见，而异型增生表面呈颗粒规则，色泽不变或退色等多见。其次，部分21 mm以上的异型增生形态类似早期胃癌，20 mm以下的早期胃癌则类似异型增生，这样给内镜鉴别带来困难。

# 第五节　胃癌风险评估与胃炎形态分类

## （一）形态分类

1. **传统胃炎分类**　自1947年Schindler提出胃炎分类后其已成为内镜形态诊断的基础。临床上除了崎田分类、山形分类、木村和竹本类外，还有很多分类。

（1）Schindler分类：将胃炎分为原发性和伴随性，原发性胃炎分为表层性胃炎、萎缩性胃炎和肥厚性胃炎。伴随性胃炎如胃癌、胃十二指肠溃疡和伴术后残胃炎。其中萎缩性胃炎是胃癌的背景黏膜，需要进行随访。

（2）崎田分类：1982年崎田将慢性胃炎分为浅表性胃炎、肥厚性胃炎（增殖性肥厚性胃炎、间质性肥厚性胃炎、腺性肥厚性胃炎）和慢性萎缩性胃炎（萎缩性单纯性胃炎、浅表性萎缩性胃炎、萎缩增生性胃炎、萎缩性肠上皮化生性胃炎、萎缩性增生性肠上皮化生性胃炎）。

（3）山形分类：1961年山形将胃炎分类为：① 表层性（浅表性）胃炎：a. 黏液附着：灰白色黏液弥漫或斑状密集附着。b. 斑状发红：浅表毛细血管部分扩张和收缩所产生边界不清楚的发红黏膜。c. 水肿：黏膜变色（苍白）、肿胀和光泽增加。② 慢性萎缩性胃炎：a. 单纯萎缩变化：黏膜变色；灰色、灰绿色和灰黄色；血管透见；亮度增加。b. 浅表性胃炎：以上所见伴糜烂。c. 增生性变化：呈硬疣状、结节状黏膜隆起，黏膜色泽改变和血管透见不明显。d. 肠上皮化生：具有斑状黏膜改变。③ 肥厚性胃炎：黏膜表面柔软隆起。

（4）木村和竹本分类：通过内镜形态观察胃黏膜表面的萎缩性胃炎进展程度分类。

萎缩边界在胃体部小弯侧不越过贲门部称闭合型，越过贲门部并向大弯侧进展称开放型（参阅第三章早期胃癌形态特征和基础，第四节背景黏膜与评估方法，三、内镜萎缩边界与胃底腺线关系）。

2. 新悉尼系统　1983 年 Warren 和 Marshall 发现 *H. pylori* 后，明确引起胃炎的主要原因是 *H. pylori* 感染。1990 年悉尼第 9 届世界消化病学会上悉尼系统（Sydney system）首次被提出，1996 年修订为新悉尼系统（update Sydney system）。其内含胃炎成因、发生部位、组织病理和内镜形态的诊断标准。组织学部分含病因学（etiology）、病变部位（topography）、形态（morphology），如① 病因：包括 *H. pylori*、自身免疫性、药物性、特发性和感染性。② 病变部位：包括幽门部胃炎、胃体部胃炎和全胃炎。③ 形态：包括炎症、活动性、萎缩、肠上皮化生（IM）和 *H. pylori* 感染。内镜部分含水肿、发红、脆性、渗出液、平坦糜烂、隆起糜烂、结节性变化、黏膜皱襞增生、黏膜皱襞萎缩、血管透见性和壁内出血斑等形态改变。内镜胃炎分类，如发红渗出性胃炎、平坦糜烂、隆起糜烂、慢性萎缩性胃炎、出血性胃炎、皱襞增生性胃炎和反流性胃炎。在组织病理评价中，使用分级系统（grading system），根据 *H. pylori* 感染、炎症（中性粒细胞、单核细胞）、萎缩（胃窦部、胃体部）和肠上皮化生程度分 0～3 级（图 4-5-1、图 4-5-2）。

3. 胃炎京都分类　2012 年日本学者在内镜形态观察胃黏膜是否存在 *H. pylori* 感染时，针对胃癌发生风险和 *H. pylori* 根除后的处置问题，提出新的胃炎分类法。2014 年

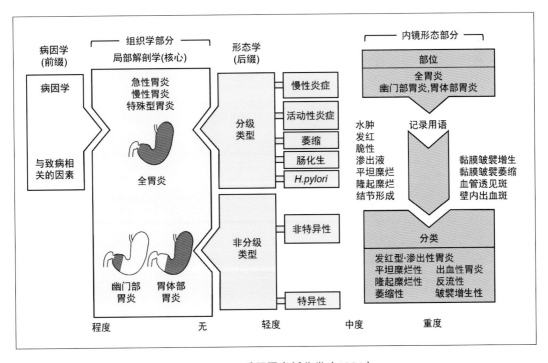

图 4-5-1　悉尼胃炎新分类（1991）

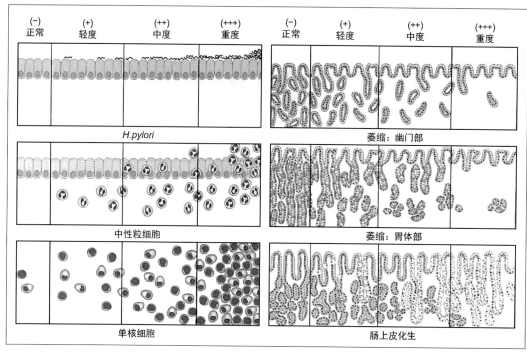

图 4-5-2　悉尼胃炎新分类组织病理学评价

能客观诊断 *H. pylori* 感染胃炎的"京都分类"应运而生。该分类提出客观而简便的诊断 *H. pylori* 感染胃炎的标准，阐明了在分类中未描述的 *H. pylori* 根治后胃黏膜变化等。京都分类借鉴以前胃炎诊断和分类，将 *H. pylori* 感染大致分非感染、现症感染和根治后既往感染的内镜形态改变（表 4-5-1）。

表 4-5-1　胃炎京都分类

| 部位 | 内镜所见 | 英语标记 | 感染 | 未感染 | 除菌后 |
|---|---|---|---|---|---|
| 胃黏膜全体 | 萎缩 | atrophy | ○ | × | ○～× |
| | 糜烂性发红 | diffuse redness | ○ | × | × |
| | 腺窝上皮增生性息肉 | foveolar-hyperplastic polyp | ○ | × | ○～× |
| | 地图样发红 | map-like redness | × | × | ○ |
| | 黄色瘤 | xanthoma | ○ | × | ○ |
| | 高铁血色素 | hematin | △ | ○ | ○ |
| | 棱线状发红 | red streak | △ | ○ | ○ |
| | 肠上皮化生 | intestinal metaplasia | ○ | × | ○～× |
| | 黏膜肿胀 | mucosal swelling | ○ | × | × |
| | 斑状发红 | patchy redness | ○ | × | ○ |
| | 凹陷型糜烂 | depressive erosion | ○ | ○ | ○ |

续　表

| 部位 | 内镜所见 | 英语标记 | 感染 | 未感染 | 除菌后 |
|---|---|---|---|---|---|
| 胃体部 | 肿大皱襞，蛇形皱襞 | enlarged fold, tortuous fold | ○ | × | × |
| | 黏稠黏液 | sticky mucus | ○ | × | × |
| 胃体部至胃底部 | 胃底腺息肉 | fundic gland polyp | × | ○ | ○ |
| | 点状发红 | spotty redness | ○ | × | △～× |
| | 多发性白色扁平隆起 | multiple white and flat elevated lesion | △ | ○ | ○ |
| 胃体下部小弯侧至胃角小弯侧 | 规则排列集合小静脉 | regular arrangement of collecting venules | × | ○ | ×～△ |
| 胃窦部 | 鸡皮样或结节性 | nodularity | ○ | × | △～× |
| | 隆起型糜烂 | raised erosion | △ | ○ | ○ |

注：○为多见；×为没有；△为有时可见。

（1）*H. pylori* 非感染（正常胃）：多见非慢性萎缩性胃炎、中性粒细胞浸润和肠上皮化生等组织学上胃炎黏膜。内镜形态观察：以胃角至胃体下部小弯侧为中心，黏膜上皮见排列规则的集合小静脉；黏膜表面光滑，光泽存在，黏液非黏稠性，胃体部大弯侧皱襞细长直行；胃底腺息肉形成，高铁血红素附着，胃窦部和胃体部黏膜菱形发红，隆起端部糜烂等。

（2）*H. pylori* 现症感染（慢性活动性胃炎）：单核细胞和中性粒细胞浸润，伴胃固有腺体萎缩和肠上皮化生的慢性活动性胃炎。内镜形态观察：胃黏膜的慢性萎缩性胃炎（血管透见像和褪色黏膜）、肠上皮化生、胃体部－胃底部黏膜点状发红、糜烂性发红、排列规则的集合小静脉消失、皱襞异常（肿大、蛇形、消失）、黏膜水肿、鸡皮黏膜（结节状改变）、黄色斑、腺窝上皮增生性息肉和白浊黏液等；特别是对慢性萎缩性胃炎、肠上皮化生、皱襞肥大性胃炎和鸡皮样胃炎等胃癌的高危人群具有非常重要的诊断意义。慢性萎缩性胃炎与 *H. pylori* 感染胃黏膜的特征：① 胃体部大弯侧的黏膜皱襞消失，树枝状血管伴不规则褪色等，可以辨认胃体部小弯侧慢性萎缩性胃炎边界；肠上皮化生以慢性萎缩性胃炎为背景黏膜，以幽前区和胃窦部为中心，大小不等多发性灰白色扁平隆起；随着萎缩的进一步发展，胃体部黏膜见散在灰白色扁平隆起。② 放大内镜－窄带成像观察亮蓝嵴作为诊断肠上皮化生非常有用，被肠上皮化生黏膜上皮吸收，引起沉着脂肪滴的白色不透明物质变化，胃体部黏膜皱襞变化是诊断 *H. pylori* 现症感染的重要依据；炎症细胞浸润引起上皮细胞增殖亢进，肿大的黏膜皱襞呈屈曲蛇形改变；随着萎缩性胃炎的进展，黏膜皱襞减少和消失。③ 肿大黏膜皱襞的内镜注气试验，*H. pylori* 根除治疗后黏膜皱襞得到明显改善；结节性改变是指胃黏膜表面密集宛如皮肤鸡皮疙瘩，均匀颗粒状－结节样隆起多见幽前区、胃窦部和胃角部，常见于小儿 *H. pylori* 感染和青年人 *H. pylori* 感染，偶见成年人和老年人。④ 约 3 mm 结节样隆起均匀分布在胃窦部，接近或放大观察，隆起表面呈微凹陷状白色斑点；组织病理学见淋巴滤泡，鸡皮样胃炎经 *H. pylori* 根除治疗后结节样隆起随之消失。

（3）*H. pylori* 既往感染胃黏膜（根除治疗后或高度萎缩引起 *H. pylori* 自然消失）：根除治疗后中性粒细胞浸润迅速消失，单核细胞浸润残留呈慢性非活动性胃炎状态。如果怀疑既往有 *H. pylori* 感染，在胃体部和胃底部的慢性萎缩性胃炎背景黏膜表面，可见点状发红或糜烂性发红消失；黏膜平滑，光泽存在，胃体部大弯黏膜皱襞基本正常；有时根除治疗前见胃体部或胃窦部发红，治疗后糜烂性发红消失，形成明显的斑状或地图状发红，该部位组织病理学诊断为肠上皮化生。

### （二）形态特征

1. *H. pylori* 感染以外胃炎　内镜观察胃黏膜时，除了判断 *H. pylori* 未感染、*H. pylori* 现症感染和 *H. pylori* 除菌后胃黏膜的状态外，还要判断自身免疫性胃炎；非幽门螺杆菌感染（NHPH）胃炎；非甾体抗炎药/氨基水杨酸（NSAIDs/ASA）胃炎；质子泵抑制剂/钾离子竞争型酸分泌（PPI/P-CAB）抑制药引起的胃黏膜变化和嗜酸性粒细胞型胃炎等（表4-5-2）。

表4-5-2　*H. pylori* 感染以外的胃炎

| 部位 | 内镜所见（英语标记） | 自身免疫性胃炎 | NHPH感染 | NSAIDs/ASA | PPI/P-CAB | 嗜酸性胃炎 |
|------|------|------|------|------|------|------|
| 胃体部 | 萎缩 | ◎ | | | | |
| | 假性息肉（pseudopolyp） | △ | | | | |
| | 鹅卵石黏膜（cobblestone-like mucosa） | | | | ○ | |
| | 多发性白色扁平隆起 | | | | ○ | |
| | 黑斑（black spots） | | | | ○ | |
| | 点状发红 | | | | ○ | |
| | 胃底腺息肉 | | | | ○ | |
| | 腺窝上皮增生性息肉 | | | | ○ | |
| | 弥漫性发红 | | | | ○ | ○ |
| | 血色素 | | | △ | | |
| | 体部糜烂 | | | | | △ |
| 胃角部 | 霜降状（white marbled appearance） | | ○ | | | |
| 胃窦部 | 鸡皮样 | | △ | | | |
| | 萎缩 | | ○ | | | |
| | 平坦糜烂（flat erosion） | | | | ○ | △ |
| | 斑状发红 | | | | ○ | |

注：◎为常被观察到；○为观察到；△为有时被观察到。

2. 胃癌风险评分　可操作的与胃癌风险联系的胃炎评估（operative link for gastritis assessment, OLGA）和可操作的与胃癌风险联系的肠化生评估（operative link for gastric intestinal metaplasia assessment, OLGIM）是继慢性胃炎分类新悉尼发展而来的胃癌风险评分方法。按慢性胃炎新悉尼系统要求活组织病理学取材检查，每块活组织病理学取材标本观察 10 个腺体，根据观察 OLGA/OLGIM 腺体个数，计算萎缩或肠上皮化生。

内镜形态观察萎缩范围的胃癌检出率，C-0 和 C-1 为 0%，C-2 和 C-3 为 2.2%，O-1 和 O-2 为 4.4%，O-3 和 O-P 为 10.3%。在胃炎的京都分类中，与胃癌风险相关的胃炎表现如萎缩、肠上皮化生、皱襞肿大和鸡皮样等，并考虑到胃癌风险内镜形态观察结果的评分。由于 *H. pylori* 现症感染、*H. pylori* 除菌后和 *H. pylori* 未感染的胃癌风险不同，增加了弥漫性发红的分数。如果通过除菌消除炎症细胞浸润，使胃黏膜恢复或接近未感染黏膜状态，胃癌风险随之降低，所有因素总得分最小为 0，最大为 8（表 4-5-3）。在萎缩、肠上皮化生、皱襞肿大和弥漫性发红的总分数中，分值大于 3 分，胃癌组的胃癌风险明显增加，但评分分数还需要进一步验证。

表 4-5-3　OLGA/OLGIM 胃癌风险内镜评分

| | |
|---|---|
| 萎缩（A） | 不区分白光与 IEE 观察<br>A → 0（无 C-0～C-1），1（轻度 C-2～C-3），2（高度 O-1～O-P） |
| 肠上皮化生（IM） | 区分白光与 IEE 观察<br>IEE 观察在括号内标记，例：$IM_{1(2)}$<br>IEE（NBI，BLI）评估 LBC、WOS 程度和范围<br>IM → 0（无），1（胃窦部），2（胃窦部和胃体部） |
| 皱襞肿大（H） | H → 0（无），1（有） |
| 鸡皮样或结节性（N） | H → 0（无），1（有） |
| 糜烂性发红（DR） | （胃体部腺区域集合小静脉透见性）<br>DR → 0（无），1（轻度：部分 RAC+），2（重度）<br>考虑除菌后的变化 |

注：括弧内总分数表示最少值 0 至最大值 8。IEE，图像强调内镜。

3. 京都分类与新悉尼系统对照　与悉尼系统内镜部分相比，如弥漫性发红、地图状发红、肠上皮化生、白浊黏液、多发性白色扁平隆起和规则排列的集合小静脉等新的表现被加入京都分类中，而渗出物和脆性没有被京都分类所采纳（表 4-5-4）。

表 4-5-4　京都分类与悉尼系统胃炎所见

| 京都胃炎分类所见 | 悉尼系统所见 | |
| --- | --- | --- |
| 形态 | 英语标记 | 中文标记 |
| 萎缩 | atrophy<br>visibility of the vascular pattern & rugal atrophy | 萎缩<br>可见血管形态和皱襞萎缩 |
| 糜烂性发红 | — | — |
| 腺窝上皮增生性息肉 | （foveolar-hyperplastic polyp） | 腺窝上皮增生性息肉 |
| 地图样发红 | — | — |
| 黄色瘤 | （xanthoma） | 黄色瘤 |
| 高铁血色素 | intramural bleeding spot | 壁内出血点 |
| 棱线状发红 | erythema | 红斑 |
| 肠上皮化生 | — | — |
| 黏膜肿胀 | edema | 水肿 |
| 斑状发红 | erythema | 红斑 |
| 凹陷型糜烂 | flat erosion | 平坦型糜烂 |
| 肿大皱襞，蛇形皱襞 | rugal hyperplasia | 皱襞增生 |
| 黏稠黏液 | — | — |
| 胃底腺息肉 | （fundic gland polyp） | 胃底腺息肉 |
| 点状发红 | erythema | 红斑 |
| 多发性白色扁平隆起 | — | — |
| 规则排列的集合细静脉 | — | — |
| 鸡皮样或结节性 | nodularity | 结节性 |
| 隆起型糜烂 | raised erosion | 隆起型糜烂 |
| — | exudate | 渗出物 |
| — | friability | 脆性 |

# 第六节　形似胃癌的相关性疾病形态分类

## 一、疣状胃炎分类

　　糜烂是指胃黏膜表面见圆形-类圆形小凹陷，病变与周围黏膜发红，小凹陷表面覆薄白苔或白苔，附着新鲜血液和凝血，凹陷与周围黏膜无明显高低差。糜烂分凹陷型和隆起型两类，前者称胃糜烂，以 *H. pylori* 感染黏膜为主；后者称疣状糜烂，其周围固有腺增生和水肿，以 *H. pylori* 非感染黏膜为主。

（一）形态分类

佐野等将糜烂性胃炎分类为：① 消失型，糜烂以急性炎症渗出为主。② 持续型，糜烂以腺上皮或固有腺再生为主。持续型疣状胃炎是慢性胃炎的一种亚型。疣状胃炎（verrucous gastritis, VG）又称痘疹性胃炎，分布胃窦部为 A 型、幽门部和胃体部为 B 型，以及胃体腺区域为 C 型（图 4-6-1）。A 型多见于 20～30 岁的年轻人群；B 型和 C 型多见于老年人群，年轻人群似乎看不到。疣状胃炎发生在幽门腺区域为幽门腺增生，发生在体部腺区域以腺窝上皮增生为特征；组织病理学表现为糜烂后过剩胃腺上皮有再生现象。根据临床组织病理学分类：Ⅰ 型是增生性息肉。Ⅱ 型是胃底腺和幽门腺边界附近，由糜烂引起中心脐窝的半球状息肉，表面糜烂的再生增生型息肉。佐野认为中村 Ⅱ 型息肉相仅局限于胃体部 C 型疣状胃炎。Ⅲ 型是胃腺瘤。隆起型糜烂多见胃窦部 *H. pylori* 未感染胃黏膜，同样也见于胃体部 *H. pylori* 感染胃黏膜和非感染胃黏膜。多贺须等将内镜 VG 分为章鱼型、息肉型、蛇行型和蛇丸型（图 4-6-2）。

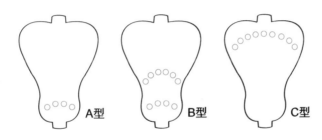

图 4-6-1　**疣状胃炎分类**

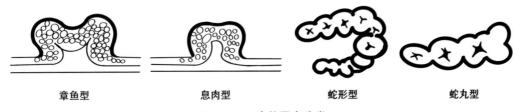

图 4-6-2　**疣状胃炎分类**

（二）形态特征

疣状胃炎特征是隆起表面糜烂或小凹痕（delle）。多发性病变位于幽门腺区域，胃底腺区域较少见。病变排列在胃窦部呈长轴平行纵向排列，隆起表面发红、白苔附着和出血等急性炎症；靛胭脂染色后，隆起表面凹陷清楚。隆起糜烂性胃炎和疣状胃炎表现为消失型和持续型，消失型是隆起起始部平缓较低，凹陷浅而大；持续型是隆起起始部峻峭，紧缩高大，凹陷狭小，边界清楚。随着时间的推移，消失型大部分在 3 个月内消失，有无 *H. pylori* 感染与内镜形态特征有关，在 *H. pylori* 阴性隆起型糜烂中，隆起沿小弯侧长轴方向分布，周围多伴棱线状发红；在 *H. pylori* 阳性隆起型糜烂中，隆起在小弯侧前后壁沿短轴方向分布，多伴黏膜水肿。不规则隆起或单发疣状糜烂，形似Ⅱa+Ⅱc 型早期胃癌，有必要与早期胃癌鉴别（图 4-6-3～图 4-6-6）。

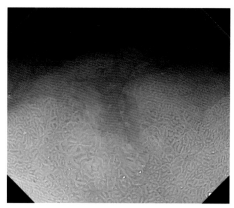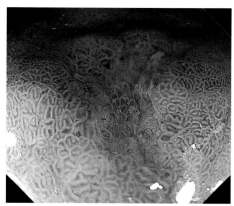

图 4-6-3　WLE 形似Ⅱa+Ⅱc 型 VG　　图 4-6-4　ME-NBI 不规则微血管和微表面构筑，病理诊断：tub2

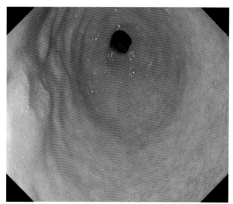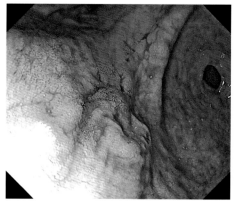

图 4-6-5　WLE 形似Ⅱa+Ⅱc 型 VG　　图 4-6-6　CE 浅凹陷边缘不规则凹陷与周围局部发红，tub1

## 二、黏膜下肿瘤分类

黏膜下肿瘤（submucosal tumor, SMT）与上皮性肿瘤不同，病变起源黏膜下，白光内镜诊断隆起表面覆非肿瘤性黏膜非常困难，但触诊或超声内镜诊断非常有效。白光内镜特征：微隆起边界不清楚、覆与周围黏膜相似的非肿瘤性黏膜和桥形皱襞形成。根据黏膜下肿瘤的生长方式分胃内型、壁内型、胃外型和混合型。首先鉴别胃壁外压迫还是黏膜下肿瘤，约 30% 黏膜下肿瘤样隆起是来自胃壁外压迫，应排除胃被肠道、肝脏、脾脏或胰脏等压迫，特别是肠道压迫胃体部大弯侧，肝囊肿压迫胃体部-胃底部。检查中观察胃蠕动、体位变化和注气量调整是否改变肿瘤大小，这样有利于鉴别壁外性病变。

### （一）形态分类

黏膜下肿瘤无临床症状，常常在内镜筛检时被发现，胃壁由黏膜层（M）、黏膜下层（SM）、固有肌层（MP）、浆膜下层（SS）和浆膜层（S）构成。黏膜层由上皮层（单层柱状上皮细胞）、黏膜固有层（结缔组织富含腺体，发挥消化作用）、黏膜肌层组成。黏膜下肿瘤是指胃黏膜下层或更深组织发生肿瘤，上皮下病变（subepithelial lesions, SELs）是黏膜固有层和黏膜肌层病变的疾病概念（图4-6-7）。

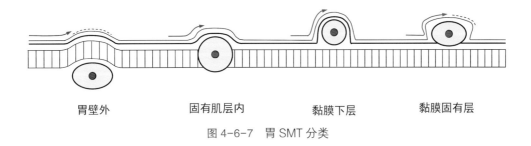

胃壁外　　　　固有肌层内　　　　黏膜下层　　　　黏膜固有层

图 4-6-7　胃 SMT 分类

在内镜检查中经常遇到 SELs，为此超声内镜检查非常重要。SELs 与 SMT 具有相同特征：① 平缓隆起起始部，边界不清楚。② 隆起表面与周围覆相同的非肿瘤黏膜。③ 多见桥形黏膜皱襞等。内镜观察重点：切面形态、占据部位、病变大小、色泽改变、表面形状、有无凹陷、有否溃疡、硬度变化和有无多发病变等。如果病变大于 3 cm、黏膜表面呈不规则结节、隆起表面凹陷或溃疡，以及肿瘤迅速增大，则恶性概率非常高。SMT 样病变分类：① 黏膜下组织病变（真性 SMT）。② SELs 在黏膜下发育呈 SMT 样改变。SELs 又分肿瘤性（非上皮性、上皮性）和非肿瘤性两大类。

（1）肿瘤性：① 非上皮性：间质系（胃肠间质瘤、平滑肌肉瘤和神经鞘瘤等）、血管原性（血管瘤、血管球瘤、血管肉瘤和卡波西肉瘤等）、其他（脂肪瘤、脂肪肉瘤、恶性淋巴瘤、恶性黑色素瘤、转移性胃肿瘤和来自其他脏器浸润）。② 上皮性：淋巴细胞浸润性髓样癌、低分化型腺癌、黏液癌、神经内分泌瘤（NET）、神经内分泌癌（NEC）、混合性腺神经内分泌癌（MANEC）、胃底腺型胃癌、超高分化型腺癌、与组织类型无关伴局限癌变周围纤维化和淋巴细胞浸润癌，来自黏膜下异位胃腺癌和内翻性发育癌。

（2）非肿瘤性：黏膜下异位胃腺、炎性纤维样息肉（IFP）、异位胰腺、炎症（异尖线虫等）、结节病和淀粉样变性。来自黏膜深层的 SMT 如 NET 和 SMT 样胃癌，来自黏膜下层的 SMT 如 IFP 和异位胰腺，来自固有肌层的 SMT 如胃肠间质瘤的腔内发育型、腔内外发育型和腔外发育型。

## （二）形态特征

1. 表面特征　隆起表面覆光滑的正常黏膜，或微小凹凸，应考虑是 SMT。

2. 隆起部分　山田Ⅰ型隆起，隆起起始部平缓上升，表面黏膜光滑。随着肿瘤增大，隆起基部两侧黏膜层逐步向中央靠拢，隆起起始部逐渐形成清楚的界限（山田Ⅱ、Ⅲ型）。胃壁外发育的 SMT，胃腔内表现山田Ⅰ型隆起，仅凭白光内镜判定 SMT 向胃壁外发育程度是不够的；有时胃壁外脏器肿瘤向胃腔内压迫，胃腔内见较大隆起（山田Ⅰ型）。

3. 桥形皱襞　桥形皱襞是指隆起病变的边缘形似架设桥梁样的黏膜皱襞。如果观察到桥形皱襞可以诊断 SMT，但不是所有的 SMT 都伴有桥形皱襞。随着黏膜下隆起病变增大，提拉周围黏膜形成桥形皱襞；癌浸润 SM 深层时，如伴癌浸润黏膜下组织发生淋巴细胞增生或黏液产生等 SMT 样改变常伴桥形皱襞。

4. 中央凹陷（脐孔样变）　中央凹陷指在隆起表面呈脐孔状小溃疡，随着 SMT 的增大，黏膜层伸展致局部血液循环障碍后溃疡形成。较小黏膜下层 SMT，隆起表面凹陷，边缘不规则，多见恶性 SMT。

## 三、胃肠间质瘤分类

### （一）形态分类

间叶源性肿瘤多见胃肠间质瘤。胃肠间质瘤起源于固有肌层并向黏膜下层生长或从浆膜露出在游离腹腔突出于壁外形成肿瘤，伴肿瘤出血或囊性改变。胃肠间质瘤分类为：① 平滑型：如胃肠间质瘤等，主要观察病变大小和起始部（图 4-6-8、图 4-6-9）。② 多结节型：如黏膜下肿瘤样上皮性肿瘤和胃肠间质瘤，主要观察表面结节是否不规则。③ 凹痕（delle）型：如胃肠间质瘤等，主要观察开口边界是否光滑、开口大小和开口深度（图 4-6-10）。④ 不规则凹陷型：如黏膜下黏膜样上皮性肿瘤等，凹陷分界线、多发和糜烂是否偏离中心（图 4-6-11）。随着免疫组织学的发展，Rosai 将胃肠间质瘤依据免疫染色分为：① 平滑肌型（smooth muscle type）：显示平滑肌细胞分化。② 神经型（neural type）：显示神经细胞分化。③ 平滑肌神经混合型（combined smooth muscle-neural type）：显示平滑肌细胞和神经细胞两者分化程度。④ 非提交型（uncommitted type）：不能明确分化类型称狭义胃肠间质瘤。

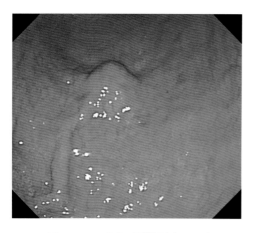

图 4-6-8　GIST 平滑型（WLE）

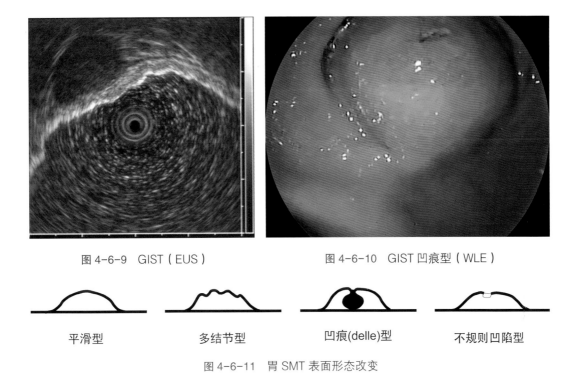

图 4-6-9　GIST（EUS）　　　　　　图 4-6-10　GIST 凹痕型（WLE）

平滑型　　　　　多结节型　　　　凹痕(delle)型　　　不规则凹陷型

图 4-6-11　胃 SMT 表面形态改变

## （二）形态特征

源于中胚层消化道间叶系肿瘤（gastrointestinal mesenchymal tumor, GIMT）中的胃肠间质瘤占据绝大多数，Cajal 间质细胞（interstitial cells of Cajal, ICC）是胃肠道的起搏细胞，具有产生自发电信号、传导慢波电位和调节神经递质等功能。1983 年 Mazur等回顾性研究胃肠间质瘤时，发现了一种无平滑肌分化和神经源性分化的起源不明的胃肠道梭形细胞肿瘤称胃肠间质瘤。目前认为胃肠间质瘤与 Cajal 间质细胞所表达的 c-KIT 受体 CD117 和 CD34 受体密切相关。组织病理学特征：约 70% 胃肠间质瘤由纺锤形细胞构成，依次类上皮细胞和两者细胞混合。仅靠 HE 染色很难与其他间叶肿瘤如平滑肌瘤和神经鞘瘤进行鉴别，必须采用免疫染色方法进行鉴别，KIT 阳性或 CD34阳性时可以诊断胃肠间质瘤。白光内镜特征：含胃肠间质瘤的上皮下病变（SELs）的隆起表面覆正常黏膜，但难以鉴别 SELs。随着胃肠间质瘤增大，隆起端部溃疡形成（delle），表面较硬，枕垫征阴性。超声内镜多显示为源于管壁第 4 层的低回声，实性占位仅通过超声内镜检查胃肠间质瘤还是很难与平滑肌瘤等其他间叶肿瘤鉴别。病变内部均匀低回声可能是平滑肌瘤，高回声与无回声混合或内部不均匀回声提示恶性病变。活组织病理学显示上皮下病变非溃疡病变确诊率为 5%，溃疡病变确诊率为 40%，确诊率较低。除内镜切除或外科手术取材外，超声内镜引导下细针穿刺（EUS-FNA）活组织病理取材（图 4-6-12、图 4-6-13）是一项安全、正确的取材方法，上皮下病变确诊率为 62%～93.4%。肿瘤大小与活组织病理学确诊率有关，如 1～2 cm 为 86%，2～4 cm

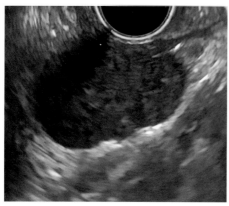

图 4-6-12　胃肠间质瘤（EUS）

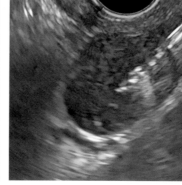

图 4-6-13　胃肠间质瘤（EUS-FNA）

为 86%，大于 4 cm 为 100%，病变越大其确诊率越高。黏膜切开活组织病理取材，利用 EMR/ESD 技术切开覆病变表面的正常黏膜，显露肿瘤后进行活组织病理取材，诊断率为 85%。缺点：该技术不是安全的诊疗行为，壁外发育型上皮下病变操作比较困难，活组织病理取材后黏膜与肿瘤之间高度粘连。

## 四、神经内分泌瘤分类

神经内分泌肿瘤（neuroendocrine neoplasm, NEN）主要包括高分化的神经内分泌瘤（neuroendocrine tumor, NET）和低分化的神经内分泌癌（neuroendocrine carcinoma, NEC）两大类。

### （一）形态分类

1. WHO 分类　2010 年在 NEN 的 WHO 分类中，NET（G1）属低级别（G1）；NET（G2）属中级别（G2）；NEC 属高级别（G3）；混合性腺神经内分泌癌（mixed adenoneuroendocrine carcinoma, MANEC）。其中，La Rosa 等将 MANEC 分为：① 高级别 MANEC：指 NEN 成分为恶性程度较高的小细胞癌或大细胞神经内分泌癌，外分泌成分可以为腺癌或鳞状细胞癌，腺癌成分为低分化或印戒细胞癌，预后最差。② 中级别 MANEC：神经内分泌成分为 G1 或 G2，腺癌成分往往比 NEN 成分分化差。③ 低级别 MANEC：指腺瘤 NEC，又称腺样类癌（glandular-carcinoid tumor），外分泌腺成分为管状或绒毛状腺瘤，神经内分泌成分为类癌，预后良好。NEN 病理分类：G1 级：核分裂数（10 HPF）1，Ki-67 指数 ≤ 2%。G2 级：核分裂数（10 HPF）2～20，Ki-67 指数为 3%～20%。G3：核分裂数（10 HPF）> 20，Ki-67 指数 > 20%。

2. 临床分类　由于 NET 发生背景不同，分为：① Ⅰ型，并发慢性萎缩性胃炎（CAG）。② Ⅱ型，并发多发性内分泌肿瘤综合征Ⅰ型（multiple endocrine neoplasm syndrome

type1, MEN1）/Zollinger-Ellison 综合征（ZES）。③ Ⅲ型，散发性（sporadic）（表 4-6-1）。Ⅰ型和Ⅱ型来源于肠嗜铬样细胞（enterochromaffin-like cell, ECL-cell）肿瘤，伴高胃泌素血症，多发较小，预后良好；Ⅲ型无高胃泌素血症，预后差。值得注意的是，Ⅰ型大多由 A 型胃炎引起，提示是否与 *H. pylori* 感染引起的 CAG 有关。另外，Ⅰ型 NET 背景胃黏膜组织学特征，在萎缩胃体部黏膜中，多发非肿瘤性内分泌细胞微囊胞（endocrine cell micronest, ECM）。

表 4-6-1　NET 分类与临床特征

| 项目 | Ⅰ型 | Ⅱ型 | Ⅲ型 |
| --- | --- | --- | --- |
| 背景疾病 | 慢性萎缩性胃炎（A 型胃炎，*H. pylori*） | MEN1/ZES | 散发性 |
| 频率 | 70%～80% | 5%～10% | ＜20% |
| 血清胃泌素值 | 高 | 高 | 正常 |
| 胃内 pH | 高（低酸） | 低（低酸） | 正常 |
| 肿瘤个数 | 多发 | 多发 | 单发 |
| 肿瘤径 | ＜1 cm | ＜1 cm | 2～5 cm |
| 存在部位 | 胃底部/体部 | 胃底部/体部 | 任何部位 |
| 转移 | 5% 以下 | 10% 以下 | 50% 以上 |
| 组织学分化 | 高分化 | 高分化 | 通常，低分化 |
| 预后 | 极好 | 非常好 | 以腺癌为主 |

NET G1 和 NET G2 治疗标准：① TNM 分类 T1。② 临床无转移。③ 肿瘤直径小于 1 cm 的条件下，可以选择内镜治疗。NET G1 组织病理学：肿瘤呈巢状侵犯黏膜层及黏膜下层（图 4-6-14）；巢状肿瘤细胞被纤维分隔，细胞核小而圆，胞质嗜酸性，核分裂罕见（图 4-6-15）。由于 NEC 恶性程度高，多发生深部浸润和转移，应选择外科根治切除术。

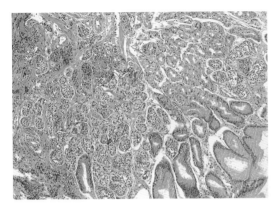
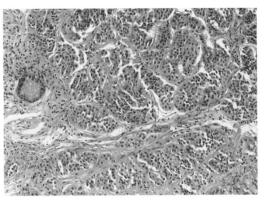

图 4-6-14　NET G1（组织病理学 HE×100）　　图 4-6-15　NET G1（组织病理学 HE×200）

## （二）形态特征

### 1. 高分化的神经内分泌瘤

（1）白光内镜：各种类型的神经内分泌瘤内镜形态差异较小。小的肿瘤多见微隆起病变，大的肿瘤多见半球状病变，形似SMT样隆起（图4-6-16）。表面黏膜白色、淡黄色或与周围黏膜色泽相同，隆起端部发红或凹陷。随着病变增大，黏膜缺损，内部肿瘤显露。缺损部位与非肿瘤性黏膜之间边界平滑，缺乏蚕食样表现。

（2）放大内镜-窄带成像（ME-NBI）：隆起起始部与周围黏膜结构相似，裂纹延长和窝间部扩大；或发红凹陷表面结构消失，

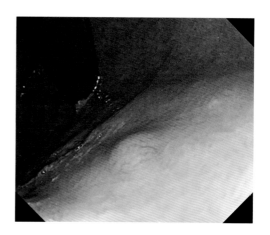

图4-6-16　NET Ⅰ型（白光内镜）

细密螺旋状血管和粗大扩张的黑褐色微血管呈不规则分支，表面肿瘤显露。

### 2. 低分化的神经内分泌癌

（1）白光内镜：早期癌特征是发红，伴扩张微血管，具有SMT样起始部的凹陷或溃疡病变。

（2）ME-NBI：在浅表病变的凹陷内和溃疡性病变边缘，微表面消失和稀疏不规则微血管，是内分泌细胞癌特征性表现。常在进展期癌中被发现，癌变初期为高分化腺癌，表现腺癌内镜形态改变，随内分泌细胞癌的成分增加，具有SMT样要素的隆起型和Borr.Ⅱ型形态，凹陷内伴坏死和易出血（图4-6-17、图4-6-18）。

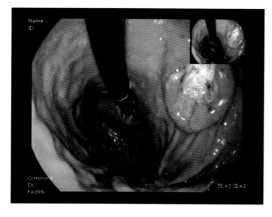

图4-7-17　NEC（远景像）

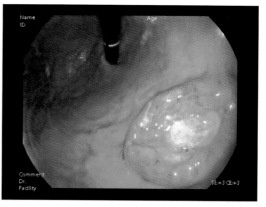

图4-7-18　NEC（近景像）

## 五、胃淋巴增殖性疾病分类

淋巴增殖性疾病是除生理性淋巴结肿胀和淋巴增多症外的淋巴增殖症的总称。胃淋巴增殖性疾病（gastric lymphoproliferative disorders）代表恶性淋巴瘤，消化道是节外性非霍奇金淋巴瘤的好发部位。发病率较高的疾病大部分是 B 细胞性肿瘤，如 MALT 淋巴瘤、弥漫大 B 细胞淋巴瘤（DLBCL）和滤泡性淋巴瘤（follicular lymphoma, FL）。近年来，在免疫缺陷状态下发病的免疫缺陷相关淋巴增殖症越来越受到关注。

### （一）形态分类

1. 白光内镜分型

（1）1964 年中村分类：① 肿块型：大肿瘤形成，隆起表面形成火山口样溃疡。② 溃疡浸润型：微隆起向黏膜下组织和固有肌层（MP）浸润，隆起表面形成不规则溃疡。③ 弥漫浸润型：肿瘤与黏膜表面之间见高低差或略低多发性浅表溃疡。

（2）1970 年佐野等将恶性淋巴瘤分为隆起型、溃疡型、表面浸润型和巨大皱襞型。隆起型形似 Borr. Ⅰ 型进展期胃癌，溃疡型形似 Borr. Ⅱ 型或 Ⅲ 型进展期胃癌，巨大皱襞型形似 Borr. Ⅳ 型进展期胃癌。1974 年该分类被修正为：① 浅表型（superficial type）：形似表面平坦或凹陷型早期胃癌。② 溃疡型（ulcer type）：形似消化道溃疡。③ 隆起型（polypoid type）：以黏膜隆起为主体，形似 0-Ⅰ 型早期胃癌或 Borr. Ⅰ 型进展期胃癌。④ 破溃型（fungated type）：形似 Borr. Ⅱ 型进展期胃癌或 Borr. Ⅲ 型进展期胃癌溃疡性病变。⑤ 巨大皱襞型（giant fold type）：形似 Borr. Ⅳ 型进展期胃癌皱襞弥漫性肿大和肥厚。

（3）1980 年八尾等分类：① 浅表扩大型：形似 0-Ⅱb 型早期胃癌表面平坦或 0-Ⅱc 型早期胃癌表面凹陷。② 巨大皱襞型：形似 Borr. Ⅳ 型进展期胃癌弥漫性皱襞肿大和增厚。③ 肿块形成型：形似 Borr. Ⅰ 型进展期胃癌或形似 Borr. Ⅱ、Ⅲ 型进展期胃癌。④ 其他：上述 3 型混合与分类困难。

（4）1999 年小田等分类：① 发红糜烂型。② 黏膜肿胀水肿型。③ 0-Ⅱc 型样凹陷型。④ 溃疡型。⑤ 铺路石黏膜型。⑥ 隆起型。⑦ 白斑型。

（5）1999 年中村等分类：① 糜烂溃疡型。② 形似早期胃癌型。③ 褪色黏膜型。④ 鹅卵石型。⑤ 黏膜下肿瘤样隆起型。

2. 放大内镜-窄带成像分类　近年来，ME-NBI 观察胃微表面构筑和微血管构筑已广泛应用于早期胃癌诊断，尤其对非上皮性肿瘤的胃 MALT 淋巴瘤诊断非常有效。2008 年 Ono 等提出淋巴瘤 ME-NBI 分类：① 非结构区域（nonstructural area）：腺管结构完全或不完全消失。② 膨胀类型（ballooning）：比正常（非病变）部位腺管结构肿大和膨胀，但腺管结构未被破坏。③ 异常血管（abnormal vessels）：正常情况下未见微血管，或微血管形态不均匀和行走不规则。

3. 超声内镜分类　1992 年长南等提出淋巴瘤的超声内镜分类：① A 型：低回声结节紧密集簇。② B 型：均匀弥漫性低回声。③ C 型：伴溃疡或纤维化溃疡瘢痕难以判断。

4. 佐藤等综合分类（2014 年）　淋巴瘤分类结合白光内镜和超声内镜技术，适合DLBCL 诊断：① 胃壁保持伸展性。② 可见黏膜下肿瘤要素。③ 伴溃疡病变的狭窄耳郭样周堤，凹陷内伴厚苔。④ 多发病变伴多形态变化。⑤ 超声内镜见均匀低回声肿瘤。

5. 活组织评分系统（Wotherspoon 评分）

0 级（正常）：黏膜内散在浆细胞及淋巴滤泡（－）。

1 级（慢性活动性胃炎）：黏膜内淋巴细胞的聚集，淋巴滤泡和淋巴上皮损害（lymphoepithelial lesion, LEL）均（－）。

2 级（慢性活动性胃炎＋明显的淋巴滤泡）：淋巴周围明显的套层及伴浆细胞明显的淋巴滤泡 LEL（－）。

3 级（疑似反应性病变的淋巴细胞浸润）：淋巴滤泡周围黏膜及上皮内小淋巴细胞弥漫浸润。

4 级（疑似淋巴瘤的淋巴细胞浸润）：淋巴滤泡周围黏膜及上皮内中心细胞样（centrocyte-like cell, CCL）细胞弥漫性浸润。

5 级（MALT 淋巴瘤）：黏膜内有密集上皮内中心细胞样细胞弥漫性浸润，淋巴上皮损害显著。

## （二）形态特征

消化道原发恶性淋巴瘤占消化道恶性肿瘤的 1%～8%。恶性淋巴瘤在消化道中易发部位是胃，占消化道淋巴瘤的 60%。在组织类型中，MALT 淋巴瘤和 DLBCL 较多见，套细胞淋巴瘤（mantle cell lymphoma, MCL）、Burkitt 淋巴瘤和 T 细胞性淋巴瘤较少见。① MALT 淋巴瘤和 DLBCL 内镜形态特征：胃窦部和胃体部黏膜糜烂、不规则平坦、溃疡、浸润及隆起型结节；ME-NBI 观察微血管形态时，树枝状外观（tree like appearance, TLA）对 MALT 淋巴瘤的诊断具有重要意义。② 淋巴瘤样胃病（lymphomatoid gastropathy, LyGa）内镜形态特征：1～2 cm 隆起形似早期胃癌（隆起和凹陷型病变），表面发红明显（呈血疱或血豆样改变），反映病变内血流量的多少，组织病理学未见明显血管增生，伴红细胞潴留的扩张血管，血管内外见少量红细胞，有时黏膜内伴广泛出血。③ LyGa 的发展过程：发红隆起（病初期）→隆起顶部糜烂或浅溃疡（中期）→瘢痕形成（消退期）。除消退期外，组织病理学未见明显差异，免疫组织化学染色（CD3、CD20、CD79a、CD5、cyclin D1、CD10、BCL2 等），免疫球蛋白轻链的原位杂交以及特征性基因异常可进行诊断。

# 参 考 文 献

［1］　郭孝达，殷泙.早期胃癌的内窥镜诊断［M］.成都：四川科学技术出版社，1986.

［2］　殷泙，郭孝达.凹陷型微小胃癌的放大内镜诊断与鉴别诊断［J］.内镜，1989，6：170-173.

［3］　郭孝达，殷泙.进展期胃癌形似早期胃癌［J］.国外医学（消化系疾病分册），1984，3：149-152.

［4］　郭孝达，殷泙.黏膜下层胃癌的内镜诊断［J］.内镜，1986，3：35-37.

［5］　郭孝达（上海市胃癌协作组）.93例早期胃癌有关问题的分析［J］.上海医学，1978，8：8-10.

［6］　郭孝达.微小胃癌内窥镜下诊断技术［J］.医学研究通讯，1986，9：283-284.

［7］　郭孝达.早期胃癌的内窥镜诊断［J］.肿瘤，1985，5：34-36.

［8］　殷泙，许幼如.早期胃癌内镜形态学诊断进展［J］.内镜，1994，11：220-222.

［9］　村上忠重，松井勉，小出仁.胃潰瘍の手術適応-病理学的立場から［J］.最新医，1959，14：1013-1017.

［10］　崎田隆夫，三輪剛.悪性潰瘍の内視鏡診断-早期診断のために［J］.日消誌，1970，67：984-989.

［11］　山辺和生，荻野信夫，小川法次，他.巨大な胃 Inflammatory fibroid polyp の1例-本邦報告例138症例の集計および検討［J］.日臨外会誌，1990，51：1972-1975.

［12］　西出憲史，滝沢耕平，小野裕之，他.経過観察中に増大傾向を認めた胃炎症性類線維ポリープの1例［J］.胃と腸，2013，48：98-105.

［13］　小林広幸，淵上忠彦，堺勇二，他.消化管炎症性類線維ポリープ（IFP）の診断と治療［J］.胃と腸，2004，39：640-646.

［14］　船田理子，小林正明，広野玄，他.内視鏡的に長期間の経時的変化が観察できた胃 inflammatory fibroid polyp の2例［J］.Gastroenterol Endosc, 2005, 47: 318-324.

［15］　長南明道，望月福治，池田卓，他.内視鏡的に切除された胃の Inflammatory fibroid polyp (IFP) 9例の検討［J］.Gastroenterol Endosc, 1988, 30: 1504-1509.

［16］　石英樹，阿部光市，二村聡.非腫瘍性疾患：IFP (inflammatory fibroid polyp)［J］.胃と腸，2015，50：818-820.

［17］　八尾恒良，中澤三郎，中村恭一，他.胃悪性リンパ腫の集計成績［J］.胃と腸，1980，15：905-908.

［18］　長南明道，望月福治，池田卓，他.胃悪性リンパ腫の超音波内視鏡所見の検討［J］.Gastroenterol Endosc, 1992, 34: 1833-1843.

［19］　佐野量造.胃疾患の臨床病理・胃の肉腫［M］.東京：医学書院，1982：257-283.

［20］　中村昌太郎，飯田三雄.消化管悪性リンパ腫の臨床［J］.日消誌，2001，98：624-635.

［21］　小田一郎，斉藤大三，小野裕之，他.胃 MALT リンパ腫の Helicobacter pylori 除菌後の経過と治療効果［J］.胃と腸，1999，34：1381-1388.

［22］　赤松泰次，北原桂，白川晴章，他.胃 MALT リンパ腫の内視鏡所見—早期胃癌や胃炎との鑑別診断［J］.胃と腸，2009，44：805-812.

［23］　田近正洋，中村常哉，田中努，他.胃 MALT リンパ腫の診断と治療［J］.胃と腸，2014，49：603-615.

［24］　崎田隆夫.診断基準［J］.現代医療，1982，14：227-230.

［25］　Kaminishi M, Yamaguchi H, Nomura S et al. Endoscopic classification of chronic gastritis based on a pilot study by the Research Society for Gastritis［J］. Dig Endosc, 2002, 14: 138-151.

［26］　鎌田智有，物部泰昌，角直樹，他.胃癌［J］.消化器内視鏡，2019，31：599-607.

［27］　福井広一，三輪洋人.Schinadler 分類［J］.胃と腸，2019，54（増刊号）：624-625.

［28］　田坂定孝，高橋忠雄，崎田隆夫，他.ガストロカメラによる胃疾患の研究第一報-慢性胃炎について［J］.綜合臨，1956，5：1-9.

［29］　山形敞一，増田久之.胃炎の診断［J］.医事新報，1961，1916：5-16.

［30］　崎田隆夫.診断基準［J］.現代医療，1982，14：227-230.

［31］　山田達哉，福富久之.胃隆起性病変［J］.胃と腸，1966，1：145-150.

［32］　中村卓次.胃ポリープの悪性変化-病理組織学的分類との関連［J］.胃と腸，1968，3：737-747.

［33］　長南明道.超音波内視鏡による消化管癌の深達度診断［J］.日消誌，2004，101：755-761.

［34］　三宅直人.潰瘍合併早期胃癌の画像診断-潰瘍合併早期胃癌の EUS 診断［J］.胃と腸，2013，48：48-55.

［35］　三宅直人.早期胃の EUS 深達度診断［J］.胃と腸，2012，47：482-489.

［36］　中村昌太郎，松本主之.佐野の分類［J］.胃と腸，2019，54：766-767.

［37］　中村昌太郎，松本主之.八尾らの分類（［胃と腸］誌胃悪性リンパ腫編集小委員会分類）［J］.胃と腸，2019，54：768-769.

［38］ Kaise M, Kato, M, Urashima M, et al. Magnifying endoscopy combined with narrow-band imaging for differential diagnosis of superficial depressed gastric lesions［J］. Endoscopy, 2009, 41: 310-315.

［39］ 阿部展次，橋本佳和，大木亜津子，他．図で理解する消化器手術後の再建法［J］．消化器内視鏡，2019，31：1270-1280.

［40］ 周英豪，吉敏，李成林．Cajal 间质细胞与胃肠道疾病［J］．医学综述，2012，18：1998-2001.

［41］ 陈天文，王利利，刘牧林．胃肠道间质瘤诊疗进展［J］．沈阳医学院学报，2021，23：61-66.

［42］ La Rosa S, Marando A, Sessa F, et al. Mixed adenoneuroendocrine carcinomas (MANECs) of the gastrointestinal tract: an update［J］. Cancers, 2012, 4: 11-30.

［43］ 海崎泰治．WHO 分類—WHO classification of neuroendocrine neoplasm［J］．胃と腸，2019，54（増刊号）：622-623.

［44］ 中村昌太郎，松本主之．消化管悪性リンパ腫の診断と治療［J］．Gastroenterol Endosc, 2014, 56: 3599-3606.

［45］ Nakamura S, Matsumoto T. Treatment strategy for gastric mucosa-associated lymphoid tissue lymphoma［J］. Gastroenterol Clin North Am, 2015, 44: 649-660.

［46］ 中村昌太郎，松本主之．胃リンパ腫［J］．消化器内視鏡，2019，31：609-611.

［47］ 榊信廣．胃炎症性疾患：胃炎・胃潰瘍・胃びらんの分類［J］．消化器内視鏡，2014，26：38-43.

［48］ 春間賢，井上和彦．胃炎の京都分類［J］．胃と腸，2019，54（増刊号）：616-618.

［49］ 小野尚子．Updated Sydney system［J］．胃と腸，2019，54（増刊号）：622-623.

［50］ 榊信廣．上部消化管内視鏡検査に必要な胃炎分類［J］．消化器内視鏡，2019，31：587-593.

［51］ 张莉，马师洋，程妍，等．疣状胃炎的内镜及病理分析［J］．胃肠病学和肝病学杂志，2016，25：1151-1155.

［52］ 付咬林，吴云林．疣状胃炎的历史、现状与思考［J］．国外医学・消化系疾病分册，2005，25：155-157.

［53］ 富田英臣，山本頼正，藤崎順子，他．疣状胃炎と胃癌の鑑別診断［J］．消化器内視鏡，2015，27：93-99.

［54］ 赤松泰次，下平和久，宮島正行，他．胃潰瘍・胃［J］．消化器内視鏡，2019，31：594-598.

［55］ 奈良坂俊明，溝上裕士．崎田・三輪分類［J］．胃と腸，2019，54（増刊号）：628-629.

［56］ 二村聡．胃潰瘍の深さによる分類（通称，村上分類）［J］．胃と腸，2019，54（増刊号）：630-631.

［57］ 赤松泰次，下平和久，張淑美，他．胃腫瘍性病変の分類［J］．消化器内視鏡，2014，26：45-50.

［58］ 塩崎均．食道再建術［J］．消外，2002，25：811-824.

［59］ 畠山勝義．標準外科学［M］.14 版．東京：医学書院，2016：454-458.

［60］ 野村幸世．胃切除後の残胃観察と評価［J］．消化器内視鏡，2019，31：1293-1297.

［61］ 入門陽介．浜田勉．ベルギーワッフル様外観［J］．胃と腸，2017，52：574.

# 第五章

# 早期胃癌内镜质的诊断

近年来，随着内镜形态诊断的精准度不断提高，肿瘤性和非肿瘤性病变的内镜形态诊断已接近组织病理学诊断。选择高精准度的内镜装置如白光内镜（WLE）、色素内镜（CE）和窄带成像（NBI）内镜等，可以鉴别肿瘤性和非肿瘤病变的性质。尽管使用了高精准度的内镜设备，但对某些病变鉴别还存在着一定的困难：① 病变边界清楚、微血管消失和色泽异常区域等，应考虑来自上皮性肿瘤。② 隆起起始部缓慢，表面覆非肿瘤性上皮，应考虑来自非上皮性肿瘤，特别是腺瘤与癌的鉴别非常重要。③ 病变表面发红、凹凸不平、大小不等颗粒和易出血等，应考虑是腺瘤癌变。④ 随着时间的推移，大于 2 cm 病变和形状变化等，应高度怀疑癌变。⑤ 糜烂边缘规则和光滑，应考虑是良性凹陷型病变。⑥ 凹陷边缘和基部不规则、大小不一和蚕食像边缘隆起伴发红，应考虑是恶性凹陷型病变。

鉴别典型胃癌和胃溃疡等病变非常容易，似乎能瞬间鉴别良性或恶性病变。鉴别病变性质是根据形态改变和色泽异常等形态推导下得出的正确结论，而不是单靠直觉进行鉴别，为此定期内镜形态观察和组织病理学读片非常重要。对罕见病例或初次遇到的病变，把握内镜观察结果，即使不了解病变（或疾病）的名称，也能判断病变（或疾病）的种类（是肿瘤性抑或炎症性等）和性质（是上皮性抑或非上皮性等），在某种程度上缩小对病变（或疾病）的诊断范围，追加检查内容和方向（图 5-0-1）。放大内镜＋窄带成像（ME-NBI）是鉴别癌变与非癌变既简便又有效的方法，故在早期胃癌观察过程中提出血管和表面分类系统（VSCS），血管和表面分类系统采用解剖学术语，通过微表面构筑（MSP）、微血管构筑（MVP）和分界线（DL）评估良恶性病变。早期胃癌放大内镜简单诊断算法（MESDA-G）特征：① 发现可疑病变时，白光观察后可以瞬间切换放大内镜＋窄带成像模式进行观察，判断病变与背景黏膜之间是否存在清楚的分界线。② 如果病变内外侧微血管构筑与微表面构筑急剧变化，分界线清楚，可以判定癌变的存在。③ 如果病变的内外侧微血管构筑与微表面构筑逐渐变化，分界线不清楚，可以判定非癌病变。④ 在有否分界线基础上，微血管构筑与微表面构筑综合诊断是非常重要，ME-NBI 观察微表面构筑、大小不一，无融合或规则微血管构筑，应推测是高分化管状腺癌。⑤ 微血管构筑呈稍稀疏、中度异形和不规则网状结构，应推测是中分化管状腺癌。⑥ 白球状外观（WGA）存在胃黏膜下见小白色球状物质，对内镜鉴别腺瘤、非癌和分化型癌的特异度非常高，有助于质的诊断。

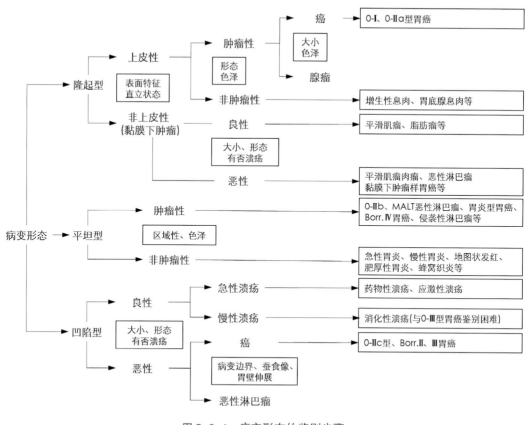

图 5-0-1　病变形态的鉴别步骤

# 第一节　隆起型病变鉴别

隆起型病变质的诊断，应该从来自上皮性病变还是非上皮性病变的鉴别开始，内镜筛检前应掌握患者的相关信息，目的是提高内镜质的诊断的正确率。选择胃癌高风险患者作为内镜筛检对象，收集患者胃癌相关的预警症状（alarm symptom）、既往史、*H. pylori* 感染史、吸烟史和摄取高盐食物等信息，综合评估早期胃癌发生风险的程度。特别是 *H. pylori* 感染的胃黏膜发生慢性萎缩性胃炎（CAG）和肠上皮化生（IM），根据背景黏膜的形态改变评价胃癌高危因素。多发性早期胃癌占早期胃癌的 10%～15%，在某部位发现癌变，按顺序观察其他部位寻找多发性癌变。重视曾经历早期胃癌内镜治疗的复查患者，继续寻找被遗漏的多发性癌变。内镜形态疑诊为癌变，活组织病理学显示为非癌变，应列为定期随访对象。为了减少患者的经济负担，再次活组织病理学取材和检查前，需调阅原始内镜图像资料，重新审视曾经可疑病变的形态改变。

　　基本特征：① 单发或多发病变。② 隆起起始部形态。③ 病变大小和高度。④ 表面色泽改变。⑤ 病变部位与背景黏膜改变。

　　形态特征与鉴别诊断：① 隆起起始部平缓状（山田 I 型或 II 型），表面覆正常上皮组织，应考虑是非上皮性肿瘤（黏膜下肿瘤）。② 隆起起始部边界清楚（山田 II ~ IV 型），隆起色泽与周围黏膜差异明显，应考虑是上皮性肿瘤，需要与 0-I 型、0-IIa 型早期胃癌和腺瘤鉴别。③ 上皮性非肿瘤，需要与增生性息肉和胃底腺息肉等鉴别。④ 隆起色泽与周围黏膜相同，应考虑是非上皮性良性肿瘤，需要与平滑肌瘤和脂肪瘤等鉴别。⑤ 重度慢性萎缩性胃炎的背景黏膜，应考虑是隆起型早期胃癌（分化型腺癌）。⑥ 非上皮性恶性肿瘤，需要与平滑肌肉瘤、恶性淋巴瘤和黏膜下肿瘤样胃癌等鉴别。⑦ 大于 20 mm 隆起，切面分叶状伴发红，表面凹凸不规则，应考虑是增生性息肉癌变（图 5-1-1）。

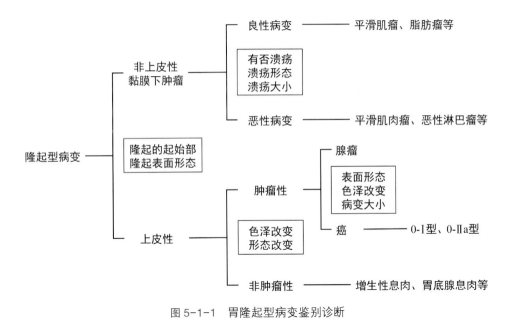

图 5-1-1　胃隆起型病变鉴别诊断

## 一、上皮性非肿瘤性病变

　　隆起型早期胃癌需要与上皮性非肿瘤性病变如增生性息肉、囊性息肉状胃炎（gastritis cystica polyposa, GCP）、异位胃黏膜（heterotopic gastric mucosa, HGM）、炎性纤维样息肉（inflammatory fibroid polyp, IFP）、疣状胃炎（verrucous gastritis, VG）和胃底腺息肉（fundic gland polyp, FGP）等鉴别。

　　形态特征与鉴别诊断：① 扁平隆起或粗大结节，色泽暗红或褪色，应考虑是上皮性肿瘤性病变。② 大于 20 mm 暗红色隆起病变，应考虑是隆起型早期胃癌。③ 小于 20 mm 褪色隆起病变，应考虑是胃腺瘤。④ 隆起病变伴明显发红、黏液附着、伴

*H. pylori* 现症感染和慢性萎缩性胃炎的背景黏膜，应考虑是增生性息肉。⑤ 小于 5 mm 隆起病变、表面光滑、色泽与周围黏膜大致相同、非 *H. pylori* 感染的胃底腺黏膜和非慢性萎缩性胃炎背景黏膜，应考虑是胃底腺息肉。

## （一）增生性息肉

增生性息肉（hyperplastic polyp, HP）伴 *H. pylori* 现症感染和慢性萎缩性胃炎的背景黏膜，癌变率 0.5%～4.5%，多见胃型癌或肠型癌，好发于幽前区和胃体部。

1. 基本特征　增生性息肉分：① 腺窝型（foveolar type）：山田Ⅱ型、Ⅲ型和Ⅳ型，表面明显发红伴糜烂或腺窝上皮增生伴糜烂（图 5-1-2、图 5-1-3），间质炎症细胞浸润、水肿和肉芽组织形成，红细胞聚集在扩张的毛细血管内。② 腺体型（glandular type）：以山田Ⅰ型和Ⅱ型为主，色泽与周围黏膜相似（图 5-1-4、图 5-1-5）。

2. 形态特征与鉴别诊断　① 小于 10 mm 隆起病变、切面呈半球、无蒂隆起和表面发红明显或不明显，应考虑是良性增生性息肉。② 大于 10 mm 隆起病变、切面呈带蒂隆起和表面发红明显伴糜烂，应考虑是增生性息肉癌变。③ 切面呈球形或八字形隆

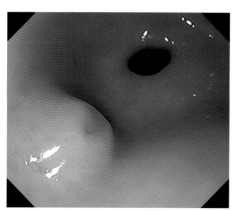

图 5-1-2　腺窝型（白光内镜）

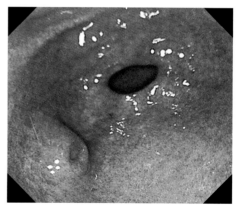

图 5-1-3　腺窝型（窄带成像）

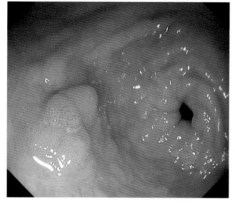

图 5-1-4　腺体型（白光内镜）

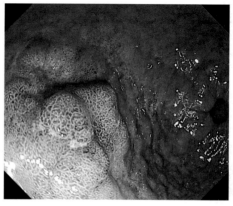

图 5-1-5　腺体型（窄带成像）

起，容易误诊为恶性病变。④ 切面呈香烟状或芋芳状隆起，需要与 0-Ⅱa 型早期胃癌鉴别。⑤ 大于 20 mm 增生性息肉癌变率 5.0%～8.2%，适合内镜切除。⑥ 小于 20 mm 增生性息肉，表面无出血，随访观察，一旦发现息肉癌变行内镜治疗。⑦ 增生性息肉伴 H. pylori 现症感染，根治治疗后 80% 隆起病变消失，需要与疣状胃炎鉴别。

### （二）囊性息肉状胃炎

囊性息肉状胃炎（GCP）是先天性腺体异位与后天性炎症刺激（如胃手术史、消化性溃疡、异物刺激和消化液反流等）引起腺体异位和增生向黏膜下层移行。特别是胃肠吻合口的胃侧黏膜发生无蒂性息肉或巨大皱襞状肿大病变，多见于 Billroth Ⅱ 重建术，又称间质性息肉样肥厚性胃炎（stromal polypoid hypertrophic gastritis, SPHG）或囊性息肉状胃炎。虽然囊性息肉状胃炎是一种良性病变，但许多研究表明囊性息肉状胃炎属癌前病变，与胃癌关系非常密切。

形态特征与鉴别诊断：① 无蒂息肉多位于吻合口大弯侧和前后壁，表面发红，凹陷周围环状隆起，需要与 0-Ⅱa+Ⅱc 型早期胃癌鉴别。② 囊性息肉状胃炎缺乏特征性内镜形态表现，需要与胃癌、间质瘤、炎性肌纤维母细胞瘤、神经内分泌肿瘤、神经鞘瘤、异位胰腺、脂肪瘤、肉瘤、囊肿和恶性淋巴瘤等鉴别。

### （三）异位胃黏膜

异位胃黏膜（HGM）是胃黏膜下异位腺管呈弥漫性分布和多发性较小黏膜下隆起的形态改变，但孤立性病变很少表现为息肉状或黏膜下肿瘤样溃疡改变。组织学显示黏膜下深层的胃腺组织增生、囊性扩张腺管和平滑肌组织混合存在，由于组织结构和解释不同又称错构瘤性内翻性息肉（hamartomatous inverted polyp, HIP）或黏膜下异位胃腺息肉（submucosal heterotopic gastric gland polyp）等。

形态特征与鉴别诊断：① 小的隆起型病变，表面光滑，需要与带蒂或亚蒂黏膜下肿瘤样早期胃癌等鉴别。② 大的隆起型病变，表面凹陷或凹凸伴溃疡，需要与进展期胃癌鉴别。

### （四）炎性纤维样息肉

炎性纤维样息肉（IFP）与血小板衍生生长因子受体-α（platelet-derived growth factor receptor alpha, PDGFR-α）基因激活突变有关，是一种来源于良性间叶组织的罕见肿瘤。全消化道均可发生良性非肿瘤性息肉，好发于幽门腺区域（幽前区和胃窦部）（图 5-1-6）。肿瘤起源于黏膜下层，明显增厚并破坏黏膜固有层和黏膜层，但未浸润固有肌层形似上皮下肿瘤（SET）或黏膜下肿瘤（SMT）。组织学显示：① 成纤维细胞样梭形细胞明显增生。② 血管周围梭形细胞增生。③ 伴大量炎症细胞浸润，如淋巴细胞、浆细胞和嗜酸性粒细胞（图 5-1-7）。

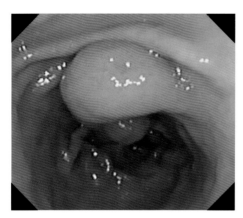
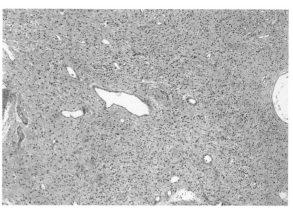

图 5-1-6　炎性纤维样息肉　　　　　图 5-1-7　炎症纤维样息肉（HE×100）

　　基本特征：① 多位于胃窦部，小于 2 cm 隆起表面黏膜光滑，大于 2 cm 隆起表面伴糜烂，大于 5 cm 隆起呈黏膜下肿瘤、带蒂或无蒂隆起表面伴溃疡。② ME-NBI 显示窝间部增宽或腺管密度增加，溃疡瘢痕形成和隆起起始部陡峭。③ 超声内镜显示病变起源于第 2～第 3 层，边界不清楚，内部均匀低回声。④ 术后组织病理学显示黏膜肌深层和黏膜下层伴嗜酸性粒细胞浸润和小血管增生的成纤维细胞。

　　形态特征与鉴别诊断：炎性纤维样息肉需要与异位胰腺、血管球肿瘤（glomus tumor, GT）、胃肠间质瘤（非溃疡型）和神经内分泌瘤等鉴别。① 位于幽前区和胃窦部，隆起表面凹痕，超声内镜显示病变起源于第 3～第 4 层，深层边界不清楚，肿瘤内见稍不均匀低回声或导管线状回声，需要与异位胰腺鉴别。② 位于幽前区和胃窦部，超声内镜显示病变起源于第 4 层（固有肌层），肿瘤内富含血管，肿瘤内见不均匀低回声与高回声混杂，需要与胃血管球肿瘤鉴别。③ 位于胃体上部和胃体中部，超声内镜显示病变起源第 4 层，肿瘤内见连续低回声，需要与非溃疡型胃肠间质瘤鉴别。④ 位于幽门腺区域，超声内镜显示病变起源第 3 层，肿瘤内见均匀低回声，需要与神经内分泌瘤鉴别。

### （五）疣状胃炎

　　疣状胃炎（又称：痘疹性胃炎）是由水肿、细胞浸润和表面黏膜缺损后代偿性上皮增生引起的隆起。疣状胃炎位于胃窦部（幽门腺区域）和胃体部（胃底腺区域），表现为腺窝上皮增生，糜烂后过剩的胃腺上皮出现再生现象。

　　基本特征：根据疣状胃炎分布区域分为 A 型胃窦部、B 型胃窦和胃体下部以及 C 型胃体上部。A 型多见于 20～30 岁青年段，并持续至老年段；B 型和 C 型仅出现在老年段。胃窦部疣状胃炎以非 *H. pylori* 感染为主，胃体部疣状胃炎以 *H. pylori* 感染为主。幽门腺区域疣状胃炎与分化型凹陷型早期胃癌鉴别容易，胃底腺区域疣状胃炎与隆起型早期胃癌鉴别困难。

形态特征与鉴别诊断：① 隆起起始部陡峭，需要与黏膜下肿瘤鉴别。② 圆形、类圆形或不规则凹陷偏向病变一侧，周围规则或凹凸结节，需要与 0-Ⅱa+Ⅱc 型早期胃癌鉴别（图 5-1-8）。③ 凹陷内见网状或环状微血管构筑、微表面构筑和分界线，需要与分化型早期胃癌鉴别（图 5-1-9）。④ 多发性和散在分布的章鱼型或息肉型病变，需要与 0-Ⅱa 集簇型早期胃癌和多脏器癌胃转移病变等鉴别。⑤ 形似Ⅱa+Ⅱc 型（皱襞型）病变，隆起黏膜呈发白浮雕样改变伴皱襞集中，需要与Ⅱa+Ⅱc 型（皱襞型）早期胃癌鉴别。⑥ 形似Ⅱa 型（非臼型）病变，表面发红，需要与Ⅱa 型（非臼型）早期胃癌鉴别。⑦ 形似Ⅱa 型（臼型）病变，纵切呈椭圆、皱襞或葫芦状增生黏膜伴糜烂和发红，需要与Ⅱa 型（臼型）早期胃癌鉴别。⑧ 形似Ⅱc 型病变，凹陷微血管构筑和微表面构筑改变，需要与Ⅱc 型早期胃癌鉴别（图 5-1-10）。

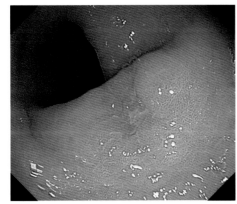
图 5-1-8　0-Ⅱa+Ⅱc 型癌（白光内镜）

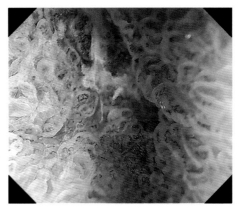
图 5-1-9　0-Ⅱa+Ⅱc 型癌（ME-NBI）

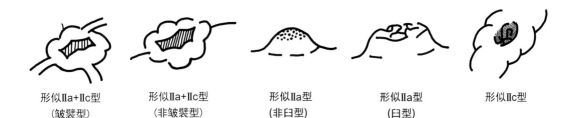

| 形似Ⅱa+Ⅱc型<br>（皱襞型） | 形似Ⅱa+Ⅱc型<br>（非皱襞型） | 形似Ⅱa型<br>（非臼型） | 形似Ⅱa型<br>（臼型） | 形似Ⅱc型 |

图 5-1-10　疣状胃炎形态特征分类

## （六）胃底腺息肉

胃底腺息肉（FGP）与胃底腺囊性扩张有关。胃底腺息肉分类为：① 散发性胃底腺息肉（sporadic fundic gland polyposis, SFGP）。② 胃底腺息肉样病变（FGP-like lesion），又称长期服用 PPI 关联性息肉（图 5-1-11）。胃底腺息肉发生在 *H. pylori* 阴性非萎缩背景黏膜，属胃癌低风险因素病变。

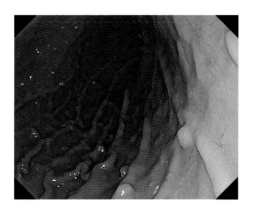

图 5-1-11　胃底腺息肉

基本特征：① 数枚半球状隆起（山田Ⅱ～Ⅲ型）。② 隆起表面色泽与周围黏膜无明显差异。③ 单发性息肉需要确认背景黏膜状态有助于诊断。组织病理学显示隆起部分由胃底腺增生和小囊肿构成，非 *H. pylori* 感染和非萎缩的胃底腺黏膜为背景。

形态分类与鉴别诊断：① *H. pylori* 未感染胃底腺黏膜，隆起起始部平缓形似黏膜下肿瘤样改变，需要与胃底腺型胃癌鉴别。② 胃底腺区域以自身免疫性胃炎为背景黏膜，无色泽改变，隆起起始部平缓，需要与胃神经内分泌瘤鉴别。③ 隆起色泽与周围黏膜相似，大于 10 mm 隆起表面褐色或发红，需要与壁细胞凸出性息肉（parietal cell protrusion polyp，PCP）鉴别。④ 不满 20 岁患者，数百以上多发性息肉，需要与家族性大肠腺瘤鉴别。

## 二、上皮性肿瘤性病变

判断来自上皮性肿瘤性肿瘤，关注病变大小、色泽和形态等改变，需要与胃腺瘤（肠型和胃型腺瘤）等进行鉴别。病变大于 20 mm、发红、表面形态不规则，需要与癌变鉴别；病变小于 20 mm、褪色、表面形态规则，需要与腺瘤鉴别。

2010 年在世界卫生组织（WHO）分类中将胃管状腺瘤（tubular adenoma）分肠型腺瘤和胃型腺瘤两大类。其多见扁平隆起，或称Ⅱa 亚型和异型上皮（上皮内瘤变），胃腺瘤与 0-Ⅱa 型早期胃癌形态极其相似，但在组织病理学上还未统一诊断标准。肠型腺瘤多见于女性，好发于幽门部和胃窦部；胃型腺瘤多见男性，好发于胃体部。

### （一）管状腺瘤（肠型）

好发于 *H. pylori* 感染和幽门腺慢性萎缩胃炎背景黏膜，褪色扁平隆起（0-Ⅱa 样），表面光滑或颗粒，凹陷少见。

形态观察与鉴别诊断：① 大于 20 mm 隆起病变，需要与分化型癌 0-Ⅱa 型早期胃癌鉴别。② 小于 20 mm 隆起病变，需要与腺瘤癌变鉴别。③ 色泽与周围背景黏膜相似、发白或褪色，需要与分化型腺癌鉴别。④ 色素内镜染色后，隆起表面伴凹陷和结节，考虑是黏膜下层癌。⑤ 长期随访，隆起病变增大和形态改变，需要与分化型腺癌鉴别。⑥ 隆起病变缓慢增大，需要与低级别分化型腺癌鉴别。

### （二）管状腺瘤（胃型）

又称胃底腺腺瘤（pyloric gland adenoma），伴 *H. pylori* 感染性胃炎或发生在正常胃底腺黏膜背景属良性上皮性肿瘤。胃底腺黏膜多见褪色扁平状或亚蒂状隆起（山田Ⅱ～Ⅲ型），表面光滑；幽门腺腺瘤多见发红亚蒂或有蒂隆起（山田Ⅲ～Ⅳ型）（图5-1-12），表面呈结节状或颗粒样改变。

　　形态特征与鉴别诊断：① 小于 10 mm 隆起病变，需要与胃型腺瘤癌变鉴别。② 幽门腺区域病变，需要与幽门腺腺瘤癌变鉴别，一旦怀疑幽门腺腺瘤癌变，应积极实施内镜治疗。③ 需要与特殊胃型腺瘤如异位胃腺（heterotopic gastric gland）或胃底腺（特别是主细胞）腺瘤鉴别，特殊胃型腺瘤癌变率较低，需要组织病理学进一步证实。④ 腺瘤性息肉组织病理学显示，腺体呈管状腺瘤改变，细胞核呈杆状拥挤排列，细胞核深染，低级别上皮内瘤样异型增生，间质血管扩张伴淋巴细胞及中性粒细胞浸润（图5-1-13）。

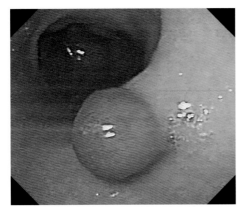

图 5-1-12　腺瘤性息肉

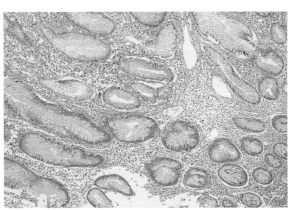

图 5-1-13　腺瘤性息肉（HE×200）

## 三、良恶性隆起病变

### （一）亚蒂／带蒂病变

　　注气后充分伸展胃腔，防止遗漏亚蒂和带蒂（山田Ⅲ型和Ⅳ型）等隆起病变，鉴别胃底腺息肉、增生性息肉和0-Ⅰ型早期胃癌等。

　　形态特征与鉴别诊断：① 非萎缩性胃炎背景黏膜隆起病变，色泽与周围背景黏膜无差异，息肉具有一定的张力，应考虑是胃底腺息肉。② 小于 5 mm 多发性隆起病变位于胃体部大弯侧和胃底部，切面呈半球和亚蒂状，应考虑是胃底腺息肉。③ 病变位于胃体部和胃窦部，表面草莓状发红伴糜烂和出血，应考虑是增生性息肉。④ 大于 5 mm 隆起病变，切面分叶状，萎缩性胃炎背景黏膜，需要与增生性息肉癌变鉴别。⑤ 高度大于黏膜 3 mm 的隆起病变，光泽减退，粗大和结节伴褪色，需要与0-Ⅰ型早期胃癌鉴别。

### （二）广基病变

注重观察广基型（山田Ⅰ型和Ⅱ型）病变色泽与周围背景黏膜之间的关系。

形态特征与鉴别诊断：① 周围慢性萎缩性胃炎背景黏膜伴肠上皮化生，需要与腺瘤和 0-Ⅱa 型早期胃癌鉴别。② 隆起病变表面稍发红，应考虑是 0-Ⅱa 型早期胃癌。③ 隆起表面颗粒和结节状伴发红和糜烂，边缘不规则，光泽减退，需要与腺瘤和 0-Ⅱa 型早期胃癌鉴别。

# 第二节　平坦型病变鉴别

平坦型病变分类：① 肿瘤性：包括 0-Ⅱb 型早期胃癌、MALT 恶性淋巴瘤、胃炎型胃癌和 Borr. Ⅳ 型胃癌等。② 非肿瘤性：包括急性胃炎、慢性胃炎（地图状发红）、肥厚性胃炎和蜂窝织炎等。

基本特征：① 癌变与周围黏膜之间无明显高低差，应考虑是典型 0-Ⅱb 型早期胃癌。② 癌变与周围黏膜之间高低差小于黏膜层厚度属平坦范畴，应考虑是类似 0-Ⅱb 型早期胃癌。③ 在 0-Ⅱc 型、0-Ⅱa 型和 0-Ⅲ 型周围黏膜伴平坦癌变，应考虑是伴随 0-Ⅱb 型早期胃癌。④ 癌变与周围非癌黏膜之间界限清楚，应考虑是低级别高分化腺癌。⑤ 腺管腺颈部发生癌变，表面浸润癌覆正常上皮组织，应考虑是未分化型癌。⑥ 癌变与周围黏膜之间无明显高低差，色泽反差少，应考虑是 0-Ⅱb 型早期胃癌。⑦ 观察胃微血管和微表面构筑改变，褐色（olive brown）部分是非癌组织，浅褐色（light brown）部分是癌组织（图 5-2-1～图 5-2-3）。一旦发现平坦型病变，应关注区域性色泽改变。

形态特征与鉴别诊断：① 色泽变化显著或不显著病变，应考虑是肿瘤性病变或非肿瘤性病变。② 病变表面发红或褪色，前者应考虑是分化型腺癌 0-Ⅱb 型早期胃癌，

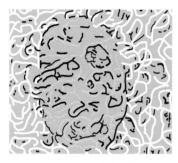

图 5-2-1　MS：不规则；MV：不规则

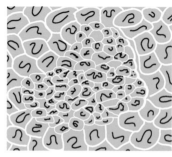

图 5-2-2　MS：规则；MV：不规则

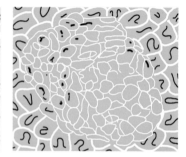

图 5-2-3　MS：不规则；MV：无法观察

后者需要与未分化型腺癌、MALT 淋巴瘤或胃底腺型胃癌鉴别。③ *H. pylori* 除菌后胃黏膜多发性地图状发红，应考虑是肠上皮化生。④ *H. pylori* 除菌后检出胃癌，表面覆极低级别癌或非肿瘤组织，应考虑是胃炎型胃癌。⑤ 黏膜皱襞肿大，胃壁伸展性差，需要与未分化型早期胃癌、弥漫浸润型胃癌和恶性淋巴瘤鉴别。⑥ 根据浸润程度不同、胃壁伸展性未改变或轻度改变，需要与肥厚性胃炎癌变和胃蜂窝织炎癌变等鉴别。

# 第三节　凹陷型病变鉴别

凹陷性病变分类：① 良性病变：急性溃疡（药物性溃疡、应激性溃疡）和慢性溃疡（消化性溃疡等）。② 恶性病变：癌（0-Ⅱc 型早期胃癌、Borr.Ⅱ型进展期胃癌、0-Ⅲ型早期胃癌等）和恶性淋巴瘤。

形态特征与鉴别诊断：① 伴黏膜皱襞集中的凹陷型病变，周围皱襞先端部（如肥大皱襞、黏膜皱襞先端变细、折叠皱襞、融合皱襞、巨大皱襞和桥形皱襞等），肥大皱襞应考虑是良性溃疡；黏膜皱襞先端变细、折叠皱襞、融合皱襞和巨大皱襞应考虑是恶性溃疡；桥形皱襞应考虑是黏膜下肿瘤。② 凹陷边缘改变，规则圆形或类圆形凹陷病变应考虑是良性病变；不规则星芒形凹陷型病变应考虑是恶性病变，不规则凹陷病变需要与急性溃疡和胃梅毒等特殊病变鉴别。③ 黏膜皱襞先端部向中央逐渐变细考虑是良性病变；黏膜皱襞先端部中断、段差形成或突然变细等考虑是恶性病变。④ 边缘蚕食改变和胃壁伸展受限，需要与急性溃疡、慢性溃疡、难治性溃疡、恶性淋巴瘤等鉴别。⑤ 病变边界、周围蚕食像和胃壁伸展受限等程度，需要与恶性溃疡和恶性淋巴瘤鉴别。

## 一、溃疡性病变

胃溃疡发生与治愈是内源性前列腺素缺乏、胃酸增加和 *H. pylori* 感染等诸多因素相互作用下引起的。一般将胃溃疡称消化性溃疡，主要由胃液侵蚀引起胃黏膜缺损。1839 年 Cruveilhier 首先提出胃癌起源于良性溃疡称溃疡癌变。以后有学者认为，胃溃疡癌变是在胃黏膜癌变的基础上继发溃疡，或溃疡与癌变在空间上重叠不能作为溃疡癌变的证据。村上针对该问题进行组织学研究，提出了溃疡的良、恶性循环概念。

### （一）溃疡周期

1. 良性溃疡　基本特征：① 黏膜缺损覆白苔。② 溃疡周围发红伴水肿。③ 治愈、纤维化、再生上皮和皱襞集中。④ 胃腔变形（如胃角变形和小弯侧缩短）等。

2. 恶性溃疡　基本特征：胃溃疡合并早期胃癌，如 0-Ⅱc+Ⅲ型、0-Ⅲ+Ⅱc 型和 0-

Ⅲ型早期胃癌。① 单纯 0-Ⅲ型早期胃癌较罕见，0-Ⅱc+Ⅲ型和 0-Ⅲ+Ⅱc 型早期胃癌的形式相同但阶段不同。② 如果 0-Ⅱc 型早期胃癌在溃疡周围或偏向一侧，凹陷边缘限于狭窄范围内被癌浸润的浅凹陷，考虑是 0-Ⅲ+Ⅱc 型早期胃癌。③ 浅凹陷范围大于深凹陷，考虑是 0-Ⅱc+Ⅲ型早期胃癌。④ 平盘状溃疡伴平滑周堤、基部伴奶油状白苔、深溃疡覆坏死与出血混合的污苔，需要与恶性淋巴瘤、凹陷型早期胃癌和 Borr. Ⅱ型进展期胃癌鉴别。鉴别良性溃疡与恶性溃疡各自循环，内圈为良性溃疡循环周期和外圈为恶性溃疡循环周期，两者之间对应形态鉴别，如Ⅲ型早期胃癌与 $A_1$ 期、Ⅲ型与 $A_2$ 期、Ⅲ+Ⅱc 型与 $H_1$ 期、Ⅱc+Ⅲ型与 $H_2$ 期、Ⅱc 型与 $S_1$ 期和 $S_2$ 期（图 5-3-1）。

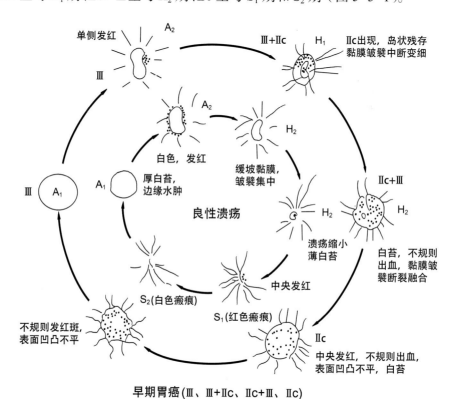

图 5-3-1　良、恶性溃疡循环与形态对应

　　形态特征与鉴别诊断：① 溃疡表面，圆形、类圆形规则凹陷和边缘向外凸出应考虑是良性溃疡，星芒状、不规则凹陷和边缘向内凸应考虑是恶性溃疡。② 黏膜皱襞，梭形黏膜皱襞相对变粗和非蚕食状中断应考虑是良性溃疡，而恶性溃疡末端呈笔尖状、棒状、杵状黏膜皱襞相对变瘦和蚕食状中断应考虑是恶性溃疡。③ 溃疡苔面，凹陷内覆均匀浅灰白薄苔和光泽存在应考虑是良性溃疡，凹陷内覆钛白、暗灰浅黄苔或污苔和光泽消失应考虑是恶性溃疡。④ 溃疡边缘不整齐伴水肿和周围堤状隆起，需要与急性溃疡和 Borr. Ⅱ型进展期胃癌等鉴别。⑤ 胃底腺区域黏膜褪色，需要与未分化型早期胃癌和局限型萎缩性胃炎鉴别。

### （二）胃结节病

结节病是一种非感染慢性肉芽肿性疾病，迄今病因未明。其组织病理学以非干酪样肉芽肿形成为主要特征，累及全身各个器官，最常累及纵隔和肺门淋巴结，亦可累及肺、肝、眼、皮肤和神经系统，占消化道的 5%～10%，如食管、胃、小肠、阑尾、大肠和直肠等，但多见于胃。胃结节病（gastric sarcoidosis）多无症状，个别患者见胸痛，有时伴恶性、腹部胀满感和体重减轻。胃结节病分亚临床型、溃疡型、浸润型和息肉型，其中亚临床型最常见。胃结节病发展过程，无明显相关症状和恶性进展，活组织病理学发现非干酪样肉芽肿后才被疑诊胃结节病。

基本特征：① 多发性溃疡和糜烂。② 黏膜肥厚和硬化。③ 结节性隆起型病变，非特异性多形态改变。④ 组织病理学证实非干酪性类上皮肉芽肿是诊断胃结节病的关键。

形态分类与鉴别诊断：① 胃内形成肉芽肿，需要与胃内感染（如 *H. pylori* 感染、胃结核、非典型分枝杆菌和胃梅毒等）、胃克罗恩病、胃肿瘤（如胃癌和淋巴瘤等）、异物、其他如过敏性肉芽肿性血管炎和局部淀粉样变性等鉴别。② 结节肉芽肿愈合伴扩大倾向，需要与胃结核鉴别。③ 炎症细胞浸润伴明显血管炎和散在性坏死，需要与胃梅毒鉴别。④ 周围边界不清楚见小肉芽肿，需要与胃克罗恩病鉴别。

## 二、组织类型与形态区别

凹陷性病变除上皮性恶性肿瘤外，还要与非上皮性肿瘤的淋巴瘤（如 MALT 淋巴瘤等）和上皮性非肿瘤性糜烂、溃疡和溃疡瘢痕等病变进行鉴别。凹陷型早期胃癌与其他病变的鉴别重点，观察病变边界清晰程度、凹陷边缘形态、凹陷表面构筑、伴黏膜皱襞集中、皱襞端部所见等。其组织类型与形态特征见表 5-3-1。

### （一）分化型早期胃癌基本特征

① 凹陷基部平滑至凹凸不规则伴发红。② 凹陷边界平缓。③ 边缘隆起，皱襞变细较平缓。④ 微表面构筑不规则，高密度不规则绒毛状腺开口。⑤ 微血管构筑不规则，呈网状和环状改变。⑥ L-M 部位病变。⑦ 慢性萎缩性胃炎背景黏膜。

### （二）未分化型早期胃癌基本特征

① 凹陷基部无结构和凹凸不规则伴糜烂。② 凹陷边界断崖状。③ 无边缘隆起，皱襞变细较陡峭。④ 缺乏表面构筑，窝间部扩大。⑤ 微血管构筑不规则，呈螺旋形和波浪形微血管。⑥ U-M 部位病变。⑦ 胃体胃炎黏膜背景。

形态分类与鉴别诊断：① 笔尖状黏膜皱襞和中断，应考虑是黏膜层癌。② 溃疡瘢痕伴皱襞集中呈肥大棒状黏膜皱襞和融合，应考虑是黏膜下层癌。③ 边界不清楚、边

表 5.3.1　0-Ⅱc 型早期胃癌组织学与形态特征

| 项目 | 分化型 | 未分化型 |
|---|---|---|
| 凹陷基部 | 平滑至凹凸不规则，胃小区构筑<br>颗粒较少见<br>发红，棘状伸出 | 无结构，凹凸不规则<br>易伴糜烂<br>岛状，再生性小，发红隆起，褪色 |
| 凹陷边界 | 凹陷边界平缓<br>边界较为不清楚（白光观察）<br>放大观察清楚 | 凹陷边界呈断崖状<br>胃底腺边界清楚（白光观察）<br>放大观察不清楚 ** |
| 边缘 | 伴区域状边缘隆起<br>皱襞变细较平缓 | M 癌无边缘隆起<br>易伴皱襞集中<br>皱襞变细较陡峭 |
| 放大观察<br>　表面构筑<br>　血管构筑 | 不规则表面构筑<br>高密度不规则绒毛和腺开口<br>不规则网络，网状，环状<br>微血管构筑 | 缺乏表面构筑 *<br>窝间部扩大 **<br>不规则微血管构筑<br>螺旋形 *<br>波浪形微血管 ** |
| 好发部位 | L～M 区域 | U～M 区域 |
| 背景黏膜 | 萎缩性胃炎 | 胃体胃炎 |

注：* 为黏膜全层进展；** 为腺颈部进展和表层非癌黏膜。

缘欠规则、光泽存在、多发性病变和糜烂等，应考虑是胃 MALT 淋巴瘤。④ 多数隆起型早期胃癌，应考虑是分化型腺癌。⑤ 分化型腺癌伴未分化型腺癌，应考虑是凹陷型早期胃癌。

# 第四节　*H. pylori* 感染状态鉴别

## 一、*H. pylori* 非感染早期胃癌

　　*H. pylori* 非感染诊断标准：满足血清 *H. pylori* 抗体阴性，尿素呼气试验阴性和显微镜检查阴性（包括无组织学活性炎症），有必要确认 *H. pylori* 未感染的非萎缩的胃黏膜，如果满足这些条件发生胃癌称 *H. pylori* 非感染早期胃癌。根据 *H. pylori* 感染状态的有关癌变率报道，*H. pylori* 未感染癌变率 0.02%、*H. pylori* 既往感染癌变率 0.15% 和 *H. pylori* 现症感染癌变率 0.33%。

　　基本特征：内镜观察胃体下部至胃角小弯侧黏膜见规则排列的集合小静脉、低黏稠胃黏液和胃体部大弯侧变细皱襞，以及胃黏膜发红条纹、胃底腺息肉和隆起型糜烂等。

形态特征与鉴别诊断：① 胃底腺非炎症性与萎缩性胃炎背景黏膜、边界清楚伴褪色和规则排列的集合小静脉稍粗糙和紊乱，应考虑是 0-Ⅱb 型早期胃癌。② 白色病变与周围褐色黏膜形成清楚的边界，需要与印戒细胞癌鉴别。③ 背景黏膜局部萎缩、糜烂瘢痕形成、边界不规则、色素内镜染色后反而难以识别病变，需要与进展期胃癌鉴别。④ 组织学显示黏膜中层印戒细胞癌变，需要与遗传性弥漫性胃癌（hereditary diffuse gastric cancer, HDGC）鉴别，必要时进行遗传基因学检查。

## 二、*H. pylori* 现症感染早期胃癌

*H. pylori* 现症感染与消化道疾病有关，如胃癌、慢性萎缩性胃炎和肠上皮化生等。胃黏膜内单核细胞和中性粒细胞浸润，固有胃腺和肠上皮化生伴慢性炎症。

基本特征：① 活动性胃炎：胃体部和胃底部黏膜见弥漫性发红（diffuse redness）、黏膜肿胀（mucosal swelling）、黏性黏液（sticky mucus）伴慢性炎症变化的萎缩（atrophy）、肠上皮化生、肿大或蛇形皱襞（enlarged fold, tortuous fold）、结节状（nodularity）和黄色瘤（xanthoma）等。② 除菌治疗后：弥漫性发红快速消退是 *H. pylori* 现症感染的特征表现。慢性萎缩性胃炎、肠上皮化生、肿大皱襞和结节状黏膜属胃癌高危风险性胃炎，应引起临床重视。

形态特征与鉴别诊断：① 慢性萎缩性胃炎（胃酸分泌低下）、肠上皮化生和 *H. pylori* 感染，定期胃癌筛检，需要与分化型胃癌鉴别。② 大于 7 mm 胃体大弯侧黏膜皱襞，需要与皱襞肿大性胃炎（enlarged fold gastritis）和未分化型胃癌鉴别。③ 胃窦部至胃角黏膜发生形似皮肤密集鸡皮疙瘩样结节，隆起表面浅凹陷呈白点状，应考虑是结节状胃炎。④ 胃体部发生形似皮肤密集鸡皮疙瘩样结节，应考虑是未分化型胃癌。⑤ 结节性胃炎除菌 1 年后结节呈缩小趋势，除菌 3 年后结节基本平坦化，表面仍有白点，除菌 5 年后白点基本消失，形成慢性萎缩性胃炎（图 5-4-1）。

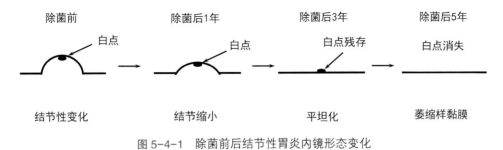

图 5-4-1　除菌前后结节性胃炎内镜形态变化

## 三、*H. pylori* 既往感染早期胃癌

近年来，随着 *H. pylori* 感染率下降和除菌治疗的普及，胃黏膜背景与胃癌形态特

性正发生迅速变化。内镜观察早期胃癌时，不仅要识别病变的形态特征，而且还要识别病变与周围背景黏膜之间的区别。

基本特征：① 斑状发红（patchy redness）。② 形似地图状发红（map-like redness）。③ 溃疡瘢痕。④ 形似凹陷型病变。

形态特征与鉴别诊断：① 胃窦部 *H. pylori* 未感染和除菌后黏膜斑状发红和隆起型凹陷病变，需要与隆起型糜烂和 0-Ⅱa 型（臼齿型）早期胃癌鉴别，除菌后癌变容易夹杂在胃窦部斑状发红中被漏诊。② 除菌后黏膜炎症消退后短时间内见黏膜形似地图状发红，干扰了对癌变形态的观察，需要与形似地图状发红早期胃癌鉴别。③ 溃疡瘢痕是除菌后的形态表现，色泽改变和微小凹凸，需要与微小胃癌鉴别。④ ME-NBI 显示病变表面颗粒状和管状结构，排列方向不规则，形似凹陷型病变，需要与 0-Ⅱc 型早期胃癌鉴别。

# 第五节　特殊型病变鉴别

## 一、黏膜下肿瘤样胃癌

黏膜下肿瘤样胃癌分为：① 黏膜下浸润为主的胃癌。② 淋巴细胞浸润胃癌。③ 黏液癌。④ 源自异位胃黏膜胃癌。⑤ 神经内分泌肿瘤。⑥ 胃底腺型胃癌。⑦ 低级别高分化腺癌伴黏膜下浸润。⑧ 源自异位胰腺组织胃癌。⑨ 其他，如转移性胃癌内镜治疗后部分残留复发。

形态特征与鉴别诊断：① 隆起边缘不规则，应考虑是胃癌。② 位于胃中部（M 区域）和胃下部（L 区域），*H. pylori* 感染率较低，需要与癌浸润深度（黏膜层或黏膜下层胃癌）和组织类型（未分化型印戒细胞癌）鉴别。③ 胃窦部黏膜下肿瘤样病变，表面与周围连续覆非肿瘤黏膜，不规则溃疡，覆白苔，需要与胃肠间质瘤和胃上皮性肿瘤鉴别。④ 溃疡附近小糜烂，需要与 0-Ⅱc 型早期胃癌鉴别。⑤ ME-NBI 显示黏膜下肿瘤周围黏膜微血管口径不等、蛇形改变，需要与上皮肿瘤鉴别。

## 二、胃内分泌细胞癌或神经内分泌癌

神经内分泌癌（NEC）又称胃内分泌细胞癌，是指内分泌细胞分化成高级别肿瘤细胞，具有实性、索状、网状或腺房胞巢状等结构。胃内分泌细胞癌增长速度快，早期阶段已侵袭脉管和转移（如肝转移），预后不良。

形态特征与鉴别诊断：① 典型胃内分泌细胞癌形态较少见，晚期癌伴黏膜下肿瘤样周围堤状隆起，需要与 Borr. Ⅱ 型进展期胃癌鉴别（图 5-5-1、图 5-5-2）。② 增殖强的肿瘤性内分泌细胞分布黏膜下深层，需要与黏膜下肿瘤样病变鉴别。③ *H. pylori* 非感染，ME-NBI 显示病变微表面和微血管构筑，需要与胃癌鉴别。④ 隆起起始部较平缓，表面覆黏膜下肿瘤样黏膜，需要与胃 MALT 淋巴瘤和 0-Ⅱc 型早期胃癌鉴别。⑤ 溃疡形成和耳郭样溃疡环堤，需要与胃富于淋巴间质癌（GCLS）、低分化腺癌和黏膜下肿瘤样胃癌等鉴别。

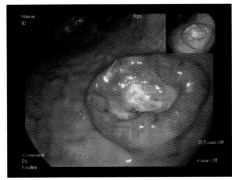
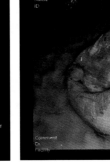

图 5-5-1　胃神经内分泌癌（白光）　　图 5-5-2　胃神经内分泌癌（TE-g）

## 三、胃肝样腺癌

胃肝样腺癌（hepatoid adenocarcinoma of the stomach, HAS）属于胃癌的一种，占胃癌的 0.3%～1%，但组织学呈现出的病理特征与肝细胞癌极为相似，并有血清甲胎蛋白（alpha-fetoprotein, AFP）显著升高的表现，肝转移率高，预后不良。

形态特征与鉴别诊断：① 胃侵及组织层次不同，胃黏膜表面浸润生长为主，需要与肝癌胃转移鉴别。② 由于胃癌肝转移与肝癌胃转移发生的概率不同，单发胃癌伴多发肝肿瘤，多发胃癌伴单发或多发肝肿瘤，需要与肝癌胃转移鉴别。③ 胃窦部巨大溃疡，活组织病理学显示腺癌，需要与胃腺癌鉴别。

## 四、黏液腺癌

黏液腺癌（mucinous adenocarcinoma, MUC）是起源于上皮组织，以黏液分泌异常为特征的恶性肿瘤，组织学显示癌细胞内或（和）外存在大量黏液，检出率 50%～75%。

形态特征与鉴别诊断：① 在凹陷性病变中，白苔渗出形似地图状边缘，结节泡沫状黏液是黏液腺癌的特征（图 5-5-3），需要与印戒细胞癌（SRC）鉴别。② 黏液池位于细胞外还是细胞内，需要与印戒细胞癌鉴别。③ 黏液腺癌呈黏膜下肿瘤样，内积存黏液，短时间内可能发生形态变化，肿瘤组织被纤维分隔，见大量细胞外黏液，形成黏液湖，可见腺样或集团状排列的癌细胞成分（图 5-5-4）。④ 黏膜下肿瘤样病变，表面

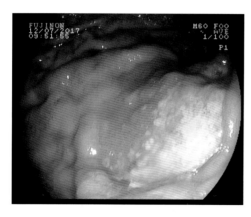

图 5-5-3　胃黏液腺癌

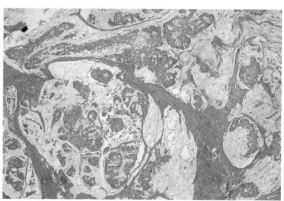

图 5-5-4　胃黏液腺癌（HE×40）

溃疡形成、周围隆起、边缘不规则白苔渗出、富有弹性，活动期溃疡是否对称，需要与良性溃疡鉴别。⑤ 溃疡覆白苔，或广泛出血和边缘不规则，需要与肉芽肿、恶性淋巴瘤和转移性癌鉴别。

## 五、深在性囊性胃炎合并早期胃癌

　　深在性囊性胃炎（gastritis cystica profunda, GCP）以累及黏膜下层腺管呈囊胞状扩张为特征，多见残胃吻合部附近（图 5-5-5）。组织病理学显示典型腺体间质内结缔组织增生，伴扩张程度不同的胃体腺、幽门腺或肠化生性腺体向黏膜深层及黏膜下浸润，腺体形态多无异常。除残胃癌手术标本中发现深在性囊性胃炎合并胃癌外，非切除胃内很少发现深在性囊性胃炎合并胃癌。

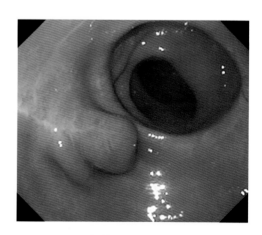

图 5-5-5　深在性囊性胃炎发生在吻合口附近和断端处（枕垫征＋）

　　形态特征与鉴别诊断：① 单发或多发隆起性病变、黏膜增厚和黏膜皱襞肿大，需要与恶性淋巴瘤和巨大肥厚性胃炎等鉴别。② 超声内镜显示第 3～第 4 层胃壁增厚伴不规则低回声水平，需要与间叶系肿瘤、转移性肿瘤、恶性淋巴瘤和黏膜下肿瘤样胃癌等鉴别。③ 蠕动和送气后胃壁变形，超声内镜显示第 2～第 3 层多个椭圆形无回声，需要与深在性囊性胃炎合并早期胃癌鉴别。④ 隆起表面光滑、无糜烂、溃疡和纤维化等，需要与胃癌、淋巴细胞浸润癌、来自异位胃黏膜胃癌、神经内分泌肿瘤、胃底腺型胃癌、黏膜下浸润的低级别高分化型腺癌和来自异位胰腺胃癌等鉴别。

## 六、EB 病毒相关性胃癌

慢性活动性 EB 病毒感染（chronic active Epstein-Barr virus infection, CAEBV）是由于机体对 EB 病毒的特异性免疫不全，导致 EB 病毒反复或持续数月以上的活动性感染所产生的临床症候群。临床表现持续感染性单核细胞增多症（infectious mononucleosis, IM）样发热、淋巴结肿大和肝脾肿大等典型症状，外周血和病变部位发现 EB 病毒感染淋巴细胞疾病。在感染性单核细胞增多症中 T 淋巴细胞控制着被 EB 病毒感染的 B 淋巴细胞，慢性活动性 EB 病毒感染的 T/NK 淋巴细胞感染以克隆形式增殖，免疫系统无法清除各脏器 EB 病毒感染淋巴细胞浸润。EB 病毒感染靶细胞由潜伏感染、裂解性感染和缺损性感染组成，其中潜伏感染最常见，90% 以上 EB 病毒终身潜伏感染。

基本特征：根据宿主细胞免疫反应将 EB 病毒相关性胃癌（Epstein-Barr virus associated gastric cancer, EBVaGC）分 3 个亚型，即淋巴上皮瘤样癌（lymphoepithelioma-like carcinoma, LELC）、克罗恩样淋巴细胞反应癌（carcinoma with Crohn's disease-like lymphocytic reaction, CLR）和传统胃腺癌。

形态特征与鉴别诊断：① 癌浸润黏膜层的淋巴上皮瘤样癌形似胃炎，边界稍不清楚，分化型的花边图案，需要与 0-Ⅱa 型早期胃癌鉴别。② 克罗恩样淋巴细胞反应癌边界清楚，残留表面非肿瘤上皮的黏膜下肿瘤样形态，胃壁第 3 层见低回声肿瘤，需要与黏膜层癌鉴别。③ EB 病毒相关性胃癌周围淋巴细胞浸润后引起局部组织厚度增加，边界稍不清楚，需要与 0-Ⅱc 型早期胃癌、0-Ⅱa+Ⅱc 型早期胃癌、伴溃疡黏膜下肿瘤样 Borr. Ⅱ型进展期胃癌和癌浸润深层的 Borr. Ⅲ型进展期胃癌等鉴别。

## 七、胃富于淋巴间质的癌

1976 年 Watanabe 等报道将胃富于淋巴间质的癌（GCLS）归纳为特殊型（special type）癌。

基本特征：根据癌症基因组图谱（the cancer genome atlas, TCGA）将胃癌分为 4 种分子亚型：EB 病毒阳性型、微卫星不稳定型、染色体不稳定型和基因组稳定型。多数学者认为胃富于淋巴间质的癌与 EB 病毒感染或微卫星不稳定型相关，通常不伴有人表皮生长因子受体-2（human epidermal growth factor receptor-2, HER-2）表达。在感染的病例中，几乎所有肿瘤细胞核中都可检出 EB 病毒，推测 EB 病毒在癌前或致癌初期已感染肿瘤细胞，有必要对早期胃富于淋巴间质的癌与进展期胃富于淋巴间质的癌进行鉴别。其发病率占胃癌的 1%～2.5%，与一般型胃癌比较多见于男性，平均发病年龄为 57.8 岁，多见 U 区域。在背景黏膜中 EB 病毒阳性的肠上皮化生较少，轻度慢性萎缩性胃炎的淋巴细胞浸润明显，但脉管侵袭较少，预后良好。

形态特征与鉴别诊断：① 形似 0-Ⅱc 型早期胃癌，浅凹陷边缘不规则，需要与黏膜下层胃癌、伴黏膜下异位胃腺、早期黏液癌和恶性淋巴瘤等鉴别。② 形似 Borr. Ⅱ 型进展期胃癌或 0-Ⅲ 型早期胃癌、周堤覆非肿瘤黏膜、质软和不伴周围黏膜粘连等，需要与进展期胃癌、恶性淋巴瘤、内分泌细胞癌和转移性胃癌等鉴别。③ 超声内镜显示第 2～第 3 层病变均匀低回声，第 3 层边界尚不清楚，需要与早期胃癌鉴别。④ 如果回升水平差异表现在第 2 层，第 3 层边界清楚呈膨胀性发育状态，需要与恶性淋巴瘤鉴别。⑤ 肿瘤内部粗糙低回声，周围边界见清楚呈膨胀性发育，需要与进展期胃癌鉴别。

## 八、硬化型胃癌

硬化性胃癌（SGC）又称弥漫浸润型胃癌、Borr. Ⅳ 型进展期胃癌、间质炎性发育型胃癌和皮革胃（linitis plastica, LP）等，以印戒细胞癌、未分化型腺癌较多见，表现为弥漫性癌浸润、间质纤维化、胃壁肥厚硬化和边界不清楚等。硬化性胃癌早期诊断较困难，较早发生腹膜转移和淋巴转移，预后不良。

形态特征与鉴别诊断：① 胃黏膜呈颗粒状伴褪色或发红，需要与早期胃癌鉴别。② 胃壁僵硬狭小蠕动差，充气或注水胃壁伸展不良，粗大皱襞伴水肿和糜烂，需要与进展期胃癌鉴别。③ 胃壁伸展不良，需要与广泛黏膜下层纤维化（如腐蚀性胃炎瘢痕治愈期和带状溃疡治愈期）、浆膜侧炎症后粘连（如急性胰腺炎后）、胰腺癌浆膜浸润、胃梅毒和胃克罗恩病等鉴别。④ 胃壁伸展良好，需要与巨大皱襞如恶性淋巴瘤、肥厚性胃炎（如 Menetrier 病）和急性胃炎等鉴别。⑤ 鉴别时应关注症状、既往病史（如转移性胃癌）、服药史（如止痛药）及食品摄取史（如腐蚀剂、乙醇、茴香）等，以及血液生化检查、腹部 B 超检查和 CT 检查等。

## 九、低级别高分化腺癌

低级别高分化腺癌（low-grade well differentiated adenocarcinoma, LGWDA）接近正常上皮分化或腺瘤分化癌被定义为超高分化腺癌（extremely well-differentiated adenocarcinoma, EWDA）。组织病理学显示缺乏细胞和结构异型癌，需要与幼稚再生上皮、肠上皮化生、增生腺窝上皮、胃固有腺和腺瘤鉴别。

形态特征与鉴别诊断：① 病变表面褪色，小结节表面均匀微细颗粒状，边界线清楚，微血管构筑呈多角形闭环状，微表面构筑由类圆形腺窝边缘上皮和亮蓝嵴边缘的裂隙状腺窝开口构成，需要与肠型腺瘤鉴别。② 隆起表面发红，平滑和规则类胃小区，腺窝边缘上皮宽于周围背景黏膜和窝间部增宽，需要与增生性息肉鉴别。③ 病变表面褪色，周围背景黏膜发红，微血管构筑与微表面构筑之间有差异，需要与增生性息肉癌变鉴别。

## 十、胃底腺型腺癌

胃底腺型胃腺癌（gastric adenocarcinoma of fundic gland type, GA-FG）（壁细胞癌），壁细胞腺癌（parietal cell carcinoma）是具有胃底腺壁细胞分化特征的胃底腺癌。发病机制尚不明确，可能服用质子泵抑制剂后，与胃酸变化和胃底腺黏膜急性损伤导致主细胞向黏液细胞分化有关。2000 年首次报道胃底腺型胃癌新疾病概念，这是一种非 *H. pylori* 感染胃癌，目前已受到临床的广泛关注。胃底腺型胃腺癌接近正常上皮分化，缺乏细胞和结构异型，难以与幼稚再生上皮、肠上皮化生、腺窝上皮和胃固有腺等鉴别，称低级别分化型腺癌和超高度分化腺癌等。多位于胃体上部，极少发生在胃体下部。

基本特征：低级别分化型腺癌分为胃型（胃腺窝上皮型和胃固有腺型）、肠型、胃肠混合型。在胃固有腺型中，显示胃底腺分化称胃底腺型胃癌。

形态特征与鉴别诊断：① 黏膜下肿瘤样病变，表面褪色和微血管扩张，非炎症、非慢性萎缩性胃炎和非 *H. pylori* 感染背景黏膜，需要与早期低分化型腺癌和类癌鉴别。② 小的黏膜下肿瘤，病变边界不清楚，微表面构筑缺失和不规则微血管构筑，或规则微表面构筑和规则微血管构筑，需要与慢性非萎缩性胃炎或慢性萎缩性胃炎鉴别。③ 隆起表面发红或与周围黏膜色泽相同，需要与胃底腺息肉鉴别。④ 隆起表面黄色，表面无微血管分布，实性外观，需要与神经内分泌肿瘤鉴别。⑤ 胃底腺型胃腺癌免疫组化识别细胞分型：Muc5ac 识别腺窝上皮、Muc6 识别颈黏液细胞或幽门腺细胞、Muc2 识别杯状细胞、胃蛋白酶原（pepsinogen）Ⅰ 识别主细胞、$H^+/K^+$-APT 酶识别壁细胞。⑥ 组织病理学显示胃底腺型腺癌壁细胞癌由实性片状、巢状排列的嗜酸性壁细胞癌细胞组成，肿瘤浸润间质，可见坏死（图 5-5-6）。

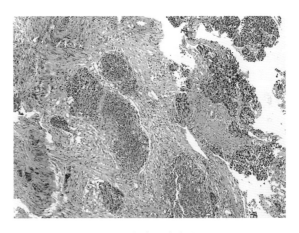

图 5-5-6　胃底腺型腺癌（HE×100）

## 十一、异位胃腺癌变

异位胃腺（heterotopic gastric glands, HGG）又称异位胃黏膜（HGM）。黏膜肌层胃腺组织异位多见良性病变，极少是恶性病变。后天学说认为该病与 *H. pylori* 感染和慢性炎症等有关。小儿胃切除中未发现异位胃腺，成人胃切除中发现异位胃腺占 20.1%；单发性异位胃腺和弥漫性胃腺之间起因各有不同。

基本特征：① 异位胃腺机制除慢性炎症之外，反复糜烂和再生，导致黏膜肌层破坏和紊乱，再生腺体通过黏膜肌层间隙和黏膜下层缺损有助于癌变。② 息肉性囊性胃炎（GCP）多发生在 Billroth- Ⅱ 法重建术后，其发病机制与吻合部慢性炎症有关，息肉性囊性胃炎癌变可能与 EB 病毒有关。③ 胃癌并发弥漫性囊性畸形（diffuse cystic malformation, DCM）需要注意范围及浸润程度诊断。④ 异位性胃腺基本上是良性病变，一旦演变成进展期胃癌，需要鉴别是异位胃腺癌还是癌旁病变（paracancerous lesion）。

　　形态特征与鉴别诊断：① *H. pylori* 未感染和非慢性萎缩性胃炎胃底腺背景黏膜，见排列规则的集合小静脉，隆起起始部平缓，表面腺开口，需要与黏膜下肿瘤和异位胃腺鉴别。② 形似黏膜下肿瘤样病变，黏膜下层细胞增殖和黏液储存伴向上抬举，开口处见绒毛组织和黏液样改变，需要与早期隆起型胃癌鉴别。③ 超声内镜显示胃壁第 3 层内的多发性囊肿无回声，癌浸润黏膜下层，基底膜保持完整，需要与低级别胃癌或腺瘤鉴别。④ 异位胃腺多见良性病变，一旦癌变，需要与早期胃癌与进展期胃癌鉴别。⑤ 病变多位于胃窦部，需要与异位胰腺、平滑肌瘤、血管球肿瘤、神经鞘瘤、类癌、脂肪瘤、胃囊肿和胃淋巴管瘤等鉴别。⑥ 不规则凹陷病变伴发红，基部不规则微血管，需要与胃黏膜下肿瘤样胃癌鉴别。

# 第六节　非上皮性肿瘤鉴别

## 一、胃非上皮性肿瘤的基本特征与鉴别诊断

　　胃非上皮性肿瘤指黏膜下肿瘤或上皮下肿瘤向胃腔内凸出病变的临床总称，如胃肠间质瘤、平滑肌瘤、淋巴瘤、神经内分泌瘤、纤维瘤、神经纤维瘤、脂肪瘤、血管瘤和转移性肿瘤等。肿瘤大小不一，多向黏膜下向生长，少数向腔外生长。按其性质可分为良性和恶性两种。一般情况下，多数黏膜下肿瘤和上皮下肿瘤无临床症状，唯有在内镜检查时才被发现。

### （一）基本特征

　　黏膜下肿瘤和上皮下肿瘤主要观察形态、部位、大小、色泽、凹陷、溃疡、硬度、单发或多发等。鉴别诊断：① 好发部位：胃肠间质瘤位于胃中部（M）和胃上部（U），异位胰腺位于胃窦部，神经内分泌瘤位于胃底腺区域等。② 色泽改变：病变表面黄色疑诊脂肪瘤和神经内分泌瘤。③ 硬度程度：选择活检钳确认缓冲征和活动度。④ 肿瘤质地：质地柔软见淋巴管瘤或囊肿等液体存积病变或脂肪瘤等。⑤ 单发或多发病变：转移性肿瘤和多发性神经内分泌瘤。

## （二）形态特征与鉴别诊断

1. 内镜形态特征　① 类圆形或球形黏膜下肿瘤和上皮下肿瘤，根据病变基部与表面之间弧度推测病变起源部位，小于90°应考虑肿瘤起源黏膜肌层和黏膜下层；90°应考虑肿瘤起源黏膜下层；大于90°应考虑肿瘤起源于固有肌层；90°~120°应考虑壁外压迫（图5-6-1）。② 隆起起始部陡峭应考虑病变来自胃壁浅层，隆起起始部平缓应考虑病变来自胃壁深层。③ 位于胃体中上部病变应考虑胃肠间质瘤和转移性胃癌，位于胃底腺区域应考虑神经内分泌瘤，位于胃窦部应考虑异位胰腺。④ 病变小和增殖后边缘不规则应考虑神经内分泌瘤、黏膜下肿瘤样胃癌、转移性胃癌等，球形隆起应考虑胃肠间质瘤和神经鞘瘤等间叶系肿瘤。⑤ 上皮性肿瘤凹边缘不规则，非上皮肿瘤如间叶系肿瘤表面凹陷边缘规则，以及黄色神经内分泌瘤和脂肪瘤表面深溃疡。⑥ 富含液体枕垫征（＋）应考虑淋巴管瘤、囊肿和脂肪瘤等，间质纤维和肌肉组织丰富的枕垫征（－）应考虑胃肠间质瘤和平滑肌瘤等。

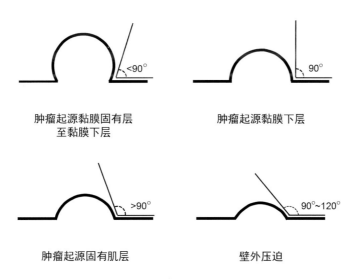

图 5-6-1　弧度推测 SMT 起源层

2. 超声内镜形态特征　① 胃壁第3层病变应考虑脂肪瘤、淋巴管瘤、纤维瘤和异位胰腺等。② 胃壁第2深层至第3浅层低回声病变，应考虑神经内分泌瘤。③ 胃体部第3、第4层，应考虑胃肠间质瘤、平滑肌瘤和神经鞘瘤等。④ 高回声病变，应考虑脂肪瘤和Glomus肿瘤等。⑤ 低回声病变，应考虑异位胰腺、平滑肌瘤、胃肠间质瘤、神经内分泌瘤和淋巴瘤等。⑥ 无回声病变，应考虑囊肿和淋巴管瘤等。⑦ 病变内部不均匀回声，应考虑恶性病变（表5-6-1）。

3. 良恶性病变鉴别　① 小于20 mm形态规则的非溃疡性半球状病变，需要与良性非上皮性肿瘤鉴别。② 大于20 mm形态不规则的溃疡病变，需要与恶性非上皮性肿瘤

表 5-6-1　各种黏膜下肿瘤（SMT）特征

| 类型 | 好发部位 | 表面形态 | 触诊 | 主要层次 | 回声水平 | 回声形态 |
|---|---|---|---|---|---|---|
| 间叶系肿瘤 | 胃体部 | 陡峭至缓坡 | 弹性硬 | 第 4 层 | 低 | 良性均一<br>恶性不均一 |
| 异位胰腺 | 胃窦部 | 缓坡 | 稍软 | 第 3～第 4 层 | 低 | 均一 |
| 脂肪瘤 | 胃窦部 | 缓坡<br>黄色 | 软 | 第 3 层 | 高 | 均一 |
| NET | 胃体部 | 半球状 | 弹性硬 | 第 2～第 3 层 | 低 | 均一 |
| IFP | 胃窦部 | 带蒂至亚蒂<br>阴茎龟头状 | 弹性硬 | 第 2～第 3 层 | 低 | 均一 |
| Glomus 肿瘤 | 胃窦部 | 缓坡 | 软 | 第 4 层 | 高 | 不均一 |
| 血管瘤 | — | 缓坡 | 软 | 第 2～第 3 层 | 等～高 | 不均一 |
| 胃壁外压迫 | — | 缓坡 | 软 | 胃壁外 | 无 | 均一 |

鉴别。③ 超声内镜显示病变内部不均匀回声水平，需要恶性病变鉴别，病变内部均匀回声水平，需要与良性病变鉴别。

4. 非上皮性肿瘤与胃癌鉴别　① 特殊型病变，需要与上皮性肿瘤鉴别。② 癌浸润黏膜下层和固有肌层并接近胰腺组织，需要异位胰腺癌与上皮型恶性肿瘤鉴别。③ 病变表面凹凸伴发红或褪色，与周围黏膜色泽差异较大，隆起起始部陡峭，需要与上皮性恶性肿瘤（如胃癌等）鉴别。④ 病变表面光滑，与周围黏膜色泽相同，隆起起始部平缓，需要鉴别上皮性肿瘤与非上皮性肿瘤。

## 二、胃肠间质瘤

胃肠间质瘤（GIST）是起源于 Cajal 间质细胞（interstitial cells of Cajal, ICC）的间质性肿瘤。胃肠间质瘤的大部分发现 KIT 蛋白质和 CD34，c-KIT 或 *PDGFRA* 基因突变具有潜在的恶性肿瘤。组织病理学特征：70% 纺锤状细胞和 20% 类上皮细胞混合，HE 染色难以辨别间叶系肿瘤中的平滑肌瘤和神经鞘瘤，需要免疫染色后进行鉴别（图 5-6-2）。

基本特征：胃肠间质瘤被分为极低度危险、低度危险、中度危险和高度危险四个等级。

形态特征与鉴别诊断：① 隆起表面覆正常黏膜，隆起起始部平缓（图 5-6-3），超声内镜显示胃壁第 4 层的均匀低回声病变，边界清晰（图 5-6-4），需要与平滑肌瘤、神经鞘瘤、异位胰腺、神经内分泌肿瘤和神经纤维瘤等鉴别。② 隆起表面溃疡，边缘不规则，隆起增大，隆起质硬和缓冲征阴性，超声内镜显示源于胃壁第 4 层的不均匀低回声实性占位，需要与恶性胃肠间质瘤、恶性淋巴瘤、转移性癌症、神经内分泌瘤和黏

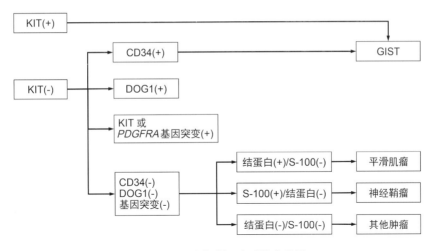

图 5-6-2　消化道间叶系肿瘤鉴别

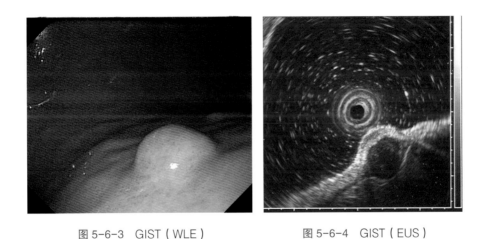

图 5-6-3　GIST（WLE）　　　　　图 5-6-4　GIST（EUS）

膜下类肿瘤样癌等鉴别。③ 免疫组织化学显示结蛋白和平滑肌肌动蛋白阳性，CD34 和 CD117（KIT）阴性，如果肿瘤核分裂象＞ 10 个 /10 HPF 应考虑高度恶性，需与平滑肌瘤和平滑肌肉瘤相鉴别。

## 三、异位胰腺

异位胰腺（ectopic pancreas, EP 或 heterotopic pancreas, HP）是指存在胰腺正常解剖位置以外的胰腺组织，其具有独立于主胰腺的血供和神经支配。异位胰腺的发生原因与胚胎发育异常有关。

基本特征：① 胚胎发育时，背侧和腹侧胰始基随着原肠上段旋转融合过程中，与胃、十二指肠壁接触紧密植入到胃肠道壁发育，形成胃肠道异位胰腺。② 内胚层细胞在肠管和腹外分化形成胰腺组织，发生在胃肠道外异位胰腺。③ EP 异位胰腺癌变主体

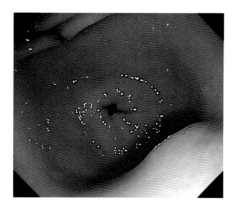

图 5-6-5　异位胰腺（WLE）

存在黏膜下层，黏膜表面未见癌组织。④ 有些胰腺组织还未癌变，但癌已经转移。

形态特征与鉴别诊断：① 隆起表面光整，无色泽改变的黏膜下肿瘤（图 5-6-5），超声内镜显示第 3 层内不均匀偏低回声占位伴第 4 层回声增厚，边界模糊（图 5-6-6），需要与胃肠间质瘤鉴别。② 病变位于胃窦部，形似息肉、黏膜下肿瘤和新生物样隆起，超声内镜显示起源于胃壁第 2、第 3 层低回声病变，需要与炎性纤维性息肉等鉴别。③ 病变位于胃体和胃窦部，超声内镜显示病变起源于第 1、第 2 层，边界清楚，第 3、第 4 层结构正常，病变内部中、低回声改变，需要与增生性息肉、腺瘤和错构瘤性息肉等鉴别。④ 胃窦部黏膜下肿瘤样隆起伴发红和凹陷，边缘清楚，微血管和腺管不规则，超声内镜显示第 2 层连续实质性回声肿瘤，内部囊肿状，需要与异位胰腺癌变等鉴别。⑤ 黏膜下见异位胰腺由大量腺泡及导管组成，细胞形态良好，核小而圆，无异型（图 5-6-7）。

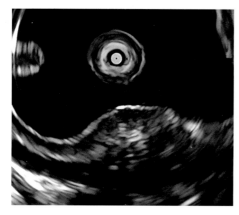

图 5-6-6　异位胰腺（EUS）

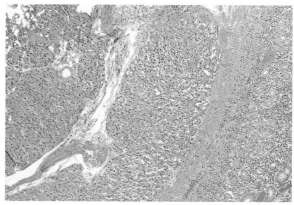

图 5-6-7　异位胰腺（HE×100）

## 四、胃脂肪瘤

胃脂肪瘤（lipoma of the stomach）起源于胃间质组织，与成熟的脂肪组织紧密排列，表面覆纤维组织形成的包膜，约占胃肿瘤 1%，胃良性肿瘤 3% 和全部胃肠道脂肪瘤 5%。多位于胃窦部，依次胃体部、胃底部和贲门部；病变起源于黏膜下层（胃内型）90%～95%，浆膜下层（胃外型）5%～10%。发病原因尚不明确，多数学者认为与炎症刺激有关，部分学者认为与先天性发育不良、全身脂肪代谢障碍以及肠营养不良有关。

形态特征与鉴别诊断：① 位于胃窦部、胃体部和贲门部病变，色泽与周围黏膜相似或黄色（图 5-6-8），超声内镜显示第 3 层高回声，需要与增生性息肉、胃黏膜炎症、异位胰腺、囊肿、胃肠间质瘤和 MALT 淋巴瘤等鉴别。② 枕垫征和缓冲征阳性，需要与胃囊肿、胃血管瘤和淋巴管瘤鉴别。

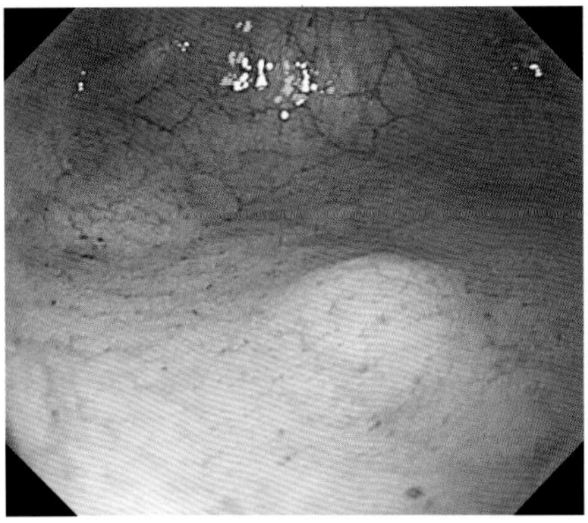

图 5-6-8　胃窦脂肪瘤

## 五、胃神经内分泌瘤

胃神经内分泌肿瘤（gastric neuroendocrine tumor, gNET）属于前肠来源的神经内分泌肿瘤，约占胃肠 NEN 的 4%。近年随着内镜诊断技术的提高，该病的发病率有上升趋势。根据 Ki-67 阳性指数和核分裂象数对 NET 进行分级：① G1（低级别）：核分裂象数 < 2 个 /10 HPF，Ki-67 阳性指数 ≤ 2%。② G2（中级别）：核分裂象数 2～20 个 /10 HPF，Ki-67 阳性指数为 3%～20%。③ G3（高级别）：核分裂象数 > 20 个 /10 HPF，Ki-67 > 20%。

基本特征：Rindi 分类特征① Ⅰ型胃神经内分泌肿瘤：伴 A 型胃炎的神经内分泌肿瘤，转移率 2%～5%，肿瘤相关病死率 0%。② Ⅱ型胃神经内分泌肿瘤：合并Ⅰ型多发性内分泌腺瘤症（MEN）及 Zollinger-Ellison 综合征等，转移率 10%～30%，肿瘤相关病死率 10%。③ Ⅲ型胃神经内分泌肿瘤：无胃泌素升高，孤立发生，单发肿瘤，不仅发生于胃底腺区域，而且还发生于幽门腺区域，转移率 50%～100%，肿瘤相关病死率 25%～30%。

形态特征与鉴别诊断：① Ⅰ型胃神经内分泌肿瘤：胃窦非萎缩，胃底和胃体广泛萎缩，ME-NBI 显示排列密集的小圆形和卵圆形微表面构筑和周围绕着网状微血管构筑（图 5-6-9），超声内镜显示第 2～第 3 层均匀低回声（图 5-6-10），非 *H. pylori* 感

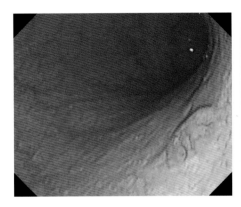

图 5-6-9　胃神经内分泌瘤（WLE）

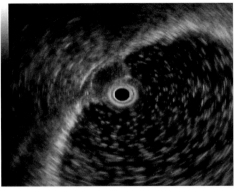

图 5-6-10　胃神经内分泌瘤（EUS）

染黏膜背景需要与胃底腺型胃癌鉴别，*H. pylori* 感染的背景黏膜需要与增生性息肉和早期胃癌等鉴别。② Ⅱ型胃神经内分泌肿瘤：黏膜充血、水肿、糜烂和溃疡，超声内镜显示第 2～第 3 层低回声，需要与肥厚性胃炎和 Borr. Ⅳ 型进展期胃癌鉴别。③ Ⅲ型胃神经内分泌肿瘤：单发病变、黏膜下肿瘤样大息肉和火山口样病变等，超声内镜显示癌浸润第 3、第 4 层或累及全层，需要与胃腺瘤、胃肠间质瘤和进展期胃癌等鉴别。④ 胃神经内分泌癌：单发性、大于 5 cm 溃疡或宽基息肉伴糜烂，发生于胃的任何部位，需要与 Borr. Ⅱ 型进展期胃癌鉴别。

## 六、胃浆细胞瘤

髓外浆细胞瘤（extramedullary plasmacytoma, EMP）是一类以不同成熟度的浆细胞浸润为主要病理组织学特征并具有单克隆特性的罕见恶性肿瘤，占浆细胞肿瘤的 2%～4%。胃浆细胞瘤（gastric plasmacytoma, GP）占 EMP 约 5%。胃浆细胞瘤发病原因不明，有学者认为与 *H. pylori* 感染有关。胃浆细胞瘤早期多见无症状，恶化后出现腹痛和呕血等症状。有学者认为早期孤立性髓外胃浆细胞瘤可以采用内镜治疗 + 化学疗法（如沙利度胺和地塞米松联合用药）有效；也有学者认为术前根除 *H. pylori* 治疗可以延缓胃浆细胞瘤进展；对大于 5 cm 肿瘤伴淋巴结转移和浆膜层浸润，腹水检测到肿瘤细胞，一般预后较差，术后应辅以放疗和化疗。

基本特征：内镜形态分类为溃疡型、结节型、浸润型和息肉型。

形态特征与鉴别诊断：① 内镜形态观察缺乏特征性，对疑诊病变进行活组织病理学检查和免疫组化检查，需要与低分化腺癌、浆细胞肉芽肿、胃原发性低度恶性淋巴瘤和转移性胃癌（如肺、乳腺癌和恶性黑色素瘤等）鉴别。② 黄白色至白色隆起或凹凸不规则颗粒状，边界不清楚，需要与 0-Ⅱa 型早期胃癌鉴别。③ 腺管被破坏后伴糜烂，需要与胃 MALT 淋巴瘤鉴别。

## 七、胃血管瘤

胃血管瘤（gastric hemangioma）属胃非上皮性良性肿瘤，不具有肿瘤病理特征。胃肠血管瘤源自中胚层的胚胎残余，血管内皮细胞增大导致微小动脉、毛细血管和微小静脉之间产生异常交通或扩张，与毛细血管括约肌功能丧失或静脉扩张、毛细血管慢性炎症致阻塞有关。

基本特征：胃肠血管瘤分为：① 多发性静脉扩张。② 海绵状血管瘤。③ 毛细血管瘤。④ 血管瘤病。其中海绵状血管瘤最常见。

形态特征与鉴别诊断：① 隆起病变表面光滑和无溃疡和桥形皱襞，超声内镜显示病变均匀低回声和边界清楚，需要与胃肠间质瘤鉴别。② 超声内镜显示第 3、第 4 层不均匀等回声至高回声，伴多发性斑状高回声的静脉结石，需要与黏膜下肿瘤鉴别。③ 炎症胃黏膜表面微隆起伴红色斑点，需要与炎性增生性病变鉴别。

## 八、胃血管球瘤

胃血管球瘤是毛细血管网连接动静脉属于一种终末器官装置，由入球小动脉、吻合血管 / 原始汇集静脉、血管球内网织结构和包膜组成，收缩机制调节控制末梢的血流量，控制血压及体温。胃血管球瘤属良性肿瘤，但个别是恶性。

基本特征：根据组织学类型特征分实体型、血管瘤型、黏液样型和混合型，其中血管瘤型最常见。

形态特征与鉴别诊断：① 单发半球状隆起位于胃窦部，色泽与周围黏膜相似（图 5-6-11），超声内镜显示病变累及第 3、第 4 层，内部高回声，边缘清楚规则（图 5-6-12）。② 中度或高度核异质性核分裂数大于 5 个 /50 HPF，需要与恶性胃肠间质瘤鉴别。③ 半球状隆起表面有时伴糜烂或溃疡，超声内镜造影需要与胃肠间质瘤、血管瘤、孤立性纤维性瘤、类癌、淋巴瘤、神经内分泌瘤、未分化癌和平滑肌瘤等鉴别。

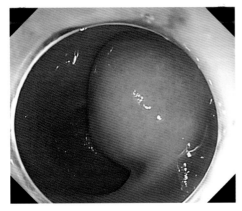
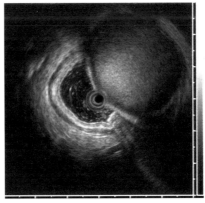

图 5-6-11　glomus 肿瘤（WLE）　　　图 5-6-12　glomus 肿瘤（EUS）

## 九、胃囊肿

胃囊肿（gastric cysts）是一种特殊类型的消化道囊肿。先天性胃囊肿又称胃重复囊肿（gastric duplication cysts, GDCs），是在胚胎期前肠发育过程异常所致的。胃囊肿壁与胃壁极其相似，存在固有肌层、黏膜层和腺体中分泌胃液。胃重复囊肿可能与外伤、胃黏膜腺体内分泌物潴留、化学性腐蚀、胃黏膜先天性异常等有关。临床表现与囊肿的大小和部位有关，小的胃重复囊肿无任何症状，大的囊肿容易引起机械性梗阻和压迫症状。

基本特征：胃囊肿分先天性胃囊肿、机械性胃囊肿（如创伤血肿后、腐蚀性胃炎后）、黏膜腺体潴留性囊肿、棘球虫性胃囊肿和肿瘤性胃囊肿等。

形态特征与鉴别诊断：① 表面光滑的局限性隆起，透光性色泽，缓冲征阳性，需要与胃肠间质瘤、纤维瘤、脂肪瘤、平滑肌瘤及平滑肌肉瘤等鉴别。② 超声内镜显示囊肿与周围脏器的关系和囊腔内壁，分囊性或实质性，需要与胃黏膜下肿瘤和胰腺囊肿等鉴别。③ 胃壁第 3 层呈圆形或椭圆形无回声区，边界清晰，需要与胃静脉瘤、胃异位胰腺和胃重复囊肿合并原发性腺癌等鉴别。

# 第七节　恶性淋巴瘤鉴别

## 一、胃淋巴增殖性疾病

### （一）恶性淋巴瘤

消化道恶性淋巴瘤的发病率占全消化道恶性肿瘤 1%～8%，目前淋巴细胞系肿瘤采用 WHO 分类。

基本分类：在消化道中① 成熟 B 细胞性肿瘤的 MALT 淋巴瘤、浆细胞肿瘤、滤泡性淋巴瘤和套细胞淋巴瘤。② DLBCL（含 Burkitt 淋巴瘤）。③ T 细胞淋巴瘤，常见肠病相关 T 细胞淋巴瘤（enteropathy-associated T-cell lymphoma, EATL）和成人 T 细胞白血病 / 淋巴瘤。

形态特征与鉴别诊断：① 凹陷病变，界限不清楚伴发红结节和颗粒（图 5-7-1），表面胃小区残存、缺乏段差和黏膜皱襞等（图 5-7-2），需要与 0-Ⅱc 型早期胃癌鉴别。② 恶性程度极高和预后极差，多见男性，病变位于胃体中部至体下部，凹陷内坏

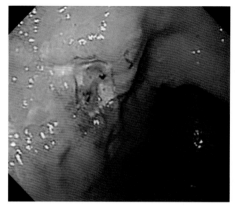 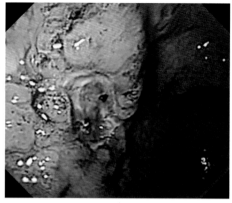

图 5-7-1　恶性淋巴瘤（WLE）　　　　　图 5-7-2　恶性淋巴瘤（染色）

死伴出血，周堤形成较狭窄，需要与胃神经内分泌癌、Ⅱc+Ⅱa 型早期胃癌和 Borr.Ⅱ型进展期胃癌鉴别。③ 皱襞端部肥大伴发红和糜烂，表面胃小区呈颗粒状，凹陷堤状表面微表面（MSP）消失和不规则微血管构筑（IMVP），超声内镜显示胃壁第 2～第 4 层弥漫性增厚低回声，需要与进展期胃癌和硬化型胃癌等鉴别。④ 胃壁伸展状态，棒状巨大皱襞先端部和边缘是否规则，皱襞外缘是否黏膜癌浸润，需要与硬化型胃癌和 Ménétrier 病等鉴别。

### （二）弥漫大 B 细胞淋巴瘤

弥漫大 B 细胞淋巴瘤（DLBCL）为临床常见淋巴肿瘤，占胃原发恶性淋巴瘤的 30%～40%，仅次于 MALT 淋巴瘤。

基本特征：① 保持胃壁伸展性。② 含黏膜下肿瘤成分。③ 溃疡伴狭窄耳郭样环堤，覆厚白苔（图 5-7-3）（参见《早期胃癌形态特征和基础》《内镜基本形态》相关章节）。④ 形态丰富的多发性病变表面。⑤ 超声内镜显示均匀低回声水平肿瘤。⑥ 组织病理学显示弥漫分布肿瘤细胞，增大淋巴细胞为正常淋巴细胞 2～3 倍，浸润胃正常腺体，细胞核大而圆，核分裂增多，可见坏死等（图 5-7-4）。

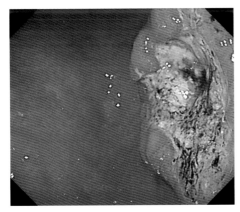

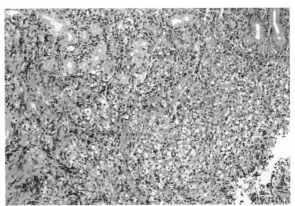

图 5-7-3　溃疡伴狭窄耳郭样环堤　　　　图 5-7-4　DLBCL（HE×100）

形态特征与鉴别诊断：① *H. pylori* 现症感染和服用非甾体消炎药（NSAID）史，病变位于腺交界处或萎缩线附近，溃疡覆白苔、边界清楚和未见蚕食状，除菌后溃疡瘢痕形成，黏膜皱襞集中，需要与消化性溃疡鉴别。② 溃疡覆白苔，边缘规则或不规则，棒状黏膜皱襞或皱襞端部中断伴蚕食样改变，胃壁伸展良好或消失，需要与硬化型胃癌、Borr.Ⅳ 型进展期胃癌和肥厚性胃炎等鉴别。③ 白环不明显和树枝状外观（TLA），耳郭样溃疡环堤，隆起起始部形似黏膜下肿瘤，需要与消化性溃疡、0-Ⅱc 型早期胃癌和早期恶性淋巴瘤等鉴别。

### （三）黏膜相关淋巴组织淋巴瘤

多形态胃 MALT 淋巴瘤难与胃炎和胃癌鉴别，ME-NBI 不但对胃腺瘤和胃癌诊断有用，而且对 MALT 淋巴瘤的诊断也有用。

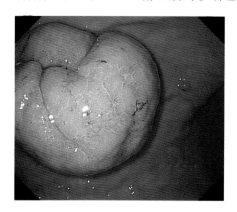

**基本特征：** ① 胃 MALT 淋巴瘤形态极其丰富，如隆起型病变（图 5-7-5）、溃疡性病变、形似胃炎病变（图 5-7-6）、形似凹陷型早期胃癌病变等。② ME-NBI 显示无结构区域、膨胀类型和异常血管（图 5-7-7）。③ 细胞内镜（ECS）显示 MALT 淋巴瘤的腺管密度降低，腺管破坏和间质内高度细胞浸润。

图 5-7-5　黏膜相关淋巴组织结外边缘区 B 细胞淋巴瘤

　　**形态特征与鉴别诊断：** ① 凹陷边界不清楚、光泽存在、黏膜下肿瘤样改变和溃疡边缘非蚕食状等，需要与 0-Ⅱc 型早期胃癌和多发性淋巴瘤性息肉病 / 套细胞淋巴瘤（multiple lymphomatous polyposis/mantle cell lymphoma, MLP/MCL）等鉴别。② ME-NBI 显示病变表面窝间部拉长，稀疏腺管膨胀呈树枝状外观，单独无法评价微表面构筑，但可以评价微血管构筑（如收缩、中断和口径的异常血管），需要与未分化型胃癌等鉴别。③ 淋巴细胞弥漫浸润，血管增生，细胞大小一致，核圆或椭圆，核深染，染色质均匀，可见核仁不明显，散在少量正常淋巴细胞及嗜酸性粒细胞（图 5-7-8）。④ 弥漫浸润的小淋巴细胞，细胞核一致，核圆，呈单核样 B 细胞，黏膜腺体减少，淋巴细胞浸润腺体（图 5-7-9）。

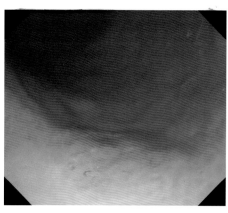

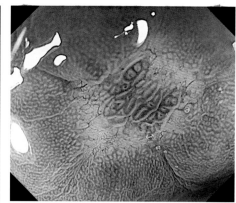

图 5-7-6　MALT 淋巴瘤（WLE）　　　　　图 5-7-7　MALT 淋巴瘤（ME-NBI）

注：树枝状外观是指腺结构消失，光泽存在的黏膜表面见树枝状异常血管。树枝状外观与淋巴瘤细胞在黏膜肌层浸润程度，腺窝间膨化，浸润增强，腺结构完全消失而无法辨认有关。

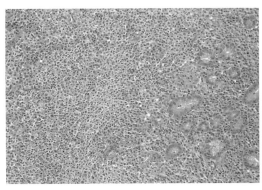

图 5-7-8 MALT 淋巴瘤（HE×100）　　图 5-7-9 MALT 淋巴瘤（HE×200）

### （四）成人 T 细胞白血病 / 淋巴瘤

成人 T 细胞白血病 / 淋巴瘤（adult T-cell leukemia-lymphoma, ATLL）是人类 T 细胞白血病病毒Ⅰ型（human T-cell leukemia virus type Ⅰ, HTLV-Ⅰ）引起的成熟型（外周性）T 细胞肿瘤。

基本特征：根据 Shimoyama 分类将 ATLL 分为急性型、淋巴瘤型、慢性型和隐袭型。

形态特征与鉴别诊断：① 胃黏膜皱襞肿大伴糜烂；胃壁伸展不良，需要与 Borr. Ⅳ型进展期胃癌和形似巨大黏膜皱襞硬癌鉴别。② ATLL 细胞浸润的生物反应，形似溃疡性结肠炎和克罗恩病，需要与溃疡性结肠炎和克罗恩病等鉴别。③ ATLL 伴强烈的免疫缺陷、粪线虫病和巨细胞病毒感染症等，有必要与消化道相关病变鉴别。④ 胃体部至胃窦部黏膜脓性黏液伴发红和褪色，需要与 MALT 淋巴瘤等鉴别。

### （五）淀粉样变性

淀粉样变性（amyloidosis）是指淀粉样物质沉积于组织或器官导致的疾病，均匀无结构的淀粉样蛋白沉于组织或器官，引起组织及器官有不同程度功能障碍的疾患。

基本特征：① AL 型淀粉样变性：免疫球蛋白轻链产生的淀粉样蛋白沉积在各脏器中，引起脏器障碍性疾病，淀粉样蛋白以块状形式沉积在消化道黏膜下层和固有肌层。② AA 型淀粉样变性：急性期血清淀粉样蛋白 A（serum amyloid A protein, SAA）沉积或纤维化，如淀粉样蛋白以斑状形式沉积在黏膜肌层、黏膜下层或血管周围。③ TTR 淀粉样变性：老年系统性淀粉样变性（senile systematic amyloidosis, SSA）的转甲状腺素蛋白淀粉样病变（amyloidogenic transthyretin, ATTR）沉积在各器官中引起疾病，沉积在消化道黏膜下层血管壁内，以及固有肌层和浆膜层。④ $A\beta_2M$ 淀粉样变性：慢性肾功能衰竭长期接受血液透析治疗患者的血液中存在小分子蛋白质 $\beta_2M$ 前驱物质，沉积在浆膜下组织、小血管壁和固有肌层。

形态特征与鉴别诊断：① AL 型形态为胃黏膜皱襞增厚、多发性结节状隆起和 SMT 样隆起，表面黏膜下血肿、糜烂和溃疡等，需要与恶性淋巴瘤鉴别。② AA 型形态为黏膜弥漫性粗糙，多发性细颗粒状和结节状隆起伴发红，需要与嗜酸性粒细胞性胃炎、肉芽肿性胃炎、自身免疫性胃炎和硬型胃癌等鉴别。③ TTR 型形态为黏液附着，形似黏膜下肿瘤样病变，需要与黏液癌鉴别。④ Aβ₂M 形态为多发性胃糜烂伴发红，均为非特异性改变。⑤ 局限性隆起，需要与恶性淋巴瘤、胃肠间质瘤和黏膜下肿瘤样特殊型胃癌进行鉴别。⑥ 粗糙和细颗粒状黏膜，需要与嗜酸性粒细胞性胃炎、肉芽肿性胃炎和硬化型胃癌等进行鉴别。⑦ 淀粉样变性伴淀粉样蛋白沉积在血管壁内，末梢循环障碍，容易出血，仅冲洗或色素染也会出血，尽量在黏膜下层进行活组织病理学取材。

### （六）淋巴瘤样胃病

2010 年首次被报道的淋巴瘤样胃病（LyGa）是一种罕见的、病因未知的 NK 细胞增生性疾病，免疫组化标记为 CD3、CD4、CD5、CD8 和 CD56。由于其组织病理学与恶性淋巴瘤具有相似性，容易误诊为消化道恶性肿瘤。该病的组织病理学与恶性程度高的结外 NK/T 细胞淋巴瘤（extranodal NK/T-cell lymphoma）鉴别还存在一些问题。

形态特征与鉴别诊断：① 内镜形态容易误诊早期胃癌，1～2 cm 隆起表面血豆样发红，需要与胃炎、胃癌和胃淋巴瘤等鉴别。② 单发或多发性病变，需要与 Borr. 型进展期胃癌和巨大肿瘤鉴别。③ CD56 阳性，需要与胃癌、神经内分泌癌和单纯胃炎等鉴别（表 5-7-1）。

表 5-7-1　LyGa 鉴别疾病

| 分类 | 鉴别疾病 | 疾病特征和鉴别点 |
| --- | --- | --- |
| 恶性 | 节外 NK/T 细胞性淋巴瘤-鼻型 | ① 鼻腔等上呼吸道好发淋巴瘤，CD56 阳性。② 进展期消化道浸润，胃局限病例极罕见。③ 显示血管中心性和破坏性浸润，伴凝固坏死。④ 细胞质内未见嗜酸性粗大颗粒。⑤ 肿瘤细胞呈 EB 病毒阳性 |
| | 肠道病相关 T 细胞淋巴瘤，单调亚型 | ① 好发空肠和回肠，肠管肿瘤发病于日本罕见淋巴瘤。② 单调细胞亚型（Ⅱ型）CD56 阳性，其他 T 细胞标志物（CD8，TCRβ）阳性 |
| | 胃低分化型腺癌 | ① 通常根据内镜观察被怀疑。② 腺癌经 Alcian-blue 染色、PAS 染色确认黏液产生。③ 细胞质内未见嗜酸性粗大颗粒。④ 细胞角蛋白阳性，含 CD56 血细胞系标志物阴性 |
| | 胃内分泌细胞癌 | ① 从 CD56 阳性开始鉴别，其他内分泌标志物通常也呈阳性。② 肿瘤细胞缺乏胞体，呈裸核状。③ Ki-67 标记指数高 |
| 良性 | 胃炎 | ① LyGa 细胞被认为是组织球类细胞，有时被诊断胃炎。② 确认颗粒细胞被 CD68、CD56 免疫染色 |

### （七）低度恶性淋巴瘤

低度恶性淋巴瘤分黏膜相关淋巴组织淋巴瘤、滤泡性淋巴瘤和套细胞淋巴瘤，其中套细胞淋巴瘤的预后较差于黏膜相关淋巴组织淋巴瘤和滤泡性淋巴瘤。

基本特征：① 黏膜相关淋巴组织淋巴瘤伴 *H. pylori* 感染，常发生在淋巴滤泡边缘带（marginal zone）。② 滤泡性淋巴瘤常见小肠，胃和大肠较少见。③ 套细胞淋巴瘤多见多发性淋巴瘤性息肉病（MLP）。

形态特征与鉴别诊断：MALT 淋巴瘤：① 形似隆起型，需要与黏膜下肿瘤、隆起型早期胃癌和浆细胞瘤鉴别。② 形似胃炎型，需要与各种病变鉴别。③ 形似凹陷型，需要与皱襞集中与非皱襞集中的 0-Ⅱc 型早期胃癌鉴别。滤泡性淋巴瘤：① 黏膜皱襞集中，需要与凹陷型早期胃癌鉴别。② 免疫组化显示低恶性度淋巴瘤为 CD10 和 bcl-2 阳性。套细胞淋巴瘤：消化道见大小不同多发性隆起型病变。

## 二、转移性胃癌

### （一）肾癌胃转移

转移性胃癌的原发性病变多见于恶性黑色素瘤、乳腺癌和肺癌等。肾细胞癌易向全身部位如肺、肝、骨和脑等转移，但胃内转移极为罕见，其占转移性胃癌的 0.65%。肾癌胃转移通过血行扩散至黏膜下层的胃壁终末动脉，胃转移常见部位是胃体中部和胃体上部。肾细胞癌转移到其他脏器时间由发育速度所决定，根据临床特征分缓慢生长型（slow growing type）和快速生长型（rapid growing type）。缓慢生长型是指原发病变根治术后经过长时间才被发现转移，或者术后 20 年才发现胃转移。

形态特征与鉴别诊断：① 牛眼外观，隆起黏膜色泽与周围黏膜相同，需要与肺癌、胰腺癌、结肠癌和恶性淋巴瘤等胃转移鉴别。② 火山口样溃疡，需要与 Borr. Ⅱ型进展期胃癌鉴别。③ 微小火山口样或半球状隆起，表面发红伴糜烂，需要与 0-Ⅱa 型（臼齿型）早期胃癌鉴别。④ 单发性或多发性息肉样隆起，活动性出血和瘢痕形成，需要与腺瘤性息肉和 0-Ⅰ 型早期胃癌鉴别。

### （二）乳腺癌胃转移

乳腺癌的胃转移一般发生在手术后。尽管乳腺浸润性小叶癌的发生率很低，仅占乳腺癌的 5%，但在乳腺癌转移性胃癌中，浸润性小叶癌占 60%。乳腺癌通过淋巴道转移、血道转移和器官直接浸润三种途径转移。

基本特征：乳腺癌转移性胃癌内镜形态分为黏膜下肿瘤样型、形似 Borr. Ⅳ型和多发糜烂型。

形态特征与鉴别诊断：① 胃体黏膜皱襞肥厚、粗糙、硬化和与周围组织分界不清，需要与 Borr. Ⅳ型进展期胃癌、硬型胃癌和 Ménétrier 病鉴别。②胃体部（山田Ⅰ、Ⅱ型）隆起，表面糜烂伴发红，需要与腺瘤性息肉和 0-Ⅱa 型早期胃癌等鉴别。③小溃疡、息肉样小结节或胃壁弥漫受累和形似革囊胃（又称皮革胃），需要与胃原发腺癌、恶性淋巴瘤、恶性黑色素瘤、胃肠间质瘤等鉴别。④凹陷基部微血管构筑变细而稀疏，微表面构筑缺失，周围黏膜扩张，微血管增多，需要与原发性胃癌鉴别。

# 第八节　感染性病变鉴别

## 一、巨细胞病毒

巨细胞病毒（cytomegalovirus, CMV）属疱疹病毒科的 DNA 病毒，仅感染人类。围产期和幼儿期感染，大部分以不显性感染形式终生宿主潜伏感染。70% 成人抗体阳性，其中癌症患者、接受免疫抑制或类固醇药物治疗患者，以及免疫缺陷的 HIV 患者等被重新激活，引起各类疾病。

基本特征：诊断巨细胞病毒消化道感染。①临床表现为腹泻、便血和腹痛等。②溃疡、糜烂等消化道病变。③组织病理学检查时需要明确病变部位和病毒性质。

形态特征与鉴别诊断：①多发性钻孔状或断崖状溃疡，或类圆形、不规则、地图状和纵行溃疡等，边缘稍隆起，溃疡基部覆少量白苔，需要与浅表多发性溃疡、糜烂性急性胃黏膜病变、恶性淋巴瘤和胃梅毒等鉴别。②胃窦炎伴水肿和狭窄，需要与胃硬癌鉴别。③多形态溃疡，需要与 *H. pylori* 感染后消化性胃溃疡、非甾体消炎药溃疡、胃移植物抗宿主病（graft-versus-host disease, GVHD）和胃梅毒等鉴别。

## 二、胃结核

消化道富含淋巴组织部位是回盲部。胃结核（gastric tuberculosis）非常少见，与胃内缺乏淋巴组织有关。

基本特征：胃结核感染途径分为：①肺结核患者咽下感染性痰液。②粟粒型结核血行转移。③被污染的乳制品摄入。④直接浸润。

形态特征与鉴别诊断：①幽门部不规则结节样增厚伴小溃疡，幽门变形、不完全或完全性梗阻等，需要与良性幽门梗阻（如溃疡瘢痕）和恶性幽门梗阻（如恶性肿瘤）鉴别。②难治性溃疡可能是胃结核，需要与硬化型胃癌鉴别。③非蚕食溃疡单发型溃疡和多发溃疡，需要与黏膜下肿瘤或硬化型胃癌等鉴别。④胃壁增厚和溃疡边缘不规则，需要与胃癌、恶性淋巴瘤、转移性胃癌、真菌性胃炎和胃梅毒等鉴别。⑤感染性肉芽肿多见结核，但梅毒、真菌、放线菌和 *H. pylori* 感染等也产生肉芽肿。

## 三、胃梅毒

早在 1830 年 Andral 首次报道梅毒感染引起胃窦部多发性溃疡。梅毒是一种性传播疾病，表现为皮肤炎和黏膜炎，引发胃肠道病变如胃梅毒（gastric syphilis）、梅毒肠炎和梅毒肝炎。

基本特征：梅毒临床分期为① 第 1 期：感染后 3 周发生，阴唇、口腔等早期下疳，淋巴结肿胀。② 第 2 期：感染后 3 个月～3 年，玫瑰疹、胃梅毒、梅毒性直肠炎和梅毒性肝炎。③ 第 3 期：感染后 3～10 年，结节性梅毒疹、树胶肿、大动脉炎。④ 第 4 期：主动脉瘤、进展性麻痹、耳聋和视力障碍。近年来有增加倾向，胃梅毒占全身梅毒感染 0.1%～0.2%。

形态特征与鉴别诊断：① 病变多位于幽前区和胃窦部，黏膜水肿，融合倾向的不规则多发性溃疡和糜烂，胃壁伸展不良，需要与急性胃黏膜病变（AGML）、恶性淋巴瘤和未分化型胃癌鉴别。② 多发性溃疡附着凝血块，周围黏膜水肿，溃疡较深，黏膜皱襞肿等，需要与急性胃黏膜病变急性期鉴别。③ 溃疡小而浅，需要与急性胃黏膜病变治愈期鉴别。④ 病变形态多样性伴糜烂和溃疡，需要与 MALT 淋巴瘤鉴别。⑤ 幽门部一侧相对狭窄和伸展不良，需要与未分化型胃癌鉴别。

## 四、胃蜂窝织炎

胃蜂窝织炎（gastric cellulitis）又称胃脓肿，是弥漫性或局限性非特异性化脓性疾病，其原因分原发性、继发性和特发性。① 原发性炎症：由胃炎、胃溃疡、胃癌或异物引起，与胃壁损伤有关。② 继发性炎症：直接从其他器官感染灶传播或扩散到血液和淋巴管，继发于心内膜炎、骨髓炎、胰腺炎、胆囊炎和中耳炎等。③ 特发性炎症：胃和其他脏器未发生特别病变。

形态特征与鉴别诊断：① 胃窦形似 SMT 和枕垫征（－），超声内镜显示胃壁弥漫性增厚，第 3 层或第 4 层不均匀低回声，需要与异位胰腺、炎性纤维性息肉、胃淋巴瘤和胃癌等鉴别。② 胃壁局部增厚，表面光滑伴发红，未成熟型脓肿表面未破溃，需要与黏膜下肿瘤等鉴别。

## 五、卡波西肉瘤

卡波西肉瘤（Kaposi sarcoma, KS）是由人类疱疹病毒-8（human herpes virus-8，HHV-8）感染引起血管性肿瘤，是人类免疫缺陷病毒（human immunodeficiency virus，

HIV）患者中最多见的恶性肿瘤，其 CD4 值低下（CD4 值为 500 细胞 /μL），即使较高也会发病。在 HIV 感染者中卡波西肉瘤多见男性同性恋者，由 HHV-8 生物体内储存的 B 细胞感染血管内皮细胞后发病。发生部位依次为皮肤、消化道、肺和淋巴结等。

形态特征与鉴别诊断：① 多位于胃体部，多发性亚蒂和（或）带蒂样隆起伴发红，需要与黏膜下肿瘤、增生性息肉和隆起型早期胃癌等鉴别。② 隆起表面见沟状凹陷和溃疡，需要与增生性息肉、血管扩张、疣状胃炎、恶性淋巴瘤和胃癌等鉴别。

# 第九节　药物相关性病变鉴别

## 一、胃黏膜磷酸镧沉积

高磷血症是慢性肾病（chronic kidney disease, CKD）患者常见并发症之一。碳酸镧对磷具有较高的亲和力和耐受力，使磷不被消化道吸收而排出体外，适合治疗慢性肾脏病高磷血症。关于碳酸镧引起消化道副作用尚存在众多不一致，有待于进一步探究。为了避免胃黏膜磷酸镧沉积（lanthanum phosphate deposition in the gastric mucosa）被漏诊，内镜检查前需收集患者是否服用碳酸镧药物史，以及结合活组织病理学检查结果。

基本特征：① 胃窦部和胃体部黏膜光泽与正常黏膜不同，粗糙皱襞表面白色小颗粒。② 色素染色后粗糙黏膜表面白色小颗粒更明显。③ ME-NBI 显示胃腺窝上皮下微血管下见白色沉积物，包绕沉积物质未见不规则微表面构筑和微血管构筑。

形态特征与鉴别诊断：① 腺窝上皮下伴沉积物和细胞浸润病变，需要与黄色瘤、消化道淀粉样变性、恶性淋巴瘤、多发胃类癌和胃底腺型胃癌等鉴别。② 黏膜表面细颗粒状，需要与黄色瘤鉴别。③ 黏膜表面白色微细颗粒状，需要与 AA 型淀粉样变性鉴别。④ 多发和散在分布褪色黏膜和形似碳酸镧沉积，需要与恶性淋巴瘤鉴别。

## 二、非甾体消炎药引起胃黏膜损害

非甾体消炎药（nonsteroidal anti-inflammatory drug, NSAID）引起胃黏膜损害（NSAIDs-induced gastric mucosal injury）是服用非甾体消炎药和低剂量阿司匹林（low-dose aspirin, LDA）后引起消化性溃疡和上消化道出血。随着老龄化社会的到来，服用非甾体消炎药和低剂量阿司匹林患者有增多倾向，但这类药物对上消化道黏膜损害后多无症状，准确诊断对预防极其重要。服用非甾体消炎药和低剂量阿司匹林后，询问患者有无贫血和黑便，需要定期血液检查和内镜检查。服用抗凝药物的同时服用非甾体消炎药引起溃疡患者，有可能并发小细胞性贫血倾向。定期检测血红蛋白和平均红细胞体积（mean corpuscular volume, MCV），对无症状溃疡患者是有一定的帮助。

　　形态特征与鉴别诊断：① 多发小于 10 mm 应考虑低剂量阿司匹林溃疡（图 5-9-1），大于 10 mm 溃疡应考虑非甾体消炎药溃疡，周围见再生上皮（图 5-9-2、图 5-9-3）。② 单发巨大溃疡多位于胃体部，表面覆血痂苔、陈旧性出血斑块和白苔，边界不清晰，需要与恶性溃疡鉴别。

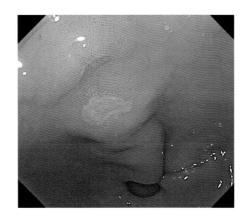

图 5-9-1　LDA 溃疡

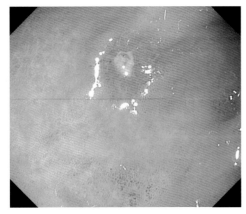

图 5-9-2　NSAID 溃疡（白光）

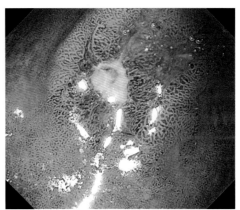

图 5-9-3　NSAID 溃疡（NBI）

## 第十节　其他病变鉴别

### 一、IgA 血管炎

　　IgA 血管炎（IgA vasculitis, IgAV）是因过敏引起的全身性细小血管炎。除皮肤病变外，多见血管炎综合征。2012 年 Shönlein Henoch 紫癜病被更名为血管炎，其好发于小儿，约 5% 成年人患病。临床特征：① 有皮肤病变，从下肢至左右臀部对称性紫斑或红斑。② 50%～60% 伴疼痛和肿胀等关节炎症状。③ 70%～80% 有腹部症状，如腹痛、恶心、呕吐和黑便等，重者并发肠套叠、梗阻和穿孔等。④ 20%～60% 肾功能不全和肾病综合征。实验室检查除血沉加快、C-反应蛋白（C-reaction protein, CRP）上升和白细胞增加外，多伴血清 IgA 值上升和第 XIII 因子活性下降，有助于临床诊断。

基本特征：① 胃窦部和胃窦部黏膜斑状发红伴糜烂。② 组织学显示小血管纤维素变性，伴中性粒细胞浸润和核破坏的白细胞碎裂性血管炎。③ 免疫组织化学显示 IgA 免疫复合体在细动脉以及毛细血管内皮细胞上沉积。需要与 Zollinger-Ellison 综合征、寄生虫（肠兰伯鞭毛虫、粪线虫病）、AA 淀粉样变性病和嗜酸性粒细胞性胃肠炎等鉴别。

形态特征与鉴别诊断：① 十二指肠横向病变，皱襞端部线状糜烂，需要与 Zollinger-Ellison 综合征鉴别。② 急性期黏膜伴糜烂和溃疡，背景黏膜见弥漫性颗粒状或微细颗粒状粗糙黏膜，需要与寄生虫感染或 AA 淀粉样变鉴别。③ 除胃黏膜发红外，局部溃疡形成，需要与嗜酸性粒细胞性胃肠炎鉴别。④ 口疮样病变呈槽痕和纵行排列，需要与克罗恩病鉴别。⑤ 不规则糜烂和溃疡需要与嗜酸球性多发血管炎性肉芽肿鉴别。⑥ 病变周围黏膜发红明显，需要与嗜酸性粒细胞性多发性肉芽肿病鉴别。

## 二、结节性胃炎

结节性胃炎（nodular gastritis，又称鸟肌样胃炎或鸡皮样胃炎）是指胃黏膜形似拔除鸡毛后的皮肤，均匀密集小颗粒状隆起称鸡皮疙瘩性胃炎，多见胃窦部，部分延伸至胃体部，呈结节或颗粒状改变，表面色泽均匀（图 5-10-1）。以往认为该病是青年女性的生理现象，现发现结节性胃炎是在首次 H. pylori 感染后过度免疫应答所致。

形态特征与鉴别诊断：① 胃体部和胃窦部隆起病变或溃疡病变，非肠上皮化生和非重度慢性萎缩性胃炎背景黏膜，需要与消化性溃疡、早期胃癌（图 5-10-2）和 Borr. 型进展期胃癌鉴别。② 年轻女性，胃以白为主的花斑样背景黏膜，伴不规则红色结节，需要与慢性萎缩性胃炎鉴别。③ H. pylori 除菌后黏膜（如斑状和地图状发红等），单克隆 B 细胞消失，需要与 MALT 淋巴瘤鉴别。

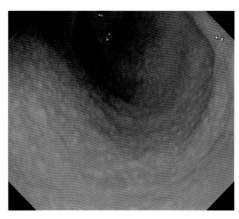 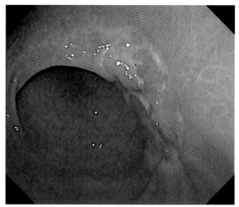

图 5-10-1　胃窦结节性胃炎　　　　图 5-10-2　胃体进展期胃癌

## 三、溃疡性结肠炎累及上消化道病变

溃疡性结肠炎（ulcerative colitis, UC）是一种累及结直肠黏膜及黏膜下层为主的慢性非特异性、非感染性、炎症性肠道疾病。近年来，UC 并发上消化道病变（ulcerative colitis complicated by gastroduodenal lesions）逐渐增加。UC 的病因主要与免疫因素等有着密切联系，UC 累及上消化道病变占 4.7%～8.2%，依次为十二指肠和胃内病变。

基本特征：① 脆性增加黏膜（溃疡黏膜伴接触或自然出血）。② 细颗粒状黏膜（非多发性白点伴红晕）。③ 多发性口疮样黏膜（多发性白点伴红晕）。其中①、②内镜形态特异性较高。活组织学显示隐窝脓肿和隐窝炎，重度浆细胞浸润，与 *H. pylori* 无关。

形态特征与鉴别诊断：① 胃、十二指肠弥漫性易出血性发红和粗糙黏膜，脓性黏液附着，需要与胃梅毒和胃蜂窝织炎等鉴别。② 黏膜水肿，肿大黏膜皱襞伴糜烂，需要与 Borr. Ⅳ 型进展胃癌、恶性淋巴瘤和 Ménétrier 病等鉴别。关注是否有 UC 病史和活动期，有助于内镜形态诊断。

## 四、胃克罗恩病

在克罗恩病的诊断标准中，除观察纵向溃疡、铺路石和非干酪性类上皮肉芽肿外，还要观察纵向排列的不规则溃疡或上消化道和下消化道中发现不规则溃疡。

基本特征：① 胃克罗恩病位于胃体部至贲门部小弯侧见纵行黏膜皱襞，横切面胃浅龟裂状凹陷排列称竹节状外观，与克罗恩病类型、活动性和治疗无关。② 不伴皱襞肿大，轻微凹陷呈浅龟裂纵向排列，不仅出现在胃体小弯侧，而且还存在胃体大弯侧的健康人。③ 胃窦部和幽前区克罗恩病发病率最高，表面糜烂、发红、疣状糜烂和平坦型糜烂等，特别是疣状糜烂呈不规则星芒状和臼齿状糜烂伴皱襞肿大。④ 组织学显示黏膜肌层淋巴细胞浸润、间质水肿、淋巴管扩张、淋巴滤泡和胃底腺增生等。

形态特征与鉴别诊断：① 长期服用 PPI 等抑制胃酸分泌药物后胃底腺组织残留呈铺路石样改变，需要与胃底腺息肉和增生性息肉等鉴别。② 非长期服用 PPI 等胃酸分泌抑制药物引起铺路石样改变，需要与结节性胃炎、淋巴瘤、胃体部 *H. pylori* 除菌后等鉴别。③ 胃黏膜伴多发性糜烂、水肿和增生等，伴或不伴溃疡，需要与 *H. pylori* 相关性胃炎、胃结核和韦格纳肉芽肿（Wegener's granulomatosis）等鉴别。④ 胃腔缩小、胃壁增厚和僵硬，超声内镜显示胃壁全层增厚伴低回声，边界不清楚，周围见肿大淋巴结，需要与 Borr. Ⅳ 型进展期胃癌鉴别。⑤ 胃壁第 2、第 3 层增厚低回声病变，或者胃壁五层结构融合伴增厚低回声改变，需要与前者早期胃淋巴瘤和后者进展期胃淋巴结鉴别。⑥ 胃黏膜局部炎性改变，需要与 *H. pylori* 相关性胃炎鉴别。

## 五、胶原性胃炎

胶原性胃炎（collagenous gastritis, CG）以大于 10 μm 厚度的胶原蛋白带（collagen band）的沉积和黏膜固有层内炎症细胞的浸润为特征。局限胃内多见于小儿和青年患者，无症状或心窝部疼痛；消化道出血引起贫血多见于中老年患者。

基本特征：① 胃体部边界不清楚的褪色凹陷，皱襞消失，凹陷基部颗粒状伴发红。② ME-NBI 显示凹陷表面口径不同和走向不规则的异常微血管构筑，隆起部分的微表面构筑规则腺开口。③ 自发荧光显示绿色凹陷和洋红隆起。

形态特征与鉴别诊断：① 胃底腺区域凹陷，边界清楚，ME-NBI 显示微表面构筑不清楚，口径不等和走向不规则的异常微血管构筑，需要与低分化腺癌鉴别。② 多发性糜烂，ME-NBI 显示异常分支状微血管构筑，轻度口径不等和走向不规则，需要与MALT 淋巴瘤鉴别。③ 黏膜表面微隆起，ME-NBI 显示隆起部分规则腺窝样构筑，微血管构筑稍异常，需要与慢性萎缩性胃炎鉴别。

## 六、嗜酸性胃肠炎

嗜酸性胃肠炎又称嗜酸性粒细胞胃肠炎（eosinophilic gastroenteritis, EG），是以胃肠道组织内嗜酸性粒细胞（eosinophilic granulocyte, Eos）异常浸润为主引起弥漫性或局限性胃肠道疾病。嗜酸性胃肠炎诊断标准：① 腹痛、腹泻和呕吐等胃肠道症状。② 病变组织内嗜酸性粒细胞异常增多，黏膜内大于 20/HPF。③ 排除寄生虫感染、药物过敏、自身免疫性疾病、嗜酸粒细胞增多症、炎症反应性肠病和过敏性哮喘等引起嗜酸性粒细胞升高的病变。④ 除外其他感染性疾病。⑤ 内镜观察胃和大肠黏膜发红伴糜烂。⑥ 使用糖皮质激素有效。

基本特征：胃壁嗜酸性粒细胞浸润深度分类① 黏膜层和（或）黏膜下层病变，50%以上嗜酸性粒细胞性胃肠炎，黏膜发红、糜烂和水肿等。② 固有肌层病变，20%～30%嗜酸性粒细胞性胃肠炎，胃壁和肠壁增厚和梗阻。③ 浆膜下层病变，10%～20% 嗜酸性粒细胞性胃肠炎，浆膜肥厚和嗜酸性粒细胞性腹水。

形态特征与鉴别诊断：① 胃黏膜发红、糜烂和水肿，或见难治性多发性深掘溃疡，未见嗜酸性粒细胞浸润，需要与早期胃癌鉴别。② 嗜酸性粒细胞性胃肠炎缺乏特异性内镜形态改变，嗜酸性粒细胞浸润分布不均匀，在疑诊嗜酸性粒细胞性胃肠炎过程中，需要与继发浸润的胃肠道疾病，如嗜酸性粒细胞增多症（hyper eosinophilic syndrome, HES）、乳糜泻、非甾体消炎药引起胃黏膜损害、嗜酸性多血管炎肉芽肿、寄生虫感染和炎症性肠病等鉴别。

## 七、黑斑息肉病

Peutz-Jeghers 综合征（Peutz-Jeghers's syndrome, PJS）又称黑斑息肉病，是一种常染色体显性遗传疾病。以 STK11（LKB1）基因生殖细胞系突变导致的错构瘤性息肉为特点。

基本特征：① 多发性胃肠道息肉，组织病理学显示错构瘤性，或腺瘤性、增生性、炎性、幼年性和多类型息肉并存腺瘤性息肉。② 胃肠道癌变风险依次为结直肠、胃和小肠。③ 黑斑常见唇、齿龈、颊黏膜、口、鼻、眼、手掌和足等部位。

形态特征与鉴别诊断：家族性腺瘤性息肉病（familial adenomatous polyposis, FAP）多伴胃息肉，表现为胃底腺区域多见多发性半球状胃底腺小息肉，个别多达数百枚以上；幽门腺区域多见平坦隆起状腺瘤性息肉表面伴凹陷。① 黑斑息肉病（PJS）除食管外，胃肠道见多发性黏膜固有层增生性错构瘤性息肉，大小不一和表面发红，大的息肉呈带蒂分叶状。② 幼年性息肉病（juvenile polyposis, JPs）多发于小肠或结直肠，个别局限于胃内，1 cm 带蒂或亚蒂息肉表面光滑或伴糜烂，组织病理学显示不伴异型腺管的囊胞状扩张和浮肿状黏膜肌层。③ 多发性错构瘤综合征（Cowden's syndrome）以面部小丘疹、口腔黏膜乳突状瘤、肢端角化症及胃肠道多发性息肉为主要临床特征，胃肠镜检查示消化道多发性广基、亚蒂息肉，活组织病理学显示以炎症细胞浸润和增生为主及部分腺瘤。④ 胃肠道息肉-色素沉着-脱发-指（趾）甲营养不良综合征（Cronkhite-Canada syndrome, CCS）属非遗传性，易发于男性中老年人，息肉密集于胃窦部呈半球状发红或（和）三文鱼子状，组织病理学显示腺管扩张和黏膜固有层水肿。

## 八、多发性错构瘤综合征

多发性错构瘤综合征又称 Cowden 综合征，是一种少见的遗传性疾病。1963 年被首次报道的多发性错构瘤综合征是胃肠道息肉病和肿瘤性病变的遗传性疾病，位于染色体 10q23 处 PTEN 遗传因子被认为是原因遗传因子。

基本特征：① 除食管至大肠全消化道息肉病外，胃内见数毫米大小弥漫性无蒂息肉。② 组织学显示错构瘤与增生混合，或伴增生性息肉、脂肪瘤、炎症性息肉和腺瘤等。

形态特征与鉴别诊断：① 病理学相同，息肉大小不等，需要与糖原棘皮症鉴别。② 10～30 mm 有蒂和亚蒂息肉，表面发红，组织学显示腺管囊肿状扩张和间质水肿，常染色体显性遗传性疾病，需要与青少年息肉病鉴别。③ 年龄 50～60 岁，非遗传性全消化道息肉病，伴皮肤色素沉着、脱发和指甲异常等，需要与 Cronkhite-Canada 综合征鉴别。④ 类似广基型息肉，组织学显示腺管囊胞状扩张和间质水肿，嗜酸性粒细胞浸润，需要与幼年性息肉鉴别。

## 九、息肉-色素沉着-脱发-甲营养不良综合征

1955 年 Cronkhite 和 Canada 报道息肉-色素沉着-脱发-甲营养不良综合征（CCS）为非遗传性疾病，表现为弥漫性胃肠道息肉伴皮肤色素沉着、指甲萎缩和脱发等外胚层异常。

基本特征：多见中年和男性患者，息肉-色素沉着-脱发-甲营养不良综合征症状分：① Ⅰ型，腹泻。② Ⅱ型，味觉异常。③ Ⅲ型，脱发和指甲异常。④ Ⅳ型，食欲不振和全身乏力。

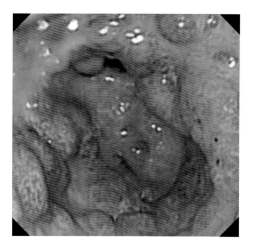

图 5-10-3　CCS（胃窦）

内镜特征：① 胃窦部和胃体部直径数毫米发红半球状息肉呈地毯状密集或散在排列（图 5-10-3、图 5-10-4）。② 亚蒂型息肉与带蒂型息肉混合散在分布，病变大小、形态和分布密度并非恒定的。③ ME-NBI 显示息肉表面腺开口比正常黏膜稍粗大，但结构较完整，腺管开口处发红。④ 组织学显示息肉黏膜肌层增厚，腺上皮增生和腺窝蛇形囊胞状扩张（图 5-10-5）。

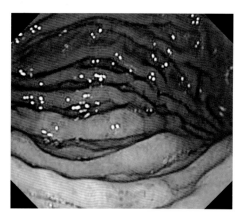

图 5-10-4　CCS（胃体）

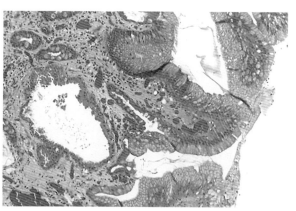

图 5-10-5　腺上皮增生（HE×200）

形态特征与鉴别诊断：① 细棒状和指状息肉，息肉之间为正常黏膜，息肉囊胞状腺管扩张、腺窝上皮增生和炎症细胞浸润，需要与青年息肉病鉴别。② 多发密集半球状无蒂性小息肉，黏膜皱襞发红和肥厚，需要与多发性错构瘤综合征鉴别。③ 巨大皱襞和胃壁伸展不良，黏液附着，需要与 Ménétrier 病和硬化型癌等鉴别。

## 十、胃幼年性息肉病

　　幼年性息肉病（juvenile polyposis, JPs）由 *BM-PR1A* 或 *SMAD4* 等基因突变所引起，胃肠道多发幼年性息肉特征属常染色体显性遗传疾病。遗传学表现 18 号染色体上携带 *SMAD4* 基因和（或）10 号染色体上携带 *BM-PR1A* 基因胚系突变，与 *BM-PR1A* 突变相比，*SMAD4* 基因突变患者更容易诱发胃家族性幼年性息肉病和胃癌。自 1964 年 McColl 等报道幼年性息肉病例以来，临床上分：① 大肠幼年性息肉病：息肉局限于肠道，部分呈遗传性。② 胃幼年性息肉病：息肉仅局限于胃，多见合并严重贫血和低蛋白血症。③ 全消化道幼年性息肉病：结肠、胃和小肠均受累，易反复出现消化道出血。

　　基本特征：幼年性息肉病内镜形态特征为：① 大小不等带蒂和亚蒂息肉（图 5-10-6），息肉高密集时呈溶洞内钟乳石样改变，表面发红，水肿和光泽存在，部分分叶状、铺路石状、葡萄状或海藻状，分泌黏液。② ME-NBI 显示腺窝开口和微血管扩张，白环构成蚓状和脑回状改变（图 5-10-7）。活组织病理学显示胃幼年性息肉病好发于胃窦部，腺体囊状扩张形成微囊腔，覆增生性小凹上皮，增生腺管扭曲，间质水肿，血管扩张（图 5-10-8）。扩张的腺腔内充满黏液，个别腺体破裂致黏液及中性粒细胞渗入间质，间质疏松水肿，伴不同程度的中性粒细胞、淋巴细胞和浆细胞浸润（图 5-10-9）。

　　形态特征与鉴别诊断：① 无蒂小息肉，随着息肉变大后，由无蒂型息肉向有蒂型息肉演变，表面分叶状和脑回状，组织病理学显示黏膜肌层平滑肌纤维呈树枝状增生，上皮增生，接近增生病变的黏膜肌层呈屈曲和愈合，需要与黑斑息肉综合征（PJS）鉴别。② 胃体部至胃窦部见密集平滑小隆起，需要与多发性错构瘤综合征鉴别。③ 胃体部密集小隆起，内混有大的亚蒂型息肉，皱襞肥厚和黏液附着，需要与息肉-色素沉着-脱发-甲营养不良综合征鉴别。④ 息肉表面颗粒和结节状伴发红糜烂，凹陷边缘不规则，光泽减退或消失，需要与幼年性息肉病癌变鉴别。

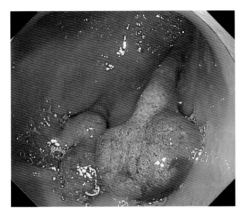

图 5-10-6　JPs（WLE）

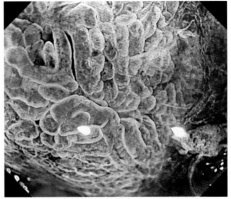

图 5-10-7　JPs（ME-NBI）

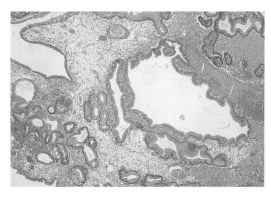

图 5-10-8　JPs（HE×100）

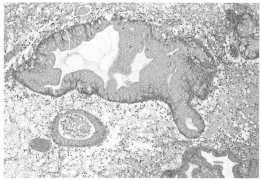

图 5-10-9　JPs（HE×200）

　　另外，息肉-色素沉着-脱发-甲营养不良综合征患者伴多种外胚层发育异常，如出现脱发、角化不全以及四肢、面部、掌跖和颈部皮肤色素过度沉着等特征性表现，以及低蛋白血症、低镁和低钙血症、钠/钾离子水平紊乱等；黑斑息肉综合征患者除存在消化道错构瘤性息肉外，还有明显的特定部位（如颊黏膜、口唇、手指或足趾、生殖器等）皮肤黏膜黑斑症状及家族遗传史。

# 参 考 文 献

［1］　福馬有美子，貝瀬満 . サルコイドーシスを疑う胃病変［J］. 消化器内視鏡，2017，29：753-755.
［2］　東俊太朗，西山仁，峯彩子，他 . 非腫瘍性疾患：サルコイドーシス［J］. 胃と腸，2015，50：792-794.
［3］　上山浩也，八尾隆史，鈴木信之，他 . 胃底腺型胃癌［J］. 消化器内視鏡，2020，32：88-93.
［4］　赤松泰次，下平和久，三枝久能，他 . まれな胃疾患-臨床の立場から［J］. 胃と腸，2015，50：725-735.
［5］　松井繁長，樫田博史，河野匡史，他 . アミロイドーシスを疑う胃病変［J］. 消化器内視鏡，2017，29：756-758.
［6］　辛島嘉彦，大門裕貴，高木靖寛，他 . 非腫瘍性疾患：サイトメガロウイルス関連胃病変［J］. 胃と腸，2015，50：821-824.
［7］　五十嵐公洋，角嶋直美，小野裕之 . 非腫瘍性疾患：胃結核［J］. 胃と腸，2015，50：788-791.
［8］　藤原崇，門馬久美子，堀口慎一郎，他 . 腫瘍性疾患：カポジ肉腫［J］. 胃と腸，2015，50：779-781.
［9］　青柳裕之，海崎泰治，宇都宮まなみ，他 . ランタン沈着症を疑う所見［J］. 消化器内視鏡，2017，29：702-704.
［10］　横山純二，本田穣，竹内学，他 . 非腫瘍性疾患：潰瘍性大腸炎の上部消化管病変［J］. 胃と腸，2015，50：798-800.
［11］　Yao K, Takaki Y, Matsui T, et al. Clinical application of magnification endoscopy and narrow-band imaging in the upper gastrointestinal tract: new imaging techniques for detecting and characterizing gastrointestinal neoplasia［J］. Gastrointest Endosc Clin N Am, 2008, 18: 415-433.
［12］　Yao K, Anagnostopoulos GK, Ragunath K. Magnifying endoscopy for diagnosing and delineating early gastric cancer［J］. Endoscopy, 2009, 41: 462-467.
［13］　Yao K, Doyama H, Gotoda T, et al. Diagnostic performance and limitations of magnifying narrow-band imaging in screening endoscopy of early gastric cancer: a prospective multicenter feasibility study［J］. Gastric Cancer, 2014, 17: 669-679.
［14］　Kanemitsu T, Yao K, Nagahama T, et al. Extending magnifying NBI diagnosis of intestinal metaplasia in the stomach: the white opaque substance marker［J］. Endoscopy, 2017, 49: 529-535.
［15］　Doyama H, Yoshida N, Tsuyama S, et al. The "white globe appearance" (WGA): a novel marker for a correct

diagnosis of early gastric cancer by magnifying endoscopy with narrow-band imaging (M-NBI)［J］. Endoscopy International Open, 2015, 3: 120-124.

［16］ Yao K, Iwashita A, Tanabe H, et al. White opaque substance within superficial elevated gastric neoplasia as visualized by magnification endoscopy with narrow-band imaging:a new optical sign for differentiating between adenoma and carcinoma［J］. Gastrointest Endosc, 2008, 68: 574-580.

［17］ Kanemitsu T, Yao K, Nagahama T, et al. The vessels within epithelial circle (VEC) pattern as visualized by magnifying endoscopy with narrow-band imaging (ME-NBI) is a useful marker for the diagnosis of papillary adenocarcinoma: a case-controlled study［J］. Gastric Cancer, 2014, 17: 469-477.

［18］ Nonaka K, Ohata K, Matsuhashi N, et al. Is narrow-band imaging useful for histological evaluation of gastric mucosa-associated lymphoid tissue lymphoma after treatment?［J］. Dig Endosc, 2014, 26: 358-364.

［19］ 東俊太朗, 西山仁, 峯彩子, 他. 非腫瘍性疾患：サルコイドーシス［J］. 胃と腸, 2015, 50：792-794.

［20］ 赤松泰次, 下平和久, 三枝久能, 他. まれな胃疾患-臨床の立場から［J］. 胃と腸, 2015, 50：725-735.

［21］ 松井繁長, 樫田博史, 河野匡史, 他. アミロイドーシスを疑う胃病変［J］. 消化器内視鏡, 2017, 29：756-758.

［22］ 辛島嘉彦, 大門裕貴, 高木靖寛, 他. 非腫瘍性疾患：サイトメガロウイルス関連胃病変［J］. 胃と腸, 2015, 50：821-824.

［23］ 五十嵐公洋, 角嶋直美, 小野裕之. 非腫瘍性疾患：胃結核［J］. 胃と腸, 2015, 50：788-791.

［24］ 高橋亜紀子, 小山恒男. 非腫瘍性疾患：胃梅毒［J］. 胃と腸, 2017, 52：785-787.

［25］ 浦出伸治, 金子昌史, 篠原敏也, 他. 非腫瘍性疾患胃蜂窩織炎［J］. 胃と腸, 2015, 50：795-797.

［26］ 藤原崇, 門馬久美子, 堀口慎一郎, 他. 腫瘍性疾患：カポジ肉腫［J］. 胃と腸, 2015, 50：779-781.

［27］ 青柳裕之, 海崎泰治, 宇都宮まなみ, 他. ランタン沈着症を疑う所見［J］. 消化器内視鏡, 2017, 29：702-704.

［28］ 江崎幹宏, 岡本康治, 鳥巣剛弘, 他. IgA血管炎を疑う上部消化管病変［J］. 消化器内視鏡, 2017, 29：743-746.

［29］ 平賀寛人, 三上達也, 櫻庭裕丈. 強皮症を疑う消化管病変［J］. 消化器内視鏡, 2017, 29：732-735.

［30］ 大澤元保, 鎌田智有, 春間賢, 他. 鳥肌胃炎の内視鏡所見［J］. 胃と腸, 2016, 51：72-75.

［31］ 横山純二, 本田穣, 竹内学, 他. 非腫瘍性疾患：潰瘍性大腸炎の上部消化管病変［J］. 胃と腸, 2015, 50：798-800.

［32］ 川崎啓祐, 森山智彦, 江崎幹宏, 他. 好酸球性胃腸炎を疑う所見［J］. 消化器内視鏡, 2017, 29：728-730.

［33］ 岩本史光, 佐藤公. Cowden病を疑う食道・胃病変［J］. 消化器内視鏡, 2017, 29：763-767.

［34］ 森下寿文, 藏原晃一, 八板弘樹, 他. 非腫瘍性疾患 Cronkhite-canada 症候群の胃病変［J］. 胃と腸, 2015, 50：806-809.

［35］ 鳥谷洋右, 安孫子幸人, 千葉俊美, 他. 非腫瘍性疾患若年性ポリポーシスの胃病変［J］. 胃と腸, 2015, 50：810-813.

［36］ 宗本義則, 浅田康行, 小林弘明, 他. 転移性胃癌の1例［J］. 胃と腸, 2001, 36：1224-1226.

［37］ 山本信彦, 星原芳雄. 早期胃癌診断のための隆起性病変鑑別の基本［J］. 消化器内視鏡, 2003, 15：531-537.

［38］ 殷泙, 郭孝达. 凹陷型微小胃癌的放大内镜诊断与鉴别诊断［J］. 内镜, 1989, 6：170-173.

［39］ 殷泙, 吴云林, 黄爱娟, 等. 内镜下凹陷型早期胃癌与胃良性病变的鉴别诊断［J］. 内镜, 1991, 8：72-75.

［40］ 西元寺克禮, 大井田正人, 今泉弘, 他. 胃癌発見のための陥凹性病変鑑別の基本-悪性サイクルを含めて［J］. 消化器内視鏡, 2003, 15：509-516.

［41］ 内田善仁, 鎌野周平, 香川俊行, 他. 表面陥凹型胃癌と鑑別を要する炎症性疾患-内視鏡的鑑別を中心に［J］. 胃と腸, 2002, 37：1679-1686.

［42］ 細川治, 海崎泰治, 服部昌和, 他. 隆起型胃癌と鑑別を要する非腫瘍性病変［J］. 胃と腸, 2002, 37：1659-1669.

［43］ 阿部慎哉, 長南明道, 濱田史朗, 他. 平坦・陥凹型胃癌と鑑別を要する炎症性疾患［J］. 胃と腸, 2002, 37：1671-1678.

［44］ 長南明道. 胃癌と鑑別を要する炎症性疾患［J］. 胃と腸, 2002, 37：1647-1648.

［45］ 矢田親一朗, 松本主之, 中村昌太郎, 他. びまん浸潤型胃癌と鑑別を要する炎症性疾患［J］. 胃と腸, 2002, 37：1701-1713.

［46］ 光永篤隆, 潮靖子, 桂英之, 他. 隆起型胃癌と鑑別を要する炎症性疾患［J］. 胃と腸, 2002, 37：1649-1658.

# 第六章

# 早期胃癌内镜量的诊断

根据胃癌的组织类型、浸润深度和背景黏膜不同，综合病变大小、表面形态、边界范围、周围黏膜和是否伴溃疡等，对判断癌浸润深度非常重要。判断病变的基本形态时，必须从周围背景黏膜开始解读病变的边界范围。放大内镜-窄带成像（ME-NBI）观察病变表面和周围黏膜时，放大倍率应从低倍率开始，缓慢向高倍率放大观察和解读。准确判断隆起或凹陷基本形态、发红或褪色的病变和周围黏膜。白光内镜（WLE）判断微小胃癌浸润深度有疑问时，可以追加 ME-NBI 观察。解读范围大的胃癌浸润深度有困难时，可以追加超声内镜（EUS）观察。

近年来随着内镜切除术的普及，早期胃癌纵切浸润深度和水平浸润范围的诊断是决定选择治疗方案的重要步骤。在观察癌浸润深度时，白光内镜是一项既简单又有效的检查方法。色素内镜染色后，根据形态类型、色泽改变、病变直径和送气量变化等，将形态观察信息进行整理性诊断。形态观察病变大小和形态特征还有一定的客观性，但形态观察凹陷深度、边缘结节、皱襞抬举和黏膜下肿瘤样隆起等具有一定的主观性，这样难以诊断早期胃癌浸润深度。背景黏膜微血管构筑消失和自然出血等形态改变，也许是早期胃癌检出的重要线索之一。

## 第一节　量的诊断与组织类型

### 一、色泽与组织特征

除黑色素等生物色素性物质外，病变的基本色泽分为：① 发红病变：微血管内积聚大量红细胞。② 白色（含褪色）病变：表面覆密集增殖的上皮细胞，紧密厚实纤维，食源性脂肪吸收和停滞，以及密集白细胞浸润等。③ 发黄病变：与脂溶性色素含量高的脂质和存在神经内分泌肿瘤等有关。肿瘤性病变分为：隆起性病变，发红多见胃癌，褪色多见腺瘤或低异型度癌；平坦或凹陷性病变，发红多见分化型腺癌，褪色多见未分化型腺癌和 MALT 淋巴瘤（表 6-1-1）。

表 6-1-1　病变色泽与组织类型鉴别

| 色泽 | 部位 | 组织学因素 | 病变 |
|---|---|---|---|
| 发红病变 | 食管 | 被覆上皮变薄 | 异型上皮、浅表癌 |
| | 食管-十二指肠 | 红细胞聚集：<br>　毛细血管扩张/增加（淤血/充血）、出血、肉芽组织、房状黏膜 | *H. pylori* 胃炎，糜烂，溃疡，增生性息肉，血管发育不良 |
| 白色病变<br>（含褪色） | 食管-十二指肠 | 被覆上皮系细胞密集增殖 | 增生、肿瘤（特别管状腺瘤，髓样癌） |
| | | 肠上皮化生 | |
| | | 间质致密纤维化 | 溃疡瘢痕 |
| | | 黏膜固有层密集细胞浸润 | *H. pylori* 胃炎，淋巴滤泡增生，恶性淋巴瘤，印戒细胞癌 |
| | | 淋巴管扩张 | 淋巴管扩张症、淋巴管瘤 |
| | | 皮脂腺增加 | 异型性皮脂腺 |
| 黄色病变 | 食管-十二指肠 | 泡沫状组织球的集聚 | 黄色瘤 |
| | | 脂肪细胞增加 | 黏膜下脂肪瘤 |
| | | 内分泌细胞增加 | 神经内分泌瘤 |
| | | Schwann 细胞增加 | 神经鞘瘤 |

注：*H. pylori*，幽门螺杆菌。

## （一）发红病变

内镜形态观察的发红黏膜，主要表现黏膜层毛细血管增加、扩张和出血，使整个黏膜层的毛细血管内聚集大量红细胞，引起黏膜发红。腺窝上皮增生形成发红集簇状黏膜，局部毛细血管扩张症如血管发育不良（angiodysplasia）、*H. pylori* 感染胃炎、糜烂、溃疡和增生性息肉等。按病理学总论描述，动脉血过多增加称充血，静脉血过多停滞称淤血，但内镜观察消化道黏膜时难以区分充血和瘀血，笼统称发红黏膜。在内镜形态诊断过程中，血管密集的组织称发红黏膜，血管稀疏或无血管的组织称褪色黏膜。胃黏膜内癌表面色泽改变，分化型腺癌以发红黏膜为主，癌变腺管的密度明显高于正常黏膜，腺管周围黏膜肌层内的单位面积毛细血管密度增加明显，通过内镜肾上腺素试验可以鉴别良恶性发红黏膜。

## （二）白色（含褪色）病变

1. 褪色病变　未分化腺癌黏膜以褪色为主，癌细胞破坏组织结构并浸润黏膜肌层，该层毛细血管明显减少，或者细胞质富含黏液为印戒细胞癌，以及肿瘤细胞在黏膜肌层内增殖，压迫毛细血管，导致缺血状态，引起褪色改变。区别褪色病变和发白病变的内镜用语还是存在一定困难。

2. 发白病变　被覆上皮细胞密集增殖（增生性和上皮性肿瘤等），膳食性脂肪吸收和滞留是形成发白黏膜的主要原因。除上皮性肿瘤（特别是实体性肿瘤）外，食管异位皮脂腺和糖原性棘皮病（glycogenic acanthosis, GA），以及胃（肠型管状）腺瘤等病变也会出现。平坦型病变见完全型肠上皮化生的发白黏膜（凹陷内肠上皮化生略带红色或发红）。据推测完全型肠上皮化生所构成的吸收上皮刷状缘或微绒毛（microvilli），受弥漫反射光的影响，周围非上皮化生黏膜呈发白改变，形似蝴蝶翅膀鳞片达到光反射效果（因蝴蝶翅膀的细微结构受反射光干扰，根据不同视角形成银色等各种明亮色泽）。另外，黏膜肌层的间质纤维化，是由水肿硬化（edema-sclerosis）的致密纤维化（dense-thick fibrosis）和血管成分减少引起，有助于形成发白病变。溃疡瘢痕形成是内镜黏膜切除术（EMR）和内镜黏膜下剥离术（ESD）后的变化（图 6-1-1、图 6-1-2）。水肿与非纤维化肿胀、淤血、炎症与发红黏膜有关；急性水肿等血管成分相对较少与发白黏膜有关。*H. pylori* 感染性胃炎从整体上看呈发红改变，详细观察发现网状发白黏膜很明显，该网状结构与黏膜肌层内密集的白细胞浸润、淋巴滤泡形成和淋巴瘤有关。

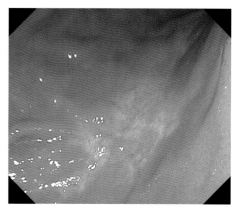

图 6-1-1　胃体溃疡瘢痕（WLE）

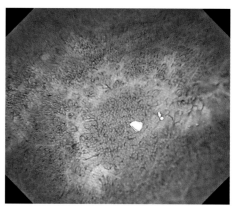

图 6-1-2　胃体溃疡瘢痕（NBI）

### （三）黄色病变

病变表面呈黄色或褐色改变如黄色瘤、脂肪瘤（图 6-1-3）、神经内分泌瘤（NET）和神经鞘瘤等。脂肪的基本颜色是白色，脂肪与体内吸收的类胡萝卜素（食用色素）等脂溶性色素结合与含量增加，脂溶性色素含量高的脂肪可能透过黏膜被认为是黄色改变。黄色瘤含胆固醇的组织球集合组成，构成的脂肪瘤为中性脂肪和含脂溶性色素。NET 呈黄色改变，据推测是内分泌细胞的细胞质有丰富的内分泌颗粒，内分泌颗粒富含胆固醇。神经鞘瘤呈黄色

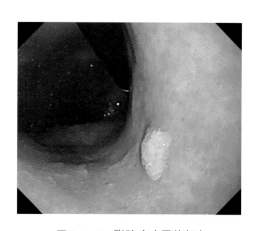

图 6-1-3　脂肪瘤（胃体部）

改变，髓鞘形成细胞（Schwann）富含胆固醇，对神经传导的绝缘体发挥作用。

## 二、形态与组织特征

根据早期胃癌的组织类型不同，病变部位与背景黏膜也随之不同。早期胃癌的组织类型分为分化型腺癌和未分化型腺癌，分化型腺癌几乎发生在慢性萎缩性胃炎和肠上皮化生背景黏膜的幽门腺区域伴发红；未分化型腺癌多发生在非慢性萎缩性胃炎和肠上皮化生背景黏膜的胃底腺区域伴褪色。中村根据背景黏膜、组织类型和肉眼分型之间关系密切并提出了"胃癌三角"概念：① 癌发生背景黏膜（胃固有黏膜和肠上皮化生背景黏膜）。② 组织类型（未分化型腺癌和分化型腺癌）。③ 肉眼分类（凹陷型和隆起型）。

### （一）隆起型病变

**1. 内镜形态**

（1）未分化型腺癌：好发于胃体部（非慢性萎缩性胃炎背景黏膜）。典型内镜形态：① 大小不等结节和分叶状病变。② 隆起表面形似Ⅱc型凹陷。③ 光泽消失伴结节状褪色。④ 覆不规则和地图状厚白苔。⑤ 0-Ⅰ型早期胃癌表面见粗大节结呈卵石样排列。⑥ 0-Ⅱa型早期胃癌表面覆不均匀白苔伴Ⅱc型样凹陷。⑦ 0-Ⅱa+Ⅱc型早期胃癌的隆起边缘伴环状结节，表面覆污苔。

（2）分化型癌：好发于胃体部小弯侧至胃窦部（慢性萎缩性胃炎背景黏膜）。典型内镜形态：① 发红凹陷、隆起或白色扁平隆起等。② 分叶、桑椹和虫蚀状等形态。③ 多形态伴色泽改变。④ 病变＞2 cm带蒂息肉。⑤ 隆起型早期胃癌多见分化型腺癌，如0-Ⅰ型和0-Ⅱa型早期胃癌。

**2. 组织病理**　组织学将胃黏膜分为固有腺黏膜和肠上皮化生黏膜。小于5 mm微小胃癌的组织类型与肠上皮化生背景黏膜之间的关系：① 缺乏腺管的未分化型腺癌来自胃固有腺黏膜。② 腺管形成的分化型腺癌来自肠上皮化生黏膜。③ 分化型腺癌与未分化型腺癌之间不仅在癌浸润、转移和预后等生物学方面存在着一定的差异，而且癌表面的形态也存在一定的差异。胃壁结构由黏膜层、黏膜下层、固有肌层、浆膜下层和浆膜层构成。病变起源黏膜下层深层称非上皮组织性病变，随黏膜肌层容积增加，挤压黏膜层凸向胃腔内形成隆起。病变起源黏膜上皮肿瘤称上皮组织性病变，由于腺窝上皮、颈部黏液腺和固有腺（幽门腺和胃底腺）等组合不同，病变形态随之不同。

（1）未分化型腺癌：① 0-Ⅱa型早期胃癌形似黏膜下肿瘤样改变。② 黏膜表面见黏液结节，癌已浸润浆膜下层。③ 隆起起始部残留非癌组织和白苔伴黏液，癌已浸润黏膜下层伴淋巴细胞浸润。

（2）分化型腺癌：① 0-Ⅰ型早期胃癌的组织病理学特征，高分化腺癌增殖，侧向发育型肿瘤与高分化腺癌、乳头状和增生变化存在一定的相关性。② 0-Ⅱa型早期胃癌的分化型腺癌与 0-Ⅰ 型早期胃癌比较，分化程度较低的腺管癌形成，小病变的组织异型较弱，组织学难以区别高分化型腺癌和腺瘤。③ 大于 2 cm 的 0-Ⅱa+Ⅱc 型早期胃癌多见黏膜下层癌，小于 1 cm 的 0-Ⅱa+Ⅱc 型早期胃癌多见黏膜层癌。

## （二）平坦型病变

1. 内镜形态　内镜观察 0-Ⅱb 型早期胃癌的重点是黏膜色泽改变。① 癌显露：癌浸润正常上皮组织，癌显露黏膜发红和小出血斑等。② 非癌显露：癌被正常上皮覆盖多见黄白或褪色，0-Ⅱb 型早期胃癌与周围非癌黏膜的胃小区呈圆形、长圆形和不规则改变。

2. 组织病理学　0-Ⅱb 型早期胃癌是指癌变高低差未超过正常黏膜厚度或肉眼难以发现癌变的存在。在 0-Ⅱb 型早期胃癌中，诊断最困难的是 0-Ⅱb 型微小胃癌。Ⅱb 型样病变可能以单独方式存在，与其他病变存在一定的关系，准确形态诊断对制定内镜治疗或手术切除范围具有重要的意义。

（1）未分化型腺癌：包括印戒细胞癌以褪色为主，表面癌被非癌组织覆盖，类似胃小区样上皮，排列规则颗粒，弱褪色分界线不清楚；上皮组织被癌浸润后显露，胃小区消失、无结构及平坦化，褪色分界线清楚。

（2）分化型腺癌：分化型腺癌以褪色为基础，上皮组织被癌浸润后显露以发红为主，残存的胃小区见排列不规则细颗粒。

## （三）凹陷型病变

1. 内镜形态　溃疡形态特征：① 溃疡基部：良性溃疡基部平滑，覆相对均匀白苔；恶性溃疡基部凹凸不平伴癌浸润，随着时间的推移，凹陷被向上抬举。② 溃疡边界：良性溃疡分界线清楚伴均匀再生上皮；恶性溃疡分界线增殖速度不匀称，边界不规则伴典型的蚕食像，周围再生黏膜分布不均匀。③ 溃疡周围：良性溃疡周围见均匀隆起；恶性溃疡周围见不均匀隆起，凹陷外侧浅凹陷或发红和褪色，凹陷大小与隆起之间存在一定的差异。④ 溃疡周围皱襞集中：良性溃疡周围皱襞集中，复发性溃疡皱襞集中的先端部在溃疡边缘中断，黏膜深部未形成肿瘤，未见皱襞先端部肿大和融合；恶性溃疡周围皱襞集中，癌深部浸润，皱襞先端部呈棒状、融合与被覆黏膜伴硬化收缩。

2. 组织病理

（1）未分化型腺癌：① 固有腺黏膜癌变发生在腺颈部（腺窝上皮与固有腺的移行部）增殖，慢性萎缩性胃炎的凹陷表面与癌增殖范围非常相似，缺乏腺管，基底膜脆弱，引起糜烂和溃疡，与分化型癌相比较其发生率明显高于分化型腺癌。② 凹陷基部褪色和排列规则细颗粒状胃小区。③ 凹陷边缘呈不规则蚕食状或星芒状改变，边界较分化型腺癌清楚。④ 黏膜皱襞末端呈笔尖样中断或末端急剧变细中断。⑤ 癌变的腺颈部向黏膜固有间质浸润，癌残存在凹陷内形成黏膜岛。⑥ 由于癌的进展、黏膜变薄和凹陷变深，破坏周围腺管后趋于平坦化。⑦ 糜烂和溃疡基部见非癌再生黏膜，黏膜微表面构筑不规则，未见微血管构筑增加，但间质浸润细胞量增加，黏膜呈正常色泽或褪色。⑧ 癌向边缘浸润，癌细胞量减少，边界线随之不清楚呈段差中断。

（2）分化型腺癌：① 肠上皮化生癌变发生在腺底部芽状增殖，腺管存在，基底膜较强，癌腺管增殖置换，引起凹陷边缘形成非癌黏膜反应性增生性隆起。② 凹陷基部发红和排列不规则的粗颗粒状胃小区。③ 凹陷边缘不规则。④ 黏膜皱襞末端呈虫蛀状、V 形、H 形融合或杵状样皱襞中断。⑤ 黏膜层癌以替换方式在原腺管内增殖，未见非癌黏膜。⑥ 由于癌的进展，凹陷深度明显浅于未分化型腺癌。⑦ 凹陷发红是由间质毛细血管增生和淤血引起的。⑧ 凹陷边界癌浸润速度不一致，不规则边界线呈波浪、花瓣或星芒状改变。

## 三、放大与组织特征

### （一）内镜形态

以 VS 分类系统使用解剖术语为原则分为微血管构筑（MVP）、微表面构筑（MSP）和分界线（DL）。① 微血管构筑包括上皮下毛细血管（SEC）、集合小静脉（CV）和微血管（microvessel, MV）。② 微表面构筑包括腺窝边缘上皮（MCE）、腺窝开口（CO）、窝间部（IP）、亮蓝嵴（LBC）、刷状缘（bruch border）、白色不透明物质（WOS）和脂质滴（lipid droplet）。③ 分界线为肿瘤与周围正常黏膜之间的界限。辨别分界线存在否，微血管和微表面构筑又分规则（regular）、不规则（irregular）和缺失（absent）。分界线的存在，识别不规则微血管构筑（irregular microvascular pattern, IMVP）或不规则微表面构筑（irregular microsurface pattern, IMSP）的形态改变，有助于早期胃癌的诊断。

1. 分界线判断　在病变的内侧和外侧，微血管构筑或微表面构筑急剧变化，能识别边界线存在（present）（图 6-1-4），边界线内侧见白球状外观（WGA）（图 6-1-5）；微血管构筑或微表面构筑逐渐变化，不能识别边界线缺失。

2. 微血管构筑判断　微血管构筑主要判断规则、不规则和缺失。通过三步骤进行判断：步骤 1，判断每个微血管构筑形态，如不能判断微血管构筑形态时称微血管构筑缺乏，然后分析微表面构筑形态。步骤 2，对微血管构筑形态的形状、分布和排列等分别对规则、不规则和缺失进行判断。步骤 3，综合判断形状、分布和排列，如果发现其中一项不规则称不规则微血管构筑，如果未见不规则称微血管构筑。步骤 2 判断提示：① 形状：如果无相同微血管构筑，应判断形状不均匀。② 分布：在内镜图像四等分中，确定微血管构筑密度是对称性还是非对称性。③ 排列：微血管构筑排列是直线还是曲线，或者根据间隔是否均匀，判断是规则还是不规则。

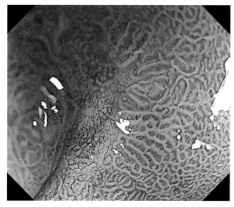
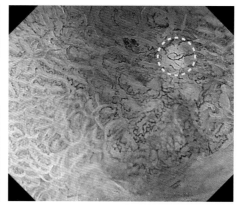

图 6-1-4　边界线存在　　　　　图 6-1-5　边界线内侧见白球状外观

（1）微血管构筑特征：微血管构筑分闭合性环状（多边形）和开放性环状，表现为形态均匀，分布对称和排列规则；不规则微血管构筑分闭合性环状（多边形）和开发性环状，表面为曲折或分叉状，分布不对称和排列不规则。

（2）不规则微血管构筑特征：扩张（dilated）、口径突变（abrupt caliber alteration）、形态不一（heterogeneous）和行走异常（tortuous）。微血管扩张指与周围血管相比管径增粗 2 倍以上；口径不等为血管直径突然变粗和突然变细约 1/2；形态不一为血管形状不均匀，行走异常是无法预测的弯曲和中断。

3. 微表面构筑判断　微表面构筑主要判断规则、不规则和缺失。与微血管构筑相同，通过三步骤进行判断：步骤 1，判断每个微表面构筑形态，如不能判断微表面构筑形态时称微表面构筑缺乏，然后分析微血管构筑形态。步骤 2，对微表面构筑形态的形状、分布和排列等分别对规则、不规则和缺失进行判断。步骤 3，综合判断形状、分布和排列，如果发现其中一项不规则称不规则微表面构筑，如果未见不规则称微表面构筑。

（1）微表面构筑特征：腺窝边缘上皮呈规则弧形、椭圆形和圆形，形态均匀，分布对称和排列规则。

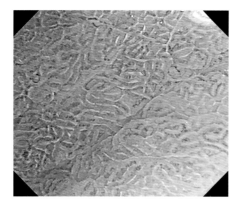

图 6-1-6　L 亮蓝嵴（肠上皮化生）

（2）不规则微表面构筑特征：腺窝边缘上皮呈不规则弧形、椭圆形和圆形，不均匀绒毛结构，分布非对称性和排列不规则。在病理性胃黏膜中，可见亮蓝嵴和白色不透明物质。ME-NBI 观察亮蓝嵴发生在 H. pylori 感染的慢性胃炎黏膜，上皮边缘呈蓝白光呈线状边缘。据推测上皮表层刷缘被窄带光照射后反射产生的亮蓝嵴，多见肠上皮化生黏膜（图 6-1-6）。亮蓝嵴是小肠肠上皮化生的标记，上皮性肿瘤中规则的亮蓝嵴消失，鉴别癌变与非癌分界线非常有用。ME-NBI 观察 *H. pylori* 感染的慢性胃炎时，可见肠上皮化生黏膜和上皮性肿瘤黏膜表面的白色透明物质。

4. 早期胃癌诊断标准　ME-NBI 观察来自上皮性肿瘤黏膜的改变：① 微血管构筑特征：扩张、口径突变、形态不一和行走异常。② 微表面构筑特征：表面构筑消失或不清楚、形态不均匀和结构微小化。通常不规则（包括不规则血管和不规则黏膜样改变）难以客观进行判断，内镜医生主要依赖主观判断。

最低诊断标准：① 微血管形态：不均匀或均匀。② 微血管扩张：血管扩张 = 血管径 B > 2× 血管径 A。③ 黏膜微结构形态消失（图 6-1-7）。

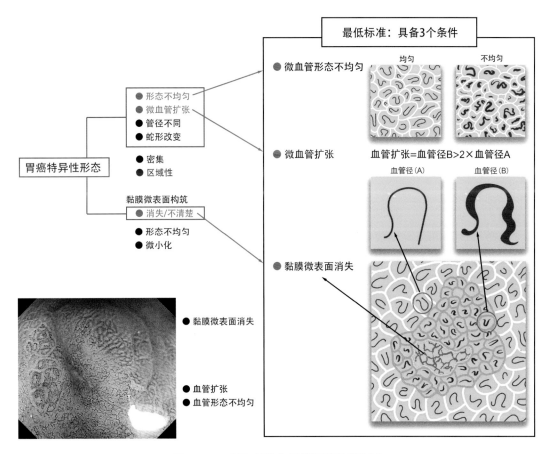

图 6-1-7　ME-NBI 与早期胃癌诊断标准

### （二）早期胃癌放大内镜简易诊断法则

为了简化和统一诊疗体系，2016 年八尾等提出早期胃癌放大内镜简易诊断法则（magnifying endoscopy simple diagnostic algorithm for early gastric cancer, MESDA-G）。一旦发现疑似早期胃癌，应进行 ME-NBI 观察，判断标准：① 存在不规则微血管构筑和分界线。② 存在不规则微表面构筑和分界线。判断各观察结果，如果发现①和②两项，或者其中一项可以诊断癌变；如果均未发现，则诊断非癌病变。阐述早期胃癌诊断的整体流程，通过 ME-NBI 诊断早期胃癌，首先在白光内镜下发现疑似癌变，使用消泡剂清洗附着胃黏膜表面的黏液和泡沫，吸引胃液和黏液，避免遗漏病变，为此预处理和仔细观察是非常重要的环节之一。白光内镜观察有一定的局限性，细致观察是否存在色泽改变（发红或褪色）和形态变化（隆起或凹陷）。如果疑诊癌变，应进行色素内镜（如靛胭脂）和 ME-NBI 等图像强调观察，对比病变部位和背景黏膜，如发现微血管构筑和微表面构筑急剧变化的分界线，就可以判断癌与非癌边界线。分界线的存在是诊断癌的必要条件，如果没有分界线时可以诊断为非癌；如果存在分界线时，确认不规则微血管构筑或不规则微表面构筑时可以诊断为癌。白色不透明物质是沉积在肠上皮化生、腺瘤和癌等黏膜表层的上皮下微小脂肪滴，白色不透明物质作为判断微表面构筑或不规则微表面构筑，对鉴别癌和非癌病变非常有用。

ME-NBI 不能替代组织病理学检查，但能区别良恶性病变，预测胃癌的组织学特征与癌浸润程度。分化型癌在腺管内形成，间质内微血管增生，微血管密度高于正常黏膜，微血管直径不等或不规则；未分化型癌在黏膜固有层内形成，破坏微血管和微表面构筑，表面微血管明显减少呈绸缎样改变。ME-NBI 有助于早期胃癌内镜治疗前组织病理学评估。高分化型腺癌见典型网状结构，中度分化型腺癌见椭圆形或螺旋形结构，低分化型腺癌见不规则结构。当癌浸润黏膜下层可见微血管有扩张趋势，早期胃癌特异性观察如微血管扩张、形状不均匀、不同口径、蛇行和微细黏膜样结构消失或不清楚。由于这些诊断标准比较复杂，需要简化组合，获得最准确的诊断标准。研究表明，微表面构筑消失、微血管扩张和形态不均匀为最低标准，也是诊断早期胃癌精确度较高的方法。在 0-Ⅱc 型早期胃癌中，ME-NBI 显示微表面构筑消失或不清楚，以慢性萎缩性胃炎背景黏膜的糜烂或形似胃癌多为良性病变，表面见残存微表面构筑。微表面构筑边缘被白线镶嵌，与内镜射入光相切排列的细胞所产生散射光累积有关。① 形似癌的良性凹陷病变伴肠上皮化生和炎症，射入光相切排列的细胞数量较多，散射光的积累能满足观察白线镶嵌的条件，形态分管状、小圆形或椭圆形改变。② 分化型腺癌的腺管，射入光相切排列的细胞数量较少，散射光的累积无法满足观察到白线镶嵌的条件，致微表面构筑消失或不清楚。

## （三）组织病理

ME-NBI 在观察早期胃癌分类中，分化型腺癌分为网状构筑（mush pattern）和环状构筑（loop pattern）。前者分为完整网状构筑（complete mesh pattern）和不规则网状构筑（irregular mesh pattern），后者分为 3 类：① 环状构筑表面黏膜样，如绒毛状、颗粒/乳头状、萎缩黏膜样和脑回状。② 环状构筑血管像，主要观察管径不同和形态均一等。③ 环状构筑中白环构筑，分小型不整齐、不清楚、形态不均匀和方向不同。高分化腺癌在胃体部多见完整网状型，在胃窦部多见环状型；中分化腺癌多见不规则网状型；未分化型腺癌分为雷纹血管（raimon vessels）、波浪微血管（wavy micro-vessels）和螺旋构筑（corkscrew pattern）。

1. 分化型腺癌

（1）胃底腺与幽门腺

1）胃底腺分化型腺癌：① 慢性胃炎：圆形腺窝开口和网状微血管。② 高分化管状腺癌：完整网状微血管构筑。③ 中分化管状腺癌：不规则网状微血管构筑，网内内嵌入不规则血管，局部微血管断裂、变细和消失（图 6-1-8）。

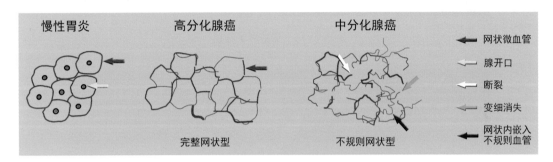

图 6-1-8　胃底腺慢性胃炎与分化型腺癌

2）幽门腺分化型腺癌：① 慢性胃炎：网状表面构筑，白环包绕微血管构筑和腺开口。② 高分化腺癌：白环内见环状微血管构筑（图 6-1-9）。

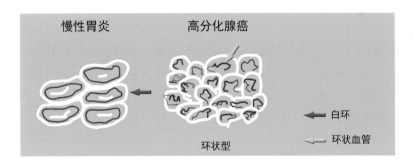

图 6-1-9　幽门腺慢性胃炎与分化型腺癌

（2）微血管和微表面构筑形态

1）网状构筑：以网状血管为主体模式称网状构筑，直线的癌腺管紧密排列为特征的分化型胃癌，血管包绕每个腺管周围，血管在癌腺管周围形成网络称网状血管构筑。分化型胃癌形态特征：① 完整网状构筑（图 6-1-10）：ME-NBI 观察网状构筑无断裂、变细和消失；组织病理学观察分支非直而短的癌腺管，大部分是黏膜层高分化腺癌。② 不规则网状构筑（图 6-1-11）：观察网状构筑断裂、变细、消失和网状内介入明显的不规则微血管构筑；组织病理学诊断中分化腺癌，部分癌浸润黏膜下层。

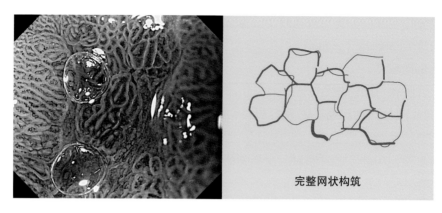

图 6-1-10　完整网状构筑

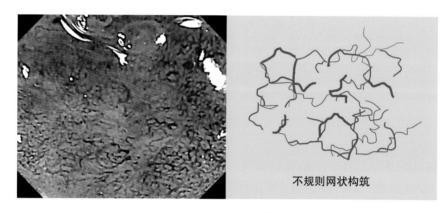

图 6-1-11　不规则网状构筑

2）环状构筑：以白色不透明物质黏膜样改变为主体的微血管构筑称环状构筑，白色不透明物质分癌与非癌的边界线，癌被白色不透明物质包围的封闭区域内见环状茶色微血管。非癌黏膜的白色不透明物质边缘可见明显蓝绿色荧光反射呈嵴状改变称亮蓝嵴，与肠上皮化生刷状有关（图 6-1-12）。

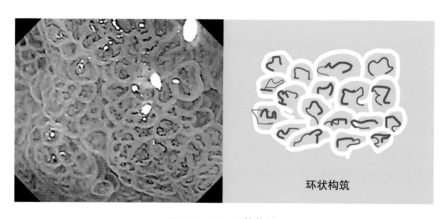

图 6-1-12　环状构筑

（3）组织类型：ME-NBI 显示黏膜表层 300 μm 内微表面和微血管构筑改变。黏膜层癌在增殖带附近浸润，表面覆正常黏膜，对癌浸润范围的判断比较困难。① ME-NBI 形态特征不同于白光内镜，适合乳头状腺癌（papillary adenocarcinoma, pap）和管状腺癌（tubular adenocarcinoma, tub）的鉴别诊断。② 根据分化程度分为分化型腺癌和未分化型腺癌，分化型腺癌又分乳头状腺癌和管状腺癌，管状腺癌分高分化管状腺癌（well differentiated, tub1）和中分化管状腺癌（moderately differentiated, tub2）。③ 乳头状腺癌生物学的恶性程度较高，如肝转移率、淋巴结转移率和血管浸润阳性率明显高于管状腺癌。④ 管状腺癌伴乳头状腺癌病变，其淋巴管癌浸润阳性率也非常高。

1）高分化管状腺癌：胃底腺微表面构筑不清楚，微血管构筑呈细网状型（fine network pattern, FNP）；幽门腺微表面构筑呈白环伴环状血管。微表面构筑轻度、大小和无融合，完整网状型微血管构筑轻度异型（图 6-1-13～图 6-1-15）。局部醋酸喷洒后，微血管构筑不清楚，但微表面构筑清楚，容易判断有无融合，捕捉密集微绒毛。网状微血管构筑内见大小不等和轻度不规则圆形腺开口。

2）中分化管状腺癌：微表面构筑大小不等，不规则程度明显于高分化管状腺癌（tub1）。乳头颗粒和绒毛状结构融合，观察到微绒毛可以诊断中分化管状腺癌（tub2）（图 6-1-16）。特别是局部醋酸喷洒后容易观察微表面，溃疡边缘细网状型比高分化管状腺癌稀疏，中度异型见不规则细网状型，按不规则网状构筑分类诊断为中分化管状腺癌。

3）乳头状腺癌（pap）：局部醋酸喷洒后在圆形腺窝边缘上皮观察到上皮环内血管（VEC），应疑诊乳头状腺癌（图 6-1-17）。由于上皮环内的血管与乳头状结构具有一定的关联性，近 1/3 的上皮环内的血管与未分化型癌有关，一旦怀疑乳头状腺癌时，应仔细区分是否伴低分化腺癌（por）或印戒细胞癌（sig）。组织病理学显示高度增生

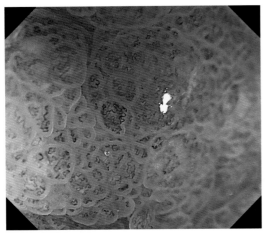

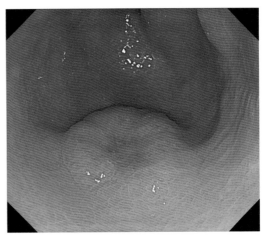

图 6-1-13　完整网状型微血管（高分化管状腺癌）　图 6-1-14　胃窦部 0-Ⅱa+Ⅱc 型早期胃癌（白光成像）

的绒毛管状腺体排列紊乱，腺体粗大，核异型（图 6-1-18）；肿瘤表达 CK，强阳性（图 6-1-19）；肿瘤热点区域 Ki-67 增生指数明显高于右边良性增生区域（图 6-1-20）。

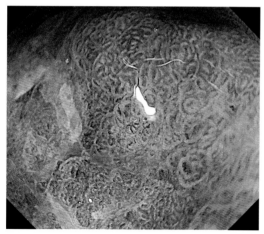

图 6-1-15　白环与微血管构筑形态不均

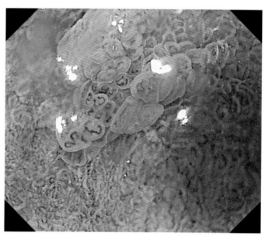

图 6-1-16　绒毛状结构（中分化管状腺癌）

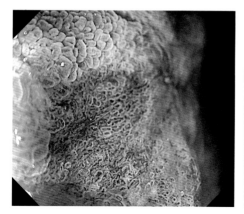

图 6-1-17　醋酸喷洒后上皮环内血管

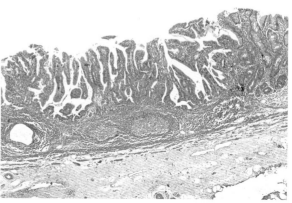

图 6-1-18　乳头状腺癌（HE×200）

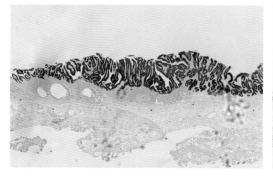

图 6-1-19　肿瘤表达 CK

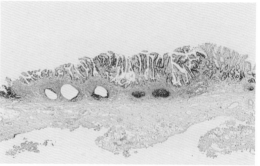

图 6-1-20　肿瘤热点区域 Ki-67

4）胃底腺型胃癌 / 胃底腺黏膜胃癌：① 胃底腺型胃癌形态特征 a. 分界线不清楚。b. 腺开口扩张。c. 窝间部增宽。d. 缺乏不规则微血管构筑（IMVP）。② 胃底腺黏膜胃癌形态特征：a. 与胃底腺型胃癌形态不同。b. 分界线清楚。c. 不规则微表面构筑（IMSP）和不规则微血管构筑，多数情况下均能与胃底腺型胃癌鉴别。

5）树莓样腺窝上皮型胃癌：发生在 *H. pylori* 未感染者，MUC5AC 单项阳性的完全性胃型黏液，胃底腺区域的胃体上部大弯侧近贲门部见发红树莓样样小隆起，ME-NBI 显示乳头和脑回状结构，较少观察到白环增厚。白环厚度（WZ thickening）：窝间部白环宽度（*a*）减去（*b*），白环厚度 $a \geqslant b \times 2$（图 6-1-21）；大于 2 倍为白环厚度阳性，应考虑是增生性息肉（图 6-1-22）；小于 2 倍为白环厚度阴性，应考虑是树莓样腺窝上皮型胃癌或高级别上皮内瘤变（HGIN）（图 6-1-23、图 6-1-24）。

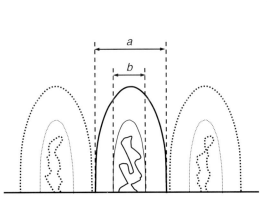

图 6-1-21　白环厚度 $a \geqslant b \times 2$

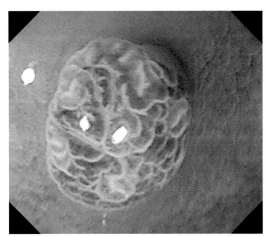

图 6-1-22　白环厚度（+）

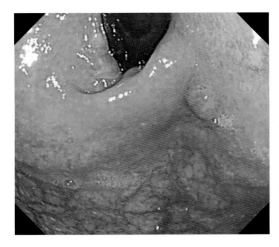

图 6-1-23　胃底腺近贲门腺黏膜见山田 Ⅰ～Ⅱ型隆起，表面稍发红

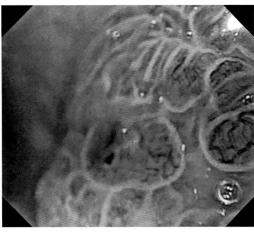

图 6-1-24　ME-NBI 显示树莓样腺窝上皮型胃，HGIN 白环厚度（-）

2. 未分化型腺癌　分类为低分化腺癌（poorly differentiated adenocarcinoma, por）、印戒细胞癌（signet-ring cell carcinoma, sig）和黏液腺癌（muc）。低分化腺癌又分实体型（solid type, por1）和非实体型（non-solid type, por2）。未分化型腺癌：① 雷纹血管：雷纹形似中国瓷器碗边缘的图案，表面覆非癌上皮，血管扩张和弯曲，形似雷纹图案，当癌浸润非癌上皮，血管扩张、伸展和迂曲等改变。② 波浪微血管：黏膜残留非癌上皮，癌浸润黏膜层，白环内呈蛇形和螺旋形微血管构筑，白环消失后附近见波浪微血管构筑。③ 螺旋型血管：微血管连接处稀疏、曲折延伸和绉绸样改变，白环消失，血管密度较低互不相接，蛇形和螺旋形微血管变细（图 6-1-25）。

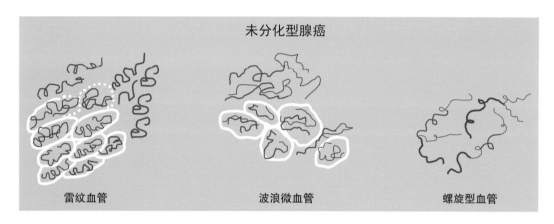

图 6-1-25　未分化型腺癌

（1）微血管和微表面构筑形态

1）雷纹血管（图 6-1-26）：雷纹是青铜器纹饰之一，即连续回旋形线条构成的几何图案，或相似中国瓷器餐具边沿上描绘的雷纹。雷纹血管是未分化型癌的另一种血管，透过表层覆非癌上皮观察未分化型癌的血管，扩张后的血管蜿蜒曲折，形似雷纹图案，血管直径无明显差异，表层非癌上皮下血管被癌浸润后，可见血管扩张、伸展和蜿蜒，部分白环消失。

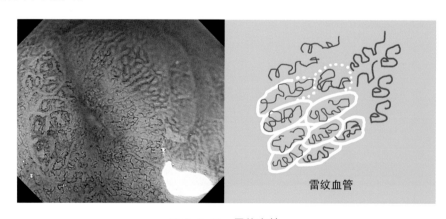

图 6-1-26　雷纹血管

2）波浪微血管（图6-1-27）：未分化型癌在黏膜内进展时出现白环黏膜样结构，表层残存的非癌上皮见曲线、螺旋行走和密度高的异常血管称波浪型微血管；未分化型癌附近白环消失的波浪型微血管，需要与分化型癌的环状型血管鉴别非常重要。

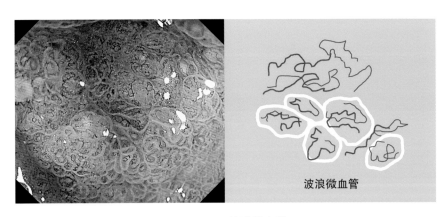

图 6-1-27 波浪微血管

3）螺旋型血管（图6-1-28）：微血管无相互连接，曲线和螺旋变细，消失后无法追踪。典型的螺旋型白环消失，血管密度低下；如果非癌上皮所构成白环，常不符合螺旋型血管特征。

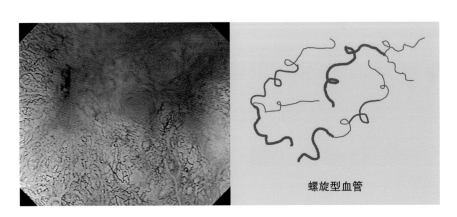

图 6-1-28 螺旋型血管

（2）组织类型

1）低分化腺癌：未分化型腺癌的初级阶段癌在腺颈部内增殖，腺颈部被破坏、窝间部增宽、腺开口排列规则，表面微血管无异型。癌增殖时，黏膜中层向上层浸润，微表面构筑稀疏，未见网状微血管构筑，波浪状微血管互不衔接，微血管末端消失（图6-1-29）；癌浸润黏膜全层时，微表面构筑消失，微血管构筑稀疏，低密度螺旋型微血管，白环消失，应高度怀疑低分化型腺癌（图6-1-30）。

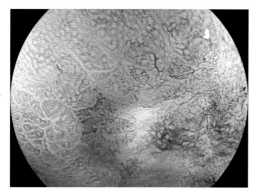

图 6-1-29 微血管末端消失

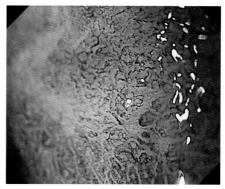

图 6-1-30 低密度的螺旋型微血管，白环消失

2）印戒细胞癌：非 *H. pylori* 感染胃体部溃疡瘢痕形成，4 mm 褪色平坦型病变（图 6-1-31）；ME-NBI 显示边界线清楚，周围非成熟腺窝，白环存在（图 6-1-32）。组织病理学显示（HE×40）黏膜固有层正常腺体减少，浅表腺体内见杯状细胞，黏膜层的间质内见少量散在印戒样细胞（图 6-1-33）；印戒样细胞核深染、细胞内见明显黏液，形似戒指状印戒细胞浸润黏膜层间质（图 6-1-34，HE×200）。

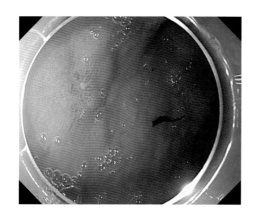

图 6-1-31 印戒细胞癌（WLE）

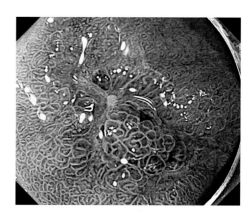

图 6-1-32 印戒细胞癌（NE-NBI）

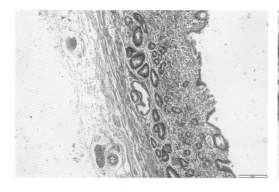

图 6-1-33 印戒细胞癌（HE×40 组织病理学）

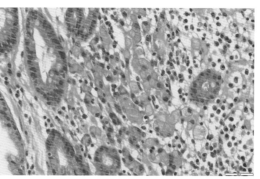

图 6-1-34 印戒细胞癌（HE×200 组织病理学）

　　3）黏液腺癌：早期阶段以分化型腺癌为背景，部分混有黏液腺癌成分，ME-NBI 显示分化型腺癌表面为不规则颗粒状、乳头状和不规则环状微血管，局部见多个圆形、颗粒状和乳头状的白色物质，未见绒毛状改变。黏液腺癌特征：① 早期隆起病变表面附着白色物质，难以被冲洗干净，周围黏膜发红。② ME-NBI 显示病变局部混有白色黏液物质呈棉毛样改变。③ 进展期黏液癌的黏膜皱襞增厚，表面附着大量棉毛样白色物质，无法冲洗干净，ME-NBI 观察微表面和微血管构筑效果极差（图 6-1-35）。④ 组织病理学显示黏液湖中漂浮着黏液腺体，部分腺体破裂，黏液湖被纤维分隔（图 6-1-36）。

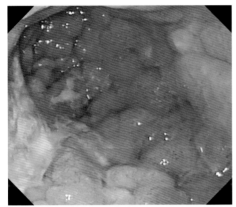
图 6-1-35　皱襞肥厚伴棉毛样白色物质附着

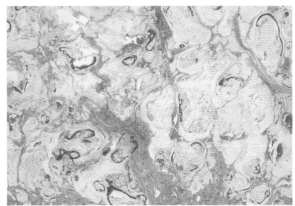
图 6-1-36　组织病理学（HE×40）

## 四、感染状态与组织特征

　　关于胃癌与 *H. pylori* 感染有着密切关联性的问题，至今全世界已有很多研究，WHO 的国际癌症研究机构（IARC）将 *H. pylori* 确定为胃癌的致癌物质。*H. pylori* 感染胃黏膜后伴中性粒细胞浸润的慢性活动性胃炎，以后进一步演变成慢性萎缩性胃炎和肠上皮化生。组织病理学以胃炎为背景，加上环境因素和宿主遗传因素发生胃癌。在分化型或未分化型早期胃癌中，大多发生在 *H. pylori* 现症感染或除菌后的胃黏膜，内镜观察重点应在病变部位、形态特征（如皱襞异常、结节状胃炎、黄色瘤等）和背景黏膜（如慢性萎缩性胃炎和肠上皮化生），对早期发现、早期诊断和早期治疗起到非常重要的作用。

### （一）*H. pylori* 感染

1.分化型腺癌

（1）*H. pylori* 现症感染

1）范围诊断：在整个观察过程中，① 白光内镜难以判断病变分界线时，可以追加

ME-NBI 观察病变分界线。② 切忌将放大倍率突然调至最高，应从弱放大倍率开始向上调节，缓慢接近病变识别分界线。③ 非放大观察时，色素内镜染色后进行对比法观察分界线。

2）深度诊断：分化型腺癌浸润黏膜层、黏膜下层（$SM_1$ 与 $SM_2$）内镜形态特征：显著发红（remarkable redness）、凹凸表面（uneven surface）、边缘隆起（margin elevation）、溃疡（ulceration）和肿大皱襞（enlarged fold）。① 隆起型（0-Ⅰ型和0-Ⅱa型）早期胃癌小于 5 mm 多见黏膜层癌，隆起表面凹陷伴显著发红多见黏膜下层癌；② 凹陷型（0-Ⅱc 型）早期胃癌深凹陷、凹陷基部伴隆起、抬举皱襞和凹陷表面无结构等多见黏膜下层癌；注气后胃壁伸展不良多见黏膜下层中 1/3（$SM_2$）浸润。

（2）*H. pylori* 感染后

1）早期胃癌与 *H. pylori* 感染关系：① 有些癌变发现在除菌前，也有些癌变发现在除菌后。② 有些癌变在除菌后内镜形态辨认比除菌前更容易，但有些癌变在除菌后内镜形态辨认更困难。③ 有的癌变在 *H. pylori* 感染后长期治疗中被发现。④ 有的癌变发现在慢性炎症和慢性萎缩性黏膜恢复中。

2）早期胃癌与 *H. pylori* 除菌关系：① 除菌后发生癌变多见中分化型腺癌和高级别高分化型腺癌。② 除菌后周围黏膜炎症改善，发红的癌变更容易辨认。③ 除菌后更难辨别癌变多见低级别高分化型腺癌。

3）除菌后早癌难以辨别癌变原因：① 病变表面覆非癌上皮或癌与非癌组织混合。② 除菌后胃内环境发生很大变化，炎症细胞浸润背景黏膜消失，腺窝上皮细胞成熟和分化，腺颈部（固有腺管）和腺底部（肠上皮化生腺管）的增殖带缩小和增殖细胞减少。③ 除菌后长期观察慢性萎缩性胃炎恢复和肠上皮化生消失，对肿瘤表面炎症和糜烂的修复发挥作用，使消化性溃疡再生上皮的发育和成熟处于有利的环境。

2. 未分化型腺癌　ME-NBI 诊断早期胃癌应提倡早期胃癌放大内镜简单诊断算法（MES DA-G），仔细观察病变分界线、微表面构筑和微血管构筑，目的是正确诊断癌浸润深度。

（1）内镜形态与起源发育：① 初期未分化型癌在腺颈部侧向浸润阶段，未显露癌细胞。② 癌浸润到某种程度，窝间部增宽，腺窝开口规则，缺乏或（和）不规则微血管构筑。③ 癌细胞增殖带导致正常腺管密度降低，有序排列的腺窝上皮排列消失，未显露癌细胞，无法识别病变分界线。④ 癌增殖并浸润黏膜表面，微表面构筑稀疏，网状微血管构筑缺乏呈曲线或螺旋状改变，波浪形微血管末端无法继续追踪。⑤ 癌浸润黏膜层时，螺旋形微血管构筑间疏松和曲折。

（2）内镜观察交界线难点：① 癌表面残留非癌上皮，白光内镜观察病变分界线不明确，特别是褪色的慢性萎缩性胃炎黏膜，缺乏色泽对照，难以判断病变分界线。② 缺乏高低差的 0-Ⅱb 型早期胃癌中，即使色素内镜染色后，仍很难辨别病变分界线。③ 白光内镜和色素内镜观察未分化型早期胃癌分界线是有限的，即使选择 ME-NBI 观察有时也难以辨别。

3. 腺区域与癌组织关系　腺区域与癌组织关系为：① 贲门部癌和食管-胃交界部腺癌。② 胃底腺未分化型腺癌（胃型）。③ 中间带印戒细胞癌和低分化型腺癌。④ 幽门腺分化型腺癌（肠型）高于未分化型腺癌（胃型）（图6-1-37）。

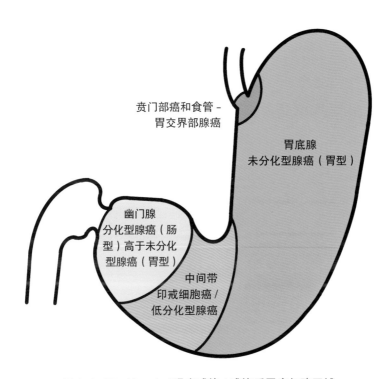

图6-1-37　*H. pylori* 现症感染／感染后胃癌与腺区域

### （二）*H. pylori* 非感染

*H. pylori* 非感染胃黏膜、非中性粒细胞浸润、非慢性萎缩性胃炎和非肠上皮化生等胃炎称 *H. pylori* 非感染。*H. pylori* 未感染胃黏膜上皮下呈蜘蛛状或海星状均匀发红点称规则排列的集合小静脉（RAC）。

1. 规则与非规则排列的集合小静脉特征　① 推荐规则排列的集合小静脉判断胃角和胃体下部小弯侧黏膜为 *H. pylori* 未感染。② 无法确认胃角规则排列的集合小静脉时，可以借助其他方法进行综合诊断，如胃黏膜光滑，光泽存在，色泽存在，非黏稠性浆液性黏液，采用水洗方法容易去除黏膜表面黏液。③ 胃体部大弯侧纵行皱襞纤细笔直。④ 胃底腺息肉、胃窦部和胃体部黏膜条纹状发红、隆起型糜烂和血红素附着等。

2. 腺区域与癌组织类型　① 贲门部癌和食管-胃交界部腺癌。② 胃底腺胃型低异型度（超高分化型）腺癌。③ 交界区域印戒细胞癌和低分化型腺癌。④ 幽门腺的高分化型腺癌（图6-1-38）。

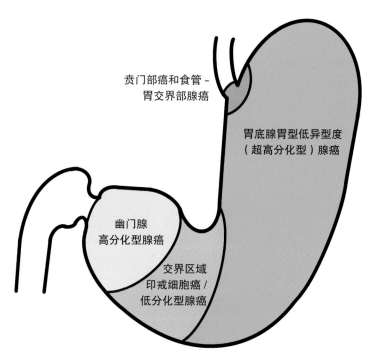

贲门部癌和食管-
胃交界部腺癌

胃底腺胃型低异型度
（超高分化型）腺癌

幽门腺
高分化型腺癌

交界区域
印戒细胞癌/
低分化型腺癌

图 6-1-38　*H. pylori* 未感染胃癌与腺区域

3. *H. pylori* 未感染与胃癌特征

（1）食管-胃交界部腺癌（贲门部癌）：食管-胃交界肌层为非增厚性肌群，防止胃内容物反流至食管内，赫斯角形成与交界部的组织结构和胃底部薄壁，与随内压上升和胃腔扩张有着密切的关系。食管-胃交界部癌（cancer of the esophagogastric junction）与慢性萎缩性胃炎背景黏膜和酸逆流相关性有关，胃酸分泌不会随年龄增长而降低，特别在肥胖患者中酸逆流变得更明显。按 Siewert 分类，癌变位于食管-胃交界部上下 5 cm 以内称食管-胃交界部腺癌。其分为：① Ⅰ 型：癌变位于食管-胃交界部口侧缘 1～5 cm 称远端食管腺癌。② Ⅱ 型：癌变位于食管-胃交界部口侧缘 1 cm 至肛侧缘 2 cm 处称真性贲门癌。③ Ⅲ 型：癌变位于食管-胃交界部肛侧缘 2～5 cm 处称贲门下胃癌。食管-胃交界部腺癌是发生在胃贲门部癌和短段 Barrett 食管（short segment Barrett esophagus, SSBE）总称。短段 Barrett 食管腺癌与胃贲门部癌鉴别非常困难。

（2）胃底腺型胃癌：免疫染色中胃蛋白酶原-Ⅰ（主细胞标志物）和（或）$H^+/K^+$-ATP 酶（壁细胞标志物）阳性，大部分病例 MUC6（颈部黏液细胞-主细胞标志物）和 MUC5AC（腺窝上皮细胞标志物）阳性。

1）临床特征：① 癌变位于胃体上部和中部的胃底腺区域，黏膜下肿瘤（SMT）样白色隆起属典型形态。胃底腺型腺癌恶性程度较低，表面覆非肿瘤黏膜，病变虽小，但癌已浸润黏膜下层。② 胃底腺型腺癌的组织亚型是胃底腺黏膜型腺癌，与胃底腺型腺癌相比，恶性程度较高，分化型腺窝上皮癌显露。

2）内镜特征：① 黏膜下肿瘤样隆起病变。② 白色与褪色。③ 扩张树枝状血管。④ 非慢性萎缩性胃炎背景黏膜。色泽分为白色隆起型、发红与隆起型、白色与平坦 / 凹陷型和发红与平坦 / 凹陷型。由于胃底腺型腺癌覆非肿瘤黏膜，在 MESDA-G 和 VS 分类系统中，有许多癌变难以鉴别。

（3）胃超高分化腺癌：胃超高分化腺癌是指接近正常上皮的分化，或与腺瘤相近分化癌被定义为超高分化腺癌。

1）癌浸润范围：① 胃壁伸展良好时评估背景黏膜的血管程度。② 胃大弯侧皱襞中度至强度伸展状态，色素内镜染色后正面观察癌浸润范围，由外（周围背景黏膜）向内（病变表面）观察为原则，评估癌浸润范围的边界清楚或不清楚，癌变范围。③ ME-NBI 显示完全覆非癌组织病变、癌浸润非癌组织呈非连续性病变和覆癌组织病变（图6-1-39）。

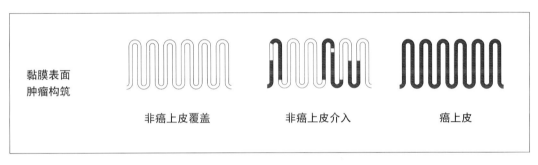

图 6-1-39 癌浸润表面

2）癌浸润深度：① 评估色泽改变（如发红或褪色），血管透见变化（如微血管消失或不清楚伴不规则增生）判断癌浸润深度。② 色素内镜评估隆起、凹陷、胃小区改变（如细小、粗大、消失和不规则）和胃小区间沟改变（如不清楚和不规则）判断癌浸润深度。③ 将癌浸润黏膜固有层分浅层、中层、深层和全层，以及判断肿瘤密度是粗还是密（图6-1-40）。

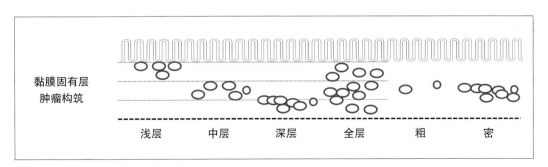

图 6-1-40 癌浸润深度

（4）印戒细胞癌：据报道印戒细胞癌的吸烟患者明显多于 *H. pylori* 感染胃癌患者，但还不能断定吸烟是致癌的真正原因。比较 *H. pylori* 未感染胃癌与 *H. pylori* 现症感染胃癌两组患者，男女比例 1 : 1，但前者年龄轻于后者。内镜形态特征：① 10 mm 平坦型或凹陷型病变表面褪色。② 除胃窦部和幽门部的幽门腺和食管-胃交界部的贲门腺外，胃底腺黏膜多见 *H. pylori* 未感染。③ 印戒细胞癌发生在胃底腺任何部位，但多见胃底腺与幽门腺交界处附近，仔细观察胃窦部和胃角部位非常重要。④ *H. pylori* 未感染印戒细胞癌，多见在黏膜固有层的上层增殖，黏膜无明显变化。

# 第二节　病变大小

小于 1 mm 癌变称超微小胃癌（super-minute gastric cancer, SMC），2～5 mm 癌变称微小胃癌（MGC），6～10 mm 癌变称小胃癌（SGC）。在胃癌初发阶段的研究中，主要研究对象是 5 mm 以下微小胃癌。随着内镜的发展和普及，小于 5 mm 微小胃癌检出率不断增加，超微小胃癌内镜形态诊断由不可能变成可能，该病变好发于胃体中部，多见平坦型。癌浸润范围直径大于或等于 5 cm，以及癌浸润深度局限于黏膜下层的胃癌称浅表扩大型早期胃癌（superficially spreading type of early gastric cancer, SSEC）。

## 一、超微小胃癌

多见幽门腺伴肠上皮化生背景黏膜的偶发癌。内镜形态观察黏膜不规则、褪色微隆起、平坦发红和凹陷发红等，偶见黏膜表面癌细胞显露，缺乏腺管密度，被上皮组织替代发育。随着黏膜表面腺管密度上升，黏膜表面癌组织显露，常被内镜检查时捕捉发现。随着内镜诊疗技术的发展和普及，检出小于 5 mm 超微小胃癌机会越来越多，明确初发阶段超微小胃癌的形态特征。小于 1 mm 超微小胃癌多发生在胃体中部，与胃下部相比，胃中部至胃上部是内镜最难观察的部位，有可能会影响微小胃癌检出率。超微小胃癌多见平坦病变，也是胃癌初期阶段的典型特征，尽管癌暴露在黏膜表面的频率较高，但内镜形态诊断还是非常困难。小于 1 mm 病变，平坦病变的比例急剧减少，内镜较容易地检出隆起和凹陷病变。另外，超微小胃癌均为黏膜层癌，无脉管损伤，几乎没有淋巴结转移的危险性。

## 二、微小胃癌

小于 5 mm 的微小胃癌，大致分为：① 根据微小胃癌的组织结构和背景黏膜，腺管形成癌发生在肠上皮化生黏膜，非腺管形成癌发生在胃固有黏膜。② 微小胃癌内镜形态特征，凹陷边缘清楚颗粒状凹凸隆起。③ 微小胃癌 X 线形态特征，呈微小不规则壁龛，凹陷边缘透亮像，胃小区异常改变等应考虑是恶性病变。

## （一）白光内镜特征

分化型微小胃癌特征：① 发红病变形态不规则，凹陷边界清楚。② 边缘隆起明显，凹陷基部平坦，约 1/3 见蚕食像。未分化型微小胃癌特征：褪色病变形态不规则，凹陷边界清楚；凹陷基部平坦和凹凸，蚕食像清楚。

## （二）色素内镜特征

色素内镜是诊断微小胃癌有效的辅助方法之一。① 染色是描绘不正常的微凹陷、微隆起、小颗粒、小结节和小糜烂等病变。② 亚甲蓝对大而深的癌变呈深蓝色或暗蓝色着色，对小而浅的癌变呈浅蓝色斑点状或稀疏状着色。③ 刚果红对大而深的癌变呈分散褪色，对小而浅的癌变呈浅黄色或白色褪色斑，两者比较后者褪色较前者明显。④ 选择浅蓝斑点状、稀疏区域或染色与非染色交界处取材阳性率最高，选择深蓝色区域取材多见坏死组织。⑤ 刚果红染色选择褪色区、黄色斑或白色斑取材效果最好。

## （三）放大内镜特征

1. 放大 35 倍率内镜观察

（1）微结构分型：主要分 A 点状型、B 棒状型、C 迷路型、D 网状型和混合型（AB、BC、CD）（图 6-2-1）。① 胃底腺区域：多见点状型、点状棒状混合型和棒状型，分界线为棒状性、点状棒状混合型和棒状迷路混合性。② 幽门腺区域：多见棒状型、棒状迷路混合型和迷路网状混合型。

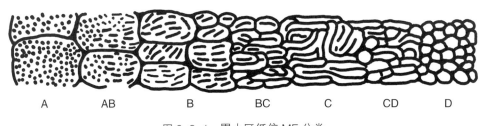

图 6-2-1　胃小区低倍 ME 分类

（2）发红区域分型：病变基部或边缘发红是鉴别良、恶性病变的重要依据，临床分为：① 周围发红型：正常胃小窝周围发红，组织病理学显示胃小窝周围出血、血管扩张和细胞浸润。② 瓦片型：胃小窝呈屋梁瓦片样发红，组织病理学显示再生上皮增殖。③ 栅状型：接近溃疡表面，胃小窝呈发红栅状，组织病理学显示该处比瓦片型再生上皮增殖更明显。④ 不整齐型：胃小窝形态不规则伴发红，黏膜表面保持胃小沟样排列，组织病理学显示癌细胞表面的正常胃固有腺消失、未成熟再生上皮和良性糜烂病变。

⑤ 破坏型：胃小沟人部分被破坏，局部胃小窝残存。⑥ 血管型：红色斑的放大观察，血管集合处毛细血管扩张，多见毛细血管扩张症。

（3）活动性溃疡边缘黏膜：① Ⅰ型：规则结节状黏膜。② Ⅱ型：过渡结节状黏膜。③ Ⅲ型：平坦无结构黏膜。④ Ⅳ型：溃疡基部类似良性溃疡的栅状和纺锤状黏膜。

（4）非活动性溃疡黏膜：① 不规则结节型：大小不等的结节状黏膜。② 岛状混合型：不整齐结节型黏膜中混有癌细胞。③ 扩大圣域型：类似胃溃疡瘢痕，呈栅状和纺锤状黏膜，并向瘢痕组织内侧中心处集中。

2. 放大 85 倍率内镜观察　应用 VS 分类系统观察微表面构筑（MSP）和微血管构筑（MVP）。微表面构筑分小圆形、圆形 / 椭圆形、管形和不规则形。小圆形、圆形或椭圆形和管形多见腺瘤，不规则形多见癌变。微血管构筑特征：① 分化型腺癌的微血管构筑见排列规则的上皮下毛细血管（SEC）消失、分界线存在，呈网状不规则微血管构筑，癌细胞在腺管内形成，间质内微血管增生，密度高于正常黏膜微血管，血管直径不等或不规则微血管增生。② 未分化型腺癌呈螺旋状微血管构筑减少或消失，癌细胞在黏膜肌层内形成，微血管和正常黏膜被破坏，呈绸样血管明显减少。

### （四）微小胃癌与微血管关系

胃黏膜色泽反映了 3 层微血管构筑网的分布，即黏膜层、黏膜肌层和黏膜下层血管网。黏膜层血管较少，黏膜呈半透明组织，胃黏膜表面色泽改变与血管分布密度有关。乳头状腺癌微血管构筑密集；管状腺癌的微血管构筑缺乏沟通性，密度不均匀，多见束状分叉微血管。未分化型癌微血管构筑密度稀疏或非血管状态，癌黏膜以褪色为主；分化型癌以充血为主，毛细血管扩张症的周围黏膜稍苍白，中央类圆形发红。放大观察发红，毛细血管呈蛛状痣样集合或胃小窝周围发红，组织病理学显示黏膜下毛细血管扩张，发红斑与黏膜下血流大小有直接关系，毛细血管扩张症发红原因是毛细血管扩张和集合。胃癌经氢清除式血流测定，癌周围的正常黏膜比癌浸润部位的血流明显增加，血流增加多少与胃小沟的结构完整性成正比。正常胃黏膜的毛细血管床含 α-肾上腺素能物质（α 受体），局部喷洒 0.005%～0.01% 肾上腺素后，5 min 内血管像消失，表面黏膜苍白，放大观察毛细血管呈收缩状态。被癌浸润的毛细血管，失去正常的 α 受体功能，肾上腺素喷洒后，血管收缩差，红色斑残存，部分区域的苍白黏膜迟延出现，放大观察毛细血管呈半收缩状态或非收缩状态。

## 三、浅表扩大型早期胃癌

浅表扩大型早期胃癌（SSEC）沿水平方向浸润为主体的特殊凹陷性病变，癌进展缓慢，几年后仍停留在黏膜下层，约占早期胃癌 12%。组织类型以未分化型癌为主，60% 癌浸润黏膜下层，8%～30% 淋巴结转移，均高于其他类型早期胃癌，属内镜黏膜切除术（EMR）和内镜黏膜下剥离术（ESD）禁忌证。

形态特征：包括以隆起为主体的混合型和以凹陷为主体的混合型。隆起型为主的浅表扩大型早期胃癌多位于幽门腺区域；凹陷型为主的浅表扩大型早期胃癌多位于中间带，依次位于幽门腺或贲门腺区域。直视内镜观察较大范围病变无法全景拍摄，改用侧视内镜观察较大病变和全景拍摄。采用多角度中景和近景分段观察和拍摄方法，将分段图片进行拼接，客观和全面地评估病变形态。① 浅表扩大型早期胃癌以凹陷型病变为主，癌显露伴颗粒和岛状黏膜，分界线清楚，容易鉴别癌的浸润范围。② 浅表扩大型早期胃癌以非凹陷型病变为主，未分化型腺癌未浸润覆病变表面的正常上皮组织，分界线不清楚，难以判断癌的浸润范围。病变表面微隆起和浅凹陷，位于胃体小弯侧的萎缩移行带、肠上皮化生和慢性萎缩性胃炎背景黏膜，鉴别非常困难。鉴别要点：一是病变褪色和周围黏膜发红，观察重点在病变内是否有自然出血，血管透见是否消失或网状微血管构筑是否紊乱等；二是萎缩移行带附近 0-Ⅱc 型早期胃癌质的诊断，肛侧缘交界线是否存在；三是通过调节注气量，不断调整内镜先端部与病变之间的观察距离（如远景像、中景像和近景像），判断分界线范围。

另外，采用内镜点墨标记法来区别癌浸润范围，内镜注射针将灭菌墨汁稀释 2 倍，5 mL 局部注射。观察胃大体切除标本，分化型腺癌多见发红，未分化型腺癌多见褪色。点墨标记法还能帮助决定癌变口侧缘浸润的范围，防止手术切除后残端癌残留。癌浸润黏膜固有层，胃小区变化轻微，但不能忽视病变内自然出血区域。小弯侧和后壁病变，建议采用侧视内镜观察。

# 第三节　浸润深度

胃癌的早期诊断，首先要掌握 *H. pylori* 感染状态的观察，根据慢性萎缩性胃炎和肠上皮化生程度判断胃癌存在的风险。① 捕捉胃黏膜色泽和形态改变，区域性色泽改变和黏膜表面不规则，需要远景观察病变全貌，然后接近观察病变可疑点，应考虑是胃癌的可能性。② 病变局部变硬，与周围促纤维增生反应的纤维性间质有关，应考虑癌浸润黏膜下层。③ 未分化型腺癌富含纤维性间质，胃壁硬度明显高于分化型腺癌。④ 白光内镜＋色素内镜、ME-NBI 和超声内镜等综合判断癌浸润范围和深度非常重要。

## 一、白光与浸润深度

依据黏膜表面形态进行推测癌浸润深度，有时受主观判断的影响，是诊断癌浸润深度的难点之一。同一部位出现的病变，癌浸润深度存在不同差异；相同类型病变出现在不同部位，癌的浸润深度同样会出现不同差异。单凭经验容易过高评估 0-Ⅱc 型早期胃癌浸润深度，皱襞先端部融合、棒状和肥大是典型黏膜下层癌的诊断依据。近年来典型 0-Ⅱc 型早期胃癌伴皱襞集中越来越少见，如果怀疑癌浸润黏膜下层，隆起型早期胃癌表面凹凸不平，凹陷型早期胃癌凹陷基部粗大颗粒状、SMT 样边缘隆起或抬举状等。鉴别癌浸润深度，注气后病变形态改变、胃壁伸展不良和局部增厚等，强调内镜动态观察是一项非常重要的环节。

## （一）评估方法

癌浸润深度（T）分类记录。表示胃壁各层和其他脏器癌浸润，用黏膜层（M）、黏膜下层（SM）、固有肌层（MP）、浆膜下层（SS）、接近浆膜表面或者突破浆膜露出在游离腹腔（SE）和癌细胞直接浸润其他脏器（SI）记录。临床分类（c）和病理分类（p），前缀放在 T 分类记录前，不采用黏膜层和黏膜下层等描述（例如：病理学的黏膜内癌是 pT1a 而不是 pM）。多发性病变以癌浸润最深 T 为代表，不论有无淋巴结转移，T1 肿瘤称早期胃癌（表 6-3-1）。

表 6-3-1　M 癌和 SM 癌内镜形态特征

| 类型 | 病变大小 | 色泽 | 内镜形态 | |
| --- | --- | --- | --- | --- |
| | | | 隆起型 | 凹陷型 |
| **0-Ⅰ 型** | | | | |
| cM | < 20 mm | | 有蒂至亚蒂 | 无 |
| cSM | > 30 mm | 显著发红 | 无蒂，黏膜下肿瘤样基部 | 凹陷，溃疡 |
| **0-Ⅱa 型** | | | | |
| cM | < 20 mm | | 保持表面胃小区 | 无 |
| cSM | > 40 mm | 显著发红 | 高大隆起 | 深凹陷，大小不等结节，中心凹陷表面伴糜烂 |
| **0-Ⅱc 型 UL（−）** | | | | |
| cM | < 20 mm | | 无 | 浅凹陷 |
| cSM | > 20 mm | 显著发红 | 粗大隆起，抬举隆起，边缘黏膜下肿瘤样隆起 | 深凹陷，凹陷表面无结构，凹陷内结节 |
| **0-Ⅱc 型，UL（＋）/0-Ⅲ 型** | | | | |
| cM | | | 无 | 皱襞先端变细在肿瘤内 |
| cSM | | 显著发红 | 抬举状 | 皱襞肥大，融合 |

## （二）隆起病变

隆起病变均为分化型腺癌。①0-Ⅰ 型早期胃癌为亚蒂型，隆起基部无坏死组织多见黏膜层癌。② 广基型隆起基部无坏死或轻度坏死多见黏膜下层癌。③ 广基型隆起基部明显坏死多见黏膜下层癌或 Borr. I 型进展期癌。④ 0-IIa 型早期胃癌扁平状隆起，无坏死组织多见黏膜层癌。⑤ 黏膜下肿瘤样隆起基部无或轻度坏死多见黏膜下层癌。⑥ 黏膜下层癌浸润向两个方向发展：其一发展至 Borr. I 型进展期癌，多见广基型和明显坏死组织；其二发展至 Borr. II 型进展期癌，很少见缺血性坏死引起溃疡（图 6-3-1）。

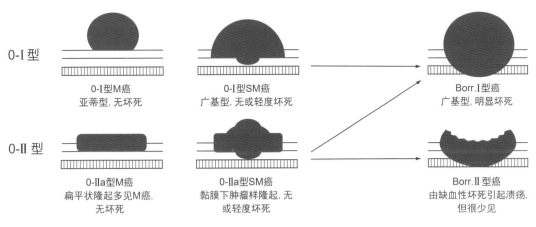

图 6-3-1　隆起型早期胃癌浸润深度

1. 0-I 型早期胃癌

（1）隆起切面：① 带蒂型隆起似乎是黏膜层癌。② 亚蒂和无蒂型隆起的直径大小是判断癌浸润深度的重要因素，小于 20 mm 病变多见黏膜层癌或黏膜下层癌，大于 40 mm 病变多见黏膜下层癌，大于 50 mm 病变均见黏膜下层。③ 大于 30 mm 病变，胃内少量注气，隆起全体抬起，胃壁硬化，隆起起始部平缓，应考虑是进展期胃癌。

（2）隆起表面：① 类圆形和桑椹形多见黏膜层癌。② 棒状、蛇状、楔状、梯状、平盘状和不规则地图状多见黏膜下层癌。③ 隆起表面凹陷为黏膜下层癌，但较多误诊为进展期胃癌。

2. 0-IIa 型早期胃癌

（1）隆起切面：① 0-IIa 型早期胃癌多见黏膜层癌。② 小于 20 mm 病变均是黏膜层癌。③ 大于 40 mm 病变多半见黏膜下层癌。④ 0-IIa 型早期胃癌极少是进展期胃癌。

（2）隆起表面：隆起表面大小不等结节、颗粒消失和糜烂伴发红等，应考虑是黏膜下层癌。

3. 0-IIa+IIc 型早期胃癌

（1）病变切面：根据组织类型和病变大小推测癌浸润深度。① 0-IIa+IIc 型早期胃癌多见黏膜下层癌。② 小于 20 mm 分化型癌变多见黏膜层癌，小于 20 mm 未分化型癌变和大于 21 mm 分化型癌变多见黏膜下层癌。综合分析 0-IIa+IIc 型早期胃癌：黏膜下层癌的淋巴结转移率为 30%；糜烂型以黏膜层癌和黏膜下层癌为主；隆起型以黏膜下层癌和黏膜层癌为主；深部浸润型以固有肌层癌为主。

（2）病变表面：① 0-Ⅱa+Ⅱc 型早期胃癌虽小，但癌浸润很深；凹陷和周堤明显，以及皱襞集中多见黏膜下层癌；凹陷厚苔附着，结节状隆起，表面凹陷和无蒂型等隆起，多见 Borr.Ⅰ型进展期胃癌。

### （三）平坦病变

浸润深度与组织类型：① 典型Ⅱb 型早期胃癌均是黏膜层癌。② 巨大皱襞、脑回样皱襞和胃壁伸展不良等，多见 Borr.Ⅳ型进展期胃癌。③ 分化型癌以发红为主，未分化型癌以褪色为主。

### （四）凹陷病变

1.0-Ⅱc 型早期胃癌　诊断标准：① 凹陷发红明显多见黏膜下层癌。② 皱襞先端部融合多见黏膜下层癌和固有肌层癌。③ 胃壁增厚伴硬化多见黏膜下层癌和固有肌层癌。④ 凹陷表面大小不同结节（岛状黏膜）多见黏膜下层癌。⑤ 凹陷基部非结构多见黏膜下层癌和固有肌层癌。⑥ 凹陷边缘隆起和膨胀见黏膜下层癌。⑦ 小于 20 mm 病变约 50% 黏膜下层癌，有必要观察 0-Ⅱc 型早期胃癌凹陷基部是否伴溃疡（UL）。

（1）溃疡（－）：鉴别是黏膜层癌还是黏膜下层癌，观察凹陷基部是否伴随溃疡、发红、结节和黏膜下隆起样改变。① 非溃疡凹陷基部发红明显。② 凹陷基部结节隆起。③ 黏膜下隆起样病变伴胃壁僵硬，应考虑是黏膜下层癌。④ 凹陷病变不伴溃疡、皱襞集中和坏死物白苔等称 0-Ⅱc 型（非皱襞型）早期胃癌，又称 UL（－）0-Ⅱc 型早期胃癌，分化型腺癌多见未分化型腺癌。⑤ 凹陷边缘稍隆起和基部发红，无颗粒、无坏死或轻度坏死多见黏膜层癌。⑥ 凹陷边缘形似黏膜下肿瘤样隆起伴轻度坏死，又称深部浸润型 0-Ⅱa+Ⅱc 型早期胃癌，多见黏膜下层癌。⑦ 周围环堤呈黏膜下肿瘤样隆起多见 Borr.Ⅱ型进展期胃癌，随溃疡越深，浸润也越深（图 6-3-2）。

UL（－），0-Ⅱ型

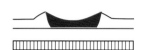

0-Ⅱc型M癌
Ⅱc边缘稍隆起，凹陷基部发红，无颗粒，无或轻度坏死

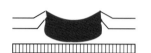

0-Ⅱc型SM癌
Ⅱc 边缘形似黏膜下肿瘤样隆起，又称深部浸润型Ⅱa+Ⅱc，轻度坏死

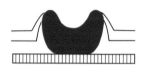

Borr.Ⅱ型癌
周提呈黏膜下肿瘤样隆起，凹陷多见Borr.Ⅱ型癌，缺血性坏死引起溃疡，溃疡越深，浸润越深

图 6-3-2　0-Ⅱc 型早期胃癌 UL（－）浸润深度

（2）溃疡（＋）：凹陷内溃疡形成和皱襞集中，覆坏死物白苔称0-Ⅱc型（皱襞型）早期胃癌，又称溃疡（＋）0-Ⅱc型早期胃癌，未分化型腺癌多见分化型腺癌。① 凹陷边缘稍隆起，基部褪色、发红颗粒和轻度坏死多见黏膜层癌。② 凹陷基部大小不等颗粒和轻度坏死多见黏膜下层癌。③ 0-Ⅱc型早期胃癌向两个方向发展：其一发展至进展期胃癌形似Ⅱc型癌，基部颗粒消失、局部板样硬化和中度坏死；其二发展至Borr.Ⅲ型进展期胃癌，周围环堤形似黏膜下肿瘤样隆起，因缺血性坏死引起溃疡，溃疡越深浸润也越深（图6-3-3）。

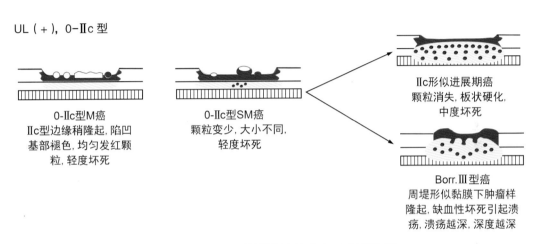

图6-3-3 0-Ⅱc型早期胃癌溃疡（＋）浸润深度

癌浸润深度诊断比较困难，与溃疡引起炎症和纤维化有关。① 凹陷基部见大小不等结节、胃壁硬化、厚度增加、皱襞先端部肥大融合或（和）皱襞抬举状等多见黏膜下层癌。② 皱襞中断、阶梯状凹陷、变色、不规则变瘦、笔尖样变细和皱襞走行凹陷内残存多见黏膜层癌。③ 皱襞先端部杵状隆起、结节状隆起和皱襞间桥形成多见黏膜下层癌。④ 结节状先端部融合、堤状隆起和周堤形成多见固有肌层和浆膜层癌。⑤ 凹陷基部高低不规则、岛状结节状隆起、厚苔附着、出血、糜烂和白苔等少见黏膜层癌。⑥ 皱襞中断、变色、笔尖样变细和皱襞行走凹陷内残存可见黏膜下层中1/3（$SM_2$）癌（图6-3-4）。

2.0-Ⅲ型早期胃癌 ① 超越黏膜肌层癌的深凹陷，溃疡基部未见癌，溃疡边缘癌称0-Ⅲ型早期胃癌，纯粹0-Ⅲ型早期胃癌非常罕见。② 溃疡恶性循环显示，0-Ⅲ型早期胃癌伴Ⅱc型多见0-Ⅲ+Ⅱc型早期胃癌或0-Ⅱc+Ⅲ型早期胃癌，一旦溃疡治愈就会变成0-Ⅱc型早期胃癌。③ 深溃疡基部是癌浸润还是溃疡炎症和水肿，判断癌浸润深度比较困难。④ 0-Ⅱc型早期胃癌凹陷基部的0-Ⅲ型缩小和消失多见黏膜层癌。⑤ 不规较深火山口形成、周堤硬化和结节形成多见Borr.Ⅱ型进展期胃癌。⑥ 火山口形成、周边糜烂、出血和凹凸不规则多见Borr.Ⅲ型进展期胃癌。

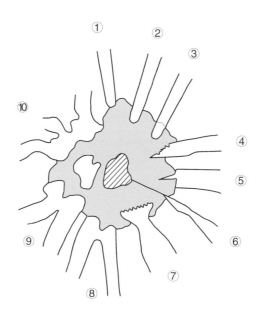

图 6-3-4　集中皱襞与浸润深度的关系

注：① 皱襞中断。② 段差样凹陷。③ 变色。④ 不规则变瘦。⑤ 笔尖样变细。⑥ 皱襞行走凹陷内残存。⑦ 皱襞先端鼓槌样和结节状隆起；⑧ 皱襞间桥接样形成；⑨ 结节状先端融合；⑩ 堤状隆起，周堤形成。

## 二、放大与浸润深度

　　ME-NBI 观察微血管和腺管结构最深为 200～250 μm。典型形态特征：① 微表面构筑消失。② 微血管不规则。③ 扩张迂曲血管。该分类将预测是黏膜下层癌，凹陷型病变满足 2 项诊断黏膜下层中 1/3（$SM_2$）癌，其准确性高于白光内镜；隆起型病变诊断准确性与白光内镜比较，两者准确性无明显差异。ME-NBI 在癌浸润深度诊断中，肿瘤的血管直径、微表面构筑与黏膜下层癌浸润之间存在一定的相关性。但 ME-NBI 诊断早期胃癌浸润深度（如黏膜下层癌和黏膜层癌）很困难，尽管 ME-NBI 诊断早期大肠癌和早期食管癌的浸润深度的地位已被确立，但诊断早期胃癌浸润深度仍缺乏一些证据，有待今后进一步研究。目前，白光内镜观察黏膜皱襞抬举征和超声内镜观察癌浸润深度，仍被认为是有用的诊断方法。

## 三、断层与浸润深度

### （一）胃壁结构

　　超声内镜观察正常胃壁 5 层结构应从胃壁内开始观察：第 1/5 层（高回声）和第 2/5 层（低回声）为黏膜层，第 3/5 层（高回声）为黏膜下层，第 4/5 层（低回声）为固有肌层，第 5/5 层（高回声）为浆膜下层；高频探头（20 MHz）观察正常胃壁 9 层结构

是从胃壁内开始观察，第 1/9 层（高回声）和第 2/9 层（低回声）为黏膜层，第 3/9 层
（高回声）为黏膜肌层和黏膜固有层，第 4/9 层（低回声）为黏膜固有层，第 5/9 层（高
回声）为黏膜下层，第 6/9 层（低回声）为固有肌层内环肌，第 7/9 层（高回声）为固
有肌层边界，第 8/9 层（低回声）为固有肌层外纵肌，第 9/9 层（高回声）为浆膜下层
和接近浆膜表面或者突破浆膜露出在游离腹腔。

癌浸润深度诊断：① 局限第 2 层为黏膜层癌。② 局限第 3 层为黏膜下层癌。③ 保
留第 4 层和第 5 层为固有肌层癌。④ 浸润延伸至第 5 层，边缘平缓为浆膜下层癌。⑤ 第
5 层接近浆膜表面或者突破浆膜露出在游离腹腔癌。⑥ 癌细胞直接浸润其他脏器癌。

### （二）早期胃癌

1.非溃疡型［UL（-）］

（1）0-Ⅰ型早期胃癌（图 6-3-5）：隆起部分黏膜肌层抬举，如果第 3 层抬举上
缘规则为 cT1a（M）～cT1b1（$SM_1$）早期胃癌；如果第 3 层抬举上缘不规则为 cT1b2
（$SM_2$）早期胃癌。

UL（-）型

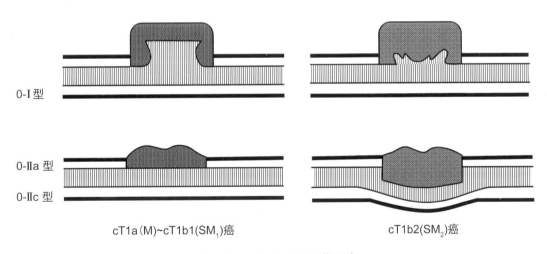

图 6-3-5　UL（-）型早期胃癌

（2）0-Ⅱa 型（图 6-3-6～图 6-3-9）和 0-Ⅱc 型早期胃癌（图 6-3-10～图 6-3-
12）：如果低回声肿瘤局限第 2 层，第 3 层表面结构未发生改变为 cT1a（M）～cT1b1
（$SM_1$）早期胃癌；如果低回声肿瘤突破至第 3 层，但未抵达第 4 层为 cT1b2（$SM_2$）早
期胃癌。

2.溃疡型［UL（+）］（图 6-3-13～图 6-3-15）

（1）UL-Ⅱ：第 3 层两侧向病变中央逐渐变细和消失呈笔尖样收藏，但与变细端部
与中断无关，病变向胃腔内增厚，无胃壁外增厚为 cT1a（M）～cT1b1（$SM_1$）早期胃

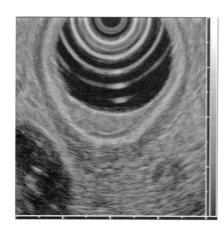

图 6-3-6　cT1a（0-Ⅱa 型）

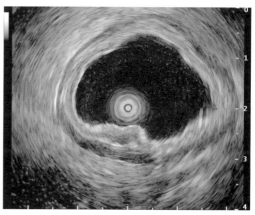

图 6-3-7　ct1b1（0-Ⅱa 型）

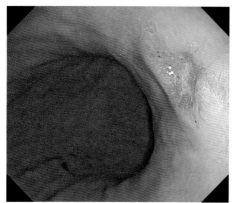

图 6-3-8　胃体部（0-Ⅱa 型）

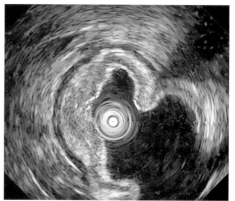

图 6-3-9　cT1b2（SM$_2$）

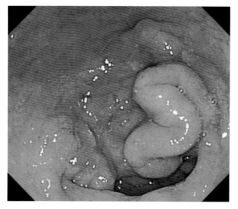

图 6-3-10　白光：UL（－）0-Ⅱc 型癌

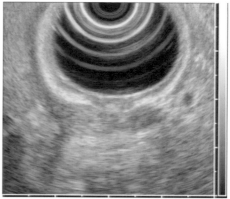

图 6-3-11　超声：cT1a（M）

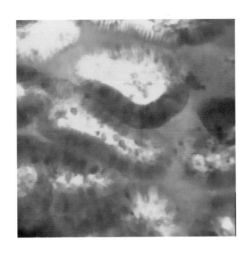

图 6-3-12　共聚焦：光活检（＋）

UL（＋）型

　　　腔内增厚(+),壁外增厚(一)　　　　　　腔内增厚(+),壁外增厚(+)

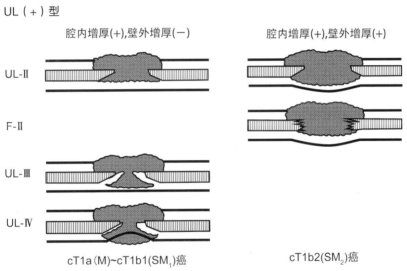

cT1a（M）~cT1b1(SM₁)癌　　　　　　cT1b2(SM₂)癌

图 6-3-13　UL（＋）型 EGC

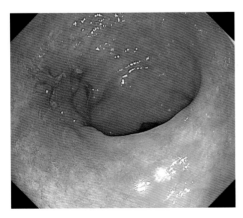

图 6-3-14　胃窦部（溃疡癌变）

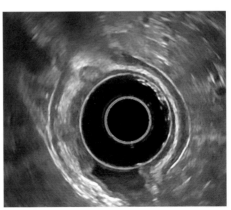

图 6-3-15　超声内镜：cT1b2

癌；如果病变向胃腔内和胃壁外增厚，第 3 层两侧向病变中央逐渐变细和消失呈笔尖样收藏为 cT1b2（$SM_2$）早期胃癌。

（2）F-Ⅱ：第 3 层两侧向病变中央逐渐刷状变细和消失呈融合（fusion）改变，病变向胃腔内和胃壁外增厚为 cT1b2（$SM_2$）早期胃癌或 Borr. 型进展期胃癌。

（3）UL-Ⅲ：第 3 层两侧向病变中央逐渐变细和消失呈笔尖样收藏，溃疡穿破第 3 层至第 4 层但无胃壁外增厚为 cT1a（M）～cT1b1（$SM_1$）早期胃癌。

（4）UL-Ⅳ：第 3 层两侧向病变中央逐渐变细和消失呈笔尖样收藏，溃疡穿破第 4 层至第 5 层但无胃壁外增厚为 cT1a（M）～cT1b1（$SM_1$）早期胃癌。

### （三）进展期胃癌

① 浸润固有肌层（muscularis propria, MP）：肿瘤型的边界清楚，破坏第 4 层（固有肌层）回声，胃壁肥厚型以第 4 层增厚为主。② 浸润至浆膜下层（subserosa, SS）：肿瘤型和壁肥厚型表现为第 5 层回声不清楚但仍平滑。③ 浸润至浆膜（serosa, SE）：凹凸不规则；第 5 层回声不清楚凹凸不规则。④ 肿瘤侵犯邻近组织（tumor invasion of adjacent structures, SI）：肿瘤与其他内脏器官边界线不清楚或直接侵犯邻近组织（图 6-3-16）。

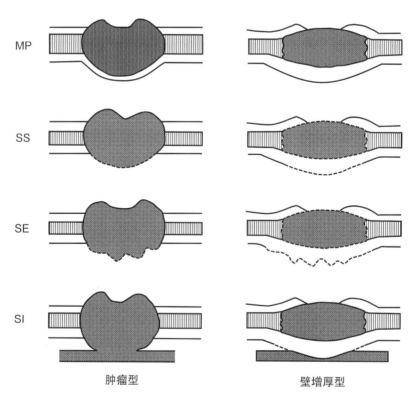

图 6-3-16　EUS 与 Borr. 型进展期胃癌浸润深度诊断

### （四）断层成像特征

超声内镜包括大探头超声内镜和细径超声探头。大探头超声内镜不仅在超声波束抵达深部组织方面非常出色，而且对管壁增厚性病变和病变周围壁外结构的观察也非常有用。缺点是直径较粗、硬性先端较长和操作性较差，部分病变部位难以扫描观察。细径超声探头通过活检孔道插入，不更换内镜前提下进行白光内镜、色素内镜和超声内镜等系列检查，能够获得良好的超声空间分辨率。缺点是其频率高，超声波束容易衰减，观察深度比较浅。细径超声探头进行超声内镜扫描观察时，胃内需要注入脱气水。检查前需要冲洗胃内附着的黏液和杂质，注水时如果水中混入空气，超声波会产生弥漫反射，难以获得良好的画质，故应缓慢注水避免空气混入。如使用探查带有前注水功能的内镜，为了避免注水时混入空气，可将内镜先端部浸入水中后注水。使用探查胃窦部病变时，注水后空气容易从十二指肠侧逆流，每次逆流后应尽量吸引多余空气。另外，细径超声探头从活检孔插入时，应一边吸引一边插入，可有效地防止残留在活检孔内空气混入。超声扫描病变时，超声波束倾斜接触病变会误判癌浸润深度，应与病变平行方向放置探头，角度调整后，使超声波束垂直于病变。当超声波束难以垂直于病变时，可将探头按压在胃壁上，利用支点来改变角度或（和）改变病变伸展度。由于胃窦部病变在解剖学上容易造成超声扫描不良，胃角病变也存在弯曲度可使超声扫描带来一定的困难。

超声内镜难以诊断小于 1 mm 微小黏膜下层癌，黏膜层癌内伴小于 1 mm 微小黏膜下层癌诊断为黏膜层～黏膜下层上 1/3（M-SM$_1$），大于 1 mm 黏膜下层癌浸润诊断为黏膜下层中 1/3（SM$_2$）。超声内镜诊断正确率：① 0-Ⅰ型早期胃癌的固有肌层至黏膜下层上 1/3（pM-SM$_1$）与术后病理诊断（p）相符率为 95.7%，p 与黏膜下层中 1/3（SM$_2$）为 85.0%。② 0-Ⅱa 型早期胃癌 pM-SM$_1$ 为 100%，p 与 SM$_2$ 为 78.9%。③ 溃疡（UL）（−）0-Ⅱc 型早期胃癌 pM-SM$_1$ 为 94.5%，p 与 SM$_2$ 为 81.7%。④ UL（＋）0-Ⅱc 型早期胃癌 pM-SM$_1$ 为 90.5%，p 与 SM$_2$ 为 58.7%。⑤ 0-Ⅱc+Ⅲ型早期胃癌 pM-SM$_1$ 为 71.4%，p 与 SM$_2$ 为 66.7%。

UL（＋）早期胃癌黏膜下层纤维化，内镜黏膜切除术和内镜黏膜下剥离术操作非常困难。大范围内严重纤维化时，即使局部注射也无法识别黏膜下层，误判切除和深度剥离而引起穿孔。第 3 层的黏膜下层纤维化变细收藏于两侧（与先端部中断无关），第 3 层黏膜下层重度纤维化，内镜黏膜切除术和内镜黏膜下剥离术操作变得更困难，为此术前应详细评估纤维化程度与内镜治疗难度。少量癌浸润病变，鉴别 SS、SE 与 SI 非常困难，只能初步评价癌浸润深度为 SS。如果超声内镜能客观评价胃壁各层构造，有效地判断癌浸润深度，在这前提下可以扩大内镜黏膜下剥离术适应证范围。随着内镜治疗对象增加，术前过高或过低评估癌浸润深度，给内镜治疗带来不必要的麻烦。超声内镜是在白光内镜和图像强调观察的基础上获取癌浸润深度和纤维化的更多信息，及时纠正癌浸润深度诊断上的差异。有些部位超声内镜很难观察胃壁癌浸润深度，如胃体中部、胃窦部小弯侧、胃角前壁、幽前区、贲门部、胃体上部小弯侧和大弯侧等。总之，超声探头（ultrasonic probe, UP）在描绘胃壁各层质量方面，胃 L 区域明显差于胃 M 区域，超声探头与胃壁之间的角度定位有关，垂直扫描所获取的图像信息明显差于水平扫描图像。切斜观察 0–I 型早期胃癌的超声探头图像质量较差，特别是大的和带蒂隆起病变，隆起厚度容易引起超声内镜衰减，特别是评价隆起基部非常困难。0–I 型早期胃癌第 3 层上缘不规则被抬举疑诊黏膜下层癌，如果第 3 层超声图像衰减不能完整描绘，直接影响诊断的正确率。溃疡（＋）癌变浸润深度诊断的正确率，白光内镜检出率低于超声探头，难以鉴别纤维化的回声水平与癌浸润，需要注意早期胃癌伴溃疡的浸润深度诊断。

在 UL（－）型早期胃癌中，随着癌浸润胃壁最深处发生形态变化，肿瘤呈块状浸润，低回声肿瘤表层可以连续被描绘，超声内镜评价癌浸润深度非常容易；但较小癌巢分散浸润，又称浸润增殖构筑（pattern of infiltrating growth, INFc。癌巢浸润性增殖，周围组织边界不清楚），超声内镜评价癌浸润深度非常困难。另外，有时非常难鉴别癌浸润引起胃壁结构的变化，以及淋巴滤泡、黏膜下异位腺体和血管等肿瘤以外的组织发生变化。在 UL（＋）型超声内镜检查中，癌与纤维化回声水平非常接近，很难区分溃疡与肿瘤引起胃壁结构的变化，故超声内镜诊断癌浸润深度非常困难。在进展期胃癌中，少量癌浸润的病变，很难鉴别 SS 癌、SE 癌和 SI 癌，多数不得不评价的癌浸润深度为 SS 以上组织。使用气囊压迫进行超声内镜检查，也许会改善癌浸润层的描绘。

## 四、抬举与浸润深度

黏膜下注射生理盐水后黏膜层和黏膜下层上 1/3（SM₁）癌变与周围正常黏膜同时抬高（胃壁第 3 层与第 4 层分离）称抬举征阳性（negative non-lifting sign）（图 6-3-17）；黏膜下注射生理盐水后黏膜下层纤维增生（促结缔组织增生反应）黏膜下层中 1/3（SM₂）浸润癌变（胃壁第 3 层与第 4 层难以分离），周围正常黏膜抬高但癌变本身不抬高称抬举征阴性（positive non-lifting sign）（图 6-3-18）。

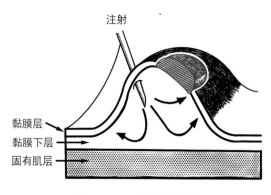

图 6-3-17　抬举征阳性

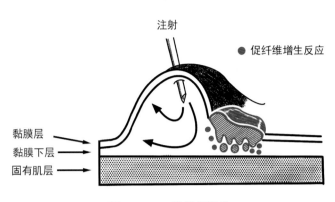

图 6-3-18　抬举征阴性

黏膜层和黏膜下层上 1/3（$SM_1$）癌可以通过内镜治疗，黏膜下层中 1/3（$SM_2$）浸润性癌可能伴有淋巴结转移，属外科手术治疗适应证。传统内镜检查有时很难正确判断癌浸润深度，即使经验丰富的内镜医生有时候会高估治疗方案（如需要内镜治疗病变选择外科手术治疗），或者低估治疗方案（如需要外科手术治疗病变选择内镜治疗）。尽管超声内镜检查广泛应用于临床，其正确率为 83%，但与传统白光内镜检查比较，超声内镜检查既耗时又昂贵。值得注意黏膜下层中 1/3（$SM_2$）癌浸润病变，黏膜下纤维紧密缠绕在其周围组织，注射生理盐水后常被堵塞，周围正常黏膜被抬举而病变不被抬举。注射生理盐水时，距癌变边缘约 2 mm 进针注射极其重要，如果进针距离太近，即使癌浸润也可能被抬起致假阴性。由于活组织病理取材后易发生纤维化改变，非抬举征评估不应安排在取材后，否则会直接影响评估结果。

如果观察空气量和蠕动等外力造成的变形称挤压征，或用活检钳钳夹黏膜，提起呈帐篷状称帐篷征（tenting sign），也可以预测柔软病变的性质。超声内镜显示抬举征：① 抬举征阳性：注射针距病变 2 mm 处直视穿入胃壁第 3 层与第 4 层之间，避免过浅或过深穿刺，影响观察胃壁第 3 层与第 4 层组织分离状态；缓慢注射，不断调整注射针的角度和深度；注射高度大于黏膜层 2 倍以上，使胃壁第 3 层与第 4 层之间完全分离为止。② 抬举征阴性：注射针距病变 2 mm 处直视穿入胃壁，注意避免过浅或过深穿刺，过浅穿刺使第 2 层与第 3 层组织分离或过深穿刺使第 4 层与第 5 层分离，出现抬举征假阳性；注射后无法使胃壁第 3 层与第 4 层之间分离，与促纤维增生反应有关。

## 五、伸展与浸润深度

胃壁伸展不良是指内镜观察胃壁伸展过程中，受胃壁硬化的影响导致局部伸展不良。① 胃壁伸展程度：a. 内镜注入足够的空气量使胃壁完全伸展，胃体部大弯侧皱襞消失或平坦，背景黏膜下血管清晰可见。b. 正面远景观察非癌黏膜和癌黏膜之间的伸展性。c. 观察适宜角度是 15°～45°，皱襞是否抬举。d. 完整观察背景黏膜与病变之间改变。未满足上述①观察条件为假阳性，未满足 b.～d. 观察条件为假阴性。② 癌浸润深度诊断：① 胃壁伸展良好，T1a 癌（M 癌称黏膜层或 pT1a）和 T1b1 癌（黏膜肌层～黏膜下层深度小于 0.5 mm 癌称 SM₁ 或 pT1b1），胃壁伸展与非肿瘤黏膜之间保持良好的伸展性。② 胃壁伸展不良，T1b2 癌（黏膜肌层～黏膜下层深度大于 0.5 mm 癌称 SM₂ 或 pT1b2），以及并发溃疡（瘢痕）癌（UL～2T1a、UL～2T1b），SM 深层见大量癌浸润。③ 抬举征观察：a. 抬举征阳性，癌浸润深度 T1b2（SM₂）。b. 非抬举征阳性，癌浸润深度 T1a/T1b1（M/SM₁）。

pT1b2 黏膜下的癌细胞形成团块状、炎症细胞浸润和癌性纤维，引起区域性块状肥厚和硬化，胃壁伸展不良。内镜注气加压前，黏膜下层癌呈 0-Ⅱa+Ⅱc 型改变，局部胃壁伸展不良，未见病变周围黏膜皱襞或界限模糊（图 6-3-19）；内镜注气加压后，黏膜下层癌浸润的胃壁伸展不良，病变周围黏膜皱襞呈抬举状集中改变，界限清楚（图 6-3-20）称抬举征阳性。T1a～T1b1 伴溃疡瘢痕，黏膜下层纤维化引起肥厚和硬化，皱襞集中在溃疡瘢痕中心呈直线状，无抬举状皱襞集中称抬举征阴性。

癌呈团块状和纤维化浸润黏膜下层引起区域性硬化和增厚。① 硬化和增厚的黏膜下层，胃壁伸展不完全，部分梯形抬举，周围非癌区域伸展良好。② 黏膜下层癌浸润牵拉形成皱襞集中。③ 黏膜下层癌向表层持续浸润，皱襞端部被黏膜下层癌浸润呈梯形

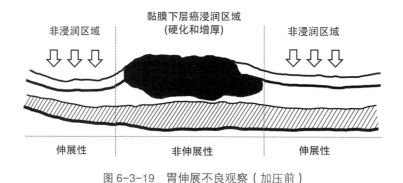

图 6-3-19 胃伸展不良观察（加压前）

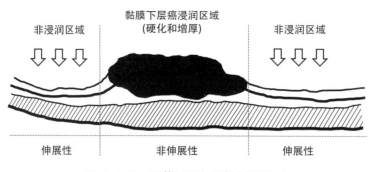

图 6-3-20 胃伸展不良观察（加压后）

抬举。根据黏膜下癌浸润呈团块状和纤维化改变，T1b2（SM$_2$）梯形抬举阳性率随之不同，黏膜下层癌浸润深度小于 500 μm 为 0%，600～1 500 μm 为 67.7%，大于 1 600 μm 为 100%；除了黏膜下层癌浸润深度外，水平方向距离（宽度）也有一定关联，距离（宽度）小于 2 500 μm 阳性率为 0%，大于 2 500 μm 阳性率达 84.0%。

### （一）T1b2 抬举征阳性

胃壁伸展时，黏膜下层癌浸润后周围黏膜出现举起现象称抬举征，T1b2（SM ≥ 50 μm）为特异性伸展不良。如果癌细胞大量浸润黏膜下层（如癌细胞、癌纤维化和炎细胞浸润等），引起区域性增厚和硬化，黏膜下层癌浸润与非癌浸润之间的伸展性形成鲜明对比。由于增厚和硬化的黏膜下层癌浸润，形成黏膜下肿瘤样隆起，黏膜下层癌浸润牵拉周围非癌黏膜后引起隆起性抬举征。① 黏膜下层癌浸润范围大，典型抬举诊断比较容易（图 6-3-21～图 6-3-23）。② 黏膜下层癌浸润范围小和轻微抬举不易诊断，需要多方位观察抬举形态。③ 黏液成分多和淋巴细胞浸润癌，即使黏膜下层癌大量浸润，硬化程度少，胃壁伸展时无法判断抬举征。④ 抬举征阳性基于黏膜下层癌浸润的组织学与病理学之间因果关系，可以推测病变黏膜下层癌的浸润深度。⑤ 内镜检查时疑诊为 T1b2 癌浸润，采用超声内镜检查确认黏膜下层癌浸润的深度和规模。

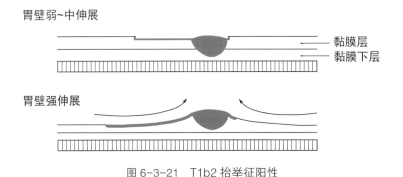

图 6-3-21　T1b2 抬举征阳性

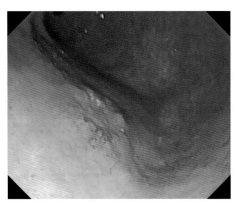

图 6-3-22　T1b2 注气加压前　　　　图 6-3-23　T1b2 注气加压后

### （二）UL$_2$T1a～T1b1 抬举征阴性

黏膜下层癌浸润与 UL$_2$ 癌伸展不良的鉴别诊断，对选择治疗方案非常重要。UL$_2$ 的黏膜层至黏膜下层癌浸润，或者固有肌层至深处纤维化，与 T1b2 一样会引起胃壁增厚和硬化。一般来讲，溃疡纤维化聚集在中央，黏膜皱襞呈放射状逐渐变粗。特别溃疡中央，黏膜表面与黏膜下层呈粘连状态，内镜注入弱至中度注气体后观察胃壁伸展状态，容易捕捉皱襞集中。UL$_2$T1a～T1b1 胃壁伸展时，皱襞集中不清楚或消失，正面观察集中皱襞向溃疡中央变细集中，侧面观察集中皱襞呈直线状，不伴抬举称抬举征阴性（图 6-3-24、图 6-3-25）。为此，内镜诊断癌浸润深度时应判断是否存在抬举征，有助于鉴别 UL$_2$T1a、T1b1 和 T1b2。

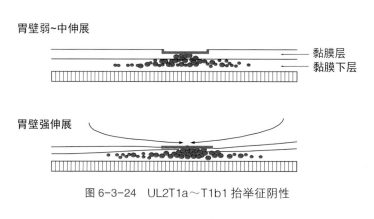

图 6-3-24　UL2T1a～T1b1 抬举征阴性

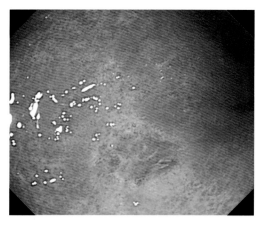

图 6-3-25　UL2T1a 加压后

### （三）浸润深度梯与形抬举

1. 隆起型 T1b2（SM$_2$）癌　以往隆起型癌深度诊断被认为是很困难，但对隆起病变通过 T1b2（SM$_2$）梯形抬举诊断癌浸润深度有一定的实用价值。

2. 非溃疡（UL0）T1a/T1b1（M/SM$_1$）癌　T1a 癌或距黏膜肌层下缘深度小于 500 μm 的黏膜下层浸润（T1a/T1b1）癌，无论肉眼类型如何，梯形抬举均为阴性。

3. T1a/T1b1（M/SM$_1$）癌和 T1b2（SM$_2$）癌　① 胃壁未被充分加压伸展，无法判断黏膜下层癌浸润深度。② 胃壁被充分加压伸展，黏膜内癌变平和直径变大，可以判断黏膜下层癌的浸润深度。③ 癌浸润区域呈梯形抬举，被周围黏膜牵引呈隆起抬举。

4. 溃疡（UL$_1$）T1a/T1b1（M/SM$_1$）癌　过去认为伴消化性溃疡的癌浸润深度诊断非常困难。如果满足适当的观察条件，内镜正确判定有否梯形抬举，判断早期胃癌浸润深度时比较容易。在 T1a/T1b1（M/SM$_1$）癌伴（UL1）和 T1b2（SM$_2$）癌中，观察皱襞集中的差异：① 黏膜下层癌浸润会引起皱襞集中，但无法对集中的 1 点进行鉴别，需要对集中的多点进行鉴别。② 消化性溃疡引起皱襞集中，皱襞先端部未被抬举。③ 黏膜下层癌浸润引起皱襞集中，癌浸润牵拉的皱襞先端部被抬举。

5. 溃疡（UL1）T1b2（SM$_2$）癌　T1b2（SM$_2$）癌合并溃疡有否梯形抬举，根据溃疡瘢痕的黏膜下层深处纤维化程度和黏膜下层癌浸润的团块组织量，引起癌浸润深度和癌浸润范围不同。如果癌团块组织量越多，区域性硬化程度比纤维化硬化越强，容易出现梯形抬举，反之则难以出现梯形抬举。

### （四）浸润深度与内镜评估

① 黏膜下层癌浸润距黏膜肌层 500～999 μm 时，梯形抬举阴性，无法正确诊断 T1b2 癌。② 术前诊断 T1a/T1b1（M/SM$_1$）癌，内镜治疗后对切除标本进行组织病理学检查。③ 未达到根治要求，必须追加外科根治治疗。④ 对 T1a/T1b1（M/SM$_1$）癌浸润深度的误诊率与确诊率进行比较，发现溃疡合并癌浸润深度的误诊率较多，这与溃疡合并黏膜下层深层纤维和硬化有关。⑤ 无法进行胃壁充分伸展，判断梯形抬举阳性，T1a/T1b1（M/SM$_1$）癌有时被误诊为 T1b2（SM$_2$）癌。⑥ 癌浸润深度的误诊解读，使原本可以通过内镜切除的病变，改为外科手术切除，导致过度治疗。⑦ 消化性溃疡合并癌被判断梯形抬举阳性，最好追加超声内镜等检查。如果确信度仍很低时，可以通过治疗性内镜诊断。

# 第四节　胃壁浸润深度

## 一、黏膜层癌

胃分化型黏膜层 / 黏膜下层上 1/3（M/SM$_1$）癌是内镜切除适应证。随着内镜黏膜下剥离术（ESD）的普及，较大和伴溃疡瘢痕的病变可以一次性切除，将 ESD 适应证扩大到未分化型腺癌或伴未分化型混合癌，但对不少 ESD 切端阳性患者来说，直接影响早期胃癌内镜根治性切除的效果。为此 ESD 术前是否有计划设定切除线的可能性，而不要在 ESD 治疗中错误地判断黏膜层癌的浸润范围，导致切端癌残留。具体表现为：① 癌黏膜内浸润，缺乏表面形态（黏膜形态、色泽和光泽）改变。② 黏膜内癌浸润边缘与周围正常黏膜之间缺乏高低差。③ 分化型腺癌浸润黏膜层，表面覆非肿瘤黏膜，局部癌已浸润腺管。④ 低异型度分化型腺癌形似非肿瘤性腺管，与非肿瘤性黏膜表面形态难以鉴别。⑤ 低异型度分化型腺癌具有黏液性，分为肠型低异型度分化型腺癌和胃型低异型度分化型腺癌。⑥ 肠型低异型度分化型腺癌形似肠上皮化生腺管，与肠上皮化生黏膜鉴别困难。⑦ 胃型低异型度分化型腺癌形似非肿瘤性上皮，与非肠上皮化生黏膜鉴别也是很困难，特别与伴腺窝上皮增生黏膜鉴别更困难。

### （一）未分化型癌

在黏膜固有层发育的未分化型腺癌，癌细胞未形成腺管见散乱浸润的增殖。癌在黏膜内增殖时，破坏腺管上皮和黏膜固有层，不断向深处浸润。未分化型腺癌浸润黏膜层，癌组织未被显露，表面非肿瘤性黏膜未改变；当癌浸润和破坏黏膜，改变了表面非肿瘤性黏膜形态（图 6-4-1、图 6-4-2）。根据癌浸润范围，以及腺上皮和黏膜固有层破坏程度，黏膜表面形态也随之改变。具体表现为：① 胃小区结构不清楚或消失，腺管减少或消失，黏膜固有层的微血管构筑破坏或消失。② 未分化型腺癌始发于黏膜腺颈部的增殖带，黏膜中层仅有少量癌细胞浸润，几乎看不到癌破坏黏膜结构，似乎无形态改变。③ 未分化型腺癌浸润量增加到一定程度时，癌破坏了黏膜结构，腺管萎缩和消失，黏膜固有层的微血管构筑破坏，局部缺血引起浅凹陷。④ 未分化型腺癌浸润整个黏膜层结构，腺管消失，黏膜固有层破坏并形成肉芽组织样改变。

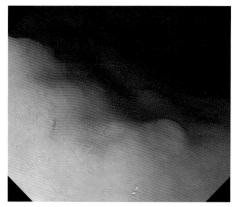 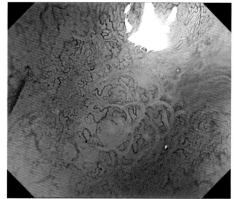

图 6-4-1　凹陷稍发红伴褪色　　　　　　　图 6-4-2　雷纹伴螺旋微血管

### （二）分化型癌

高、中分化型腺癌浸润黏膜中层，黏膜表面覆非肿瘤性腺管（腺窝上皮），该阶段鉴别黏膜层癌浸润范围最困难，癌周围缺乏形态特征的慢性萎缩性胃炎、肠上皮化生等背景黏膜有关（图6-4-3、图6-4-4）。

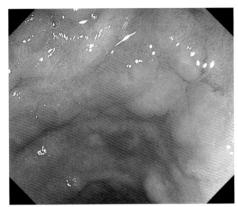 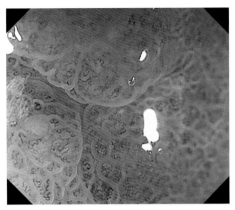

图 6-4-3　黏膜发红、边界不清楚　　图 6-4-4　ME-NBI 见完整白环内伴大小不等微血管（tub1）

### （三）无高低差

癌浸润误诊原因，低估癌浸润范围多见既无隆起又无凹陷的 0-Ⅱb 型早期胃癌，病变与周围正常黏膜之间无明显高低差。① 隆起型病变分界线（如 0-Ⅱa 型、0-Ⅰ 型和复合型）与伴随Ⅱb 型癌基本保持一致。② 凹陷型病变分界线（如 0-Ⅱc 型、0-Ⅲ 型和复合型）也与伴随Ⅱb 型癌同样保持一致。③ 内镜治疗后出现黏膜残端阳性的原因，与伴随Ⅱb 型早期胃癌漏诊有直接关系，术前内镜正确评估是否伴随Ⅱb 型早期胃癌，严格把握癌浸润范围，可以避免黏膜残端阳性。④ 背景黏膜（癌周围黏膜）胃炎的变化，可能是黏膜内浸润和周围黏膜高低差不明确下治疗引起的残端阳性。⑤ 特别是变薄的慢性萎缩性胃炎背景黏膜，凹陷型早期胃癌的凹陷相对变浅。⑥ 黏膜增厚的肠上皮化生和腺窝上皮增生，隆起相对变低，从而影响高低差分界线不明确癌变进行内镜治疗。

## 二、黏膜下层癌

回顾和分析早期胃癌的临床病理资料，黏膜层癌与黏膜下层癌之间存在显著差异。分化型黏膜下层癌容易侵袭脉管，导致肝转移及淋巴结转移，术后 5 年生存率 93.1%；黏膜层癌不侵袭脉管，不会导致肝转移和淋巴结转移，术后 5 年生存率 100%。如果术前能正确判断早期胃癌浸润深度，不但对选择治疗方法（如内镜治疗、腹腔镜手术、外科手术）和淋巴结廓清范围起到重要的临床作用，而且影响术后生存率。

### （一）隆起病变与黏膜下层癌

黏膜下层癌的形态诊断比较困难，多数 0-Ⅱa+Ⅱc 型、0-Ⅱc+Ⅱa 型和 0-Ⅱc+Ⅰ 型等早期胃癌已向深处浸润，难与固有肌层或更深癌浸润的鉴别。病变边缘不清楚，基部浅凹陷和覆白苔，内镜检查送气时极易变形，与黏膜层癌鉴别还存在一定的困难，必要时借助色素内镜检查和ME-NBI检查进行鉴别。① 小于20 mm半月状或半球状隆起病变，表面欠光滑和不规则小颗粒，质软，非糜烂或溃疡和无自然出血，应考虑是黏膜层癌。② 大于20 mm分叶状隆起病变，表面不规则颗粒或结节，糜烂或溃疡覆白苔，质硬和易出血，应考虑是黏膜下层癌。糜烂和溃疡形成原因是癌浸润黏膜下层后，局部血液循环障碍，破坏表面癌黏膜所致。

1. 0-Ⅰ型早期胃癌　有蒂型炎症性息肉样癌变多见黏膜下层癌，有蒂型腺瘤性息肉样癌变多见黏膜层癌。有学者认为有蒂型和广基型癌变见黏膜层癌；亚蒂型癌变见黏膜下层癌；也有学者认为广基型癌见黏膜下层癌。甚至还有学者认为隆起型癌由蒂型→亚蒂型→广基型形态的演变过程，也是癌由浅向深浸润的过程。

2. 0-Ⅱa型早期胃癌　黏膜层癌与黏膜下层癌之间区别，主要取决于病变大小和表面形态，虽然黏膜层癌和黏膜下层癌表面均存在排列不规则颗粒，但前者程度明显轻于后者。臼型多见0-Ⅱa型，非臼型多见0-Ⅰ型；如果臼型表面糜烂或癌向周围浸润多见黏膜下层癌；臼型表面结节多见黏膜层癌。

3. 0-Ⅱa+Ⅱc型早期胃癌　该型由隆起＋凹陷演变而来，隆起部分是早期胃癌的0-Ⅰ型或0-Ⅱa型，凹陷部分是早期胃癌的0-Ⅱc型。0-Ⅱa+Ⅱc型早期胃癌分息肉型、糜烂型和深部浸润型。① 小于20 mm的0-Ⅱa+Ⅱc型早期胃癌，凹陷边缘低隆起表面见小结节，应考虑是黏膜层癌。② 大于20 mm的0-Ⅱa+Ⅱc型早期胃癌，凹陷边缘低隆起大结节或环状结节，周围黏膜皱襞集中，色泽减退，凹陷基部覆薄白苔和凹凸不平充血结节，应考虑是黏膜下层癌。③ 臼型糜烂或癌向周围浸润多见黏膜下层癌（图6-4-5），边缘微表面构筑大小不等（图6-4-6），切除后大体构筑（图6-4-7）组织学显示癌侵及黏膜下层上1/3，腺体排列杂乱呈筛孔状，腺腔大小不一，细胞核浆比增高（图6-4-8）。④ 臼型表面结节多见黏膜层癌。⑤ 混有两种以上的隆起病变称混合型，黏膜下层癌与黏膜层癌，或者黏膜下层癌与固有肌层癌鉴别较困难。⑥ 0-Ⅱa型边缘伴0-Ⅱc型，0-Ⅱc型一侧伴0-Ⅱa型或Ⅰ型，凹陷伴纤维硬化等，应考虑癌已向深部浸润。

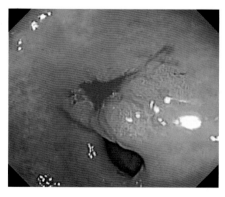
图6-4-5　幽门前区臼型糜烂

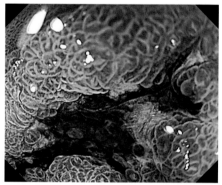
图6-4-6　不规则网状构筑

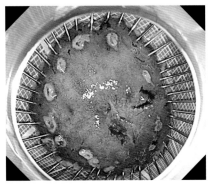
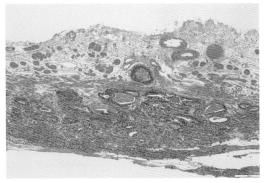

图 6-4-7 ESD 切除后大体构筑 | 图 6-4-8 中分化腺癌，$SM_1$（HE×40）

⑦ 病变边缘轮廓不鲜明，周围伴浅凹陷和白苔覆盖，必要时借助色素内镜检查或 ME-NBI 检查进行鉴别。

### （二）凹陷型病变与黏膜下层癌

在消化性溃疡癌变中，黏膜下层癌溃疡边缘浸润占 50%，溃疡基部浸润占 9.8%，溃疡基部和边缘同时浸润占 17%，溃疡周围黏膜皱襞浸润占 23%。在溃疡型早期胃癌中，黏膜下层癌接近溃疡中心浸润占 80%。由于黏膜下层癌浸润范围较广，内镜形态观察时必须综合凹陷基部和边缘黏膜改变，才能正确诊断黏膜下层癌。① 内镜形态特征：a. 大于 20 mm 凹陷病变。b. 表面显著发红，边缘呈黏膜下肿瘤样隆起起始部。c. 凹陷深度、胃壁僵硬程度和黏膜样无结构。d. 黏膜皱襞先端肿大和融合。e. 凹陷表面大小不等结节。② 皱襞集中与浸润深度：a. 皱襞先端部变细（类似钢笔尖），稍中断，边缘轮廓不清楚应考虑是黏膜层癌。b. 皱襞先端部呈杵状、结节或桥形抬举隆起，边缘轮廓稍鲜明应考虑是黏膜下层癌（图 6-4-9）。c. 皱襞先端部互相融合，边缘轮廓清楚应考虑是固有肌层癌。有些学者将黏膜下层癌的周围黏膜归纳为皱襞先端部变粗和融合、集中皱襞行走时为粗大蛇形曲折改变、边缘黏膜硬化和抬举状集中皱襞（图 6-4-10）。

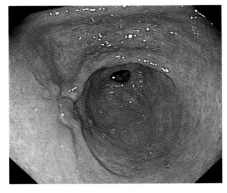
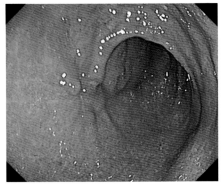

图 6-4-9 棒状和结节皱襞集中 | 图 6-4-10 抬举状皱襞集中

### 三、进展期胃癌形似早期胃癌

进展期癌形似早期胃癌（ACSEGC）与早期胃癌之间的形态关系已引起注目。早期胃癌如何与进展期癌形似早期胃癌之间形态鉴别，是提高胃癌生存率的关键，因为早期胃癌与进展期胃癌之间还存在进展期癌形似早期胃癌形态的中间阶段。比如术前内镜形态诊断早期胃癌，术后组织病理学证实癌浸润固有肌层以上的进展期癌形似早期胃癌，淋巴结转移率明显低于内镜形态诊断进展期胃癌。换言之，一旦失去早期胃癌的检出时间，但抓住癌局限浸润固有肌层以上的进展期癌形似早期胃癌时，对提高胃癌术后 5 年生存率还是有帮助的。

综合内镜形态诊断和组织病理学证实的进展期形似早期胃癌，癌形态表现如下。

1. 癌变内变形　该形态常被内镜观察时所忽略必须引起重视。根据癌变的变形标志、胃壁蠕动异常和伸展不良分为局限性溃疡瘢痕、表面僵硬弧面、表面隆起和表面板样僵硬。

2. 癌变内溃疡　早期胃癌小而浅溃疡或瘢痕形成，或大而深溃疡，溃疡基部开放，覆厚苔，边缘呈不同形状凸起。

3. 凹陷内结节　凹陷基部见不规则结节，四周黏膜形成崤状改变。

4. 凹陷周围皱襞　黏膜下层癌和进展期癌形似早期胃癌胃壁充气后扩张，黏膜皱襞先端部见棒状结节和融合。根据黏膜皱襞先端部形态，分为单纯性肥大、附着、结节状肥大或融合。单纯性肥大多见早期胃癌和进展期癌形似早期胃癌，后者多于前者；附着见早期胃癌，结节性肥大或融合见进展期癌形似早期胃癌。Ⅱc 型边缘皱襞为特殊形态，可用希腊字母表示：α 表示逐渐变细的集中皱襞是诊断黏膜层癌的有力根据；β 表示不连贯的末端（$\beta_1$）或放大末端（$\beta_2$）；γ 表示融合末端，常作为诊断进展期胃癌的依据，有时表现为早期胃癌。

胃壁内癌浸润方式是向四周，特别是沿食流方向扩散。癌浸润范围越大和浸润深度越深，所属的淋巴结转移率亦随之上升，这与胃壁各层组织内血管和淋巴管分布的多少有直接关系。胃癌的进展及预后取决于两大因素，即癌浸润胃壁速度和浸润脉管状况，后者与癌的形态和大小相关。进展期癌形似早期胃癌浸润多见斜向（内侧）浸润，其角度小于进展期胃癌，浸润深度很少超越浆膜层，癌与周围脉管或淋巴管的接触机会明显少于进展期胃癌。判断进展期癌形似早期胃癌癌浸润深度，主要观察病变基部形态改变和黏膜有无集中皱襞。非白齿型基部直径小于 2 cm、白齿型凹陷浅、0-Ⅱb 型、0-Ⅱc 型非皱襞集中，但无崤状结构，0-Ⅱa 型基部小于 4 cm 呈规则结节，大多属早期胃癌；相反 0-Ⅰ 型非白齿型基底大于 2 cm，白齿型凹陷基部宽而深，0-Ⅱa 型基部大于 4 cm 呈不规则小结节或深凹陷，0-Ⅱc 型皱襞集中，边缘皱襞僵硬，四周黏膜有崤状结构，融合皱襞端部表面呈虫蚀状、抬举状或环状样改变，以及病变大于 4 cm 的 0-Ⅱc+Ⅲ 型和 0-Ⅲ+Ⅱc 型，多见进展期胃癌。关于进展期癌形似 0-Ⅱc 型早期胃癌问题，临床上不少病变内镜诊断黏膜层癌，结果组织病理学诊断个别癌细胞和小胞巢性癌浸润黏膜下层；早期胃癌采用 ESD 治疗时，常发现癌浸润固有肌层，浸润处纤维化形成，多见 Borr. Ⅳ 型进展期癌。与黏膜内癌相比，癌浸润范围广，缺乏间质反应，进展期癌形似早期胃癌可能性较高。

　　一般认为，黏膜层癌和黏膜下层癌，尤其是溃疡（－）病变均无变形；黏膜层癌、黏膜下层癌和进展期癌形似早期胃癌溃疡均有变形。表面僵硬弧面多见黏膜下层癌；表面隆起和类板样僵硬多见黏膜下层癌，后者多于前者。分析溃疡（＋）内变形和溃疡（－）病变，与癌浸润深度有关。溃疡（－）病变中的非变形型和局限型多见黏膜层癌和黏膜下层癌；僵硬弧面型为黏膜下层癌；抬举型为黏膜下层癌；溃疡（＋）病变的非变形型多见黏膜层癌或黏膜下层癌；抬举型为黏膜下层癌；局限型的早期胃癌多见于进展期癌形似早期胃癌，僵硬弧面型的进展期癌形似早期胃癌多见于早期。

　　结节状隆起和融合的黏膜皱襞由黏膜下层癌大量增殖所致，凹陷基部凹凸不整齐的结节性隆起是癌浸润深部的表现；硬化是癌在黏膜下弥漫性浸润所致。黏膜皱襞集中标志着癌已向溃疡周围或基底深处浸润的一种表现，黏膜襞集中最为突出是蚕食融合（H 形融合）、隆起性融合与环状融合，亦是诊断黏膜下层癌的最有力依据。进展期癌形似早期胃癌的黏膜皱襞多见棒状肥大、融合、边缘中断小结节或连续小结节、凹陷内凹凸、不整齐、糜烂形成、胃小区消失等。溃疡瘢痕癌浸润深度，表现为皱襞肥大、凹陷面平滑和溃疡瘢痕化等，均提示固有肌层癌浸润。根据村上的胃溃疡深度分（UL-Ⅰ~Ⅳ）与癌浸润深度比较，黏膜层癌多见 UL-Ⅰ 型或瘢痕型溃疡；黏膜下层癌多见 UL-Ⅱ 型或开放型溃疡（＞瘢痕型溃疡）；进展期胃癌多见 UL-Ⅲ，几乎均为开放型溃疡。

## 四、手术前后浸润深度比较

　　术前与术后癌浸润深度诊断对照：① 病变部位：是在胃底腺区域还是在幽门腺区域，或是中间带。② 肉眼类型：是隆起病变还是凹陷病变。③ 组织类型：是分化型腺癌还是未分化型腺癌。④ 病变大小：是小于 20 mm 病变还是大于 20 mm 病变。⑤ 是伴 UL（＋）病变还是伴 UL（－）病变。

### （一）隆起型癌内镜与病理关系

　　1. 术前内镜黏膜层癌但术后病理黏膜下层癌　此型少见。术前内镜形态诊断黏膜层癌。术后病理诊断：① 隆起表面局限性糜烂或见胃小区样结构，提示小范围黏膜下层癌。② 0-Ⅱa+Ⅱc 型早期胃癌的凹陷内见多发性糜烂，或胃小区结构和微细颗粒消失，提示较大范围黏膜下层癌。

　　2. 术前内镜与术后病理均诊断黏膜下层癌　此型较多见。内镜形态诊断与术后病理诊断结果基本相符。

3. 术前内镜黏膜下层癌但术后病理黏膜层癌　内镜观察 0-Ⅰ 型、0-Ⅱa 型和 0-Ⅱa+Ⅱc 型早期胃癌形态时，疏忽观察隆起表面是否存在胃小区样结构和凹陷内糜烂，术前容易误诊黏膜下层癌。

4. 术前内镜 Borr. 型进展期胃癌但术后病理黏膜下层癌　0-Ⅰ 型或 0-Ⅱa+Ⅱc 型早期胃癌与 Borr. 型进展期胃癌之间误诊的主要原因，较大亚蒂或 0-Ⅱa+Ⅱc 型早期胃癌与较小 Borr. Ⅰ 型或 Borr. Ⅱ 型进展期胃癌之间在形态上极其相似，病变大小非常接近，容易误诊 Borr. 型进展期胃癌，术后病理诊断黏膜下层癌。内镜鉴别早期胃癌与 Borr. 型进展期胃癌的形态特征：① 0-Ⅰ 型早期胃癌与 Borr. Ⅰ 型进展期胃癌的鉴别点在病变表面，前者见颗粒或结节改变或隆起两侧较对称，后者多见菜花状改变或隆起的两侧不对称。② 0-Ⅱa+Ⅱc 型早期胃癌与 Borr. Ⅱ 型进展期胃癌之间鉴别点在堤状增生表面，前者边缘连续结节或假连接结节偶见融合结节，后者多见黏膜皱襞先端部融合抬举状。③ Borr. Ⅱ 型进展期胃癌堤状增生明显高于 0-Ⅱa+Ⅱc 型早期胃癌，从堤状增生角度分析，前者多见钝角，后者多见锐角。

### （二）凹陷型癌内镜与病理关系

1. 溃疡型癌浸润深度　除观察黏膜皱襞集中和融合外，对凹陷型皱襞集中（-）的基部或周围边缘异常隆起黏膜应引起重视。首先，溃疡瘢痕形成 0-Ⅱc 型的基部，覆再生上皮黏膜或黏膜残存，周围黏膜无结节多见黏膜层癌；溃疡基部覆再生上皮黏膜，伴类似 0-Ⅱa 型息肉样增生称 0-Ⅱc+Ⅱa 型早期胃癌多见黏膜下层癌；0-Ⅱc+Ⅱa 型早期胃癌的黏膜下层癌与固有肌层癌鉴别，主要观察中间隆起黏膜周围的伸展程度，前者胃壁伸展良好，后者胃壁伸展消失。

2. 黏膜下层癌浸润 0-Ⅱc 型 1/3 以上　① 黏膜下层癌浸润闭合型溃疡，表面纤维化和硬化程度改变，黏膜下层癌浸润程度轻于固有肌层癌，黏膜下层癌的纤维化改变与良性溃疡似乎没有任何区别。② 溃疡基部：UL-Ⅱ 基部见黏膜下层癌，癌浸润开放型溃疡覆厚白苔，黏膜层癌浸润的糜烂覆薄白苔。

3. 黏膜下层癌浸润 0-Ⅱc 型 2/3 以上　棒状或圆形黏膜皱襞先端部，在凹陷基部中断，凹陷覆厚白苔。白苔与充血的黏膜皱襞先端部呈蝶形改变，质硬。0-Ⅲ 型和 0-Ⅱc 型早期胃癌之间边缘狭小（相当于 0-Ⅲ+Ⅱc 型），边缘外侧见虫蛀状，内侧为天鹅绒样改变。

4. 点状黏膜下层癌浸润 0-Ⅱc 型　范围较大的 0-Ⅱc 型早期胃癌为点状黏膜下层癌浸润，形态难与良性溃疡鉴别，内镜形态诊断为良性溃疡，但活组织病理学诊断是癌。若 UL-Ⅳ 被点状黏膜下层癌浸润时，胃腔容易变形，易误诊 Borr. 型进展期胃癌或良性溃疡。

# 第五节　癌变是否伴溃疡

## 一、缺损表面与评估

胃凹陷型病变分黏膜缺损病变和黏膜变薄病变，前者凹陷由溃疡或糜烂形成，黏膜结构消失；后者是黏膜残留，凹陷表面黏膜结构存在。内镜形态观察无论是什么类型病变，凹陷和溃疡表面构筑、凹陷边界和边缘黏膜等均是鉴别的重点。诸如形成凹陷病变的组织病理，发育方式（膨胀性、破坏性和浸润性）、发展速度、形态均匀或不均匀、病变硬度、病变时相（急性期和慢性期），以及与背景黏膜关系等。溃疡伴癌变多见黏膜下层癌，癌变边缘结节状隆起，皱襞抬举状，伸展不良，局部僵硬，皱襞先端部呈棒状肥大和融合皱襞，以及周围环堤形成。溃疡伴 0-Ⅱc 型早期胃癌浸润黏膜下层，凹陷内颗粒形成，周围黏膜皱襞集中，皱襞先端部呈棒状、肥大和融合等改变，以及黏膜下肿瘤样癌变。

溃疡大致分急性溃疡和慢性溃疡。① 急性溃疡黏膜下层组织缺损、表面坏死、水肿、纤维素析出、白细胞浸润、未见纤维化瘢痕和周围再生黏膜。② 慢性溃疡活动期基部渗出，类纤维素性坏死，肉芽组织和纤维性瘢痕形成。③ 肉芽组织和纤维化不但发生在溃疡基部，而且发生在黏膜下层、固有肌层和浆膜层，胃壁硬度增加。④ 治愈期溃疡的新生再生上皮从溃疡边缘向中央缺损部位发展，再生上皮见发红乳头状结构、增生和修复。胃溃疡时相根据崎田和三轮分类即活动期 $A_1$、$A_2$，治愈期 $H_1$、$H_2$，瘢痕期 $S_1$、$S_2$。组织学分析：$A_1$ 期相当于急性溃疡，$A_2 \sim H_2$ 期相当于慢性溃疡，$S_1$ 和 $S_2$ 期相当于缺损的上皮黏膜修复。凹陷型早期胃癌合并溃疡，溃疡时相消失多见恶性病变，凹陷内溃疡比重减少可能是恶性病变。

### （一）溃疡治愈质量

溃疡治愈质量（quality of ulcer healing, QOUH）是溃疡瘢痕呈完整形态，与组织学成熟度和功能成熟度有关。溃疡治愈质量标准：① 内镜成熟度（endoscopic maturity）评估，如色素内镜、ME-NBI 和超声内镜等。② 组织学成熟度（histological maturity）评估，其一是上皮包括再生腺管厚度、密度、宽度和形态异常等，其二是肉芽包括成纤维细胞、新生血管、炎症细胞浸润和胶原蛋白等。③ 功能成熟度（functional maturity）评估，如动态物理学、生物化学、组织化学、免疫组织化学和分子生物学等。

### （二）内镜评估方法

白光内镜将再生上皮形态分粗大颗粒和微细颗粒；色素内镜对照法将溃疡瘢痕分平

坦型（flat type）、中间型（intermediate type）和结节型；ME-NBI 观察再生上皮的微表面构筑和微血管改变。① 药物疗法持续 1 年，约 80% 患者获得缓解，平坦型瘢痕具有良好的溃疡治愈质量。② 结节型或中间型溃疡瘢痕具有较差的溃疡治愈质量，几乎所有患者都有复发可能。③ 组织学显示炎症程度和前列腺素与功能成熟度有关，平坦型溃疡治愈质量好于结节型。④ 色素内镜对照法评估再生上皮的溃疡瘢痕，反映了瘢痕组织的成熟程度，关系到溃疡缓解与复发之间的差异。

隆起表面圆形和类圆形胃糜烂称痘疹性胃炎，糜烂周围固腺增生和水肿形成，类圆形糜烂容易发生在 *H. pylori* 非感染的胃窦部黏膜，隆起表面糜烂不规则或单发病变需要与早期胃癌鉴别。近年来随 *H. pylori* 感染率下降和除菌疗法的普及，非甾体消炎药和抗血小板药物等引起药物性溃疡频率相对增加。值得注意的是溃疡基部、边缘、周围和治愈过程是鉴别良恶性溃疡的重要依据。溃疡与癌在空间上的重叠方式：① 溃疡位于癌的中心。② 溃疡位于癌的边缘。③ 癌局限于溃疡边缘的一部分。ME-NBI 观察良性溃疡与溃疡型癌边缘的胃小窝形态的纺锤状、栅状和结节状改变；活组织病理取样或手术切除大体标本进行胃小窝高度与小窝和小窝之间的幅度比值测定，发现胃溃疡的比值高于溃疡型癌，多见溃疡位于癌的边缘；溃疡位于癌的中心，胃小窝形态为不规则结构型或无结构改变。

## 二、缺损程度与断层

### （一）非溃疡型早期胃癌

在非溃疡［UL（-）］型或 UL-0 型早期胃癌中，回声水平判断胃壁癌浸润深度。① 低回声肿瘤局限于第 2 层，未抵达第 3 层，诊断黏膜层癌或黏膜下层上 1/3 微小浸润癌（M-SM$_1$ 癌）。② 第 3 层被明显破坏和上缘不规则，但第 4 层保持完整结构，诊断黏膜下层中 1/3 深部浸润癌（SM$_2$ 癌）。③ 在浸润性肿瘤增殖模式（infiltrative tumour growth pattern, INF）中，INFa 评估癌浸润深度比较容易，INFc 评估癌浸润深度比较困难，INFb 评估癌浸润深度介于 INFa 和 INFc 之间。④ 难以鉴别癌浸润胃壁的结构变化、淋巴滤泡、黏膜下异位腺和血管等引起肿瘤以外组织的变化。⑤ 0-I 型早期胃癌呈杯状抬举，抬举端部平滑，诊断黏膜层至黏膜下层上 1/3（M-SM$_1$）癌。⑥ 第 3 层破坏，抬举端部不规则，诊断黏膜下层中 1/3（SM$_2$）癌。

### （二）溃疡型早期胃癌

在溃疡［UL（+）］或 UL-I 型早期胃癌中，重视有否胃壁增厚和癌纤维化停留在 UL-IIs（缺损抵达黏膜下层的溃疡治愈期）内。① UL-II：第 3 层两侧向病变中央逐渐变细和消失呈笔尖样收藏（先端部与中断无关），第 4 层无变化和胃壁外无增厚，胃壁无增厚至向内增厚（nothickening-thicken to inward）诊断 M-SM$_1$ 癌；如果胃壁外和胃腔均增厚或两方向增厚（thicken to both ward）诊断 $SM_2$ 癌。② F-Ⅱ：第 3 层两侧向病变中央逐渐刷状变细和消失呈融合改变，胃壁外和胃腔内均增厚诊断 $SM_2$ 癌。③ UL-Ⅲ：第 3 层两侧向病变中央逐渐变细和消失呈笔尖样收藏，溃疡穿破第 3 层至第 4 层，但无胃壁外增厚诊断黏膜下层上 1/3（$SM_1$）癌。④ UL-Ⅳ：第 3 层两侧向病变中央逐渐变细和消失呈笔尖样收藏，溃疡穿破第 4 层至第 5 层，但无胃壁外增厚诊断黏膜下层上 1/3（SM1）癌。除此之外，在 UL-Ⅲ 和 UL-Ⅳ 中，由于纤维化导致固有肌层抬举，黏膜下层癌很少见，一旦发现胃壁内外增厚诊断 Borr. 型进展期胃癌。

### （三）瘢痕并存早期胃癌

超声内镜对溃疡瘢痕（ulcer scars, ULs）并存早期胃癌浸润深度诊断。① 胃壁第 3 层未被破坏，诊断黏膜层癌或 $M-SM_1$ 癌。② 第 3 层明显破坏，保持第 4 层结构，诊断 $SM_2$ 癌。③ 0-Ⅰ 型早期胃癌第 3 层杯状抬举表面平滑，诊断 $M-SM_1$ 癌。④ 第 3 层杯状抬举表面明显破坏，诊断 $SM_2$ 癌。

溃疡瘢痕合并早期胃癌范围诊断：① 术前判断有无溃疡瘢痕合并早期胃癌，灵敏度（sensitivity, Sen）和阳性预测值（positive predictive value, PPV）均很低，术前难以判断溃疡瘢痕是否并存早期胃癌。② 范围诊断未获得详细数据，溃疡瘢痕并存早期胃癌的水平边缘受累及（HM1）较多［水平断端（horizontal margin, HM）分为 a. HMX：水平切缘未能评估。b. HM0：水平边缘无受累。c. HM1：水平边缘受累及］。③ 超声内镜预测 ESD 难度，胃壁第 3 层断裂距离超过 5 mm，可能已超越 ESD 适应证。④ 由于溃疡瘢痕并存早期胃癌受纤维化部位、面积和瘢痕等影响，排除各种内镜技术因素外，再决定治疗适应证。ESD 在临床实践中获得重视和普及，目前仍属于难度很高的内镜技术，3 cm 以下分化型黏膜层癌或溃疡瘢痕并存早期胃癌，曾视为内镜治疗的适应证，但溃疡瘢痕术前诊断非常重要，包括无溃疡瘢痕、浸润范围和浸润深度等。

### （四）溃疡并存早期胃癌

溃疡并存早期胃癌在诸多超声内镜分类中，重视有无胃壁增厚诊断癌浸润深度的诊断非常重要。溃疡并存早期胃癌诊断率 50%，溃疡边缘不规则，难以评估病变范围。一次性切除早期胃癌是一种较好的治疗方法，但组织学诊断中还存在一定概率的断端阳性。胃上 1/3 的 U 区域、大于 30 mm 溃疡并存早期胃癌，除技术难度高外，影响详细观察病变与周围黏膜改变。① 在早期胃癌浸润范围的诊断中，ME-NBI 评估癌与非非癌之间的分界线，才能确定癌的切除范围。② 癌变边缘覆正常黏膜，难以追踪边缘边界线。③ 重度炎症背景黏膜，癌变差异不明显，以及广泛癌浸润的情况下，术前难以评估癌的浸润范围。④ 预先服用质子泵抑制剂（PPI）等药物，再次进行内镜评估癌的浸润范围。⑤ 溃疡并存早期胃癌（如 0-Ⅱc+ 溃疡瘢痕等）是恶性循环中溃疡瘢痕阶段，反复溃疡和瘢痕形成的病变，应该考虑病变边界附近有否存在其他病变的可能性和难以判断分界线的可能性。⑥ 术前评估癌的浸润范围非常重要，特别是溃疡并存早期胃癌边缘不规则，术前仔细辨认分界线，有助于防止不必要的切缘阳性。

溃疡并存早期胃癌中，癌浸润深度与纤维化的回声水平非常接近，难以辨别溃疡是纤维化引起胃壁结构变化还是癌浸润引起变化。超声内镜通过观察胃壁内外增厚和纤维化程度来判断癌的浸润深度。① 纤维化停留在黏膜下层的 UL-Ⅱ 病变中，第 3 层呈锥形收缩伴中断，伴 UL-Ⅱ 纤维化的早期胃癌，第 4 层无变化，胃壁外不增厚，胃腔内不增厚或增厚，诊断 cT1a（M）-cT1b1（$SM_1$）。② 胃腔内和胃壁外增厚诊断 $SM_2$ 癌。③ UL-Ⅲ、UL-Ⅳ 伴纤维化早期胃癌不伴胃壁外增厚，仅在胃腔内增厚诊断 M-$SM_1$ 癌。④ 伴 UL-Ⅲ、UL-Ⅳ 伴纤维化病变，纤维化引起固有肌层抬举，黏膜下层癌少见，胃壁内外增厚诊断 Borr. 型进展期癌。⑤ 溃疡引起黏膜下层纤维化，内镜黏膜下剥离术和内镜黏膜切除术很困难，大范围存在较强的纤维化，局部注射也不能识别黏膜下层。⑥ 误判剥离或切开深度，易引起穿孔或向黏膜方向剥离。⑦ 超声内镜观察溃疡时，第 3 层因黏膜下层纤维化向表层侧呈尖细样收缩和中断。⑧ 第 3 层断裂距离越长，强纤维化存在范围就越大，导致难以剥离，作为内镜治疗术前评估纤维化程度。

### （五）急性溃疡内镜治疗

溃疡伴急性期炎症的再生变化时，很难鉴别癌或非癌病变。在这时段内，应把观察重点放在病变形态、表面结构和边缘改变，利用 ME-NBI 观察微血管和微表面构筑进行诊断。① 急性溃疡时段内进行 ESD，缺损黏膜容易引起穿孔，同时难以评估断端横切面。② 建议先口服 PPI，待溃疡处于闭合阶段再行 ESD。③ 溃疡瘢痕癌炎症较轻，分化型腺癌分界线清楚。④ 溃疡瘢痕消失后，评估溃疡瘢痕比较困难，如果伴皱襞集中明显诊断容易。⑤ 伴皱襞集中不明显诊断困难。

UL-Ⅱs 以上溃疡瘢痕，黏膜下层纤维化形成，表面硬度增加，如果胃内注入少量空气量后，超声内镜可以客观地评估轻微皱襞集中和白色瘢痕的癌浸润深度。溃疡瘢痕内镜特征：① 是否溃疡瘢痕增加诊断难度，不论是白光内镜形态观察还是组织病理学检查，术前无法判断早期胃癌是否存在溃疡瘢痕。② 溃疡瘢痕早期胃癌切端阳性，完全切除率非常低，原因与不能明确单纯溃疡瘢痕早期胃癌的水平切端范围有关。③ 白光内镜观察溃疡瘢痕早期胃癌，黏膜层或 M-$SM_1$ 癌浸润深度诊断的正确率 72%～84%，非溃疡瘢痕早期胃癌为 85%～93%，故溃疡瘢痕早期胃癌诊断能力低于非溃疡瘢痕早期胃癌。④ 采用超声内镜观察溃疡瘢痕早期胃癌浸润深度的诊断正确率为 85%～86%，低于非溃疡瘢痕早期胃癌的诊断正确率 91%～93%。⑤ 在溃疡瘢痕早期胃癌中 ESD 操作难度原因，迄今还不明确超声内镜是评估溃疡瘢痕早期胃癌浸润深度还是预测 ESD 的难易度。

## 第六节　早期胃癌浸润范围诊断

随着 ME-NBI 诊断技术的普及，囿于对早期胃癌分界线范围诊断的有效性和局限性，还未明确规定放大倍率。微血管径约 8 μm 评价每根微血管构筑，从理论上来说至少需要在最大放大倍率的条件下清晰观察 8 μm 微血管构筑。有时候微表面构筑和微血管构筑也能在低倍率条件下进行观察，仅局限于评价较大径的微血管，操作非常简便，但是否有用还有一些疑问。观察方法：白光内镜观察将结构强调为 B6 和色彩强调为 1；ME-NBI 观察将结构强调为 B8 和色彩模式 1（图 6-6-1、图 6-6-2）。

ME-NBI 观察方法：① 弱放大观察：焦距设定 4 mm，放大倍率 40 倍，空间分辨率 14 μm（图 6-6-3）。② 强放大观察：焦距设定 2 mm，放大倍率 100 倍，空间分辨率 5.6 μm（图 6-6-4）。放大倍率附加条件：一是病变范围诊断时，首先白光内镜与色

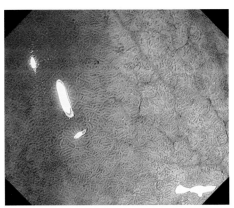

图 6-6-1　非放大 NBI

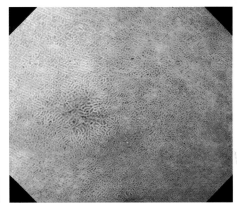

图 6-6-2　接近 ME-NBI（1.4 倍）

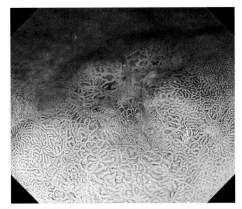

图 6-6-3　弱 ME-NBI（40 倍）强

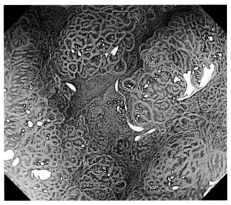

图 6-6-4　ME-NBI（100 倍）

素内镜结合观察，随后进行弱放大观察和最大倍率放大观察。二是白光内镜和色素内镜观察高低差、色泽和胃小区不规则等进行评估癌浸润范围。三是 ME-NBI 观察微血管构筑和微表面构筑，但 0-Ⅱb 型早期胃癌或伴随Ⅱb 型早期胃癌分界线诊断还是很困难。四是组织学观察腺管结构和细胞核来判断良恶性病变，不仅通过弱放大观察，还要通过强放大观察。五是除了低倍率观察微表面构筑外，还要高倍率观察微血管构筑的每根血管形态，仔细读片，排除主观想象，才能确保诊断的准确性。

## 一、早期胃癌分界线

随着 ESD 技术的普及，内镜切除技术的确立，以胃分化型黏膜层癌标准治疗为基础，大的病变和溃疡瘢痕病变也可以一次性切除，甚至将 ESD 适应证扩大到未分化型癌。由于 ESD 的癌侧黏膜断端阳性，大大影响了早期胃癌根治治疗的效果。按术前预设的切除线进行有计划的切除，可以避免错误判断黏膜层癌的浸润范围和断端阳性。白光内镜是判断癌的分界线基础，所获得观察信息如色泽、形态和黏膜表面结构等可用于癌浸润范围的诊断。醋酸-靛胭脂混合液（AIM）可用于对癌浸润范围和浸润深度的诊断。如果判断癌分界线仍存在难度时，除观察表面黏膜凹凸和边缘隆起外，还可以参考动态观察病变的伸展不良等进行诊断（图 6-6-5）。

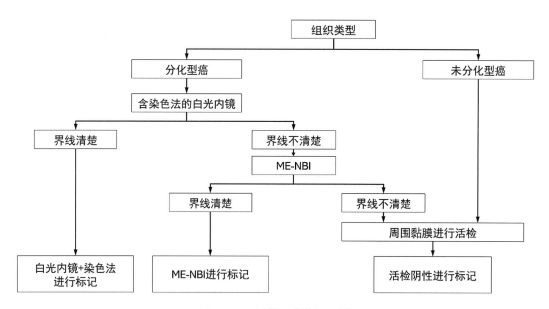

图 6-6-5　早期胃癌范围诊断

胃癌检出率与内镜观察时间进行比较：如果内镜医生平均观察时间小于 5 min，早期胃癌检出率 0.2%；如果内镜医生平均观察时间大于 5 min，早期胃癌检出率上升至 0.4%。综上所述，平均观察时间较短，内镜医生容易遗漏早期胃癌，但对每位患者需要观察多少时间比较合适，至今还未明确的答案。根据胃的背景黏膜不同，所需观察时间也随之不同，如果非慢性萎缩性胃炎黏膜，用比较短的时间内观察已足够了；但在慢性萎缩性胃炎及肠上皮化生较明显的胃黏膜中，胃癌风险比较高，难以发现形似胃炎样早期胃癌较多，需要较长时间观察。在观察过程中，既要考虑到背景黏膜，又要仔细而耐心地进行内镜检查。

### （一）色泽差异与范围

基于色泽差异诊断癌浸润范围，是一种最直接和最简单的诊断方法。胃黏膜色泽改变，主观上将红色黏膜改变称发红，白色黏膜改变称褪色。客观上除特殊胃癌外，大部分胃癌发生在 *H. pylori* 感染的背景黏膜，轻度慢性萎缩性胃炎黏膜呈发红，重度慢性萎缩性胃炎黏膜呈褪色。现除特殊胃癌外，大部分胃癌是以 *H. pylori* 感染的胃黏膜为背景，即使 *H. pylori* 感染，慢性萎缩性胃炎黏膜轻度发红，随着慢性萎缩性胃炎加重黏膜由发红转变为褪色。此外，胃癌黏膜色泽改变主要依赖于组织类型，未分化型胃癌或腺瘤样胃癌以褪色为主，分化型胃癌以发红为主；分化型胃癌多以重度慢性萎缩性胃炎为背景黏膜，褪色黏膜内见发红肿瘤，红白黏膜对比，浸润范围诊断比较容易。

### （二）图像强调与范围

癌水平浸润范围评估的意义：① 癌水平浸润范围与肿瘤直径有直接关系，是选择早期胃癌的治疗方案（内镜或手术根治治疗）提供客观依据。② 早期胃癌正确切除可以避免癌的残留、复发和胃的功能障碍。③ 过低评估癌分界线导致癌残留和复发的可能性。④ 过高评估癌分界线会导致扩大切除范围引发胃功能障碍的可能性。在 ME-NBI 观察中，高倍率观察微血管构筑划分癌的分界线。

操作方法：① 内镜先端部安置黑色帽，突出内镜先端部 2 mm，对焦后能获得最大倍率。② 视频处理器的窄带成像设定：结构强调模式 B 级 8，色彩模式 1。③ 浸水法：浸水下观察，光晕消失，容易对焦至最大倍率，分辨率高，黑色帽具有光滑和避免出血等优点，生理盐水可以减少胃黏膜分泌黏液。

### （三）癌与非癌病变鉴别

黏膜变薄引起凹陷病变与溃疡病变一样，凹陷表面、边界和边缘黏膜是鉴别的要点。① 凹陷表面：在非肿瘤的情况下，胃小区大致均匀呈黄白色改变，凹陷癌变表面形态不均匀，与周围黏膜相比较失去光泽和凹凸不平，接近观察见脑回状、结节状、乳头状和绒毛状等结构，肿瘤富含血管，表面发红（福尔马林固定标本后呈褐色）。② 凹陷边界：凹陷癌变的边缘为不规则蚕食样轮廓，癌黏膜表面与周围黏膜形成段差改变，四周边界清楚。③ 边缘黏膜：凹陷癌变边缘的再生上皮不均匀分布和增宽，边界清楚，周围伴黏膜内癌浸润，凹陷外侧溃疡伴先端部变细、中断和蚕食状黏膜皱襞集中。观察水平轮廓与组织类型之间的差异非常重要，清楚的凹陷边缘被正常上皮覆盖，黏膜肌层中层至深层侧向被未分化型癌浸润，分界线诊断非常困难；如果 ME-NBI 和色素内镜确信度低，可以在水平轮廓周围追加活组织病理学检查。白光内镜观察未分化型腺癌分界线以褪色为主，应重视黏膜褪色的范围。*H. pylori* 除菌后胃癌呈胃炎样改变，ME-NBI 多见不规则和方向性不同，分界线诊断比较容易。低倍率 ME-NBI 观察时，难以找到轻微不规则微血管和微表面构筑；高倍率 ME-NBI 才能判定不规则微血管和微表面构筑。

## 二、血管和表面构筑分界线

### （一）分化型癌评估

1. 网状构筑　　网状为主体的微血管密集包绕每根癌腺管周围称网状血管构筑（mesh pattern），与正常腺管之间形成清楚的分界线。网状构筑又分完整网状构筑和不规则网状构筑。① 完整网状构筑：表现非断裂、变细和消失等为黏膜层高分化腺癌。② 不规则网状构筑：表现断裂、变细、消失和网状内伴不规则微血管构筑等为黏膜下层中分化腺癌。

2. 环状构筑

（1）环状构筑（loop pattern）：鳞状、绒毛状或胃炎样腺窝上皮样分化型胃癌，被白环包绕的微血管由深层向表层呈环状行走。① 绒毛状：细绒毛状白环伴点状或棒状血管（图 6-6-6）。② 乳头状：粗绒毛状白环形成，形似肠上皮化生乳头状结构，与周围慢性萎缩性胃炎和肠上皮化生黏膜结构极其相似但鉴别困难（图 6-6-7）。③ 萎缩黏膜样：慢性萎缩性胃炎黏膜形似分化型胃癌，白环周围伴狭小腺开口，难与胃炎鉴别（图 6-6-8）。④ 脑回状：比周围非癌上皮明显大的脑回状构筑，组织病理观察形似增生性黏膜，窝间部扩大，多见分支倾向的分化型癌（图 6-6-9）。

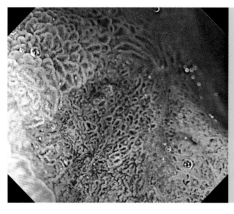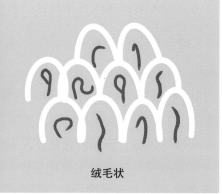

绒毛状

图 6-6-6　绒毛状

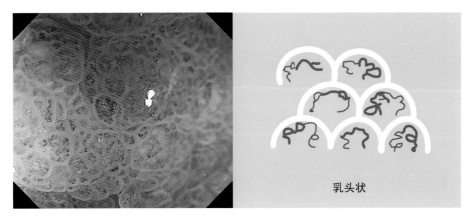

图 6-6-7 乳头状

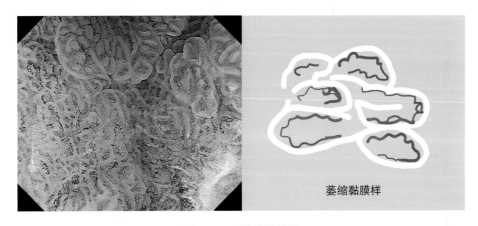

图 6-6-8 萎缩黏膜样

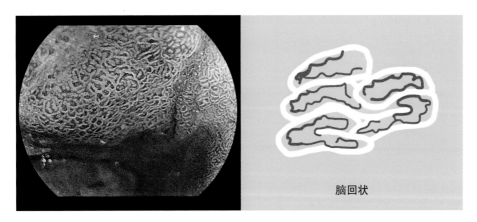

图 6-6-9 脑回状

（2）白环与微血管构筑：① 口径不同：白环形成的黏膜内微血管口径不同（图 6-6-10）。② 形态不均：白环黏膜内微血管形态不均匀（图 6-6-11）。

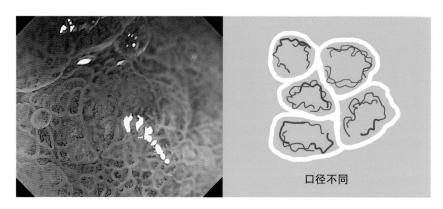

图 6-6-10 口径不同

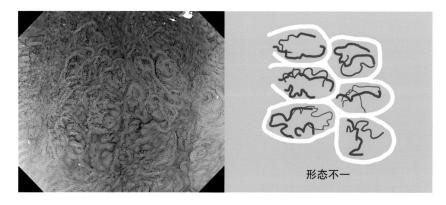

图 6-6-11 形态不均

（3）白环构筑：在环状构筑的癌变中，可见白环黏膜微表面构筑，难以判断环状构筑是癌还是胃炎。

1）小型不规则：与周围非癌黏膜相比较，黏膜小型化和不规则（大小不同等）（图6-6-12），组织学显示右侧肿瘤腺体排列比左侧正常区域不规则，腺体密集，深染，癌浸润黏膜肌中上层（图6-6-13）。

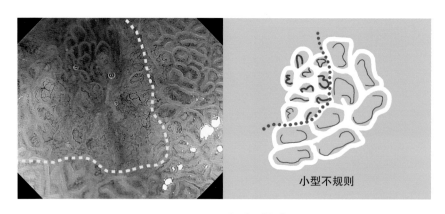

图 6-6-12 小型不规则

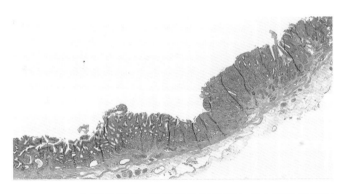

图 6-6-13　小型不规则，黏膜腺体高级别上皮内瘤变伴癌变
（tub），癌浸润黏膜肌层（HE×100）

　　2）不清楚：白环不清楚（包括愈合后消失）（图 6-6-14），非网状环状微血管
构筑，组织学显示肿瘤区域见浅凹陷，腺体不规则，异型性明显，癌浸润黏膜肌层
（图 6-6-15）。

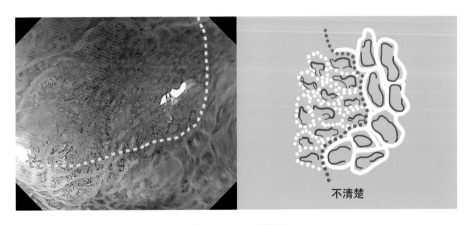

不清楚

图 6-6-14　不清楚

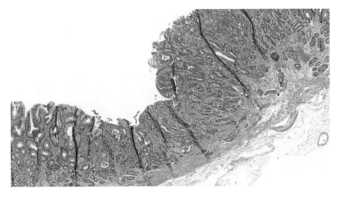

图 6-6-15　不清楚，小型不规则，黏膜腺体高级别上皮内瘤
变伴癌变（tub），癌浸润黏膜肌层（HE×200）

3）形态不均匀：白环黏膜微表面，清楚或大小不同等多形状改变，形状不均匀区域与周围黏膜形成清楚的边界，大多窝间部增宽的分化型胃癌（图 6-6-16～图 6-6-20）。

4）方向性不同：白环黏膜微表面构筑，或白环长轴方向参差不齐（图 6-6-21），组织显示高分化管状腺癌，腺体拥挤，腺腔大小不一，核浆比增高，核深染，肿瘤侵及黏膜固有膜中层（图 6-6-22）。

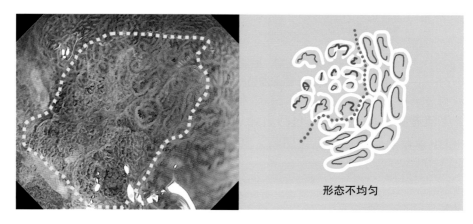

图 6-6-16　形态不均匀

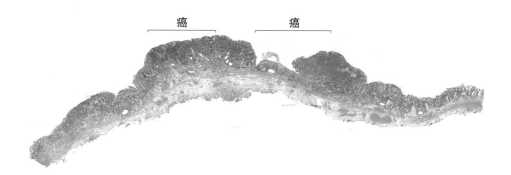

图 6-6-17　形态不均匀，管状腺癌浸润黏膜固有膜深层，未突破黏膜肌层

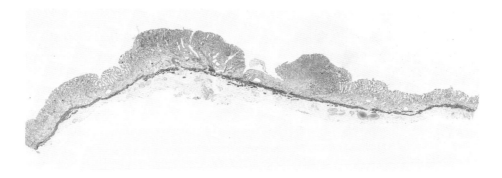

图 6-6-18　形态不均，Desmin：黏膜肌完整，未见肿瘤浸润

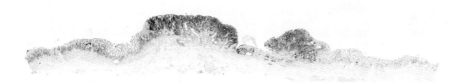

图 6-6-19 形态不均匀，Ki-67：核阳性，肿瘤区域增殖指数明显增多（约 80%）

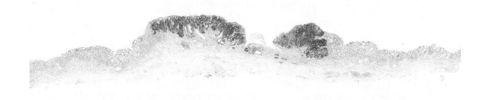

图 6-6-20 形态不均匀，P53：核阳性，肿瘤区弥漫阳性，突变型表达

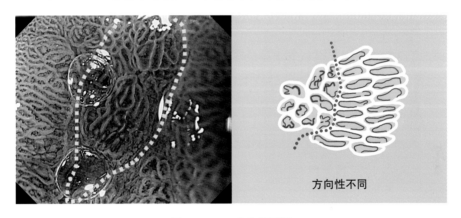

方向性不同

图 6-6-21 方向性不同

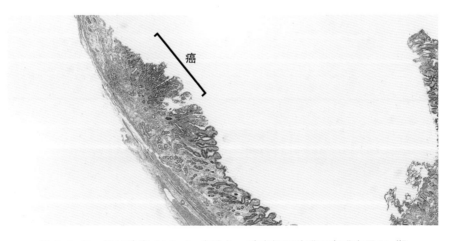

癌

图 6-6-22 管状腺癌（tub₁），高分化，肿瘤侵及黏膜固有膜中层 $M_2$ 期

5）癌与非癌边界，周围非癌黏膜白环有一定的方向性，但在癌黏膜白环方向性不明确。

## （二）未分化型癌评估

组织学测量分化型腺癌表面的窝间部宽度：① 白环清楚：癌变窝间部平均宽度为136 μm。② 白环不清楚：癌变窝间部平均宽度为77 μm（图 6-6-23）。

组织学测量未分化型癌腺窝深度：① 白环清楚：癌变的腺窝平均深度为180 μm。② 白环不清楚：癌变的腺窝平均深度为81 μm（图 6-6-24）。

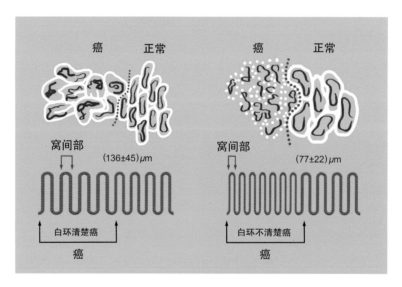

图 6-6-23　窝间部宽度与白环清楚和不清楚

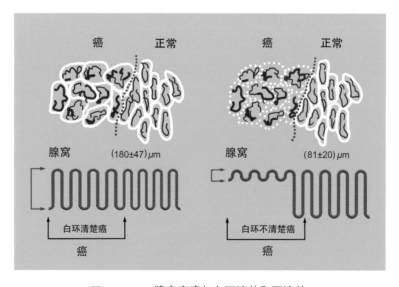

图 6-6-24　腺窝高度与白环清楚和不清楚

在未分化型胃癌中，表面残留非癌上皮层时，ME-NBI 主要观察白环改变，易误诊为胃炎或分化型胃癌；表层非癌上皮被癌细胞浸润后变薄，形成一层上皮或非常浅的腺窝，非癌上皮为无法被识别白环；残留非癌上皮的腺窝较深部位残留，可以识别白环。表层非癌上皮形成，腺窝逐渐变浅，白环像幽灵样逐渐消失，该现象称白环幽灵样消失（ghost-like disappearance of white zone）。另外，表层残留非癌上皮时，癌细胞浸润至深部，放大内镜-窄带成像观察到窝间部增宽。

### （三）混合型癌诊断

细网构筑（fine network pattern, FNP）形似乳头样微表面小内叶环构筑-1（intra-lobular loop pattern-1, ILL-1），多见分化型腺癌；螺旋构筑（CSP）形似不规则螺旋样微血管的小内叶环构筑-2（intra-lobular loop pattern-2, ILL-2），部分乳头样微表面消失，多见未分化腺癌。ME-NBI 观察早期胃癌时，出现不规则微表面构筑、不规则微血管和 ILL-2 等形态称混合型早期胃癌（图 6-6-25、图 6-6-26）。

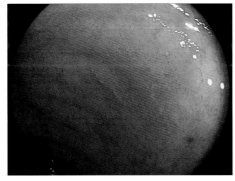 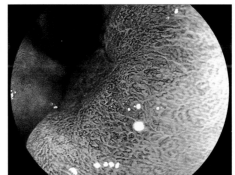

图 6-6-25　混合型癌（白光内镜）　　　图 6-6-26　混合型癌（ME-NBI）

# 第七节　取材与组织学诊断

## 一、活组织病理分类

### （一）Vienna 分类

消化道上皮活组织病理诊断标准，欧美判定癌是以间质浸润为根据，日本判定癌是与浸润无关，以细胞和结构异型为根据。为了统一诊断标准，1998 年在维也纳召开消化道黏膜内肿瘤诊断的共识会议，制定消化道上皮性肿瘤 Vienna 分类。在 Vienna 分类中，非肿瘤性为类别 1，肿瘤性为类别 3 ~ 5，无法确定肿瘤为类别 2，低级别肿瘤为类别 3，高级别肿瘤为类别 4，黏膜内或黏膜下层以下深层浸润为类别 5。类别 3 包括低级别腺瘤和非浸润性低级别上皮肿瘤，类别 4 中含 4.1 为高级别腺瘤、4.2 为非浸润性癌、4.3 为疑似浸润性癌，类别 5 中含浸润性癌（表 6-7-1）。另外，Vienna 分类适用于全消化道（炎性肠病和肿瘤性病变等）组织病理学诊断，还用于活组织病理取材的组织病理学诊断。

表 6-7-1 Vienna 分类

| 分类编号 | 分类名称 |
| --- | --- |
| 类别 1 | 非肿瘤 / 不典型增生 |
| 类别 2 | 无法确定肿瘤 / 不典型增生 |
| 类别 3 | 非浸润性低级别肿瘤（低级别腺瘤 / 不典型增生） |
| 类别 4 | 非浸润性高级别肿瘤 |
| 4.1 | 高级别腺瘤 / 不典型增生 |
| 4.2 | 非浸润性癌（原位癌） |
| 4.3 | 疑为浸润性癌 |
| 类别 5 | 浸润性肿瘤 |
| 5.1 | 黏膜内癌（浸润固有膜或黏膜肌层） |
| 5.2 | 浸润黏膜下层以外 |

## （二）Group 分类

Group 分类是胃和大肠活组织病理学诊断的分类，1971 年日本《胃癌处理规范（第 8 版）》把重点放在癌的鉴别上，重视异型程度分类。Group 分类用罗马数字表示，Group Ⅰ，正常和非异型良性病变；Group Ⅱ，轻度异型良性病变；Group Ⅲ，边界性病变；Group Ⅳ，明显疑诊癌病变；Group Ⅴ，癌。2010 年日本《胃癌处理规范（第 14 版）》与大肠一致修订，将 Group 分类的罗马数字变更为阿拉伯数字。在 Group 分类中，Group 1 为非肿瘤性病变，Group 3～5 为肿瘤性病变，难以判断是否肿瘤型病变分类为 Group 2（表 6-7-2）。这基本概念与 Vienna 分类大致相同。

表 6-7-2 Group 分类

| 分类编号 | 分类名称 |
| --- | --- |
| Group X | 不能进行活组织病理学诊断不合适取材 |
| Group 1 | 正常组织及非肿瘤性病变 |
| Group 2 | 难以判断肿瘤性 / 非肿瘤性病变 |
| Group 3 | 腺瘤 |
| Group 4 | 在判断肿瘤性病变时，疑似癌病变 |
| Group 5 | 癌 |

## 二、诊断性内镜治疗标本处理

### （一）切除标本处理

平坦型病变 EMR 或 ESD 标本的处理，放入福尔马林液固定前，将标本的黏膜面朝上，放置在橡胶板、软木板或苯乙烯板等上，展开切除标本，用不锈钢针将标本四周固定。不锈钢针刺入标本边缘时，注意不要撕裂标本。为了让皱襞均匀伸展，避免向一侧起皱和大体标本背侧残留较大空气量。如果是分次切除，将分次切除后各标本的位置进行排列固定，再由病理医生进行切割和制作，评估断端和浸润深度的构筑图。标本固定后，尽快放置 10% 福尔马林溶液内固定标本，否则组织标本会发生变性和影响诊断。在足够的福尔马林液内，注意不要因为一部分样本没有浸入福尔马林液内，引起固定不良和干燥等问题。标本在固定前，内镜或显微镜等观察切除标本，注意标本是否干燥，尽可能短时间内完成观察，最好用生理盐水防止标本干燥，禁止用纱布等擦拭黏膜表面。新鲜标本用纱布等擦拭，上皮容易剥离，不仅给诊断带来不同程度的影响，而且内镜形态图像与标本构筑图像所需的表面信息同样也受到影响。固定后的标本也要小心翼翼地搬动，注意不要擦拭黏膜表面。固定后的切除标本递交病理检查室时，将治疗前范围诊断、浸润深度和有无发溃疡，活组织病理检查结果（组织型等），标本方向（口侧缘位置等），病变部位，将断端附近位置等信息告诉病理医生。内镜治疗前的观察，对特定区域病变应向病理医生传达相关信息，以便在固定标本时尽量做一些特殊标记。

### （二）固定标本处理

固定标本后由病理医生或内镜医生进行处理。① 记录固定标本大小（长轴与短轴）、肿瘤大小和肉眼分型；评估水平断端（horizontal margin, HM）和垂直断端（vertical margin, VM）是阳性还是阴性，标明标本的近侧端和远侧端。② 用专用取材刀从病变断端最小部分肿瘤开始切开，切开间隔 2～3 mm，标本切开数量进行标记和记录，切开长短是根据盖玻片大小而定。③ 带蒂病变，在蒂部病变表面呈双开门样切开（图 6-7-1）。每块取材标本组织病理学检查癌浸润深度，再对固定标本进行标记，称再构筑图，这样勾画出癌浸润深度分布图。

### （三）固定标本评估

1. 水平断端（HM）与垂直断端（VM）　EMR 和 ESD 黏膜切除断端由水平断端和垂直断端组成，相当于黏膜切线和黏膜下层侧切面。① 水平断端阳性（HM 1）：可能残留黏膜内癌（上皮内癌），但病变接近切线处，残存部分被凝固热烧灼后消失，似乎未残留黏膜内癌。② 垂直断端阳性（VM1）：癌浸润黏膜下层或更深组织，应考虑局部残留的可能性，淋巴结转移的危险性和追加外科切除的必要性。由于切缘凝固和热烧灼后组织变性，难以判断水平断端和垂直断端时，分别用 HMX 和 VMX 符号记

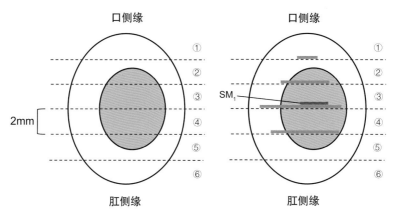

图 6-7-1　黏膜切除 / 黏膜剥离标本与再构筑图

录。综合内镜的范围诊断、治疗切线和组织结构等是否残留，以及临床和组织病理学之间存在的一些问题进行讨论。准确评估癌变的切缘，预留出不受凝固热变性影响的非肿瘤切缘线。在深部断端的评价中，热变性部分与血管、炎症细胞和成纤维细胞等密切相关，有时很难判定，被归纳为 VMX。间质内存在不连续癌细胞位于断端附近等，即使断端处未见癌显露，也不能否定残留癌的可能性。由于这些病变多为黏膜下层深部浸润癌，有必要考虑是否追加内镜或外科治疗。黏膜下层癌剥离时，剥离层进入黏膜肌层水平和黏膜下层纤维化存在，说明剥离层浅，尽管是黏膜内癌，有必要对照切除标本和 ESD 的实施情况判断是否剥离层变浅部位，以及切除后是否有残留癌黏膜等。

2. 组织学诊断　① 切除标本大小（mm）与深度。② 肉眼分型、组织类型、病变大小（最大直径 mm）、浸润深度（pT1a、pT1b1、pT1b2 分别是黏膜层、黏膜下层上 1/3、黏膜下层中 1/3）、有否溃疡（无溃疡、溃疡瘢痕和溃疡）和有无 ly、v 侵袭的记录。③ 水平断端是否阳性，垂直断端阳性切片数（数枚）；水平断端分癌浸润不明确（HMX）、非癌浸润（HM0）和癌浸润（HM1）。④ 垂直断端是否阳性分癌浸润不明确（VMX）、非癌浸润（VM0）和癌浸润（VM1）。

3. 浸润深度　判断黏膜层癌或黏膜下层癌（或更深浸润），黏膜层癌 pT1a，黏膜下层癌 pT1b。黏膜下层癌浸润又分黏膜下层上 1/3（pT1b1）称浅浸润（$SM_1$）和黏膜下层中 1/3 深浸润（pT1b2）称深浸润（$SM_2$）［注：① 术前内镜评估（c），术后病理诊断（p）。② M 癌（T1a），SM 癌（T1b）。③ SM 癌浸润亚分类：小于 500 μm（或小于 0.5 mm）为浅浸润 $SM_1$（pT1b1），大于 500 μm（或大于 0.5 mm）为深浸润 $SM_2$（pT1b2）。］。内镜切除前评估（如 ME-NBI、超声内镜等），测定从黏膜肌板下缘至癌浸润深部的垂直距离，根据数值进行分类；内镜切除后评估（活组织病理学检查），浅浸润与深浸润之间淋巴结转移阳性率有明显差异，用于判断内镜切除后是否需要追加治疗。

4. 脉管侵袭　脉管侵袭包括淋巴管侵袭和静脉侵袭，淋巴管侵袭用 ly 表示，静脉侵袭用 v 表示。淋巴管侵袭大多通过苏木精-伊红（hematoxylin-eosin, HE）染色进行判定。明确结果未必进行免疫染色，但有时内皮细胞和淋巴管难以确认时，采用 D2-40 免疫染色进行鉴别；判断静脉侵袭时，需要进行弹性纤维染色。在内镜切除标本中，脉管侵袭阳性应考虑有淋巴结转移的可能性，有必要考虑年龄、既往史和并发症等各种因素，一般建议追加外科切除。

5. 胃癌合并溃疡　在凹陷型早期胃癌中，有否溃疡对决定内镜治疗方针具有重要的意义。有否溃疡大多可以通过内镜形态进行判断，脉管侵袭等需要病理诊断决定，通过组织学判断有否溃疡。溃疡瘢痕组织结构是黏膜肌层断裂和纵横交错和黏膜下层纤维化。活组织病理取材后的瘢痕中，黏膜肌板活取材情况下，可见类似溃疡瘢痕，组织学上难以判断。一般来说，溃疡瘢痕范围较广，纤维化倾向于更深层组织。

6. 根治程度评价　内镜一次切除或分次切除，根治程度进行综合评估并记录。分次切除是指在术前预设分次切除方式。在分次切除中，将分次切除标本再构筑进行组织学检索和评价。关于术前预设有计划的分次切除持有 2 种不同意见，第一种意见是再构筑切除标本等同于一次切除标本的评估；第二种意见是再构筑切除标本不等同于一次切除标本的评估。实际上分次切除很难进行组织学评估，应尽可能以一次切除为目标。特别是早期胃癌内镜治疗的适应证扩大时，ESD 应作为第一选择，而不是 EMR。ESD 局部切除的组织病理学诊断与淋巴结是否转移密切相关。根据组织病理学分类，对切除后的标本进行根治性评估，根治程度分 EA、EB 和 EC。① EA：癌浸润深度局限于黏膜层；组织类型为乳头状腺癌或管状腺癌；肿瘤内无溃疡或溃疡瘢痕；垂直断端阴性，水平断端 1 mm 以内无癌浸润；无 ly 和 v 侵袭。② EB：介于 EA 与 EC 之间。③ EC：垂直断端或水平断端（+）（表 6-7-3）。

表 6-7-3　ESD/EMR 切除后根治程度评估

| 综合根治程度 | 浸润深度 | 组织类型 | 癌内溃疡 | VM/HM | ly/v |
|---|---|---|---|---|---|
| EA | M | pap 或 tub | 无溃疡病变 | VM（－） | ly0 |
| | | | | HM 的 1 mm 内无癌浸润 | v0 |
| EB | | | 除 EA 和 EC | | |
| EC | | | VM（＋）或 HM（＋） | | |

注：HM 的 1 mm 相当于 10 个正常腺管宽度。

水平断端（＋）可以再行 ESD 达到根治切除的可能性，但垂直断端（＋）通常是黏膜下层中 1/3 以上癌浸润，不能再行 ESD，即使局部切除也达不到根治目的，应考虑是否外科手术治疗。根治程度 EB 和 EC 存在潜在复发的危险性，达不到根治目的。根治切除、非根治切除、一次切除和分次切除等是一种含糊其词的解释，为了避免解释混乱，有必要明确用语的定义。目前分以下 2 种切除：① 根治性切除：切除标本为一次切除，水平断端与垂直断端均阴性，淋巴结转移最大危险性小于 1%（水平断端 1 mm 相当于约 10 个正常腺管宽度）。② 非根治性切除：需要追加外科手术切除的非根治性切除。组织类型以未分化型癌为主，如低分化型腺癌-实质性（por1）、低分化型腺癌-非实质性（por2）、印戒细胞癌（sig）和黏液癌（muc）。浸润深度为 pSM1，病变大于 3 cm。浸润深度超过 pSM2。病变内有溃疡，病变大于 3 cm。脉管侵袭阳性（ly 或 v 任何一种阳性），垂直断端阳性，不需要追加外科手术切除的非根治性切除。

## 三、组织病理分类

### （一）组织分类

1. 一般型　一般型（common type）分为：① 乳头状腺癌（papillary adenocarcinoma, pap）。② 管状腺癌（tubular adenocarcinoma, tub）：高分化（well differentiated, tub1）、中分化（moderately differentiated, tub2）。③ 低分化腺癌（poorly differentiated adenocarcinoma, por）：实体型（solid type, por1）、非实体型（non-solid type, por2）。④ 印戒细胞癌（signet-ring cell carcinoma, sig）。⑤ 黏液腺癌（mucinous adenocarcinoma, muc）。

2. 特殊型　特殊型（special type）分为：① 类癌 / 神经内分泌瘤（carcinoid tumor/ neuroendocrine tumor）。② 内分泌细胞癌 / 神经内分泌癌（endocrine cell carcinoma/ neuroendocrine carcinoma）。③ 淋巴样基质癌（carcinoma with lymphoid stroma）。④ 肠母细胞分化的腺癌（adenocarcinoma with enteroblastic differentiation）。⑤ 肝样腺癌（hepatoid adenocarcinoma）。⑥ 胃底腺型腺癌（adenocarcinoma of fundic gland type）。⑦ 腺鳞癌（adenosquamous carcinoma）。⑧ 鳞状细胞癌（squamous cell carcinoma）。⑨ 未分化癌（undifferentiated carcinoma）。⑩ 其他癌（miscellaneous carcinoma）。

### （二）进展度分类

1. 胃壁浸润深度（T）

（1）TX：癌的浸润深度不明。

（2）T0：非癌。

（3）T1：癌抵达黏膜层（M）或黏膜下层（SM）。T1a：癌抵达黏膜层（M）。T1b：癌抵达黏膜下层（SM）。

（4）T2：癌浸润超过黏膜下层组织，抵达固有肌层（MP）。

（5）T3：癌浸润超过固有肌层，抵达浆膜层（SS）。

（6）T4：癌浸润接近浆膜层表面，或者露出浆膜层，或者累积其他脏器。T4a：癌浸润接近浆膜层表面，或者突破浆膜层抵达游离腹腔（SE）。T4b：癌浸润直接累及其他脏器（SI）。

2. 癌的间质量、浸润增殖性模式和侵犯脉管

（1）癌的间质量：① 髓样型（medullary type, med）：癌组织中间质量少。② 中间型（intermediate type, int）：介于髓样型与硬性型之间。③ 硬化型（scirrhous type, sci）：癌组织中间质量多。

（2）浸润性肿瘤增殖模式（infiltrative tumour growth pattern, INF）：① INFa：浸润性肿瘤增殖与周围组织之间界限清楚。② INFc：浸润型肿瘤增殖与周围组织之间界限不清楚。③ INFb：浸润增殖状态介于①和②之间。对一些像 INFc 癌浸润病变，小癌灶散在浸润，难用超声内镜进行浸润深度的评价。有时很难鉴别癌浸润胃壁层次结构，以及淋巴滤泡、黏膜下异位腺和血管等癌以外组织变化（图 6-7-2）。

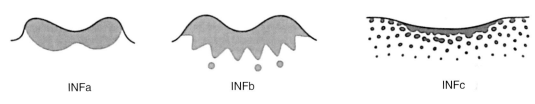

INFa　　　　　　　　　INFb　　　　　　　　　INFc

图 6-7-2　癌浸润增殖性模式

（摘自：日本胃癌学会. 胃癌取扱い规約［M］.14 版. 東京：金原出版，2010：11.）

（3）侵犯脉管侵袭

1）侵犯淋巴管（ly）：① ly0，未侵犯。② ly1，轻度侵犯。③ ly2，中度侵犯。④ ly3，重度侵犯。

2）侵犯静脉（v）：① v0，非侵犯。② v1，轻度侵犯。③ v2，中度侵犯。④ v3，重度侵犯。

### （三）淋巴结转移（N）

NX：区域淋巴结转移有无不明确。N0：未区域淋巴结转移。N1：1～2 个区域淋巴结转移。N2：3～6 个区域淋巴结转移。N3：7 个以上区域淋巴结转移。N3a：7～15 个区域淋巴结转移。N3b：16 个区域淋巴结转移。

### （四）远处转移（M）

MX：不清楚区域淋巴结以外有无转移。M0：未发现区域淋巴结以外的转移。M1：发现区域淋巴结以外的转移。

如果有区域淋巴结转移以外的转移，记载其部位为 M1。部位标记如下：淋巴结（LYM）、皮肤（SKI）、肺（PUL）、骨髓（MAR）、骨（OSS）、胸膜（PLE）、脑（BRA）、脑膜（MEN）、肾上腺（ADR）、其他（OTH）包括后腹膜癌症、卵巢转移（Krukenberg 肿瘤）。

# 参 考 文 献

［ 1 ］ 上山浩也，八尾隆史，谷田貝昂，他 . 胃型の腺癌［J］. 胃と腸，2020，55：67−82.

［ 2 ］ 柴垣広太郎，三代剛，石村典久，他 . *H. pylori* 未感染胃粘膜に生じるラズベリー様腺窩上皮型胃癌［J］. 消化器内視鏡，2020，32：97−105.

［ 3 ］ 宮岡正喜，八尾建史，今村健太郎，他 . 早期胃癌 EMR/ESD の絶対適応病変を決定するための術前内視鏡診断と問題点−台状挙上所見を用いた通常色素内視鏡診断による早期胃癌の深達度診断［J］. 胃と腸，2021，56：17−30.

［ 4 ］ 郭孝达，殷泘 . 黏膜下层胃癌的内镜诊断［J］. 内镜，1986，3：35−37.

［ 5 ］ 郭孝达，殷泘 . 进展期胃癌形似早期胃癌［J］. 国外医学消化系疾病分册，1984，3：149−152.

［ 6 ］ 殷泘，黃傲霜 . 早期胃癌内镜形态学研究进展［J］. 中国消化内镜，2008，2：38−40.

［ 7 ］ 藤野節，前畑忠輝，松尾康正ほか . Ⅱb 診断をめる 0〜Ⅱb 胃癌の病理 -narrow band imaging NBI との対応も含めて-［J］. 消化器内視鏡，2013，25：1664−1674.

［ 8 ］ Muthusamy K, Halbert G, Roberts F. Immunohistochemical staining for adipophilin, perilipin and TIP47［J］. J Clin Pathol, 2006, 59:1166−1170.

［ 9 ］ Tsuchiya M, Hosaka M, Moriguchi T, et al. Cholesterol biosynthesis pathway intermediates and inhibitors regulate glucose-Stimulated insulin secretion and secretory granule formation in pancreatic ß-cells［J］. Endocrinolog, 2010, 151: 4705−4716.

［10］ 藤野節，前畑忠輝，松尾康正，他 . 病変の色調・形態を形づくる要因と内視鏡診断を困難にする要因［J］. 消化内視鏡，2014，26：917−933.

［11］ 入口陽介，冨野泰弘，山村彰彦 . 伸展不良所見［J］. 胃と腸，2017，52：571.

［12］ 八尾恒良，大串秀明 . 病理組織構築よりみた深達度診断の問題点［J］. 胃と腸，1977，12：1157−1173.

［13］ Nagaharna T, Yao K, Imamura K, et al. Diagnostic performance of conventional endoscopy in the identification of submucosal invasion by early gastric cancer: the "non-extension sign" as a simple diagnostic marker［J］. Gastric Cancser, 2017, 20: 304−313.

［14］ Kawahara Y, Takenaka R, Okada H, et al. Novel chromoendoscopic method using an acetic acid-indigocarmine mixture for diagnostic accuracy in delineating the margin of early gastric cancers［J］. Dig Endosc, 2009, 21: 14−19.

［15］ Nakayoshi T, Tajiri H, Matsuda K, et al. Magnifying endoscopy combined with narrow band imaging system for early gastric cancer: Correlation of vascular pattern with histopathology including video［J］. Endoscopy, 2004, 36: 1080−1084.

［16］ Kanemisu T, Yao K T. The vessels within epithelial circle (VEC) pattern as visualized by magnifying endoscopy with narrow-band imaging (ME−NBI) is a useful marker for the diagnosis of papillary adenocarcinoma: a case-controlled study［J］. Gastric Cancer, 2014, 17: 469−477.

［17］ 太田敦子，岩下明徳，田邉寛，他 . 胃潰瘍の病理学的温故知新［J］. 胃と腸，2017，52：868−875.

［18］ 丸山保彦 . 消化管疾患：診断と鑑別の進め方 . 胃潰瘍性病変の診断と鑑別−陥凹を呈する病変を含めて［J］. 胃と腸，2015，50：833−839.

［19］ 渡辺英伸，岩渕三哉，佐々木亮，他 . 切除胃病変の肉眼所見と組織所見との対比［J］. 胃と腸，1988，23：83−91.

［20］ 西倉健，味岡洋一，渡辺玄，他 . 陥凹性小胃の診断ーマクロ診断の立場から［J］. 胃と腸，2006，41：741−751.

［21］ 海崎泰治，細川治，宮永太門，他 . 潰瘍合併早期胃癌の病理−切除標本からみた潰瘍合併早期胃癌［J］. 胃と腸，2013，48：7−15.

［22］ 日本胃癌学会 . 胃癌取扱い規約［M］. 14 版 . 東京：金原出版株式会社，2010.

［23］ 光永篤，村田洋子，長廻紘，他 . 内視鏡による m′ sm 胃癌の鑑別［J］. 胃と腸，1992，27：1151−1166.

［24］ 藤崎順子，吉本和仁，平澤俊明，他 . 内視鏡検査［J］. 胃と腸，2009，44：608−622.

［25］ 江頭秀人，馬場保昌，牟田仁彦，他 . X 線像による深達度診断の指標［J］. 胃と腸，2001，36：321−333.

［26］ 長浜孝 . 0−Ⅱb 型早期胃癌（type 0−Ⅱ early gastric cancer）［J］. 胃と腸，2012，47：746−747.

［27］ 小野裕之，吉田茂昭 . 内視鏡像からみた深達度診断［J］. 胃と腸，2012，47：334−340.

［28］ 浜田勉，斉藤聡，近藤健司，他 . 通常内視鏡における早期胃癌の深達度診断の基本［J］. 消化器内視鏡，2005，17：1535−1540.

［29］ 山下聡，布袋屋修，貝瀬満 . 通常内視鏡による早期胃癌の深達度診断［J］. 消化器内視鏡，2012，24：

519-523.

［30］ 三宅直久，三島利之，中堀昌人，他 . 早期胃癌の深達度診断-超音波内視鏡検査［J］. 胃と腸，2015，50：619-627.

［31］ Muto M, Yao K, Kaise M, et al. Magnifying endoscopy simple diagnostic algorithm for early gastric cancer (MESDA-G)［J］. Dig Endosc, 2016, 28: 379-393.

［32］ Kiyotoki S, Nishikawa J, Satake M, et al. Usefulness of magnifying endoscopy with narrow-band imaging for determining gastric tumor margin［J］. J Gastroenterol and Hepatol, 2010, 25: 1636-1641.

［33］ Nonaka K, Namoto M, Kitada H, et al. Usefulness of the DL in ME with NBI for determining the expanded area of early-stage differentiated gastric carcinoma［J］. World J Gastrointest Endosco, 2012, 4: 362-367.

［34］ Kato M, Kaise M, Yonezawa J, et al. Magnifying endoscopy with narrow-band imaging achieves superior accuracy in the differential diagnosis of superficial gastric lesions identified with white-light endoscopy: a prospective study ［J］. Gastroint Endosc, 2010, 64: 523-529.

［35］ Yao K, Anagnostopoulos GK, Ragnath K. Magnifying endoscopy for diagnosing and delineating early gastric cancer ［J］. Endoscopy, 2009, 41: 462-467.

［36］ Nunobe S, Hili N, Gotoda T. Successful application of laparoscopic and endoscopic cooperative surgery (LECS) for a lateral-spreading mucosal gastric cancer［J］. Gastric Cancer, 2012, 15: 338-342.

［37］ 大谷吉秀，杉野吉則，熊井浩一郎，他 . 食道・胃・大腸癌における深達度診断の必要性［J］. 胃と腸，2001，36：243-247.

［38］ Oda I, Saito D, Tada M, et al. A multicenter retrospective study of endoscopic resection for early gastric cancer［J］. Gastric Cancer, 2006, 9: 262-270.

［39］ Gotoda T, Yanagisawa A, Sasako M, et al. Incidence of lymph node metastasis from early gastric cancer: estimation with a large number of cases at two large centers［J］. Gastric Cancer, 2000, 3: 219-225.

［40］ Hirasawa T, Gotoda T, Miyata S, et al. Incidence of lymph node metastasis and the feasibility of endoscopic resection for undifferentiated-type early gastric cancer［J］. Gastric Cancer, 2009, 12: 148-152.

［41］ Sano T, Okuyama Y, Kobori O, et al. Early gastric cancer. Endoscopic diagnosis of depth of invasion［J］. Dig Dis Sci, 1990, 35: 1340-1344.

［42］ Choi J, Kim SG, Im JP, et al. Endoscopic prediction of tumor invasion depth in early gastric cancer［J］. Gastrointest Endosc, 2011, 65: 917-927.

［43］ Nonaka S, Oda I, Nakaya T, et al. Clinical impact of a strategy involving endoscopic submucosal dissection for early gastric cancer: determining the optimal pathway［J］. Gastric Cancer, 2011, 14: 56-62.

［44］ Abe S, Oda I, Shimazu T, et al. Depth-predicting score for differentiated early gastric cancer［J］. Gastric Cancer, 2011, 14: 35-40.

［45］ 阿部清一郎，小田森一郎，眞一まこも，他 . 通常・色素内視鏡による早期胃癌深達度診断：組織型別検討を中心に［J］. 胃と腸，2014，49：47-54.

［46］ 日本胃癌学会 . 胃癌治療ガイドライン［M］.5 版 . 東京：金原出版株式会社，2008.

［47］ Hirasawa K, Kokawa A, Oka H, et al. Risk assessment chart for curability of early gastric cancer with endoscopic submucosal dissection［J］. Gastrointest Endosc, 2011, 65: 1268-1275.

［48］ Numata N, Oka S, Tanaka S, et al. Risk factors and management of positive horizontal margin in early gastric cancer resected by en bloc endoscopic submucosal dissection［J］. Gastric Cancer, 2015, 18:332-3338.

［49］ 小野尚子，加藤元嗣，津田桃子，他 . 早期胃癌の診断-NBI 拡大観察でどこまで診断可能か［J］. 消化器内視鏡，2016，28：414-419.

［50］ 赤松泰次 . 悪性サイクル（malignant.cycle）［J］. 胃と腸，2017，52：612.

［51］ 山里哲郎，入口陽介，小田丈二，他 . 早期胃癌 0-Ⅱa 高分化型腺癌 irregular MSP（WOS なし）/irregular MVP［J］. 消化器内視鏡，2018，30：1754-1755.

［52］ 中沢啓，吉永繁高，橋本大輝 . 手つなぎ・横這い型胃癌［J］. 胃と腸，2020，55：60-66.

［53］ 上山浩也，八尾隆史，谷田貝昴，他 . 胃型の腺癌［J］. 胃と腸，2020，55：67-82.

# 常用术语缩略词英汉对照

**A**

| | |
|---|---|
| abrupt caliber alteration | 口径突变 |
| abrupt ending of mucosal fold | 黏膜皱襞中断 |
| absent | 缺失 |
| accessory cell, AC | 辅佐细胞 |
| acetic acidindigocarmine mixture, AIM | 醋酸靛胭脂混合剂 |
| acridine orange, AO | 吖啶橙 |
| active stage | 活动期 |
| acupuncture anesthesia, AA | 针刺麻醉 |
| acupuncture assisted anesthesia, AAA | 针刺辅助麻醉 |
| acupuncture balanced anesthesia, ABA | 针刺复合麻醉 |
| acute gastric mucosal lesion, AGML | 急性胃黏膜病变 |
| adenocarcinoma of the distal esophagus | 远端食管腺癌 |
| adult T-cell leukemia-lymphoma, ATLL | 成人 T 细胞白血病 / 淋巴瘤 |
| advanced gastric cancer, AGC | 进展期胃癌 |
| AI-assisted endoscopy | 人工智能辅助内镜技术 |
| alarm symptom | 预警症状 |
| amyloidogenic transthyretin, ATTR | 转甲状腺素蛋白淀粉样病变 |
| amyloidosis | 淀粉样变性 |
| analgesic | 镇痛 |
| angioblast | 血管母细胞 |
| angiodysplasia | 血管发育不良 |
| angiogenesis, AG | 血管再生 |
| angiopoietin 2, Ang2 | 血管生成素 2 |
| angle | 胃角 |
| angular incisure | 角切迹 |
| anterior walla, Ant | 前壁 |
| antrum | 胃窦部 |
| area gastricae | 胃小区 |
| arteriole | 小动脉 |
| arteriovenous malformation, AVM | 动静脉畸形 |
| artificial intelligence, AI | 人工智能 |
| atrophy | 萎缩 |

auriculate ulcer mound                                              耳郭样溃疡环堤

auto fluorescence imaging, AFI                              自发荧光成像

autoimmune gastritis, AIG                                     自身免疫性胃炎

azure A                                                             天蓝 A

A−B classification                                            A−B 分类

## B

balanced anesthesia                                         复合麻醉

ball valve syndrome                                       十二指肠称球瓣综合征

bamboo joint-like appearance, BJA                     竹节状外观

bio-optics                                                   生物光学

blue laser imaging, BLI                                         蓝激光成像技术

body                                                        胃体部

Borrmann, Borr.                                          进展期胃癌

bridging folds                                            折叠皱襞

brightness adjustment imaging with maintenance       亮度调整成像
    of contrast, BAI−MAC

brilliant blue                                              亮蓝

bruch border                                             刷状缘

bull's eye appearance                                       牛眼外观

## C

cancer of the esophagogastric junction               食管−胃交界部癌

capillary network                                        毛细血管网

carcinoma with Crohn's disease-like lymphocytic      克罗恩样淋巴细胞反应癌
    reaction, CLR

carcinoma with lymphoid stroma                      淋巴样间质癌

cardia                                                     贲门部

cardial gland                                           贲门腺

cervical esophagus, Ce                                  颈部食管

characterization                                         质的诊断

chief cell                                               主细胞

chromosomal instability, CIN                             染色体不稳定

chromoendoscopy, CE                                    色素内镜

chronic active Epstein-Barr virus infection, CAEBV     慢性活动性 EB 病毒感染

chronic kidney disease, CKD                             慢性肾病

club-like thickening                                      肥大皱襞

cobblestone appearance                                  鹅卵石样

collagen band                                          胶原蛋白带

collagenous gastritis, CG                                  胶原性胃炎

collecting venule, CV 集合细静脉

color plus surface, CS 色泽和表面

complementary metal oxide semiconductor, CMOS 互补金属氧化物半导体

complete mesh pattern 完整网状构筑

compression 外压像

computer aided diagnosis, CADs 计算机辅助诊断技术

computer-aided detection/diagnosis, CADe/CADx 计算机辅助检测 / 诊断

confocal laser endomicroscopy, CLE 共聚焦激光显微内镜

confocal method 共聚法

congo red 刚果红

contrast enhancement, CE 对比增强

conventional endoscopy, CE 常规内镜

convergency of folds 皱襞集中

convolutional neural networks, CNNs 卷积神经网络

corkscrew pattern 螺旋构筑

Cowden's syndrome, CS 多发性错构瘤综合征

Cronkhite-Canada syndrome, CCS 胃肠道息肉-色素沉着-脱发-指（趾）甲营养不良综合征

crypt epithelium 腺窝上皮

crypt opening, CO 腺窝开口

crystal violet 结晶紫

cushion sign 枕垫征

cytomegalovirus, CMV 巨细胞病毒

C-reaction protein, CRP C-反应蛋白

## D

deep learning, DL 深度学习

demarcation line, DL 分界线

dense-thick fibrosis 致密纤维化

dense-type crypt opening, dense-type CO 密集型腺窝开口

desmoplastic reaction 促纤维化反应

detection 存在诊断

diffuse cystic malformation, DCM 弥漫性囊性畸形

diffuse large B-cell lymphoma, DLBCL 弥漫性大 B 细胞淋巴瘤

diffuse redness 弥漫性发红

dilated 扩张

dormant therapy 休眠疗法

dose modification 调整剂量

dual plane reconstruction, DPR 双平面重建

# E

| | |
|---|---|
| early gastric cancer, EGC | 早期胃癌 |
| EBV positive | EB 病毒阳性 |
| ectopic pancreas, EP | 异位胰腺 |
| edema-sclerosis | 水肿硬化 |
| encroachment | 蚕食像 |
| endocrine cells, EC | 内分泌细胞 |
| endocytoscopy, ECS | 细胞内镜 |
| endomicroscopy, ECS | 显微内镜 |
| endoscopic atrophic border, EAB | 内镜萎缩边界 |
| endoscopic microangiology, EMA | 内镜微血管学 |
| endoscopic mucosal resection, EMR | 内镜黏膜切除术 |
| endoscopic submucosal dissection, ESD | 内镜黏膜下剥离术 |
| endoscopic ultrasonography, EUS | 超声内镜 |
| enlarged fold | 肿大皱襞 |
| enlarged fold gastritis | 皱襞肿大性胃炎 |
| enterochromaffin-like cell, ECL-cell | 肠嗜铬样细胞 |
| enteropathy-associated T-cell lymphoma, EATL | 肠病相关 T 细胞淋巴瘤 |
| eosinophilic gastroenteritis, EGE | 嗜酸性粒细胞性胃肠炎 |
| eosinophilic granulocyte, Eos | 嗜酸性粒细胞 |
| Epstein-Barr virus associated gastric cancer, EBVaGC | EB 病毒相关性胃癌 |
| Epstein-Barr virus, EBV | EB 病毒 |
| esophago-gastric mucosal junction, EGJ | 食管-胃黏膜交界处 |
| EUS-guided fine needle aspiration, EUS−FNA | 超声内镜引导下细针穿刺取材 |
| Evans blue dye | 埃文斯蓝 |
| extended depth of field, EDOF | 扩展景深 |
| extramedullary plasmacytoma, EMP | 髓外浆细胞瘤 |
| extranodal NK/T-cell lymphoma | 结外 NK/T 细胞淋巴瘤 |

# F

| | |
|---|---|
| fading | 褪色 |
| familial adenomatous polyposis, FAP | 家族性腺瘤性息肉病 |
| FGP-like lesion | 胃底腺息肉样病变 |
| finding of standing up in polypoid lesions | 息肉样病变隆起起始部 |
| fine network pattern, FNP | 细网状型 |
| fine-tuning | 微调 |
| fluorescein | 荧光素 |
| fornix | 胃底部 |
| foveolae type | 小凹型 |
| foveolar type | 腺窝型 |

fundic gland polyp, FGP | 胃底腺息肉
fundic gland polyposis | 胃底腺息肉病
fundic gland, FG | 胃底腺
fundic glands line, F-line | 胃底腺线
fusion of folds | 融合皱襞

### G

G cell | G 细胞
gastric adenocarcinoma of fundic gland type, GA-FG | 胃底腺型胃腺癌
gastric carcinoma with lymphoid stroma, GCLS | 胃富于淋巴间质的癌
gastric cellulitis | 胃蜂窝织炎
gastric cysts | 胃囊肿
gastric duplication cysts, GDCs | 胃重复囊肿
gastric hemangioma | 胃血管瘤
gastric neuroendicrine tumor, gNET | 胃神经内分泌肿瘤
gastric pit | 胃小凹
gastric plasmacytoma, GP | 胃浆细胞瘤
gastric sarcoidosis | 胃结节病
gastric syphilis | 胃梅毒
gastric tuberculosis | 胃结核
gastritis cystica polyposa | 囊性息肉状胃炎
gastritis cystica profunda, GCP | 深在性囊性胃炎
gastrointestinal stromal tumor, GIST | 胃肠道间质瘤
genomically stable, GS | 基因组稳定型
giant rugae | 巨大皱襞
glandular type | 腺体型
glomus tumor, GT | 血管球肿瘤
graft-versus-host disease, GVHD | 胃移植物抗宿主病
granular | 颗粒
granular type | 颗粒型
greater curvature, Gre | 大弯侧
groove type | 凹槽型

### H

hamartomatous inverted polyp, HIP | 错构瘤性内翻性息肉
Hauser's type | Hauser 型
healing stage | 治愈期
helicobacter pylori, *H. pylori* | 幽门螺杆菌
hematoxylin-eosin, HE | 苏木精-伊红
hepatoid adenocarcinoma of the stomach, HAS | 胃肝样腺癌

hereditary diffuse gastric cancer, HDGC 　　　　　遗传性弥漫性胃癌

heterogeneous 　　　　　形态不一

heterotopic gastric gland, HGG 　　　　　异位胃腺

heterotopic gastric mucosa, HGM 　　　　　异位胃黏膜

horizontal margin, HM 　　　　　水平断端

human epidermal growth factor receptor-2, HER-2 　　　　　人表皮生长因子受体-2

human gastric mucin, HGM 　　　　　人胃黏蛋白

human herpes virus-8, HHV-8 　　　　　人类疱疹病毒-8

human immunodeficiency virus, HIV 　　　　　人类免疫缺陷病毒

human T-cell leukemia virus type Ⅰ, HTLV-Ⅰ 　　　　　人类 T 细胞白血病病毒 Ⅰ 型

hyper eosinophilic syndrome, HES 　　　　　嗜酸性粒细胞增多症

hyperplastic polyp, HP 　　　　　增生性息肉

hypoxia inducible factor-1, HIF-1 　　　　　低氧诱导因子-1

## I

IgA vasculitis, IgAV 　　　　　IgA 血管炎

image-enhanced endoscopy, IEE 　　　　　图像强调内镜

imagenet large scale visual recognition challenge, ILSVRC 　　　　　大规模图像识别挑战

index of hemoglobin, IHb 　　　　　血红蛋白指数

indigo carmine 　　　　　靛胭脂

infiltrative tumour growth pattern, INF 　　　　　浸润性肿瘤增殖模式

inflammatory fibroid polyp, IFP 　　　　　炎性纤维样息肉

infra-red imaging, IRI 　　　　　红外成像技术

interleukin-1β, IL-1β 　　　　　白细胞介素-1β

interstitial cells of Cajal, ICC 　　　　　Cajal 间质细胞

intervening part, IP 　　　　　窝间部

intestinal metaplasia, IM 　　　　　肠上皮化生

intra glandular necrotic debris, IND 　　　　　腺体内坏死碎片

irregular mesh pattern 　　　　　不规则网状构筑

irregular microsurface pattern, IMSP 　　　　　不规则微表面构筑

irregular microvascular pattern, IMVP 　　　　　不规则微血管构筑

irregular shaped depression 　　　　　不规则凹陷

irregularity in color 　　　　　色泽不规则

irregularity in color/surface 　　　　　色泽和表面不规则

irregularity in surface 　　　　　表面不规则

## J

juvenile polyposis, JPs 　　　　　幼年性息肉病

**K**

Kaposi sarcoma, KS　　　　　　　　　　　　　　　　卡波西肉瘤

**L**

lanthanum phosphate deposition in the gastric mucosa　　胃黏膜磷酸镧沉积

laparoscopic and endoscopic cooperative surgery, LECS　腹腔镜和内镜联合手术

lesser curvature, Less　　　　　　　　　　　　　　　小弯侧

linitis plastica, LP　　　　　　　　　　　　　　　　皮革胃

linked color imaging, LCI　　　　　　　　　　　　　联动成像模式

lipoma of the stomach　　　　　　　　　　　　　　胃脂肪瘤

long segment Barrett's esophagus, LSBE　　　　　　　长节段 Barrett 食管

loop pattern　　　　　　　　　　　　　　　　　　环状构筑

lotus root sign　　　　　　　　　　　　　　　　　莲藕标记

low-grade well differentiated adenocarcinoma, LGWDA　低级别高分化腺癌

lower esophageal sphincter, LES　　　　　　　　　　食管下段括约肌

lower intra-thoracic esophagus, Lt　　　　　　　　　下胸段食管

Lugol's solution　　　　　　　　　　　　　　　　卢戈液

lymphoepithelioma-like carcinoma, LELC　　　　　　淋巴上皮瘤样癌

**M**

magnetic resonance imaging, MRI　　　　　　　　　磁共振成像技术

magnifying endoscopy simple diagnostic algorithm for　早期胃癌放大内镜简易诊断法则
　early gastric cancer, MESDA-G

magnifying endoscopy with narrow band imaging, ME-NBI　放大内镜-窄带成像

magnifying endoscopy, ME　　　　　　　　　　　　放大内镜

malignant cycle　　　　　　　　　　　　　　　　恶性循环

map-like redness　　　　　　　　　　　　　　　　形似地图状发红

margin elevation　　　　　　　　　　　　　　　　边缘隆起

marginal crypt epithelium, MCE　　　　　　　　　　隐窝边缘上皮

marginal zone　　　　　　　　　　　　　　　　　淋巴滤泡边缘带

maze-like　　　　　　　　　　　　　　　　　　　迷宫状

methylene blue　　　　　　　　　　　　　　　　　亚甲蓝

micro gastric carcinoma, MGC　　　　　　　　　　微小胃癌

microsatellite instability, MSI　　　　　　　　　　微卫星不稳定性

microscopic endoscopy　　　　　　　　　　　　　显微内镜

microsurface pattern, MSP　　　　　　　　　　　　微表面构筑

microvascular pattern, MVP　　　　　　　　　　　微血管构筑

microvessel, MV　　　　　　　　　　　　　　　　微血管

microvilli　　　　　　　　　　　　　　　　　　微绒毛

middle intra-thoracic esophagus, Mt　　　　　　　　中胸段食管

| | |
|---|---|
| moderate sedation | 中度镇静 |
| moderately differentiated, tub2 | 中分化管状腺癌 |
| molecular endoscopy | 分子内镜 |
| moth-eaten | 虫蚀像 |
| mucinous adenocarcinoma, MUC | 黏液腺癌 |
| mucosa, M | 黏膜层 |
| mucosa-associated lymphoid tissue, MALT | 黏膜相关淋巴组织 |
| mucosal swelling | 黏膜肿胀 |
| mucous neck cell | 颈黏液细胞 |
| multiple convex demarcation line, MCDL | 多凸面分界线 |
| multiple endocrine neoplasia, MEN | 多发性内分泌肿瘤 |
| multiple lymphomatous polyposis/mantle cell lymphoma, MLP/MCL | 多发性淋巴瘤性息肉病 / 套细胞淋巴瘤 |
| multiple white and flat elevated lesions, MFWL | 多发性白色扁平隆起病变 |
| muscularis mucosae, MM | 黏膜肌层 |
| muscularis propria, MP | 固有肌层 |
| mush pattern | 网状构筑 |
| Ménétrier disease, MD | 巨大胃黏膜肥厚症 |

## N

| | |
|---|---|
| narrow band imaging, NBI | 窄带成像技术 |
| negative non-lifting sign | 抬举征阳性 |
| network pattern | 网络构筑 |
| nodular | 结节 |
| nodular gastritis, NG | 结节性胃炎 |
| nodular type | 结节型 |
| nodularity | 结节状 |
| non-extension sign, NES | 伸展不良征 |
| non-solid type, por2 | 非实体型 |
| nonsteroidal anti-inflammatory drug, NSAID | 非甾体消炎药 |

## O

| | |
|---|---|
| oblique projection image, OPI | 斜投影像 |
| olive brown | 褐色 |
| operative link for gastric intestinal metaplasia assessment, OLGIM | 肠化生评估 |
| operative link for gastritis assessment, OLGA | 胃炎评估 |
| optical biopsy | 光学活检 |
| optical method | 分光学法 |
| oxyntic cell | 泌酸细胞 |

## P

| | |
|---|---|
| papillary adenocarcinoma, pap | 乳头状腺癌 |
| paracancerous lesion | 癌旁病变 |
| parietal cell | 壁细胞 |
| parietal cell carcinoma | 壁细胞腺癌 |
| parietal cell protrusion polyp, PCP | 壁细胞凸出性息肉 |
| patchy redness | 斑状发红 |
| patient-controlled analgesia, PCA | 患者自控镇痛镇静术 |
| pattern of infiltrating growth, INFc | 浸润增殖构筑 |
| pepsinogen | 胃蛋白酶原 |
| perceptron | 感知器 |
| pernicious anemia, PA | 恶性贫血 |
| Peutz-Jeghers's syndrome, PJS | Peutz-Jeghers 综合征 |
| phenol red | 酚红 |
| pillow sign | 枕头征 |
| platelet-derived growth factor receptor alpha, PDGFR-α | 血小板衍生生长因子受体-α |
| poor distensibility of the wall | 胃壁伸展不良 |
| poorly differentiated adenocarcinoma, por | 低分化腺癌 |
| positive non-lifting sign | 抬举征阴性 |
| positive predictive value, PPV | 阳性预测值 |
| positron emission tomography, PET | 正电子发射断层扫描 |
| post anesthetic discharge scoring system, PADSS | 麻醉后出院评分系统 |
| post-capillary venule | 血管后小静脉 |
| posterior wall, Post | 后壁 |
| pre-training | 预训练 |
| preoperative diagnosis | 术前诊断 |
| prepylorus | 幽前区 |
| proton pump inhibitor, PPI | 质子泵抑制剂 |
| pyloric deformity | 幽门畸形 |
| pyloric gland | 幽门腺 |
| pyloric gland adenoma | 胃底腺腺瘤 |
| pyloric stenosis | 幽门狭窄 |
| pylorus | 幽门部 |

## Q

| | |
|---|---|
| quality of ulcer healing, QOUH | 溃疡治愈质量 |

## R

| | |
|---|---|
| raimon vessels | 雷纹血管 |

| | |
|---|---|
| raised erosion | 糜烂 |
| rapid growing type | 快速生长型 |
| rapid on-site cytopathological examination, ROSE | 快速现场细胞病理学检查 |
| red dichromatic imaging, RDI | 红色双色成像 |
| red streak | 红色条纹 |
| regular | 规则 |
| regular arrangement of collecting venules, RAC | 规则排列的集合细静脉 |
| remarkable redness | 显著发红 |
| reticular | 网状 |
| rigidity of the gastric wall | 胃壁硬化 |

## S

| | |
|---|---|
| sanctuary type | 圣域型 |
| scarring stage | 瘢痕期 |
| scattered type | 混合型 |
| scirrhous gastric cancer, SGC | 硬化性胃癌 |
| senile systematic amyloidosis, SSA | 老年系统性淀粉样变性 |
| sensitivity, Sen | 灵敏度 |
| serosa, S | 浆膜层 |
| serum amyloid A protein, SAA | 血清淀粉样蛋白 A |
| short segment Barrett's esophagus, SSBE | 短段 Barrett 食管 |
| signet-ring cell carcinoma, sig | 印戒细胞癌 |
| slow growing type | 缓慢生长型 |
| small gastric carcinoma, SGC | 小胃癌 |
| solid type, por1 | 实体型 |
| special type | 特殊型 |
| speckled | 斑点状 |
| sporadic carcinoid | 散发性类癌 |
| sporadic fundic gland polyposis, SFGP | 散发性胃底腺息肉 |
| spotty redness | 点状发红 |
| staging | 量的诊断 |
| sticky mucus | 黏性黏液 |
| stratum type | 地层型 |
| stromal polypoid hypertrophic gastritis, SPHG | 间质性息肉样肥厚性胃炎 |
| subcardial gastric carcinoma | 贲门下胃癌 |
| subepithelial capillary, SEC | 上皮下毛细血管 |
| submucosa, SM | 黏膜下层 |
| submucosal heterotopic gastric gland polyp | 黏膜下异位胃腺息肉 |
| submucosal tumor, SMT | 黏膜下肿瘤 |
| super-minute gastric cancer, SMC | 超微小胃癌 |

superficially spreading type of early gastric cancer, SSEC　　　浅表扩大型早期胃癌

support vector machine, SVM　　　支持向量机

surface enhancement, SE　　　表面增强

surface epithelium　　　表面上皮

surface rendering image, SRI　　　表面构筑图像

## T

tapering of mucosal fold　　　黏膜皱襞先端变细

target-controlled infusion, TCI　　　靶控输注镇痛镇静术

tenting sign　　　帐篷征

texture and color enhancement imaging, TXI　　　纹理与色彩增强成像

the cancer genome atlas, TCGA　　　癌症基因组图谱

three-dimensional endoscopic ultrasonography, 3D-EUS　　　三维超声内镜

toluidine blue　　　甲苯胺蓝

tomographic endoscopy　　　断层扫描内镜

tone enhancement, TE　　　色泽增强

tortuous　　　行走异常

tortuous fold　　　蛇形皱襞

true carcinoma of the cardia　　　真性贲门癌

tubular adenocarcinoma, tub　　　管状腺癌

tubular adenoma　　　胃管状腺瘤

two-dimensional endoscopic ultrasonography, 2D-EUS　　　二维超声内镜

## U

ulcer scars, ULs　　　溃疡瘢痕

ulceration　　　溃疡

ulcerative colitis complicated by gastroduodenal lesions　　　上消化道病变

ulcerative colitis, UC　　　溃疡性结肠炎

ultrasonic probe, UP　　　超声探头

uneven surface　　　凹凸表面

upper intra-thoracic esophagus, Ut　　　上胸段食管

## V

varioliform gastritis　　　痘疹性胃炎

vascular endothelial growth factor, VEGF　　　血管内皮生长因子

vasculogenesis, VG　　　血管生成

verrucous gastritis, VG　　　疣状胃炎

vertical margin, VM　　　垂直断端

very well differentiated adenocarcinoma of the stomach　　　胃超高分化腺癌

vessels plus surface, VS　　　微血管和微表面

| | |
|---|---|
| vessels within epithelial circle pattern, VECP | 圆形上皮内血管构筑 |
| vessels within epithelial circle, VEC | 上皮环内血管 |
| virtual histology | 虚拟活组织学 |
| visible spectrum | 可视光谱 |
| visual analogue scale, VAS | 直观模拟评分法 |
| vital staining | 活体染色 |

## W

| | |
|---|---|
| wavy micro-vessels | 波浪微血管 |
| Wegener's granulomatosis | 韦格纳肉芽肿 |
| well differentiated, tub1 | 高分化管状腺癌 |
| well-demarcated area | 边界线清楚 |
| white globe appearance, WGA | 白球状外观 |
| white light endoscopy, WLE | 白光内镜 |
| white zone, WZ | 白环 |
| widening of gastric angulus | 胃角变形 |
| WZ thickening | 白环厚度 |

## X

| | |
|---|---|
| xanthoma | 黄色瘤 |

## Z

| | |
|---|---|
| zig zag line，Z 或 Z–Z line | 齿状线 |
| zymogenic cell | 胃酶细胞 |